颐恒网校名师课堂丛书

临床助理医师历年真题考点解析

主　编　郭雅卿　王　宇　颐　恒

副主编　赵文娟　李海燕　尹中信

编　者　张亚敏　刘秀坤　李少春

　　　　孟红波　李　力　王　燕

辽宁科学技术出版社
LIAONING SCIENCE AND TECHNOLOGY PUBLISHING HOUSE

拂石医典
FU SHI MEDBOOK

内容简介

根据国家医学考试中心发布的执业医师考试大纲，我们专门组织专家编写了《临床助理医师历年真题考点解析》。本书根据最近十年的考试真题和相关教材，结合网校多年的教学经验，广泛听取了考生和考官的建议编写而成。旨在通过真题分析，找出命题规律，以衡量考生对本专业知识掌握的程度，从中找出自己的薄弱环节。本书为参加2018年助理医师资格考试的必备考试类用书。

图书在版编目（CIP）数据

2018临床助理医师历年真题考点解析/郭雅卿等主编．—沈阳：辽宁科学技术出版社，2017.12
ISBN 978－7－5591－0512－7

Ⅰ.①2…　Ⅱ.①郭…　Ⅲ.①临床医学—资格考试—题解　Ⅳ.①R4—44

中国版本图书馆CIP数据核字（2017）第288655号

出版发行：辽宁科学技术出版社
北京拂石医典图书有限公司
地址：北京海淀区车公庄西路华通大厦B座15层
联系电话：010-88019650/024-23284376
传　　真：010-88019377
E - mail：fushichuanmei@ mail. lnpgc. com. cn
印 刷 者：三河市双峰印刷装订有限公司
经 销 者：各地新华书店

幅面尺寸：210mm×285mm
字　　数：767千字　　印　　张：25.75
出版时间：2018年1月第1版　　印刷时间：2018年1月第1次印刷

责任编辑：李俊卿　　责任校对：梁晓洁
封面设计：谢国辉　　封面制作：谢国辉
版式设计：天地鹏博　　责任印制：高春雨

如有质量问题，请速与印务部联系　联系电话：010-88019750

定　　价：88.00元

2018《临床助理医师历年真题考点解析》第 14 版修订说明

颐　恒

颐恒网校编写的颐恒网校名师课堂丛书系列已经畅销十余载。同类书市面上至少有十种之多，但我们的辅导书为何含金量不同？这本书帮助考生解决了哪些问题？为什么水平远远超出其他同类参考书？我们老师说一堆也许都是废话，还是来看看网校的同学们使用这本书后的真实感受吧！

“无论看哪家的书，听哪家培训机构的课，都要做颐恒网校的题”足以说明本书的含金量。真题解析，不是照搬书上的知识，多种解题思路，重视临床思维，只有用过才能体会其中的奥妙。

山东　马敬敬

力求最新、最全，围绕最新的考试大纲来编写，考点全面，难易结合，但又突出重点。其中有不少题是培养临床思维的，基础知识不扎实，就不会融会贯通，有些考题就没法理解。正如老师说的这种解析方式“只可意会，不可言传”，其他参考书上你是看不到的。

湖南长沙　肖映荣

从真题解析可以看到考试模式的转变，更加贴近临床。

四川　刘亮

2018 年，本书全新改版，有关变动说明如下：

第一，调整了次序，按照系统 - 考题年份的次序编写，与大纲完全配套，可达到同步练习的效果，尤其是克服了那种把题拆分到每种疾病下面后、答案往往就已经被提示的问题。

第二，弥补往年的缺陷，删除了 90% 的过时考题。2012 年之前的真题几乎被淘汰，2009 ~2012 年真题有效部分也不会超过 20% ，即使最近 6 年（2012 ~2017）也存在题量部分考题设计不严密的问题。

第三，凸显了当前命题方向——突出临床思维，增加解析灵活度。近年考试命题侧重知识灵活运用，故部分考题采用临床思维模式解释，而不是就答案解释答案。

第四，更新包括四个方面：①增加了 2017 年全部真题；②适应命题难度层次的要求，对每道题的难度分成了基础题和知识运用题两个层次；③删除了过时考题，只保留了 2012 ~ 2017 年真题；④增加了考生常犯错误思路举例。

第五，更新部分答案和完善补充解析。根据新版教材对部分考题的答案进行更改，故有的考题“看”似相同，但答案却换了。

诚然，本书修订过程中，难免还有不当之处，望读者朋友批评指正。

邮箱：395032584@qq. com

扫描二维码即可聆听名师讲解本书配套视频课程：

本书配套免费视频　　颐恒网校官网　　颐恒网校天猫书店

2017 年 12 月于北京

关于历年真题，必须清楚两个问题

毫无疑问，历年真题是最好的练习题。但如果以下两个问题没有搞清楚，真题做得再多，效果也将会大打折扣。

第一个问题：历年真题是不是罗列越全越好？

从1999年到2017年，医考共进行了19年，累计考题题量为执业11400道、助理5700道。其中有20%左右的重复率，减去后剩余9000/4500道。2012年之前的真题绝大部分都已经淘汰，2012年之后的真题也不是100%有效。颐恒网校教研部经过大数据分析统计，累计有效题量为4300/2150道，再减去10%重复（5年重复率没达到20%），有效题量为不到4000/2000道。如果考生不加选择，把全部真题都做一遍的结果就是大量无效劳动，考生宝贵的复习时间至少一半浪费。故历年真题解析类参考书，罗列真题越全，无效劳动越多，学习效果越差。

2018年版《临床助理医师历年真题考点解析》一书只收集2012~2017年全部真题。通过详细解析后可覆盖95%左右的考点。

第二个问题：真题解析的方式和方法，感觉适合口味和接近实考，是不是一回事？

真题解析的方式，主要有两种解析模式：选项逐一解析和临床思维模式解析。我们还是举例来说明。

【真题举例】

1. 女，50岁。车祸后腹部损伤3小时。伤后腹痛、腹胀。在急诊室非手术治疗观察期间，最重要的措施是

A. 实验室检查的动态监测
B. 全面了解损伤经过
C. 腹部X线检查
D. 腹部B超的动态检查
E. 观察腹部体征的变化

【答案】 E

第一种解析模式

A. 实验室检查的动态监测——红细胞、血红蛋白、血细胞比容下降，表示有大量出血，出现内脏损伤，需进行手术治疗。

B. 全面了解损伤经过——是诊断腹部损伤的主要依据。

C. 腹部X线检查——查看有无内脏损伤。

D. 腹部B超的动态检查——随时监测有无内脏出血。

E. 观察腹部体征的变化——诊断有无内脏损伤的一个重要步骤。注意腹膜刺激征程度和范围、生命体征（15~30分钟观察一次）、血常规（每60分钟观察一次）等，并根据观察情况随时调整治疗措施，如出现病情恶化，立即手术治疗。

第二种解析模式

腹部内脏损伤患者的急救程序是：急诊入院后，首先了解受伤过程和检查生命体征（诊断内脏损伤的主要依据），因为病情紧急，往往需要同时进行一些必要的治疗措施（如止血、输液、抗休克、维护呼吸道通畅等），然后进一步检测血、尿常规，检查X线及B超等，看有无合并内脏损伤，了解病情严重程度。

如果无内脏损伤及手术必要，则密切观察患者腹部体征变化，观察期间，15~30分钟查看一次生命体征，30分钟观察一次腹部体征变化，注意腹膜刺激征程度和范围。每60分钟检查一次血常规，并根据观察情况随时调整治疗措施，如出现病情恶化，立即手术治疗。

本题问的是非手术治疗观察期，故应观察腹部体征的变化。ABCD 选项为确定观察前的措施。

好，读到这里，请各位考生朋友完成以下选项，再继续往下读。否则，本书对你基本失去了价值！

选择题：我个人喜欢第（　　）种模式。

理由是：A. 分析有条理，容易记住，容易得出答案（　　）

　　　　B. 如同临床，触类旁通（　　）

到底哪种方式好，还是来看网校学员的 QQ 留言吧！

川 达州 符灯 S　2017/11/2 12：12：13

第一种　分析有条理　更容易记住　第二种比较笼统　比较混乱

第一种分析后更容易得出答案

冀邯郸李亚伟 q　2017/11/2 12：14：52

第一种！条理清晰！比较容记

冀 邯郸 彭银平 S　2017/11/2 12：15：09

第一种看后容易理解，简单明了，第二种内容比较多，复杂

河北石家庄樊志青 q　2017/11/2 13：21：20

我喜欢第一种，简单明确，可以排除其他选项，一个非手术观察期就可以确定了，第二种适合临床。

冀保定李敏悦 s　2017/11/2 13：21：34

我比较喜欢第二种，对于不在临床工作的我来说做这种题就感觉无从下手，第二种解析方法能让我更明白临床的治疗过程，慢慢渗透临床思维；第一种解析虽然全面，但如果下次遇到同种类型的题目仍然不能保证有思考问题的方向。

奥广州吴燕飞 S　2017/11/2 12：24：58

第一种可以让你知道什么时候该用什么检查；第二种是与临床思维模式结合。老师的临床思维结合模式更加适合我们现在考试。

冀邯郸李丹 s　2017/11/2 12：26：11

我觉得第二种更能够锻炼自己的临床思维，与实际相结合。第一种只是说哪种检查适合什么时候做，没有自己的思考与临床思维模式。

冀石家庄张爱甜 s　14：17：26

喜欢第二种解析模式，因为它更贴近与临床，不单单是为考试而学习，而是能把所学知识运用到临床当中去，把东西学活了。其实在临床工作，来这种患者，我们也是按第二种思维方式来处理。第一种解析对于考试而言好理解，但第二种解析却是我们更应该掌握的，考试与临床相结合，学以致用，不只是为了考试。

——亲爱的读者朋友，你赞成哪种观点呢？

如果想体会临床思维的内涵，那就来网校接受严格的训练吧！

为什么近几年考生当中流传：“无论听谁家的课，看谁家的书，都要做颐恒的题！”

难道是颐恒的题太难？颐恒的题坑太多？

不是！而是颐恒网校的试题最接近实考，而不是照搬历年真题，绝不拿几道考过真题忽悠考生。

事实胜于雄辩。信心来自实力，实力来自用心！

2017 年 12 月于北京

CONTENTS 目录

答案与解析

2018年国家执业医师资格考试
复习前评估测试卷

（医 学 综 合 笔 试 部 分）

临 床 助 理 医 师

（报考类别代码：210）

考考试时间：09：00—11：30

考生姓名：____________________

准考证号：____________________

答 题 须 知

1. 考生答题前应先检查试卷封面标示的考试类别和每页页角所标出的考试类别是否与本人准考证上的报考类别一致。
2. 在开始答题前，请再次核对自己在答题卡上填写的姓名、准考证号、报考类别、考试单元等是否完整无误。
3. 在开始答题前，请考生检查试卷有无缺损、重印、错印，发现上述情况应立即报告监考员。
4. 答题卡上的考生信息和答案的所有信息点，必须使用2B铅笔按答题卡上“注意事项”栏中的要求填涂，如需要作修改，应用橡皮将原涂黑的地方擦净。
5. 答题卡上“考场记录”一栏由监考员负责填写，考生不得自行填写。
6. 答题卡将采用计算机阅卷，请考生注意保持答题卡平整、干净。
7. 考试开始后半小时内，考生不得交卷离开考场。
8. 考试结束时，请把试卷和答题卡分别翻放在桌上，不得带出考场。
9. 监考员验收试卷和答题卡后，经监考员允许，考生方可离开考场。
10. 考生如违反监考员宣读的“考场禁令”和“答题须知”，其一切后果由本人承担。

A1 型选择题（1 ~ 65 题）

答题说明

每一道考试题下面有 A、B、C、D、E 五个备选答案。请从中选择一个最佳答案，并在答题卡上将相应题号的相应字母所属的方框涂黑。

1. 2 型糖尿病主要的病理生理改变是

A. 自身免疫介导胰岛 β 细胞破坏
B. 胰岛素受体功能异常
C. 胰高血糖酶分泌相对过多
D. 胰岛素抵抗和分泌相对不足
E. 胰岛素分泌绝对不足

2. 双胍类降血糖药物的降糖机制

A. 促进餐后胰岛素的分泌
B. 促进基础胰岛素的分泌
C. 延缓肠道碳水化合物的吸收
D. 激活过氧化酶增殖体活化因子受体
E. 增加外周组织对葡萄糖的摄取和利用

3. 甲亢手术复发的患者，首选下列哪种治疗方法

A. 复方碘溶液
B. 大剂量心得安
C. 抗甲状腺药物
D. 核素 ^{131}I 治疗
E. 立即行甲状腺手术

4. 1 型糖尿病患者的胰腺不会出现的病理改变是

A. 胰岛细胞增生
B. 胰岛细胞坏死
C. 间质钙化
D. 间质纤维化
E. 胰岛细胞空泡变性

5. 不属于初级结合胆汁酸的是

A. 牛磺胆酸
B. 甘氨胆酸
C. 甘氨脱氧胆酸
D. 牛磺鹅脱氧胆酸
E. 甘氨鹅脱氧胆酸

6. 均数为 0，标准差为 1 的分布是

A. 正态分布　　B. 标准正态分布
C. 正偏态分布　　D. 负偏态分布
E. 以上都不是

7. 核酸中核苷酸之间的连接方式是

A. 2′，3′ - 磷酸二酯键
B. 3′，5′ - 糖苷键
C. 3′，5′ - 磷酸二酯键
D. 2′，5′ - 磷酸二酯键
E. 氢键

8. “三早”预防工作属于

A. 一级预防　　B. 二级预防
C. 三级预防　　D. 四级预防
E. 综合预防

9. 主动脉瓣轻度狭窄时瓣口面积为

A. $1.0 \sim 1.5cm^2$　　B. $0.75 \sim 1.0cm^2$
C. $>1.5cm^2$　　D. $1.5 \sim 2.0cm^2$
E. $<1.0cm^2$

10. 维生素 A 缺乏时引起

A. 癞皮病　　B. 脚气病
C. 夜盲症　　D. 坏血病
E. 佝偻病

11. 完全性左束支传导阻滞的典型心电图表现是下列哪一项

A. V_1 呈 rS 型，QRS > 0.12 秒，V_5、V_6 呈宽 R 波，R 波无切迹，其前无 Q 波
B. P - P 间期 > 0.20 秒
C. V_1 呈 rsR′型，QRS 波群 > 0.12 秒，V_5、V_6 R 波增宽
D. 心电轴左偏
E. 心电轴右偏

12. 原发性高血压时功能紊乱期出现的病理改变是

A. 内膜下蛋白性物质沉积
B. 血管腔狭窄
C. 血管痉挛
D. 血管壁平滑肌萎缩
E. 血管纤维化

13. 两样本均数比较的 t 检验，其目的是检验

A. 两样本均数是否相等
B. 两样本所属的总体均数是否相等
C. 两样本所属总体的均数相差有多大
D. 两样本所属总体的均数为多大
E. 两样本均数相差有多大

14. 溶血性链球菌最常引起

A. 蜂窝织炎　　B. 假膜性炎
C. 坏死性炎　　D. 脓肿

E. 出血性炎

15. 构成传染病流行过程的必备因素是

A. 宿主，环境，病因

B. 传染源，传播途径，易感人群

C. 奇生虫，中间宿主

D. 社会因素，自然因素，遗传因素

E. 病原体及机体

16. 血管外溶血时，红细胞破坏的最主要场所是

A. 心脏　　B. 脾

C. 肝　　D. 肾

E. 骨髓

17. 传染病感染过程中发生率最低的是

A. 显性感染　　B. 隐性感染

C. 潜伏性感染　　D. 病原体被清除

E. 病原携带状态

18. 下列乳腺癌类型中常表现为粉刺癌的是

A. 浸润性小叶癌　　B. 浸润性导管癌

C. 导管内原位癌　　D. 小叶原位癌

E. 髓样癌

19. 在血吸虫发育各阶段中，不会引起人体病理改变的是

A. 尾蚴　　B. 成虫

C. 虫卵　　D. 幼虫

E. 毛蚴

20. 公民临床用血时交付的与用血有关的费用不正确的是

A. 血液采集费　　B. 血液储存费

C. 血液检验费　　D. 不用交费

E. 血液分离费

21. 心理社会因素参与的躯体疾病称为

A. 心身反应　　B. 情绪反应

C. 心理障碍　　D. 精神疾病

E. 心身疾病

22. 根据《抗菌药物临床应用管理办法》，抗菌药物针对的病原体不包括

A. 结核杆菌　　B. 细菌

C. 病毒　　D. 衣原体

E. 真菌

23. 医务人员与患者沟通时，下列不属于非言语沟通的是

A. 语调表情　　B. 注意倾听

C. 身段表情　　D. 面部表情

E. 人际距离

24. 医疗机构应当对麻醉药品和精神药品处方进行专册登记，麻醉药品处方至少保存

A. 1 年　　B. 2 年

C. 3 年　　D. 4 年

E. 5 年

25. 医学科研伦理的要求不包括

A. 动机纯正　　B. 诚实严谨

C. 敢于怀疑　　D. 关爱生命

E. 公正无私

26. 生活事件、日常困扰、重大变故和文化冲突等心理应激源所属的类型为

A. 社会性应激源　　B. 职业性应激源

C. 生物性应激源　　D. 环境性应激源

E. 物理性应激源

27. 医学人道观的基本内容不包括

A. 尊重患者的平等医疗保健权

B. 消除或减轻影响患者健康的危险因素

C. 对患者尽量使用高新技术

D. 尊重患者的人格

E. 尊重患者的生命

28. 让病人打消一切顾虑，想到什么说什么，鼓励患者按原始的想法说出来不要怕难为情，这种治疗方法是

A. 暗示性心理治疗

B. 支持性心理治疗

C. 阐释

D. 心理体验

E. 自由联想

29. 下列关于医患双方权利和义务关系的说法，不正确的是

A. 维护医务人员权利的关键是尊重其人格尊严

B. 只有维护了患者的权利，医务人员的的权利才能真正得到维护

C. 保障医疗质量与安全是维护患者权利的关键

D. 作为弱势群体的患者只享有权利而不承担义务

E. 在医疗实践活动中，医患双方应当履行好各自的义务

30. 个体经验的获得而引起行为发生相对持久变化的过程称为

A. 记忆　　B. 感觉

C. 学习　　D. 知觉

E. 思维

31. 齿状线是直肠肛管的重要分界线，许多解剖结构中，不以齿状线为分界的是

A. 直肠上动脉、直肠下动脉与肛管动脉

B. 直肠上静脉丛与直肠下静脉丛

C. 直肠与肛管的淋巴引流

D. 局部的交感、副交感神经与阴部神经
E. 直肠上静脉、直肠下静脉与肛管静脉

32. 静脉注射后能促使组织液水分移至毛细血管内的是
A. 1.5% 的氯化钠溶液
B. 丙种球蛋白
C. 5% 葡萄糖溶液
D. 20% 葡萄糖溶液
E. 白蛋白

33. 下列哪项结果提示为出血坏死型胰腺炎
A. 血氧分压小于 60mmHg
B. 尿淀粉酶小于 256U（Winslow 法）
C. 血白细胞 15×10^9/L，淋巴 0.78
D. 血清脂肪酶大于 1.5 康氏单位%
E. 血淀粉酶大于 500U（Somogyi 法）

34. 与神经递质释放有关的兴奋－分泌偶联的偶联因子是
A. Na^+　　B. K^+
C. Ca^{2+}　　D. Mg^{2+}
E. Cl^-

35. 反映腹膜炎病情恶化的重要标志是
A. 腹胀加重
B. 腹部压痛、反跳痛、肌紧张
C. 肠鸣音减弱
D. 板状腹
E. 肝浊音界缩小或消失

36. 以下哪个选项不是胃癌患者进行辅助化疗的适应证
A. 病理组织分化差
B. 癌灶面积 $>5cm^2$
C. 进展期胃癌
D. 多发癌灶
E. 年龄大于 40 岁

37. 急性胰腺炎所致腹痛的常见放射痛部位是
A. 左上臂内侧　　B. 左腰背部
C. 下腰骶部　　D. 左下颌部
E. 左肩部

38. 人体铁吸收率最高的部位是
A. 十二指肠及空肠上段
B. 空肠及回肠上段
C. 升结肠及横结肠上段
D. 胃及十二指肠上段
E. 回肠及升结肠上段

39. 胃大部切除术后，发生晚期倾倒综合征的最早时间是餐后
A. 40 分钟　　B. 50 分钟
C. 1 小时　　D. 2 小时
E. 30 分钟

40. 胃大部切除术后，由于抗贫血因子减少会引起
A. 缺铁性贫血
B. 巨幼细胞贫血
C. 脂肪泻
D. 倾倒综合征
E. 反流性胃炎

41. 衰老红细胞难以通过微小血管和孔隙的主要原因是
A. 渗透脆性增加
B. 细胞体积增大
C. 悬浮稳定性下降
D. 变形能力减退
E. 血红蛋白减少

42. 胸部 CT 诊断中心型肺癌时，最有诊断价值的检查是
A. 纵隔镜
B. 痰找癌细胞
C. 血清肿瘤标志物
D. 经皮肺穿刺
E. 支气管镜

43. 关于肾脏对葡萄糖重吸收的描述，错误的是
A. 重吸收的部位仅限远端小管
B. 继发性主动转运与经过通道的易化扩散进行转运
C. 需要转运蛋白
D. 葡萄糖的重吸收与 Na^+ 的转运密切相关
E. 肾糖阈正常值为 10mmol/L

44. 在整个病理过程中没有肺泡壁和其他结构破坏的肺炎是
A. 金黄色葡萄球菌肺炎
B. 肺炎链球菌肺炎
C. 肺炎克雷伯菌肺炎
D. 铜绿假单胞菌肺炎
E. 病毒性肺炎

45. 某人因车祸导致盆神经受损，其排尿功能障碍的表现
A. 多尿　　B. 少尿
C. 尿失禁　　D. 尿潴留
E. 尿频

46. 最常并发 I 型呼吸衰竭的疾病是
A. 胸膜炎
B. 肺结核
C. ARDS
D. 慢性阻塞性肺疾病
E. 特发性肺动脉高压

47. 不属于血栓结局描述的是

A. 溶解　B. 钙化
C. 软化　D. 机化
E. 硬化

48. 下列疾病中，叩诊检查可发现 Kronig 峡增宽的是
A. 肺炎　B. 肺气肿
C. 肺结核　D. 胸腔积液
E. 肺水肿

49. 肺脏严重瘀血时不出现的改变是
A. 肺泡壁毛细血管扩张
B. 透明膜形成
C. 肺泡出血
D. 肺泡水肿
E. 肺泡内含铁血黄素增加

50. 吸入性肺脓肿最常见的部位是
A. 左上叶后段和舌叶
B. 左下叶基底层
C. 右上叶后段和下叶背段
D. 右下叶基底段
E. 右中叶

51. 急性右心室 ST 段抬高型心肌梗死患者慎用
A. 氯吡格雷　B. 呋塞米
C. 阿司匹林　D. 低分子肝素
E. 尿激酶

52. 坏疽是指坏死组织表现为
A. 腐败菌的感染　B. 干酪样改变
C. 缺血性改变　D. 充血性改变
E. 瘀血性改变

53. 下肢静脉曲张手术前做交通静脉瓣膜功能试验，又称
A. Trendelenburg 试验
B. Perthes 试验
C. Pratt 试验
D. Buerger 试验
E. Finkelstein 试验

54. 相互独立的统计指标比较数值大小适用的统计图是
A. 直方图　B. 散点图
C. 线图　D. 百分条图
E. 直条图

55. 超声心动图上的室间隔非对称性肥厚提示
A. 限制型心肌病
B. 室壁瘤
C. 肥厚型心肌病
D. 扩张型心肌病
E. 风湿性心脏病

56. 根据需要选择适当的医学参考值范围的百分值，通常选择
A. 95% 或 99%
B. 90% 或 95%
C. 50% 或 100%
D. 90% 或 91%
E. 50% 或 99%

57. 心脏骤停最重要的诊断依据是
A. 心音消失
B. 手足抽搐
C. 桡动脉搏动消失
D. 呼吸断续
E. 呼之不应

58. 高血压伴房室传导阻滞患者不宜使用的药物是
A. 钙离子拮抗剂
B. 血管紧张素转换酶抑制剂
C. β 受体阻滞剂
D. α 受体阻滞剂
E. 利尿剂

59. 蛋白质变性时不影响的结构是
A. 蛋白质一级结构
B. 蛋白质二级结构
C. 蛋白质三级结构
D. 蛋白质四级结构
E. 单个亚基结构整条肽

60. 高血压伴心绞痛及哮喘患者出现肾功不全时，最合适的用药为
A. 卡托普利　B. 普萘洛尔
C. 硝苯地平　D. 氢氯噻嗪
E. 哌唑嗪

61. 成熟红细胞利用葡萄糖的主要代谢途径是
A. 磷酸戊糖途径
B. 无氧酵解
C. 有氧氧化
D. 三羧酸循环
E. 糖原分解

62. 利尿剂作为治疗高血压病的药物，下列说法正确的有
A. 伴发心力衰竭的可选用
B. 主要适用于高血压病 3 级患者
C. 不适用于老年患者
D. 过度肥胖者禁用
E. 合并痛风的高血压患者首选

63. 治疗急性有机磷农药中毒致肺水肿的主要药物是
A. 西地兰　B. 阿托品
C. 解磷定　D. 安定

E. 地塞米松

64. 下列抗体中哪项是 Graves 病的直接致病原因

A. TSAb　　B. TSBAb

C. TGI　　D. TPOAb

E. TgAb

65. 有机磷农药中毒最常见的死亡原因是

A. 急性心力衰竭

B. 中间型综合征

C. 呼吸衰竭

D. 心律失常

E. 休克

A2 型选择题（66～116 题）

答题说明

每一道考题是以一个小案例出现的，其下面有 A、B、C、D、E 五个备选答案。请从中选择一个最佳答案，并在答题卡上将相应题号的相应字母所属的方框涂黑。

66. 55 岁。因甲状腺功能亢进，行甲状腺次全切除术后 1 小时，查体：面色青紫，颈部肿胀、呼吸困难，最可能的原因是

A. 气管塌陷

B. 甲状腺危象

C. 喉上神经内外支损伤

D. 双侧喉返神经损伤

E. 切口内出血

67. 患者，男，80 岁。右腹股沟斜疝 6 小时来诊。既往有可复性腹股沟肿物史 30 年。检查：右侧腹股沟至阴囊 10cm × 6cm，嵌顿疝，皮肤无红肿，首选的治疗是

A. 试行手法复位

B. 手术复位并行疝囊高位结扎

C. 手术复位并行加强腹股沟管疝修补术

D. 手术复位并行无张力疝修补

E. 手术复位并行加强腹股沟管前壁疝修补术

68. 某幼儿园大班 10 名 6 岁儿童接受百白破疫苗注射后，做血清抗体测定，其抗体滴度分别是 1:20，1:20，1:40，1:40，1:80，1:80，1:160，1:160，1:320，1:640，描述抗体滴度的集中趋势的指标应选用

A. 标准差　　B. 极差

C. 算术平均数　　D. 几何平均数

E. 四分位间距

69. 男，35 岁。便秘 3 年，近两周来大便时肛门疼痛，粪便表面附有鲜血，其诊断最可能是

A. 内痔　　B. 外痔

C. 直肠癌　　D. 肛瘘

E. 肛裂

70. 男，56 岁。吞咽困难 5 个月。胃镜检查见食管中段隆起伴溃疡，管腔狭窄，管壁僵硬。黏膜活检最可能的病理改变是

A. 腺癌

B. 淋巴瘤

C. 非干酪样肉芽肿

D. 鳞癌

E. 干酪样肉芽肿

71. 应用一种筛选直肠癌的试验，选择经活检证实患有直肠癌的 600 名妇女和未患直肠癌的 500 名妇女进行筛选试验检查。结果为患直肠癌组中有 540 名为阳性，未患直肠癌组中 400 名为阴性，该试验的特异度是

A. 60%　　B. 20%

C. 10%　　D. 90%

E. 80%

72. 患者，男，32 岁。持续高热 5 天入院。查体：前胸部可见散在的玫瑰疹，脾脏肋下 2cm。化验：肝功能及心肌酶均轻度升高。考虑该患者出现了全身脏器损伤。最不可能损伤的器官是

A. 脾

B. 肠系膜淋巴结

C. 骨髓

D. 肾

E. 肠道

73. 男，50 岁。持续高热、头痛、恶心、呕吐、食欲不振伴腹泻 5 天。查体：皮肤及巩膜轻度黄染，面部及前胸部明显充血，双腋下可见细小的出血点。实验室检查：血常规 WBC 18.2×10^9/L，Plt 60×10^9/L，ALT 80U/L，TBil 45μmol/L，尿蛋白（+++），最可能的诊断是

A. 流行性脑脊髓膜炎

B. 肾综合征出血热

C. 中毒型细菌性痢疾

D. 急性黄疸型肝炎

E. 败血症

74. 某孕妇在家里分娩一足月新生儿，其家属要求卫生院出具出生证明书，乡卫生院拒绝出具，理由是

A. 产妇本人没有提出申请

B. 产妇户口不在卫生院所在地

C. 未经医护人员亲自接产

D. 需向卫生部门报告

E. 未接公安部门通知

75. 男，7岁。因发热，头痛半日于1月30日来急诊，来诊前曾呕吐数次，为胃内容物。青霉素过敏（曾用药后出现皮疹），查体：体温39.6℃，胸腹及四肢皮肤可见大小不等的瘀点，颈抵抗（±），克氏征（+）。该患者治疗宜首选

A. 氯霉素　　B. 红霉素

C. 头孢曲松　　D. 环丙沙星

E. 磺胺嘧啶

76. 某患者凌晨因心脏病发作被送入医院抢救，但不幸于当天上午8点死亡，下午3时，患者家属要求查阅病历，院方以抢救时间紧急，尚未补记病历为由未予提供，引起家属不满，投诉至卫生局，根据《卫生事故处理条例》规定，卫生局应给予医院的处理是

A. 限期整顿

B. 责令改正

C. 罚款

D. 吊销执业许可证

E. 警告

77. 女，28岁。曾因妄想型分裂症入院治疗，1年前出院回家，现病情稳定，且怀孕7周，其父母、公婆及丈夫都担心怀孕及分娩对她的精神状态有不良影响，均劝其做流产手术。流产手术最终的决定权在于

A. 父母和丈夫　　B. 公婆和丈夫

C. 父母和公婆　　D. 丈夫

E. 患者本人

78. 女，48岁。某县级领导干部，3个月前被确诊为宫颈癌并接受手术治疗，术后患者仅休息了2个月，便因公务繁忙无奈之下重新投入了工作，同患病前一样从事日常工作，参加各种会议，对于自己的身体状况感到担心，但又因身处要职不能放下工作，痛苦不已。该女性角色行为改变类型属于

A. 角色行为冲突

B. 角色行为缺如

C. 角色行为异常

D. 角色行为减退

E. 角色行为强化

79. 患者，男，35岁。突发上腹刀割样剧痛2小时来诊。既往有十二指肠溃疡病史5年。查体：患者表情痛苦，腹式呼吸消失，腹肌紧张呈板状腹，全腹压痛并反跳痛，以右上腹最明显。听诊肠鸣音消失。首选检查是

A. 立位X线腹部透视

B. 腹部B超

C. 腹部CT

D. 急诊胃镜检查

E. 诊断性腹腔灌洗

80. 患者，男，28岁。阵发性心慌3年，每次心慌突然发生，持续半小时至3小时不等。本次发作时心律齐，心室率200次/分钟，按摩颈动脉窦，心率能突然减慢至正常；心电图QRS波形态正常，P波不明显。诊断为

A. 心房扑动

B. 窦性心动过速

C. 心房颤动

D. 阵发性室上性心动过速

E. 阵发性室性心动过速

81. 男，40岁。开拖拉机时突然刹车，上腹被方向盘撞伤后钝痛1天，突发上腹部剧痛4小时。查体：P 120次/分钟，BP 100/65mmHg，面色苍白，四肢厥冷，上腹中度压痛，肌紧张，腹部叩诊移动性浊音（+）。最可能的诊断是

A. 肠管破裂　　B. 脾破裂

C. 结肠破裂　　D. 胰腺破裂

E. 肝破裂

82. 女，55岁。劳力性呼吸困难1年。查体：双肺底湿啰音。有风心病二尖瓣狭窄病史，此病人禁用

A. 双氢克尿塞　　B. 螺内酯

C. 美托洛尔　　D. 卡托普利

E. 洋地黄

83. 女，54岁。腹痛、腹胀、乏力3个月。腹部隐痛阵发性发作。查体：贫血貌，浅表淋巴结无肿大，巩膜无黄染，腹软，未见肠型，右下腹可触及一活动性包块。实验室检查：Hb 90g/L，WBC 9.5×10^9/L，肝功能正常，CEA 20μg/L。粪隐血试验阳性。最可能的诊断是

A. 回盲部套叠

B. 回盲部结核

C. 溃疡性结肠炎

D. 回盲部肿瘤

E. 克罗恩病

84. 患者，女，25 岁，妊娠 4 个月。经葡萄糖耐量试验证实为糖尿病，空腹血糖 10mmol/L。其最恰当的治疗应选

A. 饮食管理　B. 双胍类
C. 磺脲类　D. 磺脲类 + 双胍类
E. 胰岛素

85. 患者，男，50 岁。右侧腹股沟斜疝嵌顿 8 小时入院。急症手术中发现嵌顿入疝囊的回肠有约 5cm 坏死，行坏死回肠切除、肠吻合术。对伤口进行彻底清洗后，无明显炎症表现。疝的处理应首选

A. 单纯疝囊高位结扎术
B. Ferguson 法疝修补术
C. Bassini 法疝修补术
D. Halsted 法疝修补术
E. 无张力疝修补术

86. 患者，女，30 岁。转移性右下腹痛 10 小时入院，拟诊急性阑尾炎行手术治疗，术中探查发现阑尾充血水肿，表面有脓性分泌物，大网膜轻度包裹，局部有少量混浊悬液，相邻右侧输卵管伞部充血水肿，表面有纤维素渗出。对该女性患者最合适的手术方式是

A. 切除阑尾，吸尽阑尾周围渗液
B. 切除阑尾，行广泛腹腔冲洗
C. 切除阑尾和右侧输卵管
D. 切除阑尾，吸尽渗液后置腹腔胶管引流
E. 切除阑尾，吸尽渗液后置烟卷引流

87. 某地方病研究所普查地方性甲状腺肿病，半个月内查完全乡 12000 人，查出各型患者 420 人，则该乡地方性甲状腺肿病

A. 患病率为 3.5%
B. 生存率为 3.5%
C. 发病率为 3.5%
D. 罹患率为 3.5%
E. 感染率为 3.5%

88. 男，31 岁。排便时肛门剧痛 1 周，有鲜血滴入便池，排便后肛门疼痛加重，造成便后肛门疼痛加重的机制是

A. 截石位的 12 点处神经敏感
B. 肛门括约肌痉挛
C. 肛管皮肤全层裂开并形成慢性疾病
D. 粪便干燥，排便用力过度
E. 继发肛窦炎

89. 男，40 岁。右上腹被拖拉机撞伤后钝痛 1 天，突发右上腹剧痛 3 小时。查体：P 140 次/分钟，BP 90/60mmHg，面色苍白，四肢厥冷，上腹中度压痛，肌紧张，腹部叩诊移动性浊音（+），腹腔穿刺抽出不凝固血液。最可能的诊断是

A. 小肠破裂　B. 脾破裂
C. 结肠破裂　D. 胃破裂
E. 肝破裂

90. 男，45 岁。呕血、便血 2 天。突然恶心，并呕出大量鲜血，头晕、四肢无力。乙肝病史 24 年。查体：腹部膨隆，肝肋下 2cm，脾肋下 4cm，移动性浊音（+）。最可能的出血原因是

A. 胆石病　B. 胃溃疡
C. 胃癌　D. 十二指肠溃疡
E. 门静脉高压症

91. 男，28 岁。肛门周围胀痛伴发热 3 天。排便时疼痛加重。查体：肛门周围皮肤发红，压痛明显。最可能的诊断是

A. 肛周皮下脓肿
B. 肛管括约肌间隙脓肿
C. 骨盆直肠间隙脓肿
D. 直肠后间隙脓肿
E. 直肠黏膜下脓肿

92. 男，68 岁。恶心，上腹隐痛，呕吐少许咖啡样液体 2 天。高血压，血脂异常病史 2 年，长期口服阿司匹林 100mg/d。胃镜检查可见胃窦黏膜多发糜烂，表面附着血性黏液。最适宜的治疗药物是

A. 多潘立酮　B. 奥美拉唑
C. 枸橼酸铋钾　D. 硫糖铝
E. 法莫替丁

93. 男，33 岁。急性坏疽样阑尾炎手术后 4 天，出现排尿困难、里急后重、发热、乏力、恶心，直肠指诊发现右侧有深压痛及波动感其最可能的并发症是

A. 坐骨肛管间隙脓肿
B. 盆腔脓肿
C. 肛周脓肿
D. 阑尾残株炎
E. 急性膀胱炎

94. 男，62 岁。间断上腹痛 10 余年，加重伴餐后上腹痛 3 年，胃镜示幽门前区大弯侧 1.5cm 范围黏膜不平，活检病理重度异型增生。最适当的处理是

A. 近期胃镜下黏膜切除术
B. 口服质子泵抑制剂，近期复查
C. 密切观察
D. 近期行胃大部切除术
E. 口服 H_2 受体拮抗剂，近期复查

95. 患者，女，60 岁。两个月来腹部胀痛，排便不畅，

有贫血，右侧腹部可触及肿物。下列哪种检查最具诊断意义

A. 直肠肛门指检
B. 大便常规化验及潜血试验
C. 纤维结肠镜检查
D. 腹部 CT
E. 乙状结肠镜检查

96. 女，38 岁。间断脓血便 4 年，大便成形或糊状，每日 1～3 次，有时里急后重，抗生素治疗无效。最可能的诊断是

A. 溃疡性结肠炎
B. Crohn 病
C. 慢性细菌性痢疾
D. 肠结核
E. 肠道血吸虫病

97. 男，65 岁。突发腹痛、停止排气排便 1 天。既往曾因十二指肠溃疡行胃大部切除术。查体：T 37.8℃，P 100 次/分钟，BP 100/80mmHg，全腹压痛、反跳痛（+）。立位腹部 X 线平片见多发气液平面。诊断性腹腔穿刺抽出血性液体。该患者下一步首选的处理是

A. 立即肛管排气
B. 快速补液、扩容
C. 立即手术探查
D. 全消化道 X 线钡剂造影
E. 严密观察病情 12 小时

98. 男，42 岁。慢性腹泻 3 年，大便每天 2～3 次，常带少量黏液，反复粪便致病菌培养阴性，结肠镜检查见为直肠、降结肠和横结肠充血、水肿，有少数散在浅溃疡，拟诊为溃疡性结肠炎。首选的治疗方案是

A. 泼尼松口服
B. 氟哌酸口服
C. 甲硝唑保留灌肠
D. 氢化可的松保留灌肠
E. 5 - 氨基水杨酸口服

99. 男，24 岁。不洁饮食后腹泻 2 天，心悸 1 天。心电图示频发提前发生的宽大畸形 QRS 波群，时限 > 0.12 秒。其最可能发生在心肌细胞的

A. 相对不应期　B. 快速复极初期
C. 有效不应期　D. 静息期
E. 超常期

100. 男，53 岁。连续 2 年冬季“感冒”后咳嗽，咳痰。持续 4～5 周，发作时伴有憋气，经使用抗感染、化痰药物治疗后缓解。吸烟近 30 年。每天约 1 包，体检及胸部 X 线片无异常发现。为明确诊断，应首先采取的进一步检查是

A. 肺功能
B. 胸部 CT
C. 动脉血气分析
D. 支气管镜
E. 超声心动图

101. 男，65 岁。间断咳嗽、咳痰 5 年，1 周来因发热、咳黄痰就诊。曾口服感冒药和祛痰药，无明显效果。查体：T 38.5℃，口唇发绀，双下肺闻及少量湿啰音。为明确诊断，首选

A. 肺功能
B. 血气分析
C. 痰培养 + 药敏
D. 胸部 X 线片
E. 支气管镜

102. 女，28 岁。发热，咳嗽 2 个月，胸部 X 线片示左上肺不规则片状阴影，予抗结核治疗 1 个月余。查体：T 36.5℃。巩膜稍黄染。双肺未闻及干湿啰音。WBC 4.3×10^9/L，N 0.55。肝功能检查示：ALT、AST 正常。总胆红素 40.6μmol/L，直接胆红素 17.8μmol/L。该患者现停用的药物是

A. 利福平　B. 异烟肼
C. 吡嗪酰胺　D. 乙胺丁醇
E. 链霉素

103. 患者，男，45 岁。吸烟 20 年，有喘息、咳嗽症状，普通胸片未发现明显异常，支气管舒张试验阳性。最可能的诊断是

A. 心源性哮喘
B. 支气管哮喘
C. 嗜酸细胞性肺炎
D. COPD
E. 肺源性心脏病

104. 男性，34 岁。2 天前着凉后发热，体温 38.9℃，伴呼吸困难，咳嗽，咳少量黄痰，腹泻两次。自服“先锋霉素”无效。入院查体：嗜睡，口唇轻度发绀，脉搏 100 次/分钟，呼吸 28 次/分钟，双肺叩诊清音，双下肺可闻及湿啰音，心律整，腹（-）。血 WBC 12.3×10^9/L，N 0.87。血气分析：pH 7.35，PaO_2 57mmHg，$PaCO_2$ 31mmHg。胸片示：左上肺前段、左下肺及右上肺前段、右中肺见斑片状阴影。最可能的诊断是

A. 军团菌肺炎
B. 金黄色葡萄球菌肺炎
C. ARDS

D. 肺栓塞
E. 支原体肺炎

105. 男，67岁。咳嗽、咳痰20年，加重伴气短1周。查体：T 38.8℃，双肺呼吸音减弱，语音震颤减弱，叩诊呈过清音。该患者最可能的诊断是
A. 气胸
B. 心力衰竭
C. 慢性阻塞性肺疾病
D. 支气管扩张
E. 支气管哮喘

106. 女，60岁。反复咳嗽、咳脓痰、咯血30年，再发伴发热3天。近3天来静脉滴注“头孢菌素”，仍有较多脓痰及痰中带血。查体：T 37.5℃，左下肺可闻及湿啰音，杵状指。该患者最可能的诊断是
A. 支气管扩张　B. 支气管肺癌
C. 肺结核　D. 慢性支气管炎
E. 肺脓肿

107. 男，54岁。呕血、黑便2天。嗜睡、行为改变1天。实验室检查：ALT 35U/L，AST 72U/L，血红蛋白27.3g/L。腹部B超示脾肿大。最有可能的诊断是
A. 肝硬化
B. 上消化道出血
C. 肝性脑病
D. 肝硬化并发上消化道出血、肝性脑病
E. 食管贲门黏膜撕裂综合征

108. 男，20岁。突发右侧胸痛伴气短1天入院。体检示右胸叩诊呈鼓音。该患者最可能出现的胸部X线片表现是
A. 膈疝
B. 气胸
C. 少量胸腔积液
D. 肺气肿
E. 巨大肺大疱

109. 患者，女，42岁。发热、咳嗽、右胸痛3天。查体：T 38.5℃，右下肺语音震颤增强，呼吸音略减弱。该患者最可能的诊断是
A. 肺不张　B. 气胸
C. 肺炎　D. 胸腔积液
E. 肺气肿

110. 男，46岁。吸烟史20年，发热2周（37.5～38℃），右胸疼痛，近4天胸痛减轻，感胸闷、气促。查体：右下胸语音震颤减弱，叩诊浊音，呼吸音消失。诊断最可能的是
A. 肺炎链球菌肺炎
B. 支原体肺炎
C. 结核性胸膜炎
D. 浸润性肺结核
E. 支气管肺癌

111. 患者，急性Q波心肌梗死发病6小时内来诊，使闭塞冠状动脉再通，限制梗死面积，首选的治疗措施是
A. 抗血小板聚集治疗
B. 冠状动脉造影及支架植入术
C. 绝对卧床休息，吸氧
D. 静脉点滴硝酸甘油
E. 静脉溶栓治疗

112. 女，33岁。健康查体时ECG发现偶发房性期前收缩。既往体健。查体：心界不大，心率80次/分钟，心脏各瓣膜区未闻及杂音。该患者最恰当的处理措施是
A. 寻找病因，定期随诊
B. 口服普罗帕酮
C. 口服慢心律
D. 口服胺碘酮
E. 静脉注射利多卡因

113. 男，56岁。2年来间断出现活动时胸闷，休息后可缓解，近4个月无胸闷发作。查体：BP 130/85mmHg，心率72次/分钟，心脏各瓣膜区未闻及杂音，最有助于明确诊断的检查是
A. 放射性核素静态心肌显像
B. 动态心电图
C. 超声心动图
D. 心电图运动负荷试验
E. 胸部X线片

114. 患者，女，61岁。患有高血压，既往有痛风、周围血管病病史。查：血钾6.5mmol/L，尿蛋白（－）。最佳选择的降压药物为
A. 噻嗪类利尿剂
B. 钙通道阻滞剂
C. α受体阻滞剂
D. β受体阻滞剂
E. 血管紧张素转换酶抑制剂

115. 患者，男，60岁。头晕、胸痛3年，心尖搏动向左下移位，呈抬举性搏动，于胸骨左缘第3、4肋间闻及叹气样舒张期杂音，为递减型，向心尖传导，在心尖区闻及隆隆样舒张早期杂音，股动脉可闻及射枪音，首先应想到的诊断为
A. 二尖瓣狭窄
B. 主动脉瓣关闭不全

C. 主动脉瓣狭窄
D. 二尖瓣关闭不全
E. 室间隔缺损

116. 女，64 岁。突发气急 4 小时，伴咳嗽、咳粉红色泡沫样痰，不能平卧。高血压病史 10 余年。查体：BP 190/110mmHg，心率 110 次/分钟，律齐，双肺可闻及干性啰音及细湿性啰音。治疗措施不正确的是
A. 静脉推注呋塞米
B. 高流量吸氧
C. 静脉滴注硝普钠
D. 静脉推注吗啡
E. 静脉推注卡托普利

A3/A4 型选择题（117 ~ 131 题）

答题说明

以下提供若干个病例。每个病例下设若干道考题。请根据答案所提供的信息，在每一道考题下面的 A、B、C、D、E 五个备选答案中选择一个最佳答案，并在答题卡上将相应题号的相应字母所属的方框涂黑。

（117 ~ 118 题共用题干）

64 岁，男性患者。反复咳嗽、咳痰，痰中带血 2 周。体温 38.3℃。WBC 12×10^9/L。胸片示右肺门肿块影，伴远端大片状阴影，抗炎治疗阴影不吸收。

117. 有助于尽快明确诊断的检查首选
A. CT　　B. 磁共振
C. 胸腔镜　　D. 纤支镜
E. 核素扫描

118. 首先考虑的治疗方案是
A. 抗炎治疗　　B. 抗炎止血治疗
C. 手术治疗　　D. 抗结核治疗
E. 门诊随访

（119 ~ 120 题共用题干）

女，19 岁。近 2 周来发热 38℃左右，伴恶心、呕吐、腹泻，后出现心悸、胸痛、呼吸困难、晕厥发作。查体：P 40 次/分钟，面色苍白，精神萎靡；心律齐，心尖部第一心音低钝，且可闻及大炮音，临床诊断为病毒性心肌炎。

119. 心电图表现最可能是
A. 窦性心动过缓
B. 一度房室传导阻滞
C. 室内传导阻滞
D. 三度房室传导阻滞
E. 二度房室传导阻滞

120. 最适宜的治疗措施为
A. 静脉注射阿托品
B. 静脉滴注硝酸甘油
C. 皮下注射肾上腺素
D. 心脏复律
E. 临时植入心脏起搏器

（121 ~ 122 题共用题干）

欲调查某乡镇某年 40 岁以上健康成年男性的血压情况，则该乡镇年满 40 岁的每个健康成年男性就是观察单位，影响血压高低的因素包含年龄、性别、区域、身体状况等。

121. 血压和测得的血压值则是
A. 研究指标、观察值
B. 变量值、变量
C. 研究指标、变量
D. 变量值、研究指标
E. 观察值、变量值

122. 由于规定了观察单位“同乡镇、40 岁以上、男性、身体健康”这几个因素要相同，因此测得的血压值的同质特点结果会表现为
A. 大同小异　　B. 完全相同
C. 相似　　D. 有一定差别
E. 大相径庭

（123 ~ 125 题共用题干）

男，44 岁。大量饮酒后出现上腹部剧烈疼痛，伴呕吐，呕吐后腹痛不缓解。保守治疗 2 天，病情持续恶化，并出现休克。查体：T 38.9℃，脐周及背部可见大片青紫瘀斑，上腹腹肌紧张，压痛反跳痛明显，肠鸣音减弱。

123. 首先考虑的诊断是
A. 十二指肠乳头肿瘤
B. 消化性溃疡并穿孔
C. 急性肝脓肿
D. 重症急性胰腺炎
E. 急性梗阻性化脓性胆管炎

124. 为明确诊断，首选的辅助检查是

A. 腹部X线片　B. 腹部B超
C. 血常规　D. 血CA199
E. 肝功能

125. 最重要的治疗措施
A. 抗休克治疗
B. 急诊治疗
C. 择期手术
D. 纠正休克后急诊手术
E. 应用广谱抗生素

(126~128题共用题干)

男，56岁。近1周来“上呼吸道感染”后出现呼吸困难，夜间为著，可逐渐自行缓解，白天症状不明显。既往高血压病史10年，血压控制欠满意，已戒烟10年。过敏性鼻炎病史5年。门诊心肺检查及胸部X线片未见异常，行超声心动图检查未见异常。

126. 该患者首先考虑的诊断是
A. 慢性阻塞性肺疾病
B. 支气管哮喘
C. 心力衰竭
D. 睡眠呼吸暂停综合征
E. 冠心病

127. 为明确诊断应首先采取的检查是
A. 肺功能
B. 睡眠呼吸监测
C. 胸部CT
D. 冠状动脉CT血管造影术
E. 动脉血气分析

128. 该患者入院后仍间断发作憋气，在进行检查和临床观察时应特别关注的是
A. 症状缓解时的活动耐力
B. 上呼吸道检查
C. 血压波动情况
D. 发作时心肺体征
E. 有无杵状指

B1型选择题（129~150题）

答题说明

以下提供若干组考题，每组考题共用在考题前列出的A、B、C、D、E五个备选答案。请从中选择一个与问题关系最密切的答案，并在答题卡上将相应题号的相应字母所属的方框涂黑。某个备选答案可能被选择一次、多次或不被选择。

(129~130题共用备选答案)
A. 皮质醇　B. 催乳素
C. 肾上腺素　D. 催产素
E. 促甲状腺激素释放激素

129. 腺垂体分泌的激素是
130. 神经垂体储存的激素是

(131~132题共用备选答案)
A. 硫酸胆红素
B. 胆红素－白蛋白
C. 胆红素－配体蛋白
D. 胆红素－葡萄糖醛酸复合物
E. 胆素原

131. 胆红素在血中的运输形式
132. 胆红素在肝细胞内的运输形式

(133~134题共用备选答案)
A. 直方图　B. 直条图
C. 线图　D. 圆形图
E. 散点图

133. 表示某地2000~2005年糖尿病的年龄分布，宜采用
134. 表示某地2006年六种不同类型病毒性肝炎发病人数占病毒性肝炎发病总人数的比例，宜采用

(135~136题共用备选答案)
A. 流行性脑脊髓膜炎
B. 流行性乙型脑炎
C. 结核性脑膜炎
D. 病毒性脑膜炎
E. 中毒性菌痢

135. 脑脊液外观混浊，WBC > 1000×10^6/L，N 0.90，蛋白质显著增高，糖及氯化物降低
136. 脑脊液外观透明，WBC（50~500）$\times10^6$/L，N 0.80，蛋白质稍增高，糖及氯化物正常

(137~138题共用备选答案)
A. 吊销执业证书
B. 责令改正
C. 暂停执业活动
D. 罚款
E. 通报批评

137. 医师使用未经国家药品监督管理部门批准的抗菌药物的，应给予的行政处罚是

138. 医师使用本机构抗菌药物供应目录以外的品种、品规，造成严重后果的，应给予的行政处罚是

（139～140 题共用备选答案）

A. 胰破裂　　B. 肝破裂
C. 小肠损伤　　D. 肾损伤
E. 结肠破裂

139. 可引起外伤性血腹症的损伤是

140. 腹腔穿刺抽出稀薄的肠内容物应考虑

（141～142 题共用备选答案）

A. 弥漫性甲状腺肿大伴有血管杂音
B. 弥漫性甲状腺肿大伴有触痛
C. 甲状腺肿大、质硬，表面光滑
D. 放射性核素扫描为热结节
E. 放射性核素扫描为冷结节

141. 对诊断甲状腺癌有意义的是

142. 对诊断功能亢进性甲状腺腺瘤有意义的是

（143～144 题共用备选答案）

A. 罗格列酮　　B. 吡格列酮
C. 阿卡波糖　　D. 格列齐特
E. 二甲双胍

143. 促进胰岛素分泌的药物是

144. 延缓肠道碳水化合物吸收的药物是

（145～146 题共用备选答案）

A. 螺内酯
B. 氨氯地平
C. 氢氯噻嗪
D. 维拉帕米缓释剂
E. 美托洛尔

145. 高血压伴房室传导阻滞患者禁用

146. 高血压伴低钾血症患者禁用

（147～148 题共用备选答案）

A. 庆大霉素　　B. 乙胺嘧啶
C. 头孢噻肟　　D. 利福平
E. 红霉素

147. 治疗嗜肺军团菌肺炎选用的药物是

148. 用于治疗结核病和麻风病的药物是

（149～150 题共用备选答案）

A. 金黄色葡萄球菌
B. 厌氧菌
C. 肺炎克雷伯菌
D. 肺炎链球菌
E. 肺炎支原体

149. 男，56 岁。“流感”后出现高热、咳嗽、黄痰伴痰中带血。胸部 X 线片示右下肺片状影，其内可见多个圆形透亮区。最可能感染的病原体是

150. 男，66 岁。慢性阻塞性肺疾病患者。“上感”后出现右上肺大片状影，其内可见多个圆形透亮区，叶间裂略下移。最可能感染的病原体是

2018年国家执业医师资格考试
复习前评估测试卷
（医学综合笔试部分）

临 床 助 理 医 师

（报考类别代码：210）

考试时间：14：00—16：30

考生姓名：____________________
准考证号：____________________

答 题 须 知

1. 考生答题前应先检查试卷封面标示的考试类别和每页页角所标出的考试类别是否与本人准考证上的报考类别一致。
2. 在开始答题前，请再次核对自己在答题卡上填写的姓名、准考证号、报考类别、考试单元等是否完整无误。
3. 在开始答题前，请考生检查试卷有无缺损、重印、错印，发现上述情况应立即报告监考员。
4. 答题卡上的考生信息和答案的所有信息点，必须使用2B铅笔按答题卡上“注意事项”栏中的要求填涂，如需要作修改，应用橡皮将原涂黑的地方擦净。
5. 答题卡上“考场记录”一栏由监考员负责填写，考生不得自行填写。
6. 答题卡将采用计算机阅卷，请考生注意保持答题卡平整、干净。
7. 考试开始后半小时内，考生不得交卷离开考场。
8. 考试结束时，请把试卷和答题卡分别翻放在桌上，不得带出考场。
9. 监考员验收试卷和答题卡后，经监考员允许，考生方可离开考场。
10. 考生如违反监考员宣读的“考场禁令”和“答题须知”，其一切后果由本人承担。

A1 型选择题（1 ~ 48 题）

答题说明

每一道考试题下面有 A、B、C、D、E 五个备选答案。请从中选择一个最佳答案，并在答题卡上将相应题号的相应字母所属的方框涂黑。

1. 判断小肠有无破裂的最有价值的检查方法是
A. CT　B. X 线
C. 腹腔穿刺　D. B 超
E. 物理学检查

2. 下列属于正常细胞性贫血的是
A. 急性失血性贫血
B. 骨髓增生异常综合征
C. 缺铁性贫血
D. 慢性失血性贫血
E. 铁粒幼细胞性贫血

3. 下列哪项是缺铁性贫血最常见的病因
A. 慢性胃炎　B. 慢性肝炎
C. 慢性溶血　D. 慢性感染
E. 慢性失血

4. 法洛四联症不应出现的症状是
A. 蹲踞　B. 贫血
C. 突然晕厥　D. 发育落后
E. 活动耐力下降

5. 右心室、左心室增大，肺血多，主动脉结缩小的先天性心脏病是
A. 动脉导管未闭　B. 法洛四联症
C. 肺动脉狭窄　D. 房间隔缺损
E. 室间隔缺损

6. 肉眼血尿可用三杯法粗测出血部位，全程血尿提示病变部位在
A. 前尿道　B. 膀胱三角区
C. 后尿道　D. 肾脏
E. 膀胱输尿管连接处

7. 胸部 X 线片示肺野清晰的是
A. 动脉导管未闭
B. 房间隔缺损
C. 小型室间隔缺损
D. 法洛四联症
E. 大型室间隔缺损

8. 胸部 X 线片示肺血多，右心房、右心室增大的是
A. 动脉导管未闭
B. 房间隔缺损
C. 小型室间隔缺损
D. 法洛四联症
E. 大型室间隔缺损

9. 早期发现肺结核最主要的方法是
A. 询问病史
B. X 线检查
C. 痰菌检查
D. 红细胞沉降率检查
E. 结核变态反应

10. 肺结核病人在接受抗结核治疗时，对疗效考核首先要看
A. 痰菌转阴
B. 症状消失
C. X 线空洞闭合，炎性阴影消失
D. 红细胞沉降率正常
E. 血清结核抗体阴性

11. 复方短效口服避孕药的副作用不包括
A. 类早孕反应
B. 影响月经
C. 增加体重
D. 增加子宫内膜癌发生率
E. 色素沉着

12. 关于妊娠合并心脏病正确的是
A. 心功能Ⅲ级可继续妊娠
B. 听诊闻及舒张期杂音，不应立即确诊为心脏病
C. 对阵发性室上性心动过速的孕妇，可确诊为器质性心脏病
D. 心脏病孕妇的主要死亡原因是产后出血
E. 心脏病孕妇的胎儿预后比正常孕妇的胎儿差

13. 发生协调性子宫收缩乏力时的一般处理，不包括
A. 补充能量　B. 排空膀胱
C. 预防感染　D. 静推地西泮
E. 纠正酸中毒

14. 诊断胎儿宫内窘迫的依据不包括
A. 胎心音不规律，<100 次/分钟
B. 胎动频繁
C. 羊膜镜检羊水深绿色
D. 胎儿头皮血 pH 值 <7.20
E. 胎位异常

15. 关于分娩期子宫颈变化，不正确的是

A. 子宫颈管分娩前初产妇比经产妇长

B. 孕周越大，颈管越短

C. 初产妇子宫颈管先消失，然后宫口扩张

D. 经产妇颈管消失及扩张同时进行

E. 子宫颈内口常被拉向上向外扩张，呈漏斗形

16. 胎儿娩出后，随即阴道大量出血，下列何项处理最恰当

A. 立即设法使胎盘娩出，并注射宫缩剂

B. 阴道检查有无软产道裂伤

C. 抽血交叉配血

D. 检查血液凝血功能

E. 立即静脉输入生理盐水

17. 下面哪项是葡萄胎刮宫后必须检查的项目

A. 测基础体温3个月，看是否有双相

B. 定期做宫颈防癌涂片

C. 每月一次胸部X线摄片

D. 定期查hCG

E. 怀疑恶变时，立即行诊断性刮宫

18. 下列哪项不是下丘脑病变引起的闭经

A. 精神应激性　　B. 运动性闭经

C. 药物性闭经　　D. 体重下降

E. 空蝶鞍综合征

19. 胎盘早剥的并发症不包括

A. 产后出血

B. 子宫破裂

C. DIC及凝血功能障碍

D. 急性肾衰竭

E. 席恩综合征

20. 对重症急性胰腺炎的诊断最有意义的检查是

A. 尿淀粉酶

B. 腹部B超

C. 腹部增强CT

D. 血淀粉酶

E. 血清脂肪酶

21. 导致风湿热最常见的病原菌是

A. 脑膜炎奈瑟菌

B. A组乙型溶血性链球菌

C. 流感嗜血杆菌

D. 肺炎链球菌

E. 金黄色葡萄球菌

22. 维生素D缺乏性佝偻病，不正确的预防措施是

A. 双胎出生后的胎儿，应该立即给予维生素D

B. 提倡母乳喂养

C. 孕母补充维生素D及钙剂

D. 及时添加辅食

E. 新生儿在出生后1周内给予预防剂量的维生素D

23. 3～4个月婴儿佝偻病激期较特异的表现是

A. 颅骨软化　　B. 方颅

C. 枕秃　　D. 肋骨串珠

E. 夜间惊啼

24. 小儿呼吸系统最常见的疾病

A. 支气管哮喘

B. 急性支气管炎

C. 急性支气管肺炎

D. 急性上呼吸道感染

E. 过敏性鼻炎

25. 下列不属于特异性感染的是

A. 气性坏疽　　B. 破伤风感染

C. 急性淋巴结炎　　D. 结核感染

E. 真菌感染

26. 行结肠癌手术后，患者应采取的体位是

A. 平卧位　　B. 侧卧位

C. 高坡卧位　　D. 低半坐位

E. 15°～30°头高脚低斜坡卧位

27. 破伤风的治疗措施中，下列哪项最关键

A. 彻底清创，引流伤口，消除毒素来源

B. 使用破伤风抗毒素中和游离的毒素

C. 控制和解除痉挛，预防窒息

D. 给予大量青霉素，抑制破伤风杆菌

E. 积极支持治疗

28. 纠正休克所致组织低灌注和缺氧的关键措施是

A. 应用血管性活性药物

B. 补充血容量

C. 积极处理原发病

D. 高浓度吸氧

E. 纠正酸中毒

29. 下列关于清创的原则中，错误的是

A. 清除伤口内异物

B. 切除失去活力的组织

C. 彻底止血

D. 根据情况缝合伤口

E. 必须放置引流

30. “乙级愈合”切口的表现不包括

A. 积液　　B. 红肿

C. 血肿　　D. 硬结

E. 化脓

31. 按手术期限，下列属于择期手术的是

A. 急性阑尾炎切除术

B. 直肠癌根治术

C. 完全性肠梗阻造瘘术
D. 绞窄疝修补术
E. 良性肿瘤切除术

32. 分离（转换）障碍最突出的特征是
A. 存在精神病性症状
B. 心理社会因素与发病无关
C. 社会功能受损
D. 发病与转归受暗示影响
E. 自知力缺乏

33. 每当听到电话铃声的同时就听到辱骂自己的声音，该症状是
A. 假性幻听　B. 心因性幻听
C. 功能性幻听　D. 反射性幻听
E. 元素性幻听

34. 阿尔茨海默病的首发症状主要是
A. 人格改变
B. 记忆力减退
C. 情绪急躁易怒
D. 幻觉
E. 妄想

35. 感觉传导通路的第3级神经元位于
A. 延髓　B. 脊髓
C. 丘脑　D. 大脑皮层
E. 中脑

36. 下列哪项不是下运动神经元
A. 脊髓前角细胞
B. 前根
C. 神经丛
D. 周围神经系统
E. 皮质脑干束

37. 脊髓颈膨大横贯性损害引起
A. 四肢中枢性瘫
B. 双上肢周围性瘫，双下肢中枢性瘫
C. 截瘫
D. 单瘫
E. 偏瘫

38. 病理反射的出现是由于
A. 神经系统兴奋性增高
B. 脊髓反射弧受损
C. 基底节受损
D. 锥体束受损
E. 脑干网状结构受损

39. 对判断系统性红斑狼疮活动性最有价值的自身抗体是
A. ANA　B. 抗SSB抗体
C. 抗RNP抗体　D. 抗SSA抗体
E. 抗dsDNA抗体

40. 外源性凝血途径和内源性凝血途径形成凝血酶都需要哪种凝血因子
A. 因子Ⅷ　B. 因子Ⅶ
C. 因子Ⅹ　D. 因子Ⅻ
E. 因子Ⅺ

41. 肾小管性蛋白尿中不会出现的是
A. β_2微球蛋白
B. 视黄醇结合蛋白
C. 溶菌酶
D. 免疫球蛋白G
E. α_1微球蛋白

42. 诊断急性肾盂肾炎最主要的依据是
A. 尿路刺激征
B. 脓尿和菌尿
C. 高热、寒战、腰痛
D. 上输尿管肋腰点压痛
E. 尿蛋白不多

43. 长期尿频、尿急，经抗生素治疗无效的患者，应考虑的疾病是
A. 肾盂肾炎　B. 泌尿系结核
C. 上尿路结石　D. 膀胱炎
E. 尿道炎

44. 最严重的肾损伤类型是
A. 肾挫伤　B. 肾全层裂伤
C. 肾蒂断裂　D. 肾部分损伤
E. 肾皮质裂伤

45. 肩关节脱位主要体征为
A. Mills征阳性
B. Dugas征阳性
C. Thomas征阳性
D. Lasegue试验阳性
E. Finkelstein试验阳性

46. 闭合性成人股骨干骨折可引起
A. 骨筋膜室综合征
B. 肾挫伤
C. 脂肪栓塞
D. 出血性休克
E. 骨化性肌炎（损伤性骨化）

47. 肱骨外科颈骨折是
A. 肱骨大、小结节交界处
B. 肱骨大、小结节移行为肱骨干的交界处
C. 肱骨头周围的环形沟
D. 肱骨头与肱骨干的交界处

E. 肱骨上端干骺端处

48. 股骨下1/3骨折后，远折端向后倾斜移位，主要是由于

A. 肱二头肌的牵拉

B. 腓肠肌的牵拉

C. 半腱肌的牵拉

D. 半膜肌的牵拉

E. 缝匠肌的牵拉

A2 型选择题（49～101 题）

答题说明

每一道考题是以一个小案例出现的，其下面有A、B、C、D、E五个备选答案。请从中选择一个最佳答案，并在答题卡上将相应题号的相应字母所属的方框涂黑。

49. 患者，女，50岁。农村人，贫血半年，服铁剂治疗有效，疑有寄生虫感染，下列哪项可能性最大

A. 钩虫　　B. 肝吸虫

C. 蛲虫　　D. 血吸虫

E. 肺吸虫

50. 患者，女，51岁。绝经5年，阴道脱出肿物3年，近2个月阴道脱出肿物增大，不能自行还纳，伴排尿困难。查体：宫颈及部分宫体已脱出阴道口外，适宜的处理是

A. 经阴道子宫切除术

B. Manchester手术

C. 阴道纵隔成形术

D. 随诊，无须处理

E. 经腹圆韧带缩短术

51. 患儿，男，9岁。胸骨左缘第3、4肋间听到响亮而粗糙的收缩期杂音。应考虑为

A. 室间隔缺损

B. 主动脉瓣狭窄

C. 二尖瓣关闭不全

D. 动脉导管未闭

E. 肺动脉瓣狭窄

52. 男，40岁。3天前从南方出差来京。当日出现发冷、寒战，继之高热，后出汗，隔日发作。血涂片检出疟原虫。应选择的治疗方案是

A. 乙胺嘧啶 +伯氨喹

B. 奎宁 +伯氨喹

C. 磺胺+乙胺嘧啶

D. 青蒿素+氯喹

E. 氯喹+伯氨喹

53. 男，20岁。低热、气促、腹胀14天。查体：心界向两侧扩大，心尖搏动点位于左侧心界内侧，心音低钝，心脏各瓣膜区未闻及杂音。肝肋下3cm。胸部X线片示：肺野清晰，心影增大。心电图：窦性心动过速，QRS波群低电压，广泛性T波低平。该患者最可能的诊断是

A. 缩窄性心包炎

B. 肥厚型心肌病

C. 急性心肌梗死

D. 风湿性心脏病

E. 急性心包炎

54. 男孩，14岁。中午参加聚餐，晚上开始发热、腹泻。初为水样便，后为黏液脓血便，呕吐3次。粪镜检WBC 30～40个/HP，RBC 4～8个/HP，吞噬细胞1～2个/HP。最可能的诊断是

A. 金黄色葡萄球菌肠炎

B. 急性细菌性痢疾

C. 产毒性大肠杆菌肠炎

D. 致病性大肠杆菌肠炎

E. 轮状病毒肠炎

55. 男，61岁。冠心病伴左心衰竭入院，应用洋地黄2周后出现频发多源性室性早搏。停用洋地黄2周后，双肺底湿啰音增多，频发多源室性早搏再发。治疗应首选

A. 静注西地兰

B. 静注胺碘酮

C. 静注普罗帕酮

D. 静注普鲁卡因胺

E. 静注利多卡因

56. 女，24岁。外阴瘙痒伴阴道分泌物明显增多1周。妇科检查：阴唇后联合散在粉色小乳头状突起。最可能的诊断是

A. 淋病　　B. 外阴炎

C. 尖锐湿疣　　D. 外阴肿瘤

E. 梅毒

57. 女性，右乳房内肿块4cm×3cm，皮肤略回缩，基底不固定，右腋下有2.5cm×1.5cm活动的淋巴结两个，质硬，病理证实为乳癌腋淋巴结转移。按国际标准，应属于

A. $T_2N_1M_0$　B. $T_1N_1M_0$
C. $T_3N_2M_0$　D. $T_3N_3M_0$
E. $T_2N_2M_0$

58. 患儿，女，10岁。肺动脉瓣区听到3/6级收缩期杂音，同时听到不受呼吸影响的明显第二心音分裂。该患者可能是
A. 正常人
B. 肺动脉瓣狭窄
C. 房间隔缺损
D. 二尖瓣狭窄
E. 肺动脉瓣关闭不全

59. 10岁女孩，学校常规体查时发现胸骨左缘第2肋间可闻及3/6级收缩期杂音，经心脏彩超诊断为房间隔缺损，这一鉴定结果与动脉导管未闭的区别是
A. 心脏杂音部位
B. 心脏震颤
C. 肺野充血与否
D. 有无肺门舞蹈
E. X线检查表现

60. 患儿，10个月。体检时发现胸骨左缘第2～3肋间闻及3/6级左右连续机器样杂音，向颈部、锁骨下传导，可触及震颤。胸部X线示：左心房、左心室增大，肺血管影增多，肺动脉段突出，主动脉弓增大。此患儿最可能的诊断是
A. 房间隔缺损　B. 室间隔缺损
C. 肺动脉狭窄　D. 法洛四联症
E. 动脉导管未闭

61. 患者，女，56岁。阴道脱出肿物2年。妇科检查：阴道前壁膨出，宫颈光滑，用力时宫颈及部分宫体脱出阴道口外。该患者应诊断为阴道前壁膨出和子宫脱垂
A. Ⅰ度轻型　B. Ⅰ度重型
C. Ⅱ度轻型　D. Ⅱ度重型
E. Ⅲ度

62. 患者，女，45岁。不规则阴道流血半年。妇科检查：宫颈呈菜花状，阴道穹隆消失，宫体大小、质地正常，欠活动，双侧主韧带增厚，但未达到盆壁。宫颈活检为宫颈鳞状上皮癌。最可能的临床分期是
A. Ⅰa期　B. Ⅰb期
C. Ⅱa期　D. Ⅱb期
E. Ⅲa期

63. 患者，女，43岁。近2～3年月经不调，表现为周期延长，经量增多且淋漓不净。此次停经3个月，阴道流血10余天，量多，给予诊刮止血，刮出物病理学检查为子宫内膜复杂型增生。最可能的诊断是
A. 无排卵性功能失调性子宫出血
B. 黄体功能不足
C. 子宫内膜不规则脱落
D. 子宫内膜炎
E. 子宫内膜癌前病变

64. 患者，女，35岁，G_3P_1。4年前出现痛经，近1年进行性加重。妇科检查：子宫后倾屈，妊娠8周大小，质硬，活动差，子宫后壁及直肠子宫陷凹处扪及2个质硬结节，触痛明显。最可能的诊断是
A. 子宫肌瘤
B. 子宫腺肌病
C. 子宫腺肌病＋子宫内膜异位症
D. 子宫内膜异位症
E. 子宫内膜癌盆腔转移

65. 患者，女，45岁。接触性出血20天，白带米汤样，有恶臭，宫颈Ⅱ度糜烂，有4cm×3cm的质地脆赘生物，易出血。子宫大小正常，触诊双附件（－）。最可能的诊断是
A. 子宫颈息肉　B. 宫颈糜烂
C. 子宫颈癌　D. 子宫颈结核
E. 宫颈绒癌

66. 患者，女，16岁。肛诊左附件区触及新生儿头大实性肿物。血清甲胎蛋白＞400μg/L。本例卵巢肿瘤应诊断为
A. 未成熟畸胎瘤
B. 内胚窦瘤
C. 卵泡膜细胞瘤
D. 颗粒细胞瘤
E. 纤维瘤伴胸水、腹水

67. 患者，女，32岁。白带增多伴腥臭味3天。妇科检查：阴道黏膜无充血，阴道壁附有大量灰白色、均匀一致、稀薄的分泌物，该患者最可能的诊断是
A. 滴虫阴道炎
B. 阴道念珠菌病
C. 细菌性阴道炎
D. 老年性阴道炎
E. 阿米巴性阴道炎

68. 初产妇，27岁。妊娠32周，阴道少量流血及规律腹痛2小时。肛检：宫颈管消失，宫口开大1.5cm。该患者最可能的诊断
A. 先兆早产　B. 前置胎盘
C. 晚期流产　D. 早产临产
E. 胎盘早剥

69. 男婴，2个月，孕43周分娩，出生体重4000g，生后48小时排胎便，喂养困难并常呕吐、便秘。查

体：反应迟钝，皮肤中度黄染，心音低钝，腹胀，脐疝。最可能的诊断是
A. 婴儿肝炎综合征
B. 先天性巨结肠
C. 先天性甲状腺功能减低症
D. 21-三体综合征
E. 胃食管反流病

70. 男孩，6岁。突发高热4小时，惊厥2次来院。病前可疑不洁饮食史。查体：T 39.5℃，BP 80/50mmHg，热病容，昏睡状，心音尚有力，双肺无异常，腹部稍胀，四肢凉。实验室检查：WBC $19\times10^9/L$，N 0.78。最可能的诊断是
A. 热性惊厥
B. 化脓性脑膜炎
C. 中毒性细菌性痢疾
D. 病毒性脑炎
E. 流行性脑脊髓膜炎

71. 女婴，5个月。母乳喂养不足，未及时添加辅食。查体：体重4.5kg，腹部皮下脂肪0.3cm，皮肤弹性差，肌肉松弛，双眼角膜外侧可见结膜干燥斑。最可能的诊断是
A. 中度营养不良伴维生素A缺乏
B. 轻度营养不良伴维生素A缺乏
C. 中度营养不良伴维生素C缺乏
D. 重度营养不良伴维生素C缺乏
E. 重度营养不良伴维生素A缺乏

72. 女孩，2岁。生长发育迟缓及智力发育落后。查体：眼裂小、眼外眦上斜、眼距宽，外耳小，鼻梁低平，皮肤细腻。为明确诊断首选的检查是
A. 血T_3、T_4、TSH
B. 尿蝶呤分析
C. 骨龄测定
D. 尿三氯化铁试验
E. 染色体核型分析

73. 患儿，女，8天，足月顺产，母乳喂养。近2日来哭声低弱，不吃奶，黄疸加深。体检：体温不升，面色发灰，脐部有脓性分泌物。血清总胆红素221μmol/L（13mg/dl），直接胆红素17μmol/L（1mg/dl），子血型"O"，母血型"A"。引起黄疸的原因是
A. 母乳性黄疸
B. 新生儿肝炎
C. 新生儿败血症
D. 新生儿ABO溶血病
E. 新生儿Rh溶血病

74. 女孩，6岁。诊断为单纯型肾病综合征，病程中患儿出现腰痛、尿呈洗肉水样。此时最可能是并发了
A. 电解质紊乱　　B. 肾衰竭
C. 肾结石　　D. 泌尿系感染
E. 肾静脉血栓形成

75. 男，56岁。因吞咽、饮水困难2周，现有乏力、少尿、极度口渴来诊。查体：血压正常，唇干，眼窝凹陷，烦躁不安，出现幻觉躁狂，有时昏迷。该患者应考虑为：
A. 重度高渗性缺水
B. 中度高渗性缺水
C. 重度等渗性缺水
D. 重度低渗型缺水
E. 重度等渗性缺水

76. 男，41岁。因胃癌行胃大部切除术，术中估计失血1200ml，术后患者感胸闷、心悸。血常规：Hb 70g/L，Plt $100\times10^9/L$。给患者输注的血液成分首选的是
A. 洗涤红细胞　　B. 悬浮红细胞
C. 辐照红细胞　　D. 冰冻红细胞
E. 浓缩红细胞

77. 男，60岁。大量呕血1天。给予禁食、外周补液治疗。查体：P 110次/分钟，BP 90/60mmHg，CVP 5cmH_2O。10分钟内静脉输入等渗盐水250ml后，测得BP 95/60mmHg，CVP 10cmH_2O。提示病情最可能的情况是
A. 创伤反应
B. 心功能不全
C. 血容量不足
D. 血容量相对过多
E. 容量血管过度收缩

78. 男，40岁。右腿被车轮碾压伤2小时。查体：T 37.2℃，P 140次/分钟，BP 90/55mmHg。神情淡然，面色苍白，口唇干燥。两肺呼吸音清。腹软，无压痛。左小腿中部开放性外伤，伤口近端在医院外已用止血带缚扎30分钟，伤口无明显渗血。足背动脉搏动弱。此时患者的处理措施中，首要的是
A. 补液
B. 抗感染
C. 做好术前准备，急诊手术
D. 备血
E. 中心静脉置管

79. 女，56岁。因小肠穿孔行小肠部分切除吻合术后5天。诉切口疼痛。查体：敷料上少量脓性分泌物，切口下端红肿、压痛，挤压时有少量脓性分泌物，

正确的处理是

A. 拆开皮肤缝线，彻底清创后再次缝合

B. 伤口全层拆开，彻底清创后缝合

C. 无须拆开皮肤缝线，直接塞入引物流

D. 无须拆开皮肤缝线，用酒精湿敷伤口

E. 拆开皮肤缝线，清创后放置引流物

80. 女，64 岁。拟行直肠癌根治术。2 型糖尿病病史 20 余年。现每日皮下注射胰岛素，平素晨起应用胰岛素 12U。空腹血糖常为 7 ~ 10mmol/L，尿糖（+ ~ ++）。下列围手术前处理不恰当的是

A. 手术当日测定空腹血糖

B. 必须将空腹血糖控制到 6.0 ~ 11.1mmol/L

C. 术前应用葡萄糖及胰岛素

D. 尿糖可维持原水平

E. 手术日晨停用胰岛素

81. 男，16 岁。近两年来无明显原因出现与人交往减少，经常独自待于一处，有时会不明原因发笑，对家人漠不关心，生活越来越懒散，以前感兴趣的事情现在也不做了。最可能的诊断是

A. 重度抑郁症迟滞型

B. 精神分裂症紧张型

C. 精神分裂症单纯型

D. 中度精神发育迟滞

E. 精神分裂症衰退型

82. 男，24 岁。近 3 个月来觉得疲乏无力，早醒食欲下降，工作效率明显下降，感觉头脑迟钝，不愿多说话，觉得度日如年，认为前途暗淡，有轻生念头。体格检查无明显异常。该患者最可能的诊断是

A. 焦虑症 B. 抑郁发作

C. 精神分裂症 D. 神经衰弱

E. 分离性障碍

83. 女，48 岁。1 年来经常出现紧张不安，多虑，失眠。头晕，心痛，注意力不集中，阵发性心悸、胸闷，四肢无力，在多家医院就诊，头颅 MRI 检查均未发现异常。该患者最可能的诊断是

A. 躯体形式障碍

B. 广泛性焦虑障碍

C. 疑病障碍

D. X 综合征

E. 恐惧性焦虑障碍

84. 女，32 岁。购物时感头晕，恶心，乏力，随即意识消失，摔倒在地，约 1 分钟自行苏醒，无大小便失禁，无遗留意识或肢体功能障碍。其意识丧失最可能的病因为

A. 分离（转换）性障碍

B. 低血糖症

C. 迷走神经张力异常增高

D. 短暂性脑缺血发作

E. 心律失常

85. 女，58 岁。右耳后疼痛 3 天，口角㖞斜、流涎 2 天，症状逐渐加重。查体：右侧额纹和鼻唇沟变浅，口角向左侧偏斜，右眼不能闭合，余无阳性体征。该患者最可能的诊断为

A. 耳大神经痛

B. 急性脑血管病

C. 面神经炎

D. 三叉神经痛

E. 面肌痉挛

86. 患者，男，20 岁。四肢无力 4 天，无尿便障碍，无发热。查四肢肌力 3 级，四肢远端痛觉减退，腱反射弱，无病理反射，腰穿正常。首先考虑的疾病是

A. 吉兰 - 巴雷综合征

B. 脊髓灰质炎

C. 周期性麻痹

D. 急性脊髓炎

E. 重症肌无力

87. 男，40 岁。车祸外伤后 10 小时，当时无昏迷，入院时查体：神志清楚，答话切题，右侧肢体肌力 4 级，霍夫曼征阳性。头颅 X 线平片及 CT 均提示左顶骨凹陷性骨折，直径 3cm，深度 2cm。正确的治疗是

A. 抗感染治疗

B. 手术摘除凹陷的骨折碎片，解除对脑组织的压迫

C. 保守治疗，应用神经营养剂

D. 脱水治疗

E. 观察病情变化，决定下一步治疗方案

88. 患者，女，50 岁。掌指和腕关节反复肿痛 2 年余。近 1 个月病情加重，晨起时出现关节僵硬，活动后可缓解。首先考虑的诊断是

A. 风湿性关节炎

B. 痛风

C. 强直性脊柱炎

D. 骨关节炎

E. 类风湿关节炎

89. 患者，男，26 岁。骨关节痛半个月伴全血细胞减少，骨髓原始细胞占 70%，POX 阳性，红系、巨核系受抑，其治疗方案应为

A. 长春新碱 + 强的松

B. 长春新碱 + 阿糖胞苷

C. 柔红霉素 + 强的松

D. 阿糖胞苷 + 强的松

E. 阿糖胞苷 + 柔红霉素

90. 女，36 岁。乏力、头晕，月经量明显增多半年。化验：Hb 64g/L，RBC 3.2×10^{12}/L，WBC 8.9×10^{9}/L，Plt 289×10^{9}/L，外周血红细胞以小细胞为主，中心淡染区扩大。该患者最可能出现的结果，除血清铁降低外，还有

A. 总铁结合力增加，铁蛋白减少

B. 总铁结合力增加，铁蛋白增加

C. 总铁结合力降低，铁蛋白增加

D. 总铁结合力降低，骨髓含铁血黄素减少

E. 总铁结合力降低，骨髓铁幼粒细胞减少

91. 男，15 岁。上感后 2 周出现肉眼血尿，BP 150/95mmHg，临床诊断为急性肾小球肾炎，控制血压应首选

A. 血管紧张素转换酶抑制剂

B. 血管紧张素Ⅱ受体拮抗剂

C. 钙拮抗剂

D. α 受体阻滞剂

E. 利尿剂

92. 女，59 岁。因高热、腹泻静脉点滴庆大霉素治疗，5 天后出现恶心、呕吐，伴少尿。查血白细胞总数及分类正常，尿比重 1.010，蛋白（+），红细胞 0～2 个/HP，白细胞 3～5 个/HP。血肌酐 320μmol/L，尿素氮 17mmol/L，尿钠 100mmol/L。该患者肾衰最可能的原因是

A. 急性肾小管坏死

B. 急性间质性肾炎

C. 急进性肾小球肾炎

D. 肾前性氮质血症

E. 急性肾小球肾炎

93. 患者，女，36 岁。确诊肾病综合征，血白蛋白 15g/L，近两日感右侧腰部隐痛，尿色偏深，无明显尿频、尿急、尿痛。尿常规：RBC 20～40 个/HP，WBC 0～2 个/HP，B 超：双肾、输尿管未见异常。应首先考虑的合并症是

A. 急性肾盂肾炎

B. 隐匿性肾炎

C. 肾结核

D. 肾静脉血栓形成

E. 肾肿瘤

94. 男性，24 岁。患急性扁桃体炎 5 天，突发寒战、高热、尿频、尿急、尿痛。会阴部痛，排尿困难。考虑诊断为急性细菌性前列腺炎，最可能的感染途径是

A. 经血行感染所致

B. 经呼吸道感染所致

C. 经中间宿主传播所致

D. 经尿道逆行感染所致

E. 经上尿路感染下行感染所致

95. 患者，女，30 岁。体检时发现血尿，下列哪项说法不正确

A. 该患者新鲜尿液离心后尿沉渣镜检每高倍视野红细胞数超过 3 个

B. 该患者如伴较大量蛋白尿时多为肾小球源性血尿

C. 该患者如伴红细胞管型，多为非肾小球源性血尿

D. 为明确诊断，下一步检查首选尿红细胞相位检查

E. 必要时作双肾 B 超

96. 男，20 岁。跨栏比赛时会阴部受伤。伤后会阴部疼痛、青紫，尿道出血，不能自行排尿。应考虑的诊断是

A. 尿道球部损伤

B. 耻骨骨折

C. 后尿道损伤

D. 睾丸损伤

E. 膀胱破裂

97. 男，65 岁。尿痛、排尿困难 2 个月。B 超检查见尿潴留，测血清总 PSA 24ng/ml。该患者最可能的诊断是

A. 前列腺增生　　B. 前列腺癌

C. 直肠癌　　D. 尿路感染

E. 膀胱结石

98. 一位患者因肇事，造成耻骨骨折并刺破膀胱，检查所见，耻骨联合处已塌陷，骨折分类应属

A. 闭合性骨折　　B. 开放性骨折

C. 裂缝骨折　　D. 压缩性骨折

E. 骨骺分离

99. 男，35 岁。机器碾压致腕部、手部受伤，手掌部皮肤严重缺损，肌腱外露，手指均不能屈曲，感觉消失，第 2～3 掌骨骨折。处理正确的是

A. 争取在伤后 12 小时内进行

B. 行表皮皮片移植术

C. 清创后闭合创口，行一期修复

D. 影响血供的血管损伤应立即修复

E. 骨折可延期复位固定

100. 女，18 岁。剧烈活动跌倒致右髋受伤 2 小时，局部疼痛，活动受限，患肢缩短，轴向叩击痛（+），X 线片显示右股骨颈基底部骨皮质连续性中断，断段嵌插，Pauwells 角 55°，一般状态佳，最佳治疗方案是

A. 闭合复位内固定

B. 切开复位内固定
C. 下肢中立位皮牵引6～8周
D. 转子间截骨矫正力线
E. 人工关节置换术

101. 男，41岁。近年来活动时气短。查体：BP 130/50mmHg，胸骨左缘第3肋间可闻及舒张早期叹气样杂音。与上述心脏病变相关的体征为
A. Ewart征
B. 心尖部开瓣音
C. 递增型杂音
D. Graham－Steell杂音
E. 水冲脉

A3/A4型选择题（102～125题）

答题说明

以下提供若干个病例。每个病例下设若干道考题。请根据答案所提供的信息，在每一道考题下面的A、B、C、D、E五个备选答案中选择一个最佳答案，并在答题卡上将相应题号的相应字母所属的方框涂黑。

（102～103题共用题干）

男，75岁。左肢体无力5天，加重伴呕吐1天，3个月前有头部外伤史，查体：BP 160/95mmHg，神志清楚，双侧视乳头水肿，左侧肢体肌力4级

102. 该患者最可能的诊断是
A. 急性硬脑膜下血肿
B. 急性硬脑膜外血肿
C. 急性脑内血肿
D. 亚急性硬脑膜下血肿
E. 慢性硬脑膜下血肿

103. 为明确诊断，首选的检查是
A. 全脑超声
B. 头颅CT
C. 脑电图
D. 穿刺脑脊液检查
E. 头颅X线片

（104～105题共用题干）

患儿，女，9个月。生后一直牛奶喂养，未添加辅食。近1周来患儿每天腹泻5～6次，质稀。伴吵闹不安，睡眠差，出汗多。尚不能扶站，未出牙。考虑为维生素D缺乏性佝偻病。

104. 体检时最可能存在的体征是
A. 鸡胸
B. 肌张力正常
C. 颅骨软化
D. 方颅及前囟增大
E. “O”形腿

105. 若该患儿在住院过程中突然抽搐1次，表现为四肢抽动，肌张力增高，双眼上翻凝视，口吐白沫，持续1分钟后自行缓解。随后神志清楚，精神正常，但体温（肛温）为38℃。为明确抽搐原因，应首选查
A. 血常规
B. 血糖
C. 血钙、磷及镁
D. 脑脊液常规
E. 头颅CT或MRI检查

（106～107题共用题干）

女，53岁。近一年来怕脏，不敢倒垃圾，不敢上公共厕所，在街上遇到垃圾车也怕，会反复洗手，自己知道不应该，但不能控制。为此感到苦恼而就诊。

106. 患者的诊断是
A. 恐惧性焦虑障碍
B. 分离障碍
C. 强迫障碍
D. 疑病障碍
E. 广泛性焦虑障碍

107. 首选的治疗药物是
A. 阿普唑仑　　B. 丁螺环酮
C. 利培酮　　D. 氯米帕明
E. 奥氮平

（108～111题共用题干）

患儿，男，2岁。腹泻3天，加重2天，于2016年2月就诊。黄色水样便，每日10余次，量多，无霉臭味和腥臭味，伴低热、呕吐，尿量明显减少1天。查体：精神萎靡，呈嗜睡状，方颅、枕秃，前囟20cm，前囟眼窝明显凹陷，皮肤弹性差，可见花纹，手脚凉，脉搏弱，心音较低钝，双肺（－），腹较胀，肠鸣音正常，肝脾不大。粪常规：白细胞1～2个/HP。血钠135mmol/L，血钾3.5mmol/L。

108. 患儿最可能的诊断是
A. 细菌性痢疾

B. 大肠杆菌肠炎
C. 金黄色葡萄球菌肠炎
D. 轮状病毒肠炎
E. 埃可病毒肠炎

109. 该患儿腹泻脱水的程度与性质应是
A. 中度高渗性　B. 中度等渗性
C. 中度低渗性　D. 重度等渗性
E. 重度低渗性

110. 施行液体疗法，第一天补液的总量应是每千克体重
A. 30～60ml　B. 70～100ml
C. 110～140ml　D. 150～180ml
E. 190～110ml

111. 若患儿经有效量的含钠液治疗，脱水明显纠正，尿量增加，但精神仍差，腹胀加重张力低下。首先需考虑是
A. 低钠血症　B. 低钾血症
C. 低氯血症　D. 低钙血症
E. 低镁血症

（112～114 题共用题干）

男，25 周岁。右胫前红肿 2 天，畏寒、发热 1 天。局部表皮发红，微隆起，指压稍褪色，边界清，右腹股沟淋巴结肿痛。

112. 最可能的病原菌是
A. 大肠埃希菌
B. 结核杆菌
C. 金黄色葡萄球菌
D. 乙型溶血性链球菌
E. 假单胞菌

113. 最可能的诊断
A. 丹毒　B. 破伤风
C. 气性坏疽　D. 淋巴管炎
E. 外伤感染

114. 目前处理措施，错误的是
A. 局部 50% 硫酸镁液湿热敷
B. 卧床休息
C. 抬高患肢，限制活动
D. 青霉素静脉注射
E. 切开引流

（115～117 题共用题干）

初产妇，26 岁。孕 37 周，近 1 周头痛、视力模糊，昨晚开始头痛加重，呕吐 2 次，急诊入院。

115. 查体发现有协助诊断意义的体征是
A. BP 180/110mmHg
B. 贫血貌
C. 心率 26 次/分钟
D. 心尖部 2/6 级收缩期杂音
E. 下肢水肿

116. 追问有重要价值的病史应为
A. 既往血压在正常范围
B. 有高血压家族史
C. 曾患尿路感染，多次发作
D. 曾患乙型病毒性肝炎
E. 既往无头痛史

117. 为与慢性肾炎相区别，最有价值的是
A. 尿蛋白定量
B. 血肌酐测定
C. 血尿素氮测定
D. 血红蛋白测定
E. 既往有无蛋白尿史

（118～119 共用题干）

患者，女，45 岁。贫血 1 年。肝肋下刚可触及，脾未触及。血红蛋白 60g/L，红细胞 2.10×10^{12}/L，白细胞 3.2×10^{9}/L，中性粒细胞 0.38，淋巴细胞 0.62，未见幼红细胞，血小板 50×10^{9}/L。骨髓巨核细胞全片可见 1 个，中性粒细胞碱性磷酸酶积分增高，骨髓增生活跃，粒系及红系多为晚期阶段，Hams 试验阴性。

118. 最可能的诊断为
A. 慢性再生障碍性贫血
B. 慢粒白血病
C. 特发性血小板减少性紫癜
D. 阵发性睡眠性血红蛋白尿
E. 脾功能亢进

119. 治疗上应首选哪一项措施
A. 肾上腺皮质激素　B. 骨髓移植
C. 输洗涤红细胞　D. 脾切除
E. 雄性激素配合中医中药

（120～122 题共用题干）

患者，男，68 岁。阵发性左下腹痛 1 年，自觉有“气块”在腹中窜动，起初大便次数增加，近 3 个月腹胀、便秘，近 3 天，无肛门排气、排便。呕吐物有粪便臭味，一直感乏力和低热，根据病史考虑肠梗阻。

120. 按分类应分为
A. 高位完全梗阻
B. 高位不完全梗阻
C. 低位完全梗阻
D. 低位不完全梗阻
E. 以上都不对

121. 禁忌使用的检查是
A. 钡餐灌肠造影
B. 腹部 B 超

C. 结肠镜
D. 腹部CT
E. 全胃肠钡餐灌肠造影

122. 最可能的诊断是
A. 乙状结肠癌
B. 直肠癌
C. 克罗恩病
D. 溃疡性结肠炎
E. 升结肠癌

（123～125题共用题干）

患者，男，61岁。因颈部不适，四肢麻木乏力，行走不稳3个月由神经内科门诊转我科就诊。体格检查：神志清，双Hoffman征阳性，X线片示C_5～C_6间隙变窄。

123. 可能的诊断
A. 脊髓型颈椎病
B. 神经根型颈椎病
C. 椎动脉型颈椎病
D. 交感神经型颈椎病
E. 混合型颈椎病

124. 最适合的进一步检查
A. CT　B. MRI
C. 红外线　D. B超
E. 放射性核素

125. 应首先选择的治疗方法是
A. 理疗　B. 手术治疗
C. 推拿按摩　D. 颌枕带牵引
E. 戴围领和颈托

B1型选择题（126～150题）

答题说明

以下提供若干组考题，每组考题共用在考题前列出的A、B、C、D、E五个备选答案。请从中选择一个与问题关系最密切的答案，并在答题卡上将相应题号的相应字母所属的方框涂黑。某个备选答案可能被选择一次、多次或不被选择。

（126～127题共用备选答案）
A. 幼儿急疹　B. 水痘
C. 猩红热　D. 麻疹
E. 风疹

126. 皮疹为全身皮肤弥漫性发红，广泛性密集均匀的红色细小丘疹。最可能的诊断是

127. 皮疹为皮肤上同时存在斑疹、丘疹、水疱疹和结痂疹。最可能的诊断是

（128～129题共用备选答案）
A. 急性胃肠炎
B. 吸入性肺炎
C. 急性胰腺炎
D. 急性胆管炎
E. 全身性感染

128. 鼻饲肠内营养时最易发生的并发症是

129. 肠外营养时最易发生的并发症是

（130～131题共用选项）
A. 赘述症　B. 持续言语
C. 模仿言语　D. 刻板言语
E. 思维散漫

130. 病人在回答问题时对前一个问题的答案要重复很多次才能转入后一个问题。该症状为

131. 病人不断的无目的地重复某些简单的言语，该症状为

（132～133题共用备选答案）
A. 大剂量联合抗菌素应用
B. 切开引流术
C. 刮除术
D. 死骨摘除术
E. 反复穿刺冲洗

132. 8岁男性患儿，右大腿下外侧两窦道3年，近4天突发寒战高热，局部肿胀压痛明显，X线片见死骨死腔，最适宜的处理是

133. 10岁女性患儿，左上臂下段红肿疼痛4天，伴高热，局部肿胀压痛明显，皮温高，分层穿刺抽出少许脓性液体，最适宜的处理是

（134～135题共用备选答案）
A. 原发型肺结核
B. 血行播散型肺结核
C. 浸润型肺结核
D. 菌阴肺结核
E. 慢性纤维空洞型肺结核

134. 成人最常见的肺结核类型是

135. 肺结核最重要的传染源是

（136～137 题共用备选答案）

A. 保留卵巢功能手术
B. 期待治疗
C. 根治性手术
D. 保留生育功能手术
E. 药物治疗

136. 患者，女，28 岁，未孕。继发性痛经 5 年，加重 2 年。妇科查体：子宫右后方触及直径 7cm 囊肿。其治疗方法是

137. 患者，女，43 岁。继发性痛经 6 年，进行性加重 2 年。子宫约妊娠 12 周大小，质硬，活动受限。药物治疗后症状无缓解。其治疗方法是

（138～139 题共用备选答案）

A. 疝内容物易回纳入腹腔
B. 疝内容物不能完全回纳入腹腔
C. 疝内容物有动脉性血循环障碍
D. 疝内容物被疝环卡住不能还纳，但无动脉性循环障碍
E. 疝内容物为部分肠壁

138. 嵌顿性疝为

139. 难复性疝为

（140～143 题共用备选答案）

A. 腹水比重 <1.018，蛋白 <25g/L
B. 腹水白细胞数 >500×10^6/L，以多核细胞为主
C. 腹水比重 >1.018，蛋白 >30g/L，腹水白细胞以单核细胞为主
D. 血性腹水
E. 乳糜性腹水

140. 最支持肝硬化自发性腹膜炎诊断的是

141. 最支持肝硬化腹水诊断的是

142. 最支持肝癌腹水诊断的是

143. 最支持结核性腹膜炎诊断的是

（144～146 题共用备选答案）

A. 易引起 DIC
B. 易引起失血性休克
C. 易引起宫颈粘连
D. 易引起迷走神经综合征
E. 易致肠管损伤

144. 稽留流产

145. 人流术中

146. 人流术后

（147～148 题共用备选答案）

A. 约 15 个小时
B. 生后 3 个月内
C. 生后 1～2 岁
D. 生后 5～7 个月
E. 生后 8～10 个月

147. 小儿卵圆孔发生功能性关闭的时间是

148. 80%的小儿动脉导管解剖上关闭的时间是

（149～150 题共用备选答案）

A. 激素依赖型
B. 激素部分敏感型
C. 激素敏感型
D. 激素耐药型
E. 复发

149. 肾病综合征患儿，口服泼尼松 2mg/（kg·d），治疗 2 周后尿蛋白完全转阴。疗效判断为

150. 肾病综合征患儿，口服泼尼松 2mg/（kg·d），治疗 8 周后尿蛋白仍（++++）。疗效判断为

第一部分 基础医学

第一篇 生理学

2017 年生理学真题汇总

1. 和 CO_2 呼出量关系最密切的肺功能指标是

A. 肺活量
B. 肺泡通气量
C. 用力呼气量
D. 肺通气量
E. 最大通气量

(2~4 题共用备选答案)

A. 动脉血压升高，尿量增加
B. 动脉血压升高，尿量减少
C. 动脉血压和尿量无显著改变
D. 动脉血压降低，尿量增加
E. 动脉血压降低，尿量减少

2. 重症胰腺炎患者出现血压下降，快速输液后出现的临床表现是

3. 重度失血患者失代偿时可出现的临床表现是

4. 肾动脉狭窄患者可出现的临床表现是

5. 女，36 岁。体检发现心动过缓就诊，无不适。查体：BP 90/60mmHg，心率 56 次/分，心律齐。心电图示窦性心律。患者心动过缓最可能的机制是

A. 窦房结细胞钾外流衰减明显加快
B. 房室间隔时间延长
C. 窦房结细胞 T 型钙通道激活减少
D. 房室交界区的不应期延长
E. 窦房结细胞内向离子流明显增强

(6~7 题共用备选答案)

A. 皮质醇
B. 生长激素
C. 肾上腺素
D. 血管加压素
E. 促甲状腺激素释放激素

6. 腺垂体分泌的激素是

7. 神经垂体储存的激素是

2016 年生理学真题汇总

1. 与排卵后基础体温升高有关的激素是

A. 雌激素
B. 缩宫素
C. 孕激素
D. 卵泡刺激素
E. 黄体生成素

2. 衰老的红细胞被脾脏吞噬，主要原因是

A. 细胞自身凋亡
B. 细胞体积变大
C. 细胞膜缺陷
D. 酶缺陷
E. 红细胞的变形能力差

3. 帕金森病的主要发病原因是

A. 大脑皮层运动区受损
B. 丘脑底核受损
C. 黑质－纹状体多巴胺通路受损
D. 纹状体受损
E. 中脑边缘系统受损

4. 用阈下刺激即可诱发心肌细胞产生期前收缩的兴奋性周期时相是

A. 绝对不应期 B. 相对不应期
C. 低常期 D. 局部反应期
E. 超常期

（5～7 题共用备选答案）
A. 窦神经冲动增加
B. 心交感神经冲动增多
C. 交感缩血管纤维冲动增多
D. 心迷走神经冲动增多
E. 交感舒血管纤维冲动增多

5. 体位性低血压恢复正常时，心率加快的原因是
6. 临床上按摩颈动脉窦治疗阵发性室上性心动过速的直接作用是
7. 颈动脉窦灌注压升高时诱发降压反射的起因是

8. 下列不属于内分泌器官的是
A. 腺垂体 B. 肾上腺
C. 睾丸 D. 前列腺
E. 甲状旁腺

（9～10 题共用备选答案）
A. 皮质醇 B. 血管加压素
C. 泌乳素 D. 促甲状腺激素释放激素
E. 肾上腺素

9. 腺垂体分泌的激素是
10. 神经垂体储存的激素是

2015 年生理学真题汇总

（1～3 题共用备选答案）
A. 收缩压升高，舒张压降低
B. 主要为收缩压升高
C. 收缩压降低，舒张压升高
D. 收缩压与舒张压均升高
E. 主要为舒张压升高

1. 严重甲状腺功能亢进患者的动脉血压变化特点是
2. 正常老年人动脉血压的生理性变化特点是
3. 以小动脉硬化为主的患者动脉血压变化特点是

4. 女，35 岁。上腹饱胀、纳差、体重下降 1 年。每餐进食约 50g 固体食物即感上腹部饱胀而无法继续进食。胃镜检查：黏膜光滑，花斑样，以红为主。该患者胃动力障碍的主要机制为
A. 胃体蠕动减弱 B. 胃排空延迟
C. 幽门痉挛 D. 胃底容受性舒张障碍
E. 胃窦蠕动减弱

5. 行胃大部切除的患者不会发生的功能变化是
A. 铁的吸收减少
B. 胰液中 HCO_3^- 的分泌减少
C. 胃蛋白酶原的分泌减少
D. 维生素 B_{12} 的吸收减少
E. 食物蛋白的消化减弱

6. 男，15 岁。查体：发现水冲脉，主动脉瓣第 2 听诊区可闻及叹气样舒张期杂音。该患者水冲脉的发生机制是
A. 收缩压和舒张压均降低，脉压不变
B. 收缩压降低，舒张压增加，脉压降低
C. 收缩压和舒张压均增加，脉压不变
D. 收缩压不变，舒张压升高，脉压降低
E. 收缩压升高，舒张压降低，脉压增加

2014 年生理学真题汇总

1. 维持组织液生成量与回流量平衡的机制是
A. 改变毛细血管前后阻力比
B. 多余的生成部分经毛细淋巴管回流
C. 毛细血管通透性发生改变
D. 主要受局部代谢产物的调节
E. 毛细血管交替性开放和关闭

2. 细胞静息电位为 －90mV，当其受到刺激后变为 －100mV 时的膜电位变化称为
A. 复极化 B. 去极化
C. 反极化 D. 极化
E. 超极化

3. 血液中 H^+ 浓度变化调节呼吸运动的主要刺激部位是
A. 支气管壁内肺牵张感受器
B. 颈动脉窦和主动脉弓
C. 延髓腹侧面化学感受器
D. 肺毛细血管旁感受器

E. 颈动脉体和主动脉体

（4～6 题共用备选答案）

A. 碳酸氢盐　　B. 胃蛋白酶
C. 盐酸　　D. 内因子
E. 黏液

4. 能正反馈激活自身分泌的胃液成分是

5. 能反馈抑制自身分泌的胃液成分是

6. 能促进促胰液素分泌的胃液成分是

7. 成人细胞外液占体重的百分比约是

A. 35%　　B. 40%
C. 40%　　D. 20%
E. 25%

8. 不属于腺垂体靶腺的是

A. 甲状腺　　B. 睾丸
C. 胰腺　　D. 肾上腺
E. 卵巢

9. 人体铁吸收率最高的部位是

A. 十二指肠及空肠上段
B. 空肠及回肠上段
C. 升结肠及横结肠上段
D. 胃及十二指肠上段
E. 回肠及升结肠上段

2013 年生理学真题汇总

1. 下列关于骨骼肌神经－肌肉接头处兴奋传递特点的描述，错误的是

A. 单向传递
B. 神经兴奋后肌肉不一定收缩
C. 时间延搁
D. 易受药物的影响
E. 化学传递

2. 动脉血 PCO_2 在 40～60mmHg 范围内升高时，呼吸运动的改变是

A. 幅度变深，频率变快
B. 幅度变浅，频率变快
C. 幅度变深，频率变慢
D. 幅度变浅，频率变慢
E. 幅度变深，频率不变

3. 静脉注射后能促使组织液水分移至毛细血管内的是

A. 1.5% 的氯化钠溶液
B. 丙种球蛋白
C. 5% 葡萄糖溶液
D. 20% 葡萄糖溶液
E. 白蛋白

4. 女，23 岁。突发心悸半小时。自数脉率为 180 次/分，脉律齐，将面部浸于在冰水内心悸突然好转，自数脉率为 70 次/分，脉率齐。冷刺激使其症状缓解的最主要机制是

A. 房室交界区不应期延长
B. 窦房结细胞自律性增强
C. 异常传导通路的兴奋性增高
D. 房室延搁时间缩短
E. 房室交界区细胞 4 期自动去极化减弱

5. 女，36 岁。体检发现心动过缓就诊，无不适。查体：BP 90/60mmHg，心率 56 次/分，心律齐。心电图示窦性心律。患者心动过缓最可能的机制是

A. 窦房结细胞钾外流衰减明显加快
B. 房室间隔时间延长
C. 窦房结细胞 T 型钙通道激活减少
D. 房室交界区的不应期延长
E. 窦房结细胞内向离子流明显增强

6. 小肠作为吸收主要部位的原因不包括

A. 小肠黏膜绒毛内有丰富的毛细血管
B. 小肠含有丰厚的平滑肌
C. 食物在小肠内停留的时间长
D. 食物在小肠内已被分解为小分子物质
E. 小肠黏膜表面积巨大

7. 关于肾脏对葡萄糖重吸收的描述，错误的是

A. 重吸收的部位仅限近端小管
B. 经过通道的易化扩散进行
C. 需要转运蛋白
D. 葡萄糖的重吸收与 Na^+ 的转运密切相关
E. 肾糖阈正常值为 10mmol/L

（8～9 题共用备选答案）

A. 皮质醇
B. 泌乳素
C. 肾上腺素
D. 血管加压素
E. 促甲状腺激素释放激素

8. 腺垂体分泌的激素是

9. 神经垂体储存的激素是

2012 年生理学真题汇总

1. 能抑制胃排空的因素是

A. 壁内神经丛反射

B. 进入胃内的食物

C. 组胺

D. 迷走－迷走神经反射

E. 胃－肠反射

2. 肺通气的直接动力是

A. 肺内压与胸内压之差

B. 胸内压与跨壁压之差

C. 大气压与肺内压之差

D. 大气压与胸内压之差

E. 大气压与跨壁压之差

3. 某人进行肺功能检查，测定的基础肺容积如下：潮气量 600ml，补吸气量 1000ml，补呼气量 800ml，残气量 1200ml。该患者的肺活量应为

A. 2400ml　　B. 1600ml

C. 2200ml　　D. 1800ml

E. 3600ml

（4～6 题共用备选答案）

A. 收缩压　　B. 脉压

C. 舒张压　　D. 平均动脉压

E. 循环系统平均充盈压

4. 心动周期中，主动脉压最高值

5. 心动周期中，主动脉压最高值与最低值之间的差为

6. 心动周期中，主动脉压最低值＋（最高值－最低值）/3 是

第二篇　生物化学

2017 年生物化学真题汇总

1. α－酮酸可转变成的物质是
A. 维生素 A
B. 营养必需脂肪酸
C. 维生素 E
D. CO_2和 H_2O
E. 营养必需氨基酸

2. 关于 DNA 变性概念的叙述，错误的是
A. 变性后 260nm 波长吸收不改变
B. 变性时两条链解离
C. 变性时二级结构被破坏
D. 变性不伴有共价键断裂
E. 加热可导致变性

3. 关于 DNA 碱基组成规律的叙述错误的是
A. 主要由腺嘌呤组成
B. 与遗传特性有关
C. 嘌呤与嘧啶分子数相等
D. 不受年龄与营养状态影响
E. 适用于不同种属

4. 磷酸戊糖途径的主要产物之一是
A. ATP　　B. cAMP
C. FMN　　D. CoQ
E. NADPH

5. 甘油三酯合成的基本原料是
A. 鞘氨醇　　B. 胆固醇
C. 甘油　　D. 胆碱
E. 胆固醇酯

6. 多肽链中肽键的本质是
A. 磷酸二酯键　　B. 疏水键
C. 二硫键　　D. 糖苷键
E. 酰胺键

7. 有关同工酶概念的描述，错误的是
A. 同工酶常由几个亚基组成
B. 不同器官的同工酶常不同
C. 同工酶催化不同的化学反应
D. 同工酶的理化性质不同
E. 同工酶的免疫学性质不同

2016 年生物化学真题汇总

1. 成熟红细胞利用葡萄糖的主要代谢途径是
A. 磷酸戊糖途径　　B. 无氧酵解
C. 有氧氧化　　D. 三羧酸循环
E. 糖原分解

2. 食物蛋白质的营养互补作用是
A. 蛋白质的营养价值与脂肪酸的作用互补
B. 营养必需氨基酸与营养必需微量元素的互补
C. 营养必需氨基酸之间的互相补充
D. 营养必需氨基酸和非营养必需氨基酸互补
E. 营养物质与非营养物质的互补

3. 下列关于酶促反应调节的叙述，正确的是
A. 温度越高反应速度越快
B. 反应速度不受底物浓度的影响
C. 底物饱和时，反应速度随酶浓度增加而增加
D. 在最适 pH 下，反应速度不受酶浓度影响
E. 反应速度不受酶浓度的影响

4. 不属于体内甘油酯类正常生理功能的是
A. 保持体温　　B. 传递电子
C. 参与维生素吸收　　D. 构成生物膜
E. 参与信息传递

5. 体内氨的去路主要是
A. 合成尿素　B. 生成谷氨酰胺
C. 三羧酸循环　D. 有氧氧化
E. 分解为嘌呤

6. 维系蛋白质二级结构稳定的主要化学结构
A. 盐键　B. 疏水键
C. 肽键　D. 氢键
E. 二硫键

2015 年生物化学真题汇总

1. 不存在于人体蛋白质分子的氨基酸是
A. 亮氨酸　B. 谷氨酸
C. 丙氨酸　D. 鸟氨酸
E. 甘氨酸

2. 磷酸吡哆醛作为辅酶参与的反应是
A. 磷酸化反应　B. 酰基化反应
C. 转甲基反应　D. 过氧化反应
E. 转氨基反应

3. 饥饿时能通过分解代谢产生酮体的物质是
A. 维生素　B. 氨基酸
C. 葡萄糖　D. 脂肪酸
E. 核苷酸

4. 不能补充血糖的生化过程是
A. 食物中糖类的消化吸收
B. 葡萄糖在肾小管的重吸收
C. 肌糖原分解
D. 肝糖原分解
E. 糖异生

5. 可承载生物遗传信息的分子结构是
A. 核酸的核苷酸序列
B. 氨基酸的侧链基团
C. 多不饱和脂肪酸的双键位置
D. 脂蛋白的脂质组成
E. 胆固醇的侧链碳原子

6. 关于体内酶促反应特点的叙述，错误的是（内部冲刺题）
A. 只能催化热力学上允许进行的反应
B. 可大幅降低反应活化能
C. 温度对酶促反应速度没有影响
D. 具有可调节性
E. 具有高催化效率

2014 年生物化学真题汇总

1. 不属于蛋白质二级结构的是
A. β－折叠　B. 无规卷曲
C. 右手双螺旋　D. α－螺旋
E. β－螺旋

2. 谷类和豆类食物的互补氨基酸是
A. 赖氨酸和酪氨酸　B. 赖氨酸和丙氨酸
C. 赖氨酸和甘氨酸　D. 赖氨酸和谷氨酸
E. 赖氨酸和色氨酸

3. 细胞内含量最丰富的 RNA 是
A. hnRNA　B. tRNA
C. rRNA　D. SnRNA
E. mRNA

4. 长期饥饿时糖异生的生理意义之一是
A. 有利于脂肪合成　B. 有利于脂酸合成
C. 有利于排钠保钾　D. 有利于补充血糖
E. 有利于必需氨基酸合成

5. 在饥饿早期，机体首先进行的供能形式是
A. 酮体供能　B. 肌蛋白分解
C. 消耗储备糖原　D. 糖异生作用
E. 脂肪酸供能

6. 能够诱导 UDP－葡萄醛酸基转移酶合成从而减轻黄疸的药物是
A. 苯巴比妥　B. 磺胺嘧啶
C. 青霉素　D. 氢氯噻嗪
E. 阿司匹林

7. 各型高脂蛋白血症中不增高的脂蛋白是
A. HDL　B. IDL
C. CM　D. VLDL
E. LDL

8. 大多数脱氢酶的辅酶是

A. NAD^+　　B. $NADP^+$
C. CoA　　D. Cytc
E. $FADH_2$

9. 摄入过多容易引起中毒的是

A. 维生素 B_1　　B. 维生素 B_2
C. 维生素 D　　D. 维生素 B_{12}
E. 维生素 C

2013 年生物化学真题汇总

1. 属于血红蛋白直接分解产物的物质是

A. 胆红素　　B. 血栓素
C. 细胞色素 c　　D. 血红素
E. 胆素原

2. 体内细胞色素 c 直接参与的反应是

A. 生物氧化　　B. 叶酸还原
C. 糖酵解　　D. 脂肪酸合成
E. 肽腱形成

3. 酶与无机催化剂催化反应的不同点是

A. 催化活性的可调节性
B. 反应前后质量不变
C. 催化效率不高
D. 不改变反应平衡点
E. 只催化热力学上允许的反应

4. 在细胞内抑制糖异生反应的主要物质是

A. 1，6 – 二磷酸果糖
B. 1 – 磷酸葡萄糖
C. 6 – 磷酸果糖
D. 6 – 磷酸葡萄糖
E. 2，6 – 二磷酸果糖

5. 下列关于蛋白质结构与功能关系的叙述，错误的是

A. 变性的核糖核酸酶若其一级结构不受破坏，仍可恢复高级结构
B. 蛋白质中氨基酸的序列可提供重要的生物进化信息
C. 蛋白质折叠错误可以引起某些疾病
D. 肌红蛋白与血红蛋白亚基的一级结构相似，功能也相同
E. 人血红蛋白 β 亚基第 6 个氨基酸的突变，可产生溶血性贫血

6. 维系 mRNA 稳定性的主要结构是

A. 内含子
B. 双螺旋结构
C. 多聚腺苷酸尾
D. 三叶草结构
E. 茎环结构

7. 长期饥饿时体内能量的主要来源是

A. 泛酸
B. 磷脂
C. 葡萄糖
D. 胆固醇
E. 甘油三酯

2012 年生物化学真题汇总

1. 含稀有碱基最多的核酸分子是

A. rRNA　　B. cDNA
C. DNA　　D. mRNA
E. tRNA

2. 下列为含有 B 族维生素的辅酶，除外的是

A. 磷酸吡哆醛　　B. 辅酶 A
C. 细胞色素 C　　D. 四氢叶酸
E. 硫胺素焦磷酸

3. DNA 和 RNA 共有的成分是

A. D 核糖　　B. D – 2 – 脱氧核糖
C. 鸟嘌呤　　D. 尿嘧啶
E. 胸腺嘧啶

4. 维系蛋白质二级结构的化学键是

A. 疏水键　　B. 氢键
C. 盐键　　D. 范德华力
E. 肽键

5. 糖原分解的限速酶是

A. 己糖激酶
B. 磷酸化酶
C. 异柠檬酸脱氮酶

D. 6－磷酸葡萄糖脱氢酶

E. 丙酮酸羧化酶

6. 遗传密码的简并性是指

A. 甲硫氨酸密码子可作为起始密码

B. 所有生物都可使用同一密码子

C. 密码子与反密码子之间不能严格配对

D. 几种密码子可代表同一氨基酸

E. 一个密码子可代表多个氨基酸

7. 胆汁酸合成的限速酶是

A. 1α－羟化酶

B. 12α－羟化酶

C. HMG CoA 还原酶

D. HMG CoA 合酶

E. 7α－羟化酶

8. 运输内源性胆固醇至肝外的脂蛋白是

A. HDL　　B. VLDL

C. LDL　　D. CM

E. IDL

第三篇 病理学

2017年病理学真题汇总

1. 在活体的血管内血液发生凝固，形成的固体质块是
A. 栓子 B. 阻塞
C. 血栓 D. 凝血
E. 瘀血

2. 不会出现肉芽肿性病变的疾病是
A. 结核病 B. 伤寒
C. 细菌性痢疾 D. 血吸虫病
E. 结节病

3. 诊断羊水栓塞的主要病理依据是
A. 肺泡腔内透明膜形成
B. 肺血管内有角化上皮
C. 肺泡腔内有胎粪小体
D. 微循环内透明血栓
E. 肺泡腔内广泛出血

4. 周围型肺癌最常见的病理类型是
A. 小细胞肺癌 B. 鳞癌
C. 腺癌 D. 大细胞肺癌
E. 类癌

5. 男，45岁。发现乙肝20年。超声检查：肝脏回声不均匀，脾大，门静脉增宽，腹水。肝穿刺病理的特征性发现是
A. 假小叶形成 B. 肝细胞气球样变
C. 弥漫性肝纤维化 D. 肝细胞变性坏死
E. 毛细胆管胆汁淤积

6. 男，45岁。有慢性乙肝病史10年。血AFP慢性升高。腹部B超发现肝内有3个结节，最大直径分别为0.5cm，0.7cm，1.2cm。周围肝组织明显的肝硬化改变。术后病理为原发性肝细胞性肝癌，其分型属于
A. 巨块型肝癌 B. 小肝癌
C. 大肝癌 D. 结节性肝癌
E. 弥漫性肝癌

2016年病理学真题汇总

1. 浸润性肺结核的好发部位是
A. 左舌叶 B. 左下叶
C. 双上肺尖 D. 右下叶
E. 右中叶

2. 原发性高血压时细动脉可逆性病理改变是
A. 血管壁平滑肌萎缩
B. 血管纤维化
C. 血管痉挛
D. 内膜下蛋白性物质沉积
E. 血管腔狭窄

3. 不引起肉芽肿性炎的病原体是
A. 麻风杆菌 B. 伤寒杆菌
C. 结核杆菌 D. 梅毒螺旋体
E. 痢疾杆菌

4. 不属于血栓结局的是
A. 机化 B. 硬化
C. 溶解 D. 软化
E. 钙化

5. 急性弥漫性增生性肾小球肾炎中增生的主要细胞是
A. 肾球囊壁层上皮细胞及毛细血管内皮细胞
B. 肾小球毛细血管内皮细胞及系膜细胞
C. 肾球囊脏层上皮细胞及系膜细胞
D. 肾小球周围的成纤维细胞及系膜细胞

E. 肾球囊脏层上皮细胞及壁层上皮细胞

6. 早期出现肺门及纵隔多发淋巴结转移的肺癌类型是

A. 鳞癌　　B. 大细胞肺癌
C. 小细胞肺癌　　D. 类癌
E. 腺癌

7. 女，50 岁。右乳头皮肤脱屑，结痂半年。去除痂皮可见糜烂样创面，刮片细胞学检查可见大而异型，胞质透明的肿瘤细胞。这种细胞称为

A. 镜影细胞　　B. L/H 型细胞
C. 陷窝细胞　　D. Paget 细胞
E. 多核瘤巨细胞

8. 女，18 岁。持续发热 10 天，于 9 月 2 日来诊，体温逐日升高，伴乏力，纳差。查体：T 39.8 ℃，P 80 次/分钟，精神萎靡，腹部可见 6 个出血性皮疹，腹部胀气，脾肋下可及。实验室检查：血 WBC $3.7\times10^9/L$。此患者所患疾病的主要病理特点是

A. 基本病变是小血管炎
B. 全身单核巨噬细胞系统增生性反应
C. 小肠黏膜苍白、水肿
D. 主要病变在淋巴结和胸腺
E. 肠黏膜呈弥漫性纤维蛋白渗出性炎症

9. 女，26 岁。发现颈部质硬包块 1 个月，无不适。腹部 B 超，甲状腺左叶肿物，直径 1.5cm，血流丰富，内有细小钙化灶。术后病理最可能的组织学类型是

A. 乳头状癌　　B. 髓样癌
C. 未分化癌　　D. 滤泡状腺癌
E. 乳头状囊性腺癌

10. 男，45 岁。发现 HBsAg 阳性 10 余年，间断 ALT 异常、乏力，双下肢水肿 2 年。查体：肝掌阳性，胸前可见数个蜘蛛痣，血 ALB 28g/L。最有可能存在的特征性肝脏组织学病理改变是

A. 细胞气球样变　　B. 桥接坏死
C. 细胞碎片状坏死　　D. 细胞脂肪样变
E. 假小叶形成

（11～12 题共用备选答案）

A. 以浆液渗出为主
B. 以纤维素渗出为主
C. 以淋巴细胞渗出为主
D. 以中性粒细胞渗出为主
E. 以嗜酸性粒细胞渗出为主

11. 符合小叶性肺炎炎症特点的是

12. 符合大叶性肺炎炎症特点的是

2015 年病理学真题汇总

1. 可释放组胺引起哮喘等超敏反应的白细胞是

A. 嗜碱粒细胞　　B. 单核细胞
C. 淋巴细胞　　D. 中性粒细胞
E. 嗜酸粒细胞

2. 大肠癌最好发的部位是

A. 乙状结肠　　B. 直肠
C. 升结肠　　D. 降结肠
E. 横结肠

3. 中央型肺癌最常见的病理类型是

A. 类癌　　B. 腺癌
C. 鳞癌　　D. 大细胞癌
E. 小细胞癌

4. 下列癌症中，最常引起血道转移的是

A. 甲状腺乳头状癌
B. 子宫绒毛膜癌
C. 乳腺浸润性导管癌
D. 肺鳞状细胞癌
E. 直肠未分化癌

5. 最易发生脂肪变性的器官是

A. 肾　　B. 肺
C. 脑　　D. 脾
E. 肝

6. 不属于肉芽肿性炎的疾病是

A. 伤寒　　B. 淋病
C. 血吸虫病　　D. 结核病
E. 梅毒

7. 男，46 岁。反复肝功能异常 10 余年，腹胀，尿黄 1 个月。查体：面色晦暗，巩膜黄染，肝掌及蜘蛛痣（+），移动性浊音（+）。实验室检查：ALT 180U/L，TBil 37μmol/L，PTA 60%。肝脏最有可能的病理变化是

A. 肝细胞水肿，有大量炎症细胞浸润
B. 肝细胞亚大片状坏死伴肝细胞增生
C. 肝细胞水肿，纤维结缔组织增生
D. 肝细胞灶状坏死，假小叶形成
E. 肝细胞大片坏死

2014 年病理学真题汇总

1. 对肺鳞癌生物学特征的描述正确的是
A. 多为中心型肺癌　B. 较早胸膜转移
C. 较早经血行转移　D. 多为周围型肺癌
E. 较早经淋巴转移

2. 肉眼形态表现为颗粒性固缩肾的疾病是
A. 慢性硬化性肾小球肾炎
B. 慢性肾盂肾炎
C. 急性弥漫性增生性肾小球肾炎
D. 膜性肾小球肾炎
E. 新月体性肾小球肾炎

3. 坏疽是指坏死组织表现为
A. 淤血性改变　B. 缺血性改变
C. 干酪样改变　D. 充血性改变
E. 腐败菌的感染

4. 下列叙述中，不属于肿瘤特点的是
A. 增生细胞具有多克隆性
B. 增生细胞分化程度不一
C. 增生细胞基因异常
D. 增生细胞不成熟
E. 增生细胞有异型性

5. 流行性乙型脑炎的炎症性质是
A. 纤维素性炎　B. 变质性炎
C. 化脓性炎　D. 肉芽肿性炎
E. 出血性炎

6. 男，50 岁。乙型肝炎病史 30 年，腹胀、乏力、双下肢水肿伴尿少 1 个月。B 超：肝脏回声增粗、不均匀，中等量腹水。该患者肝脏病理最可能的表现是
A. 淋巴细胞浸润　B. 淤血性改变
C. 假小叶形成　D. 肝细胞脂肪变性
E. 小胆管普遍淤胆

（7～8 题共用备选答案）
A. 大细胞肺癌
B. 腺癌
C. 鳞癌
D. 小细胞肺癌
E. 腺鳞癌

7. 早期出现纵隔淋巴结广泛转移的肺癌类型是

8. 最常出现癌性空洞的肺癌类型是

9. 男，24 岁。发热、腹痛、腹泻 1 天，为黏液脓血便。查体：T 38.4℃，BP 110/62mmHg，脐周及左下腹有轻压痛。实验室检查：血 WBC 15.8×10^9/L，N 0.88，L 0.12。粪镜检：WBC 40 个/HP，RBC 20 个/HP。肠道最可能的病理变化是
A. 肠黏膜弥漫性纤维蛋白渗出性炎症
B. 肠黏膜出血
C. 肠黏膜隐窝小脓肿
D. 乙状结肠、直肠多发溃疡
E. 全结肠轻度充血、水肿

10. 女，60 岁，右乳头脱屑、结痂半年。去除右乳头表面痂皮，可见鲜红色糜烂面，刮片细胞学检查见大而异型、胞质透明细胞。该种细胞称为
A. 浆细胞
B. R－S 细胞
C. 印戒细胞
D. 佩吉特（Paget）细胞
E. 类上皮细胞

2013 年病理学真题汇总

1. 支气管假复层纤毛柱状上皮变为鳞状上皮的过程是
A. 变性　B. 机化
C. 增生　D. 再生
E. 化生

2. 判定恶性肿瘤最重要的依据是
A. 核分裂象多见　B. 瘤巨细胞形成
C. 膨胀性生长　D. 常发生坏死
E. 转移

2012 年病理学真题汇总

1. 炎症反应的中心环节是

A. 细胞渗出　　B. 免疫反应

C. 血管反应　　D. 吞噬作用

E. 组织增生

2. 原发性肾小球疾病的病理分型不包括

A. 轻微肾小球病变

B. 局灶性节段性病变

C. 肾病综合征

D. 膜性肾病

E. 增生性肾炎

3. 疏松结缔组织的弥漫性化脓性炎

A. 蜂窝织炎　　B. 纤维素性炎

C. 浆液性炎　　D. 卡他性炎

E. 脓肿

(4～5 题共用备选答案)

A. 浆液性炎　　B. 纤维素性炎

C. 变质性炎　　D. 出血性炎

E. 化脓性炎

4. 小叶性肺炎属于

5. 细菌性痢疾属于

第四篇 药理学

2017 药理学真题汇总

1. 冠状动脉粥样硬化性心脏病患者抗炎稳定斑块的药物是
A. 他汀类药物
B. 抗凝药物
C. 抗生素
D. 抗血小板药物
E. 硝酸酯类药物

2. 吗啡的适应证为
A. 哺乳期妇女止痛
B. 分娩止痛
C. 急性严重创伤疼痛
D. 颅脑外伤疼痛
E. 诊断未明急腹症疼痛

3. 治疗变异型心绞痛的药物是
A. 普萘洛尔
B. 麻黄碱
C. 肾上腺素
D. 多巴胺
E. 维拉帕米

4. 男，58 岁，频繁头痛、心悸发作 1 个月。饮酒史 20 余年。查体：心率 85 次/分，呼吸 13 次/分，血压 165/100mmHg。给予氢氯噻嗪治疗的药理学依据是
A. 应用早期通过利尿作用减少血容量而降压
B. 长期应用通过利尿作用减少血容量而降压
C. 主要通过扩张血管而降压
D. 应用早期通过阻断钙通道而降压
E. 长期应用通过阻断钙通道而降压

（5～6 题共用备选答案）
A. 华法林
B. 普萘洛尔
C. 乙胺丁醇
D. 阿托品
E. 环丙沙星

5. 防治心房颤动患者血栓形成的药物是

6. 治疗泌尿生殖道感染的常用药物是

2016 年药理学真题汇总

1. 能改善稳定性心绞痛患者临床预后的药物是
A. 速效救心丸　B. 单硝酸异山梨酯
C. 硝酸甘油　D. 硝苯地平
E. 阿司匹林

2. 主要用于治疗厌氧菌感染的药物是
A. 甲硝唑　B. 头孢曲松
C. 阿米卡星　D. 阿莫西林
E. 环丙沙星

3. 不属于氯丙嗪临床应用适应证的选项是
A. 精神分裂症
B. 感染中毒性精神病
C. 前庭刺激所致晕动症
D. 顽固性呃逆
E. 洋地黄引起的呕吐

4. 具有缓解胃肠痉挛作用的自主神经递质受体阻断剂是
A. 筒箭毒碱　B. 酚妥拉明
C. 育亨宾　D. 阿替洛尔
E. 阿托品

5. 女，26 岁。乏力，纳差，消瘦 1 个月。胸部 X 线片示右上肺叶可见淡薄片状阴影，痰涂片抗酸染色体阳

性。不宜作为一线抗结核治疗的药物是
A. 利福平 B. 乙胺丁醇
C. 吡嗪酰胺 D. 异烟肼
E. 对氨基水杨酸
(6~7 题共用备选答案)
A. 抑制远曲小管近端 Na^+-Cl^- 共转运子
B. 阻滞 Ca^{2+} 通道
C. 抑制血管紧张素转化酶活性
D. 加快心率
E. 增强心肌收缩力
6. 维拉帕米的作用是
7. 卡托普利作用机制是
8. 初孕妇，26 岁。妊娠 30 周，尿频、尿急伴阴道分泌物多半个月。查体：尿道口及宫颈口均见多量黏液脓性分泌物。下列治疗药物中不宜选择的是
A. 头孢噻肟钠 B. 阿奇霉素
C. 红霉素 D. 头孢曲松
E. 左氧氟沙星

2015 年药理学真题汇总

1. 不属于糖皮质激素类药物抗休克作用机制的是
A. 抑制炎性细胞因子释放
B. 增强心肌收缩力
C. 扩张痉挛收缩的血管
D. 稳定溶酶体膜
E. 中和细菌外毒素
2. 普萘洛尔与硝酸酯类合用治疗心绞痛的协同作用是
A. 保护缺血心肌细胞
B. 降低心肌耗氧量
C. 增加心室容积
D. 松弛血管平滑肌
E. 加强心肌收缩力
(3~4 题共用备选答案)
A. 心源性休克和急性肾衰竭
B. 房室传导阻滞和甲状腺危象
C. 异烟肼和链霉素治疗无效的结核病
D. 过敏性休克和支气管哮喘急性发作
E. 低温麻醉和人工冬眠
3. 多巴胺的临床应用是
4. 氯丙嗪的临床应用是
(5~6 题共用备选答案)
A. 氯氮平 B. 喹硫平
C. 舒必利 D. 奥氮平
E. 利培酮
5. 最易出现锥体外系不良反应的药物是
6. 最易出现粒细胞缺乏不良反应的药物是

2014 年药理学真题汇总

1. 下列药物治疗急性心源性肺水肿首选
A. 氨苯蝶啶 B. 氢氯噻嗪
C. 螺内酯 D. 呋塞米
E. 乙酰唑胺
2. 慢性心力衰竭患者长期使用呋塞米需监测
A. 血电解质 B. 糖化血红蛋白
C. 血脂 D. 肝功能
E. 尿渗透压
3. 男，55 岁。1 年前诊断为冠心病。实验室检查：血 LDL-C 4.0mmol/L，TG 2.3mmol/L。该患者最适宜的治疗药物是
A. 非诺贝特 B. 华法林
C. 辛伐他汀 D. 硝苯地平
E. 氢氯噻嗪
4. 奥美拉唑的临床适应证是
A. 胃肠平滑肌痉挛 B. 萎缩性胃炎
C. 消化性功能紊乱 D. 慢性腹泻
E. 消化性溃疡
5. 有机磷杀虫药中毒的临床表现中属于毒蕈碱样作用的是
A. 心动过速 B. 支气管平滑肌痉挛
C. 肌肉震颤 D. 昏迷、抽搐
E. 肌无力、肌瘫痪
(6~7 题共用备选答案)
A. 拮抗组胺作用
B. 抑制胃蛋白酶

C. 保护胃黏膜
D. 抑制胃酸分泌
E. 中和胃酸
6. 枸橼酸铋钾的主要药理作用是
7. 奥美拉唑的主要药理作用是

（8～9 题共用备选答案）
A. 5－羟色胺再摄取抑制剂
B. 苯二氮䓬药物
C. 心境稳定剂
D. 非苯二氮䓬催眠药物
E. 多巴胺与 5－羟色胺受体平衡拮抗剂
8. 治疗精神分裂症主要选用的药物是
9. 治疗抑郁发作主要选用的的药物是
（10～11 题共用备选答案）
A. 地西泮
B. 氯丙嗪
C. 乙琥胺
D. 异丙嗪
E. 苯妥英钠
10. 治疗脊髓损伤所引起的肌强直的药物是
11. 治疗顽固性呃逆的药物是

2013 年药理学真题汇总

1. 下列药物中，具有强心作用的药物是
A. 氨茶碱
B. 乙酰唑胺
C. 呋塞米
D. 甘露醇
E. 氢氯噻嗪
2. 静脉滴注甘露醇后引起利尿的性质是
A. 水利尿
B. 排钠性利尿
C. 保钾性利尿
D. 渗透性利尿
E. 排钾性利尿
（3～4 题共用备选答案）
A. 庆大霉素
B. 乙胺嘧啶
C. 头孢噻肟
D. 利福平
E. 红霉素
3. 治疗嗜肺军团菌肺炎选用的药物是
4. 用于治疗结核病和麻风病的药物是
（5～7 题共用备选答案）
A. 左旋多巴
B. 阿托品
C. 毛果芸香碱
D. 去甲肾上腺素
E. 酚妥拉明
5. 能直接拮抗心迷走神经兴奋效应的药物是
6. 能拮抗交感缩血管神经效应的药物是
7. 能强烈收缩血管的药物是

2012 年药理学真题汇总

1. 男，64 岁，反复咳嗽气喘 30 年，加重 4 天入院。确诊为慢性阻塞性肺气肿，医生给予氨茶碱静脉滴注，其作用机制是
A. 拮抗 M 受体　B. 激动 β_2 受体
C. 抑制磷酸二酯酶　D. 抑制组胺
E. 抑制磷脂酶
2. 治疗癫痫小发作的首选药物是
A. 乙琥胺　B. 硫酸镁
C. 苯巴比妥　D. 扑米酮
E. 苯妥英钠
3. 主要用于室性心律失常的药物是
A. 地高辛　B. 利多卡因
C. 普萘洛尔　D. 维拉帕米
E. 奎尼丁
4. 硝酸甘油抗心绞痛的作用机制是
A. 增加心肌供氧量　B. 抑制心肌收缩力
C. 收缩外周血管　D. 减慢房室传导
E. 释放 NO

5. 新斯的明作用选择性最高的组织是

A. 睫状肌 B. 外分泌腺

C. 血管平滑肌 D. 支气管平滑肌

E. 骨骼肌

(6～7 题共用备选答案)

A. 放射性碘 B. 酚苄明

C. 左旋甲状腺素钠 D. 丙硫氧嘧啶

E. 溴隐亭

6. 属于阻断激素合成的药物是

7. 属于α受体阻滞剂的药物是

(8～9 题共用备选答案)

A. 钙通道阻滞剂

B. 血管紧张素转换酶抑制剂

C. 中枢交感神经抑制剂

D. β受体阻滞剂

E. 血管紧张素Ⅱ受体阻滞剂

8. 无合并症的老年单纯收缩期高血压患者首选的降压药物是

9. 合并支气管哮喘的高血压患者不宜选用

10. 能使肾上腺素升压作用翻转为降压作用的药物是

A. 普萘洛尔 B. 酚妥拉明

C. 硝苯地平 D. 卡托普利

E. 新斯的明

11. 幽门梗阻时禁用下列哪类药物

A. 抗胆碱能药 B. 胶体次枸橼酸铋

C. H_2受体拮抗剂 D. 酸泵抑制剂

E. 抗菌药物

12. 关于地西泮的药理作用，正确的是

A. 无明显的抗焦虑作用

B. 对快波睡眠影响小

C. 具有外周性肌松

D. 可用于全身麻醉

E. 安全范围较小

13. 抑制胃壁细胞 H^+-K^+-ATP 酶活性的药物是

A. 奥美拉唑 B. 氯苯那敏

C. 呋塞米 D. 雷尼替丁

E. 特布他林

14. 胰岛素的药理作用不包括

A. 加速葡萄糖氧化 B. 抑制脂肪分解

C. 促进蛋白质合成 D. 促进糖原异生

E. 促进 K^+ 进入细胞

15. 毛果芸香碱引起瞳孔缩小的机制是

A. 激动瞳孔括约肌的 M 受体

B. 阻断瞳孔括约肌的 M 受体

C. 激动睫状肌的 M 受体

D. 阻断睫状肌的 M 受体

E. 激动括约肌和睫状肌的 M 受体

16. 苯妥英钠抗癫痫作用的主要机制是

A. 抑制病灶本身异常放电

B. 对中枢神经系统普遍抑制

C. 抑制脊髓神经元

D. 具有肌肉松弛作用

E. 稳定神经细胞膜

17. 阿托品抗休克的主要机制是

A. 加快心率，增加心排出量

B. 扩张肾血管，改善肾功能

C. 扩张血管，改善微循环

D. 兴奋中枢，提高机体功能

E. 收缩血管，升高血压

18. 处理不协调性子宫收缩乏力的首选措施应是

A. 静脉补充能量 B. 温肥皂水灌肠

C. 行人工破膜 D. 肌内注射哌替啶

E. 静脉滴注缩宫素

(19～21 题共用备选答案)

A. 解除冠状动脉痉挛，抗血小板凝聚，改善冠脉供血和微循环灌注

B. 降低心脏后负荷，减少心肌氧耗

C. 扩张冠状动脉及外周静脉，降低心脏前负荷，减少心肌氧耗

D. 减弱心肌收缩力，减慢心率，减少心肌氧耗

E. 使钾离子进入细胞内，促进细胞膜极化状态的恢复

19. 硝苯地平的主要作用是

20. 美托洛尔的主要作用是

21. 极化液的主要作用是

(22～24 题共用备选答案)

A. 磺胺类药 B. 庆大霉素

C. 异烟肼 D. 头孢噻肟

E. 苄星青霉素

22. 抑制菌体二氢叶酸合成酶作用较强的药物是

23. 耐β-内酰胺酶作用较强的药物是

24. 螺旋体感染首选的药物是

(25～26 题共用备选答案)

A. 维生素 A B. 维生素 B_1

C. 维生素 K D. 维生素 C

E. 维生素 D

25. 拮抗双香豆素类药物

26. 有助于铁吸收的药物

27. 血管紧张素转换酶抑制剂最适用于

A. 高血压伴双侧肾动脉狭窄

B. 高血压伴左心室肥厚

C. 高血压伴主动脉瓣狭窄

D. 高血压伴高钾血症

E. 妊娠期高血压

第二部分 人文医学

第五篇 医学心理学

2017 年医学心理学真题汇总

1. 关于青少年情绪、情感的特点，以下说法不正确的是

A. 情绪稳定

B. 情绪心境化

C. 情绪敏感

D. 情感丰富

E. 情绪反应强烈

2. 心理评估师给患者进行心理评估时，向患者出示了三张意义含糊的图片，并请他根据对图片内容的理解讲一个较为完整的故事，医生由此可以推测患者的个性特征和心理问题。该测验方法属于

A. 调查法　　B. 问卷法

C. 作业法　　D. 投射法

E. 观察法

3. 男，36 岁。其妻在一车祸现场丧生，其后患者表现为依懒性强，兴趣变得狭窄，以自我为中心。心理医生认为患者属于应激反应。这类型的应激反应属于

A. 行为退缩　　B. 或战或逃反应

C. 认知反应　　D. 情绪反应

E. 自我防御反应

2016 年医学心理学真题汇总

1. 依据心身疾病的定义，以下不属于心身疾病的是

A. 冠心病　　B. 支气管哮喘

C. 原发性高血压　　D. 神经性皮炎

E. 腹股沟直疝

2. 不适合接受心理治疗的疾病是

A. 精神分裂症急性发作

B. 强迫症

C. 恐惧症

D. 创伤后应激障碍

E. 焦虑症

3. 女，45 岁，大学教授，外伤后智力受损，一位心理学专家对其进行智力评分 85 分。而同时一名没有受到过教育的农民智力评分也是 85 分。这种评分根据的原则是

A. 客观性原则　　B. 标准化原则

C. 保密性原则　　D. 操作性原则

E. 中立性原则

2015 年心理学真题汇总

1. 已获得的知识、技能和方法对解决新问题会产生影响的心理现象称为

A. 创造　　B. 功能固着
C. 保持　　D. 暗示
E. 迁移

2. 医患沟通中的非言语沟通形式不包括

A. 面部表情　　B. 引导话题
C. 人际距离　　D. 目光接触
E. 身段姿态

3. 依据个体的心理和行为是否符合其社会生活环境与行为规范来判断心理是否健康的研究角度属于

A. 行为学角度　　B. 文化学角度
C. 生理学角度　　D. 认知学角度
E. 经验学角度

4. 女，19 岁。因急性白血病接受骨髓移植治疗，术后被安置于无菌病房中，根据病情，需限制亲属探视。在此期间患者常常出现心情烦躁、不安，针对此情况，心理治疗师指导其采用冥想结合深呼吸的方法来改善自己的情绪。这种应对方式属于

A. 调整认知评价
B. 认知防御机制
C. 消除应激来源
D. 取得社会支持
E. 自我调节放松

5. 女，22 岁。每逢路过商店时就会有被售货员怀疑偷窃的想法，无法自制，十分痛苦。遂到心理门诊寻求帮助。心理治疗师指导其每当出现该想法时就用力拉弹手腕上的橡皮筋，使其产生疼痛，从而逐步消除强迫症状。这种治疗方法属于

A. 冲击疗法　　B. 习惯转化法
C. 厌恶疗法　　D. 系统脱敏疗法
E. 代币疗法

2014 年心理学真题汇总

1. 心理健康的标准不包括

A. 适应环境　　B. 人际和谐
C. 智力正常　　D. 人格完美
E. 情绪良好

2. 潜意识又称无意识，在人的心理活动中一般处于

A. 警觉状态　　B. 缓冲状态
C. 知觉状态　　D. 清晰状态
E. 压抑状态

3. 有些人在面对应激事件时易采用“钻牛角尖”的方式应付，这种应对方式属于

A. 自我防御反应　　B. 行为反应
C. 情绪反应　　D. 生理反应
E. 认知反应

4. 医学心理学的基本观点不包括

A. 遗传决定论的观点
B. 主动适应与调节的观点
C. 情绪因素作用的观点
D. 个性特征作用的观点
E. 认知评价的观点

5. 女，18 岁，某大学一年级新生。入学后对新的学习环境和教学模式不适应，出现情绪焦虑、失眠等情况。该生的辅导员、老师及同学们给予其热情的帮助、疏导和安慰，使该生逐渐走出适应不良的状态。这种应对应激的方法属于

A. 催眠心理治疗
B. 运用自我防御机制
C. 取得社会支持
D. 专业思想教育
E. 回避应激源

6. 女，48 岁。某乡镇企业负责人，5 个月前被确诊为乳腺癌并接受了手术治疗。术后患者仅休息了 2 个月，便全身心投入了工作，同患病前一样从事日常工作，参加各种会议和活动，对于自己身体康复情况并不重视，不按要求到医院复查，也不愿再接受任何其他的治疗。该患者角色行为改变类型属于

A. 角色行为缺如　　B. 角色行为强化
C. 角色行为异常　　D. 角色行为减退
E. 角色行为冲突

2013年心理学真题汇总

1. 患者，男，大学生。因被诊断为慢性肾功能衰竭而住院治疗。入院后出现失眠、哭闹和攻击性行为。患者的这种角色变化属于

A. 角色行为减退　B. 角色行为强化
C. 角色行为缺如　D. 角色行为异常
E. 角色行为冲突

2. 生活事件、日常困扰、重大变故和文化冲突等心理应激源所属的类型为

A. 社会性应激源　B. 职业性应激源
C. 生物性应激源　D. 环境性应激源
E. 物理性应激源

3. 医患互动中，非语言沟通的技巧不包括

A. 注意倾听　B. 身段表情
C. 人际距离　D. 面部表情
E. 目光接触

4. 女，19岁。因心理问题正在接受长程的精神分析治疗。在一次治疗中，患者迟到，心理治疗师语带责备，患者当即大发雷霆。患者的发怒现象最可能属于

A. 投射　B. 释义
C. 变形　D. 移情
E. 象征

2012年心理学真题汇总

1. 关于感觉的叙述，不正确的是

A. 客观事物是感觉的源泉
B. 感觉剥夺会对心理活动造成一定影响
C. 任何刺激都会引起相应的感觉
D. 感觉不能反映事物的整体属性
E. 感觉是认知的初级阶段

2. 短时间记忆容量一般为

A. 5±2　B. 7±2
C. 9±2　D. 6±2
E. 8±2

3. 一位心理治疗师在街上碰到他治疗过的患者和她的同事在逛街，心理治疗师当着患者同事的面问她最近的心理情况如何。该治疗师违反了心理治疗原则的哪一项

A. 保密　B. 中立
C. 灵活　D. 真诚
E. 回避

第六篇　医学伦理学

2017 年医学伦理学真题汇总

1. 相对于一般契约关系而言，医生在医患关系中负有更重的义务，但这些义务中不包括
A. 披露义务
B. 忠实义务
C. 保密义务
D. 监督义务
E. 注意义务

2. 对疑似甲类传染病患者予以隔离所体现的公共卫生伦理原则是
A. 社会公益原则
B. 互助协同原则
C. 信息公开原则
D. 社会公正原则
E. 全社会参与原则

(3～4 题共用备选答案)
A. 关心体贴，减少痛苦
B. 耐心倾听，正确引导
C. 平等对待，廉洁奉公
D. 积极进取，保证安全
E. 精诚团结，密切协作

3. 体格检查的伦理要求是

4. 询问病史的伦理要求是

2016 年医学伦理学真题汇总

1. 医师在诊所活动中，不过度医疗所体现的医师行为规范是
A. 规范行医　B. 严格权限
C. 救死扶伤　D. 重视人文
E. 规范文书

2. 人体试验道德的首要原则是
A. 医学目的原则　B. 随机对照原则
C. 信息公开原则　D. 知情同意原则
E. 维护受试者利益原则

3. 按照临床治疗道德的最优化原则，医务人员不需要考虑的是
A. 患者的地位　B. 医疗安全
C. 诊疗效果　D. 诊疗费用
E. 患者的痛苦

4. 医学伦理学中的尊重原则不包括
A. 自主选择权　B. 社会免责权
C. 人格尊严权　D. 个人隐私权
E. 知情同意权

5. 一位服用了 60 多片安定的精神病患者被送到医院急救，患者父母表示无力承担抢救费用。按照急救伦理的要求，医生应该选择的处理措施是
A. 在征得患者父母同意和医院领导同意的情况下，迅速实施抢救
B. 在征得患者父母同意的情况下，放弃治疗
C. 放弃治疗，让患者父母将其接回家
D. 向民政部门反映，争取社会支持，并由他们决定是否抢救
E. 仅给予患者家庭能够承受费用的支持疗法

2015 年医学伦理学真题汇总

1.《医疗机构从业人员行为规范》中“以人为本，践行宗旨”的具体要求不包括

A. 发扬大医精诚理念
B. 发扬人道主义精神
C. 积极维护社会公益，促进人类健康
D. 以患者为中心，全心全意为人民健康服务
E. 坚持救死扶伤，防病治病的宗旨

2. 医学道德评价的首要标准是

A. 是否有利于医务人员社会地位的提升
B. 是否有利于医疗机构的发展
C. 是否有利于医学科学发展和社会进步
D. 是否有利于人类生存和环境保护及改善
E. 是否有利于患者疾病的缓解和康复

3. 李某，因妊娠异常需行剖宫产术，经治医师在告知孕妇丈夫手术相关信息并取得签字后实施手术。胎儿被取出后发现产妇患有双侧卵巢畸胎瘤，遂告知其丈夫并建议切除双侧卵巢。李某丈夫立即打电话与其他家人商议，医师在尚未得到家属商议结果的情况下，继续手术并切除双侧卵巢，于是发生医患纠纷。此案例中，医师侵犯了患方的

A. 知情同意权　B. 健康权
C. 疾病认知权　D. 生命权
E. 隐私保护权

（4～5 题共用备选答案）

A. 掌握手术指征，动机纯正
B. 对症下药，剂量安全
C. 勇担风险，团结协作
D. 减轻痛苦，加速康复
E. 以健康、稳定的情绪影响患者

4. 手术后治疗的伦理要求是

5. 心理治疗的伦理要求是

2014 年医学伦理学真题汇总

1. 医学伦理学属于

A. 环境伦理学　B. 社会伦理学
C. 元伦理学　D. 描述伦理学
E. 规范伦理学

2. 医务人员就医疗行为进行说明的首选对象是

A. 患者朋友
B. 患者同事
C. 患者所在的单位领导
D. 患者本人
E. 患者亲属

3. 女，50 岁。因子宫肌瘤行全子宫切除术。术中医生发现患者左侧卵巢有病变应切除，在未征得患者及其家属同意的情况下，将左侧卵巢与子宫一并切除。术后患者恢复良好。该案例中，医生违背的临床诊疗伦理原则不包括

A. 知情同意原则　B. 患者至上原则
C. 守信原则　D. 最优化原则
E. 保密原则

4. 下列选项中符合手术治疗伦理要求的是

A. 患者坚决要求而无指征的手术也可实施
B. 手术对患者确实有益时，可无需患者知情同意
C. 患者充分信任时，医生可自行决定手术方案
D. 手术方案必须经患者单位同意
E. 手术方案应经患者知情同意

5. 对甲类传染病患者实施强制隔离措施时，应当遵循的公共卫生伦理原则不包括

A. 互助协同原则　B. 信息公开原则
C. 全社会参与原则　D. 以病人为中心原则
E. 社会公正原则

6. 下列说法符合人类辅助生殖技术伦理要求的是

A. 医疗机构不得向未婚大龄妇女提供助孕技术
B. 医疗机构不得保留供精人工受孕妇女的病例资料
C. 社会名人附有捐赠其精/卵子的法律义务
D. 我国大陆已婚女性，若其丈夫同意可提供无偿代孕服务
E. 实施人工授精时，精子库必须保证提供新鲜精子

（7～9 题共用备选答案）

A. 以患者为中心

B. 救死扶伤
C. 人道行医
D. 大医精诚
E. 为人民健康服务

7. 医疗机构从业人员理想的人格形象是
8. 医疗机构从业人员理想的职业价值目标是
9. 医疗机构从业人员理想的职业道德手段是

2013 年医学伦理学真题汇总

1. 下列关于医患双方权利和义务关系的说法，不正确的是
A. 维护医务人员权利的关键是尊重其人格尊严
B. 只有维护了患者的权利，医务人员的权利才能真正得到维护
C. 保障医疗质量与安全是维护患者权利的关键
D. 作为弱势群体的患者只享有权利而不承担义务
E. 在医疗实践活动中，医患双方应当履行好各自的义务

4. 最早提出不伤害原则和保密要求的医学伦理学文献是
A.《外科正宗 · 医家五戒十要》
B.《希波克拉底誓言》
C.《医德十二箴》
D.《伤寒杂病论 · 自序》
E.《日内瓦宣言》

5. 女，30 岁。因出现类似早孕症状两次到某县医院门诊就医，大夫简单检查均诊断为妇科炎症，但该女士服药多日症状未见缓解。半个月后，因突然阴道大出血和急腹症被送到医院抢救。后确诊为宫外孕。该案例中，初诊医生可能违背的临床诊疗伦理要求是
A. 关心体贴，减少痛苦
B. 全面系统，认真细致
C. 耐心倾听，正确引导
D. 尊重病人，心正无私
E. 举止端庄，态度热情

(6～7 题共用备选答案)
A. 公正原则
B. 不伤害原则
C. 有利原则
D. 整体性原则
E. 尊重原则

6. 分配基本医疗卫生资源时依据的伦理原则是
7. 在患者充分知情并同意后实施医疗决策体现的伦理原则是

2012 年伦理学真题汇总

1. 男，34 岁，因不育症到某院诊治。该患者将自己曾有过不检点的性行为告诉医生，其妻随后到诊室了解病情，医生便告知真实情况，患者妻子遂提出离婚，于是患者与诊治医生发生纠纷。该医患纠纷发生的最可能伦理原因是
A. 患者的隐私保护权利未得到医生尊重
B. 患者将过去不检点的性行为告诉了医生
C. 患者未将过去不检点性行为告诉妻子
D. 患者有过不检点的性行为
E. 患者过去不检点性行为引起不育

第七篇 卫生法规

2017 年卫生法规真题汇总

1. 负责向社会发布突发公共卫生事件信息的法定单位是
A. 县级人民政府
B. 省级人民政府
C. 设区的市级人民政府
D. 国务院卫生计生行政部门
E. 国务院新闻办公室

2. 依据《精神卫生法》，给予吊销精神科医师执业证书处罚的情形是
A. 未及时对有伤害自身危险的患者进行检查评估的
B. 精神障碍患者对再次诊断结论有异议的
C. 故意将非精神障碍患者诊断为精神障碍患者的
D. 对实施住院治疗的患者未根据评估结果作出处理的
E. 拒绝对送诊的疑似精神障碍患者作出诊断的

（3～4 题共用备选答案）
A. 5 年
B. 4 年
C. 1 年
D. 3 年
E. 2 年

3. 对中止执业活动达到一定年限的医师应当注销其执业注册。该年限是

4. 急诊处方依法应保存的年限是

2016 年卫生法规真题汇总

1. 医疗机构为预防传染病院内传播应承担的职责是
A. 实施传染病预防控制规划
B. 收集和分析传染病疫情信息
C. 对传染病预防工作进行指导
D. 流行病学调查
E. 医疗废物处理

2. 医疗机构保存住院病历的最低期限是
A. 30 年　　B. 15 年
C. 20 年　　D. 50 年
E. 10 年

3. 某医师从医院辞职到一家药品生产企业从事销售工作，后因事业不顺，想重回医院工作，但因其中止执业活动已满法定期限被卫生行政部门注销注册。该法定期限是
A. 2 年　　B. 3 年
C. 4 年　　D. 1 年
E. 6 个月

（4～5 题共用备选答案）
A. 10 日　　B. 2 日
C. 3 日　　D. 5 日
E. 7 日

4. 开具普通处方，其药物用量一般不超过

5. 开具急诊处方，其药物用量一般不超过

2015 年卫生法规真题汇总

1. 医师在执业活动中违反卫生行政规章制度造成严重后果的，卫生行政部门可以责令其暂停一定期限的执业活动，该期限是

A. 1 年以上 1 年半以下
B. 3 个月以上 6 个月以下
C. 1 个月以上 3 个月以下
D. 3 年以上 2 年以下
E. 6 个月以上 1 年以下

2. 医疗卫生机构发现重大食物中毒事件后，应当在规定的时限内向所在地县级卫生行政部门报告。该时限是

A. 2 小时　B. 6 小时
C. 1 小时　D. 12 小时
E. 24 小时

3. 某村卫生室私自从“不法药贩”处购入药品用于患者的治疗，险些造成患者死亡。事发后，经有关部门调查、检测，认定该药品为假药。该认定依据的事实是

A. 药品超过有效期
B. 药品标签未标明有效期
C. 药品所含成分与国家药品标准规定的成分不符
D. 直接接触药品的包装材料未经批准
E. 药品擅自添加着色剂

（4 ~ 5 题共用备选答案）

A. 因紧急情况越级使用抗菌药物
B. 发生抗菌药物不良事件
C. 出现开具抗菌药物超常处方 3 次以上，且无正当理由
D. 使用的抗菌药物明显超出规定用量
E. 开具抗菌药物处方牟取不正当利益

4. 医疗机构对医师提出警告并限制其特殊使用级抗菌药物处方权的情形是

5. 医疗机构取消医师抗菌药物处方权的情形是

2014 年卫生法规真题汇总

1. 按照甲类传染病管理的乙类传染病是

A. 脊髓灰质炎　B. 猩红热
C. 艾滋病　D. 登革热
E. 肺炭疽

2. 某县医院收治了数名高热伴头痛、鼻塞、流涕、全身酸痛等症状的患者，后被确诊为 H7N9 流感，为了防止疾病传播，该医院严格按照有关规定立即对患者予以隔离和治疗，同时在规定的时限内向当地卫生计生行政部门进行了报告，该规定时限是

A. 3 小时　B. 5 小时
C. 4 小时　D. 1 小时
E. 2 小时

3. 医疗机构发现可能与用药有关的严重不良反应，必须及时报告。有权接受其报告的单位是

A. 药品检验机构和疾病预防控制机构
B. 卫生监督机构和卫生计生行政部门
C. 药品生产主管部门和药品经营主管部门
D. 疾病预防控制机构和卫生监督机构
E. 药品监督管理部门和卫生计生行政部门

（4 ~ 5 题共用备选答案）

A. 吊销执业证书
B. 责令改正
C. 暂停执业活动
D. 罚款
E. 通报批评

4. 医师判断患者为非正常死亡但未按照规定报告，应给予的行政处罚是

5. 医师隐匿、伪造或者擅自销毁医学文书且情节严重的，应给予的行政处罚是

2013年卫生法规真题汇总

1. 处方的最长有效期是

A. 7天

B. 10天

C. 2天

D. 5天

E. 3天

2. 对违反《突发公共卫生事件应急条例》的规定，未履行报告职责，隐瞒、缓报或者谎报突发公共卫生事件的医疗机构，应给予的处理不包括

A. 通报批评

B. 吊销《医疗机构执业许可证》

C. 给予警告

D. 停业整顿

E. 责令改正

3. 某医师因重大医疗事故受到吊销医师执业证书的行政处罚，半年后重新申请执业注册，卫生行政部门未予批准，理由是：该医师自处罚决定之日起至申请注册之日不满法定年限。该法定期限是

A. 3年

B. 5年

C. 2年

D. 4年

E. 1年

（4~5题共用备选答案）

A. 黄热病

B. 霍乱

C. 伤寒

D. 肺炭疽

E. 风疹

4. 按照甲类传染病管理的乙类传染病是

5. 属于甲类传染病的疾病是

2012年卫生法规真题汇总

1. 医师应当履行的法定义务是

A. 参加专业培训

B. 出具医学证明文件

C. 努力钻研业务

D. 参加行业协会

E. 从事学术交流

2. 药品成分含量与国家药品标准不符合的是

A. 新药　B. 假药

C. 劣药　D. 常规药品

E. 特药

3. 属于乙类传染病的疾病是

A. 麻风病　B. 丝虫病

C. 肺结核　D. 黑热病

E. 鼠疫

第三部分　预防医学

第八篇　预防医学

2017 年临床助理预防医学真题汇总

1. 评价蛋白质营养价值高低的主要指标是

A. 氨基酸模式及蛋白质利用
B. 蛋白质的消化吸收及利用
C. 氨基酸模式及蛋白质的消化吸收
D. 氨基酸模式和蛋白质的含量
E. 蛋白质含量、机体消化吸收及利用的程度

2. 产生温室效应的主要气体是

A. SO_2　　B. NO_2
C. CO_2　　D. N_2
E. O_3

3. 下列食物未煮熟煮透容易中毒的是

A. 绿豆　　B. 荷兰豆
C. 豌豆　　D. 四季豆
E. 赤豆

4. 等距离抽样或机械抽样方法又称为

A. 系统抽样　　B. 整群抽样
C. 多阶段抽样　　D. 分层抽样
E. 单纯抽样

5. 用巴氏涂片法对 18～65 岁有性生活的女性进行宫颈癌的筛检，从疾病的预防策略角度看，这属于

A. 第三级预防
B. 第一级预防合并第二级预防
C. 第二级预防合并第三级预防
D. 第二级预防
E. 第一级预防

6. 某地为了解某城市儿童近视眼的流行情况。某机构拟进行一次普查，要说明调查结果，可用的指标是

A. 患病率　　B. 累积发病率
C. 病残率　　D. 发病率
E. 罹患率

7. 在两样本均数推断两总体均数差别的 t 检验中，无效假设是

A. 两总体均数差异无统计学意义
B. 两总体均数不等
C. 两总体均数相等
D. 两样本均数相等
E. 两总体均数差异有统计学意义

（8～9 题共用备选答案）

A. 圆图　　B. 线图
C. 散点图　　D. 直方图
E. 直条图

8. 表示某地 1990～1994 年肝炎病例的年龄分布，宜采用

9. 表示某地 1995 年 5 种不同病毒性肝炎发病人数占病毒性质及发病人数的比重，宜采用

10. 男，73 岁，吸烟、喝酒 40 多年，有高血压病史。某年冬天起床时发现左下肢不能动，入院后诊断脑卒中。以下医生的建议不合理的是

A. 不良生活方式是疾病原因之一，应戒烟禁酒
B. 告知患者天气太冷是引发该病的直接因素
C. 告知患者定期来医院检查身体
D. 告知患者康复注意事项
E. 控制血压，预防再发

11. 某人被狂犬咬伤，医生对他进行如下处理：清理伤

口、接种狂犬疫苗和抗狂犬病免疫血清。对该患者应用抗狂犬病免疫血清和狂犬疫苗接种属于

A. 被动自动免疫
B. 自然自动免疫
C. 人工被动免疫
D. 自然被动免疫
E. 人工自动免疫

12. 属于现况研究特点的是

A. 可确定因果关联
B. 随访观察
C. 人为施加干预措施
D. 不需设立对照组
E. 随机分组

13. 男，45 岁，因结核病就诊。经问诊得知他已经吸烟 20 年，每天吸一包烟。他表示考虑在未来 1 个月内戒烟。作为临床医师，你要做的是

A. 强调戒烟的好处
B. 谈吸烟的危害
C. 提供戒烟药物
D. 随访
E. 和病人一起确定戒烟日期

14. 某市进行老年人肺炎疫苗接种率调查，首先按照经济情况将地区分为好、中、差三类，然后在每类中随机抽取 1/10 的老年人进行随机调查。该方法为

A. 系统抽样
B. 分层抽样
C. 整群抽样
D. 单纯随机抽样
E. 多级抽样

15. 100 名高血压患者接受新药物治疗，1 个月后有 65 名患者血压明显下降，正确的说法为

A. 该药物无降压效果
B. 样本量小，尚不能做结论
C. 该药物降压效果好于常规药物
D. 观察时间短，疗效可疑
E. 未设置对照组，无法做出新药疗效好坏的结论

2016 年预防医学真题汇总

1. 对社区居民进行有组织、有目的、有系统的一系列教育活动，以鼓励他们增进体育锻炼，这种方法属于

A. 卫生宣传　　B. 社区动员
C. 健康教育　　D. 社区启蒙
E. 临床预防服务

2. 下列哪项不属于初级保健的内容

A. 给广大老百姓提供最基本的医疗保障服务
B. 建立社区卫生服务机构与预防保健机构，医院合理的分工协作关系
C. 加强社区卫生服务队伍建设与完善社区卫生服务运行机制
D. 坚持政府主导，鼓励社会参与，建立健全社区卫生服务网络
E. 建设大型综合的医院

3. 以下各项中不适合采取一级预防的是

A. 糖尿病　　B. 病因不明确疾病
C. 脑卒中　　D. 职业病
E. 心血管疾病

4. 疾病的三间分布是指

A. 职业、家庭和环境分布
B. 年龄、性别和种族分布
C. 时间、地区和人群分布
D. 国家、地区和城乡分布
E. 短期波动，季节性和周期性分布

5. 下列不属于表示疾病流行强度的指标是

A. 短期波动　　B. 大流行
C. 流行　　D. 暴发
E. 散发

6. 某地调查 2000 名 65 岁以上胃溃疡患者出血率为 40%，而一般胃溃疡患者出血率为 20%，欲判断 65 岁以上胃溃疡患者出血者出血率是否高于一般患者，可进行

A. 加权平均数的计算
B. 成组设计四格表 χ^2 检验
C. 两组均数比较的 t 检验
D. 样本率与总体率比较的 Z 检验
E. 配对设计四格表 χ^2 检验

7. 在生产过程中形成的呼吸性粉尘是指

A. 能随呼吸进入人体并沉积于呼吸道的粉尘
B. 分散度较小的粉尘
C. 直径小于 5μm 的粉尘
D. 分散度较大的粉尘
E. 直径小于 15μm 的粉尘

8. 流行病学中与发病相关的常用指标除了发病率外，还

包括
A. 死亡率、病死率　　B. 罹患率、患病率
C. 死亡率、续发率　　D. 病死率、流行率
E. 死亡率、流行率

9. 健康管理的首要步骤一般是
A. 人群的健康体检
B. 健康维护计划的实施
C. 健康维护计划的制订
D. 收集健康信息
E. 疾病危险度评估

10. 南方某村，居民以玉米为主食。某年秋天突然有10余人出现发热、呕吐、厌食、黄疸，随后出现腹水、浮肿，因抢救及时未出现死亡病例。经医生诊断排除传染性肝炎，分析原因与居民主食玉米有关。该情况最可能是
A. 污水灌田引起玉米中镉超标
B. 玉米被黄曲霉毒素污染
C. 玉米晾晒过程被多环芳烃污染
D. 玉米中混进了有毒植物种子
E. 玉米中有农药残留

11. 某医师为评价某新药对流感的治疗效果，共收治了100例流感病人，一周后治愈的有90例，由此认为该新药对流感疗效显著。针对此试验，正确的观点是
A. 结论正确，因为治愈率达90%
B. 结论不能肯定，因为未做重复试验
C. 结论不能肯定，因为未设对照组
D. 结论不能肯定，因为未作统计学处理
E. 结论不能肯定，因为实验样本含量较少

12. 排除体液因素，提示成人存在营养不良的指标是实际体重至少比标准体重低
A. 10%　　B. 20%
C. 25%　　D. 30%
E. 35%

（13～14 题共用备选答案）
A. 罹患率、续发率
B. 相对危险度、特异危险度
C. 抗体阳转率、保护率
D. 死亡率、患病率
E. 有效率、治愈率

13. 反映人群中某种疾病与某因素联系强度可选用的指标是

14. 描述一个地区的居民健康状况和卫生保健工作水平可选用的指标是

2015 年预防医学真题汇总

1. 在流行病学研究中，属于现况研究特点的是（新增考点）
A. 随访观察研究对象
B. 可确定因果关联
C. 人为施加干预措施
D. 研究对象随机分组
E. 不需特设对照组

2. 健康管理的首要步骤一般是（新增考点，超纲题）
A. 健康维护计划的实施
B. 疾病危险度评估
C. 人群的健康体检
D. 健康维护计划的制定
E. 收集健康信息

3. 属于第二级预防措施的是
A. 遗传咨询　　B. 疾病筛检
C. 病后康复　　D. 接种疫苗
E. 健康促进

4. 医院开设戒烟门诊，提供行为咨询和药物帮助吸烟者戒烟，这属于（最后冲刺类似题，超纲题）
A. 倾向因素　　B. 易感因素
C. 强化因素　　D. 增权因素
E. 促成因素

5. 在职业中毒的诊断过程中，具有十分重要意义的前提条件是
A. 体征　　B. 劳动卫生条件调查
C. 临床症状　　D. 职业史
E. 实验室检查

6. 两样本均数比较的 t 检验，差别有统计学意义时，P 越小，说明
A. 越有理由认为两总体均数的差别很大
B. 越有理由认为两样本均数不同
C. 两总体均数的差别不大
D. 越有理由认为两总体均数不同
E. 两总体均数的差别越大

7. 男，45 岁。身高 1.75m，体重 70kg，每日吸烟 20 支。父亲患有冠心病。以下建议中不正确的是

A. 膳食中脂肪含量不超过30%
B. 定期测量血压
C. 每周至少150分钟以上中等强度有氧运动
D. 每日吸烟量不超过10支
E. 可考虑服用阿司匹林

8. 某省为血吸虫病疫区，采取一系列控制措施后有效降低了血吸虫病的发病率。欲描述该省20年来血吸虫病发病率的变化趋势，宜描绘
A. 圆图　B. 直方图
C. 散点图　D. 条图
E. 普通线图

9. “平衡膳食宝塔”提示，每日每人大豆类摄入量相当于干豆50g。其目的主要是（新增考点）
A. 保证水和糖的摄入
B. 补充人体必要氮损失
C. 保证膳食纤维素摄入
D. 提高必需脂肪酸摄入水平
E. 提高膳食蛋白质质量

10. 已知某省山区、丘陵、湖区的幼儿体格发育有较大的差异，现需制定该省婴幼儿体格发育有关指标的参考值范围，抽样方法最好采取（最后冲刺原题）
A. 分层抽样　B. 单纯随机抽样
C. 系统抽样　D. 整群抽样
E. 机械抽样

11. 医务人员特别是护理人员最常见的安全事件是（新增考点）
A. 脊柱、关节伤　B. 生物伤害
C. 化学伤害　D. 电离辐射
E. 锐器伤

2014年预防医学真题汇总

1. 某地区在1个月内对居民进行了是否有糖尿病的普查，可计算当地居民糖尿病的
A. 二代发病率　B. 死亡率
C. 罹患率　D. 患病率
E. 发病率

2. 说明样本均数抽样误差大小的指标是
A. 标准差　B. 极差
C. 四分位间距　D. 变异系数
E. 标准误

3. 1966年，全国流脑发病率高达200/10万，而其他年份流脑一般发病率为10/10万~20/10万。1966年流脑的流行强度为
A. 大流行　B. 散发
C. 暴发　D. 长期变异
E. 流行

4. 为观察甲肝疫苗的预防效果，研究对象最好选择
A. 近期曾有甲肝暴发地区人群
B. 甲肝高发区无免疫人群
C. 甲肝低发区无免疫人群
D. 医院中非肝炎患者
E. 医院中血制品接触者

5. 国外某镇一学者开展了一项持续多年的啤酒狂欢节饮酒者与心血管疾病死亡关系的研究。研究初，有70名啤酒狂欢节饮酒者和1500名非饮酒者，在研究结束时，7名啤酒狂欢节饮酒者死于心血管疾病，45名非啤酒狂欢节饮酒者死于心血管疾病，该研究为
A. 病例对照研究　B. 横断面研究
C. 队列研究　D. 临床试验
E. 生态学研究

6. 为探索新生儿缺氧缺血性脑病（HIE）的病因，选择200例确诊的HIE病儿和同期同医院出生的正常新生儿200例，然后对母亲孕期病史及分娩情况进行回顾性分析，调查HIE相关的危险因素。这种研究方法是
A. 病例对照研究　B. 前瞻性队列研究
C. 现况研究　D. 实验研究
E. 临床随访研究

7. 研究者在某市开展一项35岁以上高血压患者的健康状况研究，调查了下列指标。其中属于等级资料的是
A. 病情的轻重程度　B. 年龄
C. ABO血型　D. 体重
E. 腰围

8. 实现“人人享有卫生保健”目标的关键是
A. 推行合作医疗保险
B. 加强医德医风建设
C. 开展初级卫生保健
D. 深化医药卫生体制改革
E. 促进妇幼卫生保健

9. 下列不属于职业卫生服务原则的是
A. 适应原则

B. 健康促进原则
C. 保护和预防原则
D. 全面的初级卫生保障原则
E. 治疗优先原则

10. 下列疾病的发生与吸烟所致危害关系不大的是
A. 糖尿病　B. 阿尔茨海默症
C. 男性功能障碍　D. 冠心病
E. 慢性阻塞性肺疾病

11. 用人单位开展就业前健康检查的主要目的是
A. 及时发现就业禁忌证
B. 便于安排工人从事特殊作业
C. 全面掌握工人的健康状况
D. 确定工作岗位及转岗
E. 便于人事部门对工人的管理

12. 某山区一妇女育有三个子女，生活贫困，长期从事重体力劳动。近期感觉头晕、乏力，腿部水肿，去医院检查，血清白蛋白28g/L，铁蛋白20μg/L。建议该妇女应多吃
A. 绿叶蔬菜　B. 白面
C. 大豆及其制品　D. 红薯
E. 大米

13. 属于环境中二次污染物的是
A. 汞　B. 二手烟
C. 镉　D. 光化学烟雾
E. 二氧化碳

14. 不属于食品污染的是
A. 肉类制品检出过量亚硝酸盐
B. 压榨花生油过程中混入黄曲霉毒素
C. 河豚中检出河豚毒素
D. 粮食中残留有机磷杀虫药
E. 动物性食品中检出沙门菌

(15～16题共用备选答案)
A. 孕期妇女补充叶酸
B. COPD 患者的康复护理指导
C. 糖尿病的筛查
D. 乳腺癌的筛查
E. 高血压患者的早期诊断

15. 属于一级预防的是

16. 属于三级预防的是

2013年预防医学考题汇总

1. 流行病学的研究方法不包括
A. 实验性方法
B. 理论性方法
C. 描述性方法
D. 推论性方法
E. 分析性方法

2. 导致食物中毒的副溶血性弧菌最易污染的食品是
A. 剩米饭
B. 罐头
C. 海产品和盐渍食品
D. 家庭自制豆制品
E. 禽肉类及其制品

3. 以下不属于突发公共卫生事件的是
A. 某城市发生甲肝暴发流行
B. 某城市严重大气污染造成居民肺癌死亡率上升
C. 某食堂发生有死亡病例的食物中毒
D. 某核电站发生核泄漏
E. 某研究所发生烈性传染病菌株丢失

4. 计算乙肝疫苗接种后血清抗-HBs的阳转率，其分母为
A. 阳转人数
B. 易感人数
C. 乙肝患者数
D. 疫苗接种人数
E. 乙肝病毒携带者数

5. 下列属于第三级预防措施的是
A. 遗传咨询
B. 脑卒中患者的康复
C. 孕妇产前检查
D. 职业性急性中毒患者抢救
E. 乳腺癌筛检

6. 临床试验中，将研究对象进行随机分组的目的是
A. 提高研究对象的依从性
B. 增强研究对象的代表性
C. 增强试验组和对照组的可比性
D. 使试验组和对照组都受益
E. 降低试验组的失访率

7. 在一项研究某药疗效的临床试验中，服用该药后治疗效果的指标表示为无效、好转、显效和痊愈，此变量类型为

A. 无序分类变量
B. 等级变量
C. 名义变量
D. 定量变量
E. 定性变量

8. 为提高医务人员对患者识别的准确性，医院管理中强调必须严格执行“三查七对”制度，其中的三查是指
A. 门诊查、住院查、家访查
B. 开方查、取药查、发药查
C. 操作前查、操作中查、操作后查
D. 开方查、配药查、输液查
E. 门诊查、住院查、出院查

9. 为探讨血清胆固醇水平对冠心病的影响，根据血清胆固醇水平将1000名35岁以上男性人群分为2组，一组胆固醇水平高于临界值，为暴露组，共500人。其余500人血清胆固醇在正常值范围内，作为对照组。随访5年，暴露组有45人发病，对照组有10人发病。该研究中，胆固醇水平高于临界值者患冠心病的相对危险度是
A. 2.0
B. 45.0
C. 4.5
D. 10.0
E. 1.0

10. 20世纪50年代，发现某省部分地区居民长期饮用深井高碘水导致高碘性甲状腺肿，随机抽查得到该地区的甲、乙两村常住居民的高碘性甲状腺肿患病率，甲村为20.6%，乙村为25.3%，则甲乙两村该病的合计患病率应为
A. 甲、乙两村调查人群中患该病总人数除以调查总人数
B. 两患病率的几何平均数，得29.11%
C. 两患病率相加，得45.9%
D. 两个患病率相乘，得5.21%
E. 两患病率的平均数，为22.95%

11. 某吸烟者在家人的敦促下到戒烟门诊就诊。他说，吸烟不过使人多咳嗽几声，没什么大不了的。按照健康信念模式，戒烟门诊医生应该着重提高患者哪方面的认识
A. 提高自信的重要性
B. 行为改变的好处
C. 吸烟相关疾病的易感性
D. 吸烟相关疾病的严重性
E. 行为改变的障碍

（12～13题共用备选答案）
A. 脚气病
B. 佝偻病
C. 坏血病
D. 克汀病
E. 夜盲症

12. 维生素 B_1 缺乏可引起

13. 维生素C缺乏可引起

2012年预防医学真题汇总

1. 关于随机抽样，正确的说法是
A. 抽样时，总体中相邻个体都一定不能被抽中
B. 研究者在抽样时应精心挑选个体，以使样本更能代表总体
C. 抽样时，应使得总体中的每个个体都有相等的机会被抽中
D. 样本的代表性与抽样的样本量无关
E. 样本的代表性就是随意抽取个体

2. 临床试验中的双盲法是指
A. 观察者与被观察者均不知道分组情况和接受的治疗措施
B. 两组研究对对象互不熟悉
C. 治疗组服用研究药物，对照组服用安慰剂
D. 观察者与被观察者均不知道安慰剂的性质
E. 观察者与被观察者均不知道研究药物的性质

3. 实施临床预防服务的原则不包括
A. 重视危险因素的收集
B. 医患双方共同决策
C. 以健康咨询与教育为先导
D. 及时实施手术
E. 合理选择健康筛检的内容

4. 通过对某个社区所有居民进行高血压检测结果分析可得出的结论是
A. 高血压的发病率
B. 高血压的家族续发率
C. 高血压的罹患率

D. 高血压的病死率
E. 高血压的患病率

5. 为了反映某地区10年来男性肺癌患者死亡平均年龄分布规律，可采用

A. 直方图　　B. 普通线图
C. 半对数线图　　D. 直条图
E. 复式直条图

6. 某男，67岁，已发生过脑卒中，但仍然抽烟。医生劝其戒烟以预防再发脑卒中，属于

A. 第一级预防　　B. 第二级预防
C. 早期干预　　D. 原生级预防
E. 第三级预防

7. 某地为了解某城市糖尿病的流行情况拟进行一次普查，要说明调查结果可用

A. 感染率　　B. 罹患率
C. 累积发病率　　D. 患病率
E. 发病率

8. 为探讨孕妇感染风疹病毒对胎儿的影响，研究者选择了100例确诊有风疹病毒感染史的孕妇，同时选择了同期同医院确诊无风疹病毒感染史的孕妇，然后追踪两组孕妇的胎儿出生的情况。这种研究方法是

A. 队列研究　　B. 临床试验
C. 现况调查　　D. 病例对照研究
E. BC混合型

9. 对某大学学生心理健康状况调查，首先对学生编号，随机抽取尾号为2的学生填写调查表，约对1/10的学生进行调查，这种抽样方法属于

A. 多级抽样　　B. 分层抽样
C. 系统抽样　　D. 整群抽样
E. 单纯随机抽样

10. 某机关公务员，男，37岁。身高169cm，体重85kg，腰围96cm，血压130/80mmHg，血胆固醇6.5mmol/L。为预防冠心病，最优先的干预措施是

A. 使用尼古丁替代疗法
B. 降压药物治疗
C. 加强心理调节
D. 降胆固醇药物治疗
E. 控制饮食，增加体力活动

11. 8月某日，某单位聚餐后有80%用餐者先后因腹痛、腹泻就诊。大部分患者出现上腹和脐周阵发性绞痛，继而腹泻，5~10次/天，粪便呈洗肉水样。调查出现聚餐的主要食物为盐水虾及近海贝类等。引起该食物中毒的病原菌最有可能是

A. 副溶血性弧菌　　B. 葡萄球菌
C. 沙门杆菌　　D. 肉毒梭菌
E. 变形杆属

第四部分 临床医学

第九篇 呼吸系统

2017 年呼吸系统真题汇总

1. 目前支气管扩张最常用的诊断办方法是

A. 支气管碘油造影
B. 放射性核素肺通气/灌注显像
C. 胸部高分辨 CT
D. 支气管镜检查
E. 胸部 MRI 检查

2. 肺癌患者出现“杵状指”提示

A. 肿瘤恶性程度高
B. 肿瘤类型为小细胞癌
C. 肿瘤出现非转移性肺外表现
D. 肿瘤类型为鳞癌
E. 肿瘤已经扩散转移

3. 以下不属于张力性气胸临床表现的是

A. 患侧胸膜腔压力升高
B. 患侧肺萎缩，健侧扩张受限
C. 重度呼吸困难
D. 发生皮下气肿
E. 纵隔明显向患侧移位

4. 不符合肺心病 X 线片表现的是

A. 右下肺动脉增宽
B. 水滴形心
C. 心尖上翘
D. 肺动脉段膨隆
E. 心脏向左下扩大

5. 支气管哮喘患者突然出现喘息症状时，为缓解症状宜首选的治疗是

A. 口服短效 β_2 受体激动剂
B. 口服糖皮质激素
C. 口服氨茶碱
D. 吸入短效 β_2 受体激动剂
E. 吸入糖皮质激素

6. 体格检查时发现肺下界下移的情况见于

A. 肺炎
B. 肺不张
C. 气胸
D. 胸膜肥厚
E. 胸腔积液

7. 下述疾病中，最常出现大咯血的是

A. 肺血栓栓塞
B. 慢性阻塞型肺疾病
C. 间质性肺疾病
D. 空洞性肺结核
E. 肺炎链球菌肺炎

8. 男性，58 岁。因肺心病、呼吸衰竭入院。神志清楚，动脉血气分析：$PaO_2$30mmHg，$PaCO_2$60mmHg。面罩吸氧（36%）治疗 30 分钟后，复查动脉血气分析：$PaO_2$70mmHg，$PaCO_2$80mmHg，该患者二氧分压增加最可能的原因是

A. 气道阻力增加
B. 膈肌疲劳
C. 心力衰竭加重
D. 呼吸中枢抑制
E. 氧中毒

9. 男性，58 岁。因急性胆囊炎住院手术治疗，术后 3 天

体温恢复正常。但术后第6天再次发热，体温38.8℃，伴有畏寒、咳嗽。胸片显示右下肺大片状阴影。引起该患者肺部感染的病原体中，最不可能的是

A. 金黄色葡萄球菌
B. 肺炎克雷伯杆菌
C. 大肠埃希杆菌
D. 厌氧菌
E. 肺炎支原体

10. 男，45岁。发热、咳嗽、咳脓痰2天。查体：T 38.5℃，双下肺可闻及湿啰音，痰涂片革兰染色是阳性球菌，成簇分布。胸部X线片示双下肺炎，其中可见多个透亮区。该患者最可能感染的病原体是

A. 卡他莫拉菌
B. 肺炎链球菌
C. 金黄色葡萄球菌
D. 军团菌
E. 厌氧菌

11. 男，20岁。发热，咳黄色浓痰4天。查体：体温39.2℃，右肺闻及湿啰音，胸部X线片显示大片致密影，WBC 19×10^9/L。给予抗生素治疗，2天后症状加重，出现胸痛、呼吸困难，右肺呼吸音降低，胸片示右侧胸腔积液。最可能的是

A. 结核性渗出性胸膜炎
B. 肺炎合并肺炎旁胸腔积液
C. 肺炎合并肺脓肿
D. 肺癌合并胸腔积液
E. 支气管扩张合并急性感染

12. 女，23岁。发热、咳嗽、乏力1个月。体温波动于37.5～38℃之间，咳少量白色黏痰。胸部X线片示右上肺浸润影，右肺门淋巴结肿大。PPD试验（++）。最佳的治疗方案是

A. 利福平＋乙胺丁醇＋对氨基水杨酸钠6个月
B. 异烟肼＋对氨基水杨酸钠＋乙胺丁醇6个月
C. 异烟肼＋链霉素＋对氨基水杨酸钠6个月
D. 利福平＋异烟肼＋乙胺丁醇＋吡嗪酰胺2个月，后4个月利福平＋异烟肼
E. 利福平＋对氨基水杨酸钠6个月，后两个月利福平＋异烟肼

13. 女，32岁。发作性喘息3年，加重1天。查体：呼吸28次/分，口唇发绀，双肺满布哮鸣音，心率120次/分，律齐，闻及杂音。院外使用氨茶碱、特布他林治疗，效果不佳。目前对该患者除吸氧外，应首先考虑的治疗措施为

A. 倍氯米松雾化吸入
B. 联合应用抗生素静脉滴注
C. 糖皮质激素静脉滴注
D. 5%碳酸氢钠静脉滴注
E. 无创通气

14. 男，59岁。气喘5小时。近5年来每年秋季有类似发作。查体：体温36.5℃，端坐呼吸，两肺广泛哮鸣音。中性粒细胞0.76。最可能的诊断是

A. 支气管哮喘
B. 急性左心衰竭
C. 慢性喘息性支气管炎
D. 支气管结核
E. 急性支气管炎

15. 男性，20岁。突发左侧胸痛伴呼吸困难3小时。查体：心率150次/分，血压90/60mmHg，口唇发绀，颈静脉怒张，左侧胸廓膨隆，叩诊呈鼓音，听诊呼吸音消失，心音遥远。应该立即采用的措施是

A. 开胸检查
B. 粗针头胸腔穿刺抽气
C. 心包穿刺
D. 面罩吸氧
E. 无创通气

（16～18题共用题干）

男，73岁。慢性咳嗽，咳痰20余年。每年持续3～4个月，近2～3年出现活动后气短，有时双下肢水肿。今日晨起突感上胸针刺样疼痛，与呼吸有关，继之出现呼吸困难、大汗，不能平卧，来院就诊。

16. 该患者呼吸困难最可能的原因是

A. 自发性气胸
B. 急性胸膜炎
C. 急性肺栓塞
D. 急性心力衰竭
E. 肺不张

17. 该患者查体最可能出现的阳性体征是

A. 心尖部闻及第四心音奔马律
B. 左肺闻及胸膜摩擦音
C. 双下肺闻及中等湿性啰音
D. 左肺叩诊呈鼓音
E. 三尖瓣区闻及粗糙的反流性杂音

18. 对明确诊断最有价值的检查是

A. 心肌坏死标志物
B. 动脉血气分析
C. 胸部X线片
D. D－二聚体
E. 超声心动图

（19～20题共用备选答案）

A. 酸碱度（pH）

B. 乳酸脱氢酶（LDH）
C. 葡萄糖
D. 腺苷脱氨酶（ADA）
E. 胆固醇

19. 鉴别结核性胸腔积液和恶性胸腔积液最有价值的胸水生化检查项目是

20. 最常用于判断漏出液和渗出液性质的胸腔积液生化检查项目是

21. 男，20岁。发热、咳嗽2周。查体：右肺语颤减弱，呼吸音低。该患者最可能的肺通气功能检查结果是
A. 最大通气量增加
B. 肺总量降低
C. 残气量增加
D. 肺活量降低
E. 一秒率降低

2016年呼吸系统真题汇总

1. 以下不属于张力性气胸临床表现的是
A. 常发生皮下气肿
B. 患侧肺萎缩，健侧肺扩张受限
C. 纵隔明显向患侧移位
D. 重度呼吸困难
E. 患侧胸膜腔压力升高

2. 诊断慢性阻塞性肺疾病必备的条件是
A. 肺气肿体征
B. 慢性咳嗽，咳痰体征
C. 胸部影像异常
D. 肺功能检查异常
E. 长期大量吸烟史

3. 浸润性肺结核的好发部位是
A. 左上叶　　B. 左下叶
C. 双上肺尖　　D. 右下叶
E. 右中叶

4. 支气管哮喘的典型临床表现是
A. 夜间阵发性呼吸困难
B. 吸气性呼吸困难
C. 发作性呼吸困难
D. 混合性呼吸困难
E. 劳力性呼吸困难

5. 早期出现肺门及纵隔多发淋巴结转移的肺癌类型是
A. 鳞癌　　B. 大细胞肺癌
C. 小细胞肺癌　　D. 类癌
E. 腺癌

6. 男，18岁。突发右侧胸痛伴轻度呼吸困难1天。查体：体型瘦高，右胸叩诊呈鼓音，右侧呼吸音减低。最可能的诊断是
A. 自发性气胸　　B. 结核性胸膜炎
C. 肺炎　　D. 肺结核
E. 胸腔积液

7. 男，25岁。发热，咳嗽3天。行胸部X线片检查诊断为"右下肺炎"，经抗感染治疗后症状好转，后体温再次升高，伴憋气、胸痛，吸气时加重。查体发现右下肺呼吸音消失。此时最可能出现的并发症
A. 急性呼吸窘迫综合征
B. 类肺炎性胸腔积液
C. 肺不张
D. 自发性气胸
E. 肺血栓栓塞

8. 女，26岁。乏力，纳差，消瘦1个月。胸部X线片示右上肺叶可见淡薄片状阴影，痰涂片抗酸染色体阳性。不宜作为一线抗结核治疗的药物是
A. 利福平　　B. 乙胺丁醇
C. 吡嗪酰胺　　D. 异烟肼
E. 左氧氟沙星

9. 男，72岁。慢性阻塞性肺疾病，慢性肺源性心脏病心功能失代偿期。查体：意识清楚，颈静脉怒张，双肺呼吸音低，心率95次/分，律齐，心脏各瓣膜区未闻及杂音，双下肢明显水肿。给予呋塞米利尿治疗改善心功能时，应特别注意复查的项目是
A. 血电解质　　B. D－二聚体
C. 动脉血分析　　D. 超声心动图
E. 心电图

10. 男，67岁，胸闷2周，无发热、咳嗽。查体：右中下肺叩实音，呼吸音消失。可见杵状指。胸部X线片示右侧中等量胸腔积液。胸水常规示：外观血性，有核细胞$2900\times10^6/L$，多核细胞0.12，单核细胞0.82，间皮细胞0.06，LDH 342 U/L。该患者首先考虑的诊断是
A. 类肺炎性胸腔积液
B. 心力衰竭
C. 结缔组织病所致胸腔积液

D. 肺癌胸膜转移

E. 结核性胸膜炎

11. 男，57 岁。间断咳嗽，咳痰 15 年，伴活动后气短 2 年，呼吸困难加重 1 天。查体：面色暗红，多汗、口唇发绀。未吸氧时做动脉血气分析，最可能的结果是

A. PaO_2 降低，$PaCO_2$升高

B. PaO_2 降低，$PaCO_2$降低

C. PaO_2 降低，$PaCO_2$正常

D. PaO_2 正常，$PaCO_2$降低

E. PaO_2 正常，$PaCO_2$升高

12. 男，16 岁。发热伴咳嗽、头痛 2 天。查体：T 38.3℃，双肺呼吸音清晰，心脏各瓣膜未闻及杂音。血常规：WBC 8.4×10^9/L，N 0.76，Hb 134g/L。胸部 X 线片示“右下肺浅淡的渗出影”，既往体健。下列抗菌药物可作为经验性治疗首选的是

A. 喹诺酮类　B. 三代头孢菌素类

C. 青霉素　D. 大环内酯类

E. 氨基糖苷类

13. 男，34 岁。间断咯血 5 年。曾行胸部 CT 示右肺中叶和左肺下叶囊状支气管扩张。近 2 年咯血频率逐渐增加，曾 3 次因为大咯血住院治疗。经静脉滴注垂体后叶素及抗感染治疗控制。患者希望更好地控制咯血，最适宜的医疗建议是

A. 手术治疗

B. 支气管镜介入治疗

C. 注射肺炎球菌疫苗

D. 支气管动脉栓塞术

E. 注射流感疫苗

（14～16 题共用题干）

女，65 岁。间断咳嗽 10 年，1 周前受凉后症状加重，咳少量脓痰伴呼吸困难，逐渐加重。近 2 天夜间平卧困难，急诊就诊。既往糖尿病病史 5 年，血糖控制良好。查体：半坐位，球结膜水肿，口唇发绀，颈静脉怒张。双肺可闻及哮鸣音，下肺少量湿性啰音，呼吸相延长。心界不大，心脏各瓣膜未闻及杂音。双下肢轻度水肿。

14. 该患者首先考虑的诊断是

A. 慢性阻塞性肺疾病　B. 支气管哮喘

C. 支气管扩张　D. 肺结核

E. 肺癌

15. 为评价病情严重程度，应做的检查是

A. 动脉血气分析　B. 血清结核抗体检查

C. X 线平片　D. 支气管镜检查

E. 胸部 HRCT 检查

16. 下述氧疗和呼吸支持治疗措施中，首选的是

A. 面罩高浓度给氧　B. 持续低流量吸氧

C. 机械通气　D. 无创通气

E. 高频正压通气

（17～18 题共用备选答案）

A. 金黄色葡萄球菌

B. 肺炎链球菌

C. 草绿色链球菌

D. 肺炎克雷伯菌

E. 厌氧菌

17. 男，34 岁。醉酒后出现高热，咳大量脓臭痰。胸部 X 线片示右上肺边缘的球形病灶，可见厚壁空洞，其内可见液平。引起该患者肺部感染最可能的病原体是

18. 男，23 岁。过度劳累后出现高热，寒战，咳嗽，少量脓痰。胸部 X 线片示右上肺大片状实变影，密度均匀。引起该患者肺部感染最可能的病原体是

19. 肺栓塞导致的呼吸循环衰竭的主要机制是

A. 氧耗量增加

B. 通气/血流比例失调

C. 肺泡通气量下降

D. 弥散功能障碍

E. 肺内动静脉样分流

2015 年呼吸系统真题汇总

1. 胸外伤中，最易发生骨折的肋骨是

A. 第 4～7 肋骨　B. 第 1 肋骨

C. 第 11～12 肋骨　D. 第 2～3 肋骨

E. 第 8～10 肋骨

2. 周围型肺癌的典型 X 线影像特点不包括

A. 薄壁空洞，内见液平　B. 团块呈分叶状

C. 胸膜凹陷征　D. 孤立团块影

E. 团块有毛刺

3. COPD 合并Ⅱ型呼吸衰竭的患者，拟给予鼻导管吸入 29%的氧，其氧流量应为

A. 1.5L/min　B. 1.0L/min

C. 2.0L/min　D. 3.0L/min

E. 0.5L/min

4. 慢性阻塞性肺疾病急性发作，最常见的原因是

A. 气候变化　　B. 接触香烟烟雾
C. 接触过敏原　　D. 空气污染
E. 感染

5. 慢性阻塞性肺疾病最主要的发病危险因素是

A. 过敏　　B. 空气污染
C. 吸烟　　D. 寒冷气候
E. 呼吸道感染

6. 下列抗结核药不属于杀菌剂的是

A. 乙胺丁醇　　B. 利福平
C. 吡嗪酰胺　　D. 链霉素
E. 异烟肼

7. 下列检查结果对确诊肺结核最有价值的是

A. 结核菌素试验阳性
B. 痰培养示结核分枝杆菌阳性
C. 痰结核杆菌 PCR 阳性
D. 胸部 X 线片示肺部空洞性病变
E. 血清结核抗体阳性

8. 男，65 岁。反复咳嗽、咳痰 10 年，气短 2 年。查体：双肺呼吸音减弱，未闻及干湿啰音。胸部 X 线片示双下肺纹理增粗。动脉血气分析示 pH 7.40，PaO_2 75mmHg，$PaCO_2$ 45mmHg，最可能的诊断是

A. 间质性肺炎　　B. 慢性阻塞性肺疾病
C. 支气管哮喘　　D. 心力衰竭
E. 支气管扩张

9. 男，65 岁。吸烟 35 年，1～2 包/天。间断咳嗽、咳痰 5 年。胸部 X 线片示双肺透亮度略增加。为明确诊断，宜首选的检查是

A. 胸部高分辨率 CT　　B. 肺通气扫描
C. 肺功能　　D. 动脉血气分析
E. 支气管镜

10. 男，28 岁。发作性喘息 1 年，再发 3 天。查体：R 28 次/分钟，坐位、大汗，口唇发绀，双肺满布哮鸣音。该患者不宜采用的治疗措施是

A. 雾化吸入支气管舒张剂
B. 静脉点滴糖皮质激素
C. 持续吸氧
D. 静脉点滴抗生素
E. 静脉点滴呼吸兴奋剂

11. 女，76 岁。1 小时前被家属发现意识不清急送入院，有慢性阻塞性肺疾病病史 20 年，近 1 周来嗜睡。查体：BP 150/90mmHg，昏迷，球结膜水肿，口唇发绀。双下肺可闻及湿啰音。该患者最可能的诊断是

A. 电解质紊乱　　B. 感染中毒性脑病
C. 肺性脑病　　D. 脑梗死
E. 左心衰竭

12. 女，24 岁。间断发热、咳嗽 10 余天。最高体温 37.6℃，无痰。既往体健。查体：T 37.4℃，P 86 次/分钟，R 19 次/分钟，BP 100/70mmHg。右上肺叩诊呈浊音。血常规：WBC 8.6×10^9/L，N 0.68，胸部 X 线片示右上肺斑片状阴影，其内可见不规则透亮区。最可能的诊断是

A. 肺囊肿继发感染
B. 金黄色葡萄球菌肺炎
C. 肺炎克雷伯菌肺炎
D. 吸入性肺脓肿
E. 肺结核

13. 男，18 岁。3 天前淋雨受凉后出现寒战、发热、咳嗽。查体：T 39.5℃，急性热病容，右肺呼吸音减弱，语音共振增强。胸部 X 线片示右下肺大片状模糊阴影。该患者最可能的诊断是

A. 肺炎克雷伯菌肺炎
B. 肺炎支原体肺炎
C. 肺炎链球菌肺炎
D. 金黄色葡萄球菌肺炎
E. 结核性胸膜炎

14. 男，24 岁。发作性喘息 2 年，加重 1 周。1 周来有时夜间咳醒伴憋气，可自行缓解。查体：双肺散在哮鸣音。为控制患者夜间症状，下列药物中宜首选的是

A. 吸入短效 β_2 受体激动剂
B. 吸入糖皮质激素
C. 吸入长效 β_2 受体激动剂
D. 口服糖皮质激素
E. 口服缓释茶碱

15. 男，57 岁。干咳 1 个月。胸部 CT 示左肺门肿块，左支气管狭窄，纵隔及左肺门淋巴结肿大，支气管镜活检病理示“小细胞肺癌”。该患者应首选的治疗措施是

A. 放疗　　B. 手术
C. 生物治疗　　D. 化疗
E. 靶向治疗

16. 男，65 岁。咳嗽，痰中带血伴喘息 3 个月，头面部及双上肢肿胀 2 周。胸部 X 线片示右肺门影增大，右肺可见不规则分叶状团块影，右上纵隔明显增宽。最可能的诊断是

A. 纵隔肿瘤　　B. 肺结核
C. 肺癌　　D. 肺血栓栓塞
E. 肺炎

17. 男，62岁。胸痛2个月。胸部X线片检查发现右上肺外周3.0cm×2.5cm阴影。下述检查对确定诊断最有价值的是

A. 支气管动脉造影
B. 胸部MRI
C. CT或超声引导下经胸壁活检
D. 胸部CT
E. 肿瘤标志物监测

18. 严重胸腹联合损伤后，必须首先处理的是

A. 轻度血压下降
B. 急性弥漫性腹膜炎
C. 粉碎性胸椎骨折
D. 张力性气胸
E. 粉碎性腰椎骨折

（19～21题共用题干）

男，18岁。自幼年始反复发作性喘息，可自行缓解或经使用"抗炎、平喘药"缓解。6岁后症状逐渐消失。近3天来再次出现喘息，严重时影响睡眠。查体：T 37.1℃，肥胖。双肺可闻及哮鸣音。心率100次/分钟，律齐，$P_2>A_2$，双下肢无水肿。

19. 该患者最可能的诊断是

A. 慢性阻塞性肺疾病
B. 睡眠呼吸暂停综合征
C. 特发性肺动脉高压
D. 先天性心脏病
E. 支气管哮喘

20. 对明确诊断最有价值的检查是

A. 肺功能检查　B. 胸部X线片
C. 超声心动图　D. 睡眠呼吸监测
E. 动脉血气分析

21. 患者出现喘息发作时，为迅速缓解症状，宜首选的治疗是

A. 吸入M受体拮抗剂
B. 舌下含硝酸甘油
C. 吸入糖皮质激素
D. 吸氧
E. 吸入短效β_2受体激动剂

（22～23题共用备选答案）

A. 肺炎支原体肺炎
B. 肺炎克雷伯菌肺炎
C. 病毒性肺炎
D. 肺炎链球菌肺炎
E. 葡萄球菌肺炎

22. 高热、胸痛、咳铁锈色痰最常见于

23. 高热、胸痛、咳砖红色胶冻样痰最常见于

2014年呼吸系统真题汇总

1. 健康成人社区获得性肺炎最常见的是

A. 肺炎支原体　B. 嗜肺军团菌
C. 铜绿假单胞菌　D. 肺炎链球菌
E. 流感嗜血杆菌

2. 下列疾病中，最常发生Ⅱ型呼吸衰竭的是

A. 肺炎　B. 慢性阻塞性肺疾病
C. 结核性胸膜炎　D. 肺血栓栓塞
E. 间质性肺疾病

3. 判断患者肺结核具有活动性最有价值的检查结果是

A. 血清结核抗体阳性
B. PPD试验强阳性
C. 血沉显著增快
D. 胸部X线片示肺部空洞性病变
E. 痰涂片抗酸杆菌染色阳性

4. 肺炎病变部位没有空洞形成常见于

A. 肺炎链球菌肺炎
B. 病毒性肺炎
C. 肺炎克雷伯菌肺炎
D. 金黄色葡萄球菌肺炎
E. 肺炎支原体肺炎

5. 结核性胸膜炎处理措施中不正确的是

A. 口服三联或四联抗结核药物
B. 加强营养支持
C. 常规使用小剂量糖皮质激素
D. 定期检测肝功能和血常规
E. 反复胸腔穿刺抽液

6. 支气管哮喘呼吸困难的最典型特征是

A. 休息时呼吸困难
B. 发作时呼吸困难
C. 日间呼吸困难
D. 劳力性呼吸困难
E. 夜间阵发性呼吸困难

7. 女，35岁。间断咳嗽、咳痰伴咯血10余年，再发2天入院。咯血总量约600ml，经抗感染，静脉点滴垂

体后叶素治疗后，咯血停止。行胸部CT检查示右下叶多发囊状及柱状影，部分囊腔内可见液平，余肺未见异常。该患者宜进一步采取的最佳治疗措施为

A. 规律使用流感疫苗
B. 手术切除病变肺叶
C. 支气管动脉栓塞
D. 抗生素预防感染
E. 感染时联合使用抗生素

8. 患者，女，32岁。咳嗽、咯血3周，低热、乏力、进行性消瘦。X线示：右上肺虫蚀样空洞。最可能的诊断是

A. 浸润性肺结核　B. 肺癌
C. 肺脓肿　D. 肺囊肿并感染
E. 支气管扩张症

9. 女，35岁。诊断支气管哮喘2年，间断口服糖皮质激素及氨茶碱治疗，时有发作。该患者应采取的主要治疗措施是

A. 规律使用氨茶碱
B. 规律使用吸入型糖皮质激素
C. 规律吸入 β_2 受体激动剂
D. 肌肉注射长效糖皮质激素
E. 规律口服糖皮质激素

10. 男，32岁。3天前受凉后出现寒战、高热，继之咳嗽，咳少量脓性痰伴右侧胸痛。查体：T 39℃，急性病容，左侧口角疱疹，心率110次/分，律齐。血WBC 11.0×10^9/L，N 0.78。最可能的诊断是

A. 肺炎链球菌肺炎　B. 金黄色葡萄球菌肺炎
C. 肺炎支原体肺炎　D. 干酪性肺炎
E. 急性肺脓肿

（11～13题共用题干）

男，65岁。间断咳嗽、咳痰10年，多于秋冬季发作，近3年来活动耐力逐渐下降。2天来再次出现咳嗽，平地行走即感气短。既往高血压病史10余年。吸烟30余年，每日1包。查体：BP 150/90mmHg，口唇略发绀，颈静脉怒张，双侧肺下界位于肩胛线第11肋间，叩诊呈过清音，双肺呼吸音降低，呼气相延长，可闻及散在干湿性啰音。双下肢轻度水肿。

11. 该患者最可能的诊断是

A. 支气管扩张　B. 过敏性肺炎
C. 左心衰竭　D. 支气管哮喘
E. 慢性阻塞性肺疾病

12. 下列检查对明确诊断最有价值的是

A. 动脉血气分析　B. 支气管镜
C. 超声心动图　D. 肺功能
E. 胸部X线片

13. 为缓解患者的呼吸困难，下列首选治疗措施为

A. 皮下注射吗啡
B. 静脉点滴糖皮质激素
C. 静脉点滴硝普钠钠
D. 静脉注射呋塞米
E. 雾化吸入异丙肾上腺素

14. 男，71岁。咳嗽，咳痰20年，气短2天。高血压病史20年。查体：T 37.5℃，BP 150/90mmHg，半坐位，口唇发绀，呼气相延长，双肺可闻及干湿性啰音，心界向左下扩大，心率120次/分，律齐。为改善患者的临床症状，下列药物应首选的是

A. 毛花苷丙（西地兰）
B. 氨茶碱
C. 肾上腺素
D. 吗啡
E. 呋塞米

2013年呼吸系统真题汇总

1. 最常并发Ⅱ型呼吸衰竭的疾病是

A. 胸膜炎
B. 肺结核
C. 肺炎
D. 慢性阻塞性肺疾病
E. 特发性肺动脉高压

2. 胸部CT诊断中心型肺癌时，最有诊断价值的检查是

A. 纵隔镜
B. 痰找瘤细胞
C. 血清肿瘤标志物
D. 经皮肺穿刺
E. 纤维支气管镜

3. 目前用于确诊支气管扩张的主要检查是

A. 支气管镜
B. 支气管碘油造影
C. 数字化高清晰胸部X线片
D. 胸部增强CT
E. 胸部高分辨CT

（4～5 题共用备选答案）

A. 金黄色葡萄球菌
B. 厌氧菌
C. 肺炎克雷伯杆菌
D. 肺炎链球菌
E. 肺炎支原体

4. 男，56 岁。“流感”后出现高热、咳嗽、黄痰伴痰中带血。胸部 X 线片示右下肺片状影，其内可见多个圆形透亮区。最可能感染的病原体是

5. 男，66 岁。慢性阻塞性肺疾病患者。“上感”后出现右上肺大片状影，其内可见多个圆形透亮区，叶间裂略下移。最可能感染的病原体是

6. 不符合张力性气胸病理生理改变的是
A. 严重皮下及纵隔气肿
B. 血压下降、脉速
C. 患侧肺萎陷，纵隔向健侧移位
D. 纵隔摆动
E. 肺破口形成活瓣

7. 肋骨骨折的一般处理原则错误的是
A. 提早下地活动
B. 多根多处肋骨骨折做肋骨固定
C. 酌情使用镇痛和镇静剂
D. 使用抗生素控制感染
E. 鼓励患者咳嗽、排痰

8. 目前用于判断慢性阻塞性肺疾病严重程度的肺功能指标是
A. 用力肺活量（FVC）占预计值百分比
B. 最大通气量（MVV）占预计值百分比
C. 一秒率（FEV_1/FVC）
D. 残总比（RV/TLC）
E. 一秒量（FEV_1）占预计值百分比

9. 正常人过度通气后可出现呼吸暂停，其主要原因是
A. 血 pH 升高
B. PaO_2升高
C. 呼吸肌疲劳
D. $PaCO_2$降低
E. 呼吸调整中枢抑制

10. 下列呼吸困难的临床表现中，强烈提示患者为支气管哮喘的是
A. 夜间或凌晨发作的喘息
B. 呼吸困难常常不能自行缓解
C. 活动时出现呼吸困难
D. 频繁发作的叹息样呼吸
E. 发作时吸气相明显延长

11. 下列病变部位叩诊呈实音的情况最常见于
A. 肺炎　　B. 胸膜粘连
C. 胸腔积液　　D. 肺气肿
E. 气胸

12. 男，53 岁。连续 2 年冬季“感冒”后咳嗽、咳痰，持续 4～5 周，发作时伴有憋气，经使用抗感染、化痰药物治疗后缓解。吸烟近 30 年，每天约 1 包。体检及胸部 X 线片无异常发现。为明确诊断，应首先采取的进一步检查是
A. 肺功能
B. 胸部 CT
C. 动脉血气分析
D. 支气管镜
E. 超声心动图

13. 男，54 岁。因“进行性呼吸性呼吸困难 1 年”就诊。既往体健。查体：口唇轻度发绀，双肺呼吸音清晰，未闻及干湿啰音。心界无扩大，P_2亢进、分裂，三尖瓣区可闻及 2/6 级收缩期杂音。左下肢轻度凹陷性水肿，并可见浅静脉曲张。该患者最可能的诊断是
A. 慢性肺源性心脏病
B. 冠心病
C. 扩张型心肌病
D. 先天性心脏病
E. 风湿性心脏瓣膜病

14. 男，72 岁。痰中带血 4 个月余。无发热、盗汗。吸烟 50 年，10 支/日。1 年前胸部 X 线片检查发现右上肺 2cm×2cm 结节影。本次入院胸部 X 线检查示右上肺 4cm×3cm 团块状影。首先考虑的诊断是
A. 肺脓肿　　B. 肺癌
C. 肺结核球　　D. 肺结核瘤
E. 肺囊肿

15. 女，30 岁。畏寒、高热、咳嗽 5 天。查体：右上肺语颤增强，呼吸音减弱。血 WBC 15.2×10^9/L，N 0.92。该患者最可能的诊断是
A. 支气管扩张
B. 病毒性肺炎
C. 肺炎链球菌肺炎
D. 干酪性肺炎
E. 肺炎支原体肺炎

16. 女，32 岁，工人。劳累后出现低热、干咳 1 个月。当地诊所为其静脉滴注“左氧氟沙星”1 周后热退，未继续治疗。此后常有间断干咳，痰中带血及关节痛。查体：T 37.3℃，消瘦，双肺未闻及干湿啰音。胸部 X 线片示两上肺斑片状影。最可能的诊断是
A. 肺炎支原体肺炎

B. 肺结核
C. 肺炎链球菌肺炎
D. 真菌性肺炎
E. 肺炎克雷伯杆菌肺炎

17. 男，34 岁。支气管哮喘患者，因急性加重就诊。静脉点滴氨茶碱治疗后效果欠佳。动脉血气分析示Ⅰ型呼吸衰竭。目前宜采用的药物治疗措施中最重要的是
A. 雾化吸入糖皮质激素
B. 口服白三烯受体调节剂
C. 吸入长效 β_2受体激动剂
D. 静脉滴注广谱抗生素
E. 静脉滴注糖皮质激素

18. 男，18 岁。胸痛伴呼吸困难 1 天。查体：瘦高体型。胸部 X 线示右侧气胸，纵隔明显左移。患者既往有类似症状。但是程度较轻。此时应采取的诊治措施不包括
A. 右侧胸腔闭式引流
B. 胸腔镜手术
C. 右侧胸腔穿刺抽气
D. 面罩吸氧
E. 无创通气

19. 女，23 岁。因"右侧胸痛伴发热 1 周"就诊。既往体健。体检：右侧第 8 后肋以下叩诊实音，呼吸音消失。胸部 X 线片示右下肺大片致密音，上缘呈外高内低弧形。为明确诊断首选的检查措施为
A. PPD 实验
B. 支气管镜
C. 胸部 CT
D. 胸腔镜
E. 胸腔穿刺

20. 男，65 岁。慢性阻塞性肺疾病患者，因受凉后咳嗽、咳痰伴呼吸困难加重 2 天入院。查体：坐位，喘息貌，球结膜轻度水肿。口唇发绀。双肺可闻及散在哮鸣音，肺底少许湿性啰音。动脉血气分析示 pH 7.21，$PaCO_2$65mmHg，$PaO_2$52mmHg，该患者宜采取的治疗措施为
A. 储氧面罩吸氧
B. 有创通气
C. 鼻导管吸氧
D. 普通面罩吸氧
E. 无创通气

（21～23 题共用题干）

男，56 岁，近 1 周来"上呼吸道感染"后出现呼吸困难，夜间为著，可逐渐自行缓解，白天症状不明显。既往高血压病史 10 年，血压控制欠满意，已戒烟 10 年。过敏性鼻炎病史 5 年。门诊心肺检查及胸部 X 线片未见异常，行超声心动图检查未见异常。

21. 该患者首先考虑的诊断是
A. 慢性阻塞性肺疾病
B. 支气管哮喘
C. 心力衰竭
D. 睡眠呼吸暂停综合征
E. 冠心病

22. 为明确诊断应首先采取的检查是
A. 肺功能
B. 睡眠呼吸监测
C. 胸部 CT
D. 冠状动脉 CT 血管造影术
E. 动脉血气分析

23. 该患者入院后仍间断发作憋气，在进行检查和临床观察时应特别关注的是
A. 症状缓解时的活动耐力
B. 上呼吸道检查
C. 血压波动情况
D. 发作时心肺体征
E. 有无杵状指

24. 男，60 岁。肺癌根治术后 1 天，胸腔闭式引流 1.5 小时引出血性液体 500ml。查体：P 120 次/分，BP 100/75mmHg。此时最重要的处理方法是
A. 输注全血
B. 静脉点滴多巴胺
C. 开胸止血
D. 快速补液
E. 继续观察

（25～27 题共用备选答案）
A. 反复发作性呼气性呼吸困难
B. 发热伴刺激性干咳
C. 咳大量脓痰或反复咯血
D. 发热、咳嗽，肺部固定性细湿啰音
E. 咳嗽、午后低热，乏力，盗汗、消瘦

25. 肺炎支原体肺炎的主要临床表现是
26. 支气管哮喘的主要临床表现是
27. 肺结核的临床表现是

2012 年呼吸系统真题汇总

1. 肺炎链球菌最重要的致病因素是

A. 炎症因子 B. 蛋白水解酶
C. 内毒素 D. 外毒素
E. 荚膜侵袭性

2. 评估呼吸气流是否受限最常用的指标是

A. 用力肺活量（FVC）
B. 峰流速（PEF）
C. FEV_1%预计值
D. FEV_1/FVC
E. 残气量/肺总量（RV/TLC）

3. 肺结核原发综合征的临床表现

A. 病灶常为多结节性
B. 原发灶、淋巴管炎及肺门淋巴结结核
C. 肺内可有一个或多个空洞
D. 病灶位于锁骨上、下
E. 肺内常见结核球

4. 不符合结核性胸腔积液表现的是

A. 胸液 LDH 明显增加
B. 胸液中单个核细胞比例增加
C. 胸液 ADA 明显增加
D. 血性胸液
E. 胸液总蛋白水平显著下降

5. 语音共振增强常见于

A. 肺气肿 B. 胸腔积液
C. 胸膜广泛粘连 D. 阻塞性肺不张
E. 大叶性肺炎

6. 阻塞性肺不张时不会出现的体征是

A. 胸廓可有塌陷
B. 病变部位触觉震颤增强
C. 病变部位呼吸音减弱
D. 病变部位叩诊呈浊音
E. 气管向患侧移位

7. 不属于肺结核一线治疗药物的是

A. 吡嗪酰胺 B. 利福平
C. 链霉素 D. 异烟肼
E. 左氧氟沙星

8. 肺癌筛查首选的检查方法是

A. 胸部 B 超 B. 胸部 CT
C. 支气管镜 D. 胸部 X 线片
E. 肿瘤标志物检测

9. 下列疾病出现咯血时，最常表现为持续痰中带血的疾病是

A. 心力衰竭 B. 支气管扩张
C. 肺癌 D. 肺炎
E. 肺血栓栓塞症

10. 下列疾病中，持续性干咳而胸部 X 线片正常的情况最常见于

A. 支气管结核 B. 支气管扩张
C. 支气管哮喘 D. 心力衰竭
E. 慢性支气管炎

11. 男，16 岁。发热、干咳 3 天，最高体温 37.8℃。其同班同学中有多数人出现类似症状。查体：双肺呼吸音粗，未闻及干湿性啰音。血 WBC 8.5×10^9/L，N 0.75。胸部 X 线片示右下肺纹理增粗、模糊。该患者首选的抗感染治疗药物是

A. 头孢拉啶 B. 阿奇霉素
C. 左氧氟沙星 D. 阿米卡星
E. 青霉素

12. 女，32 岁。发热伴乏力、胸痛、气促 1 周。查体：体温 38℃，右下肺叩诊实音，呼吸音消失，胸液呈草黄色，比重 1.030，WBC 800×10^6/L，淋巴 0.82，总蛋白 35g/L，LDH 300U/L。最可能的诊断是

A. 类肺炎性胸腔积液 B. 胸膜间皮瘤
C. 结核性胸膜炎 D. 结缔组织瘤
E. 肺癌胸膜转移

13. 男，18 岁，学生。咳嗽 3 周，少量咯血 2 天，无发热。查体未见异常。胸部 X 线片示右下叶背段不规则片状影，可见薄壁空洞。血 WBC 8.5×10^9/L，N 0.80，Hb 110g/L，Plt 225×10^9/L。为明确诊断，应首选的检查是

A. 支气管镜
B. 痰真菌培养
C. 痰涂片找抗酸杆菌
D. PPD 试验
E. 血细胞沉降率

14. 男，56 岁。间断咳嗽、咳痰 3 年余。偶有痰中带血，经反复抗感染治疗效果欠佳，近 3 年来体重下降约 10kg。查体：消瘦体型，双上肺可闻及少量湿性啰音。胸部 X 线片示双上肺条索状阴影，可见不规则

透亮区，未见液平，双肺门上提，下肺纹理呈垂柳样改变。该患者最可能的诊断是

A. 支气管扩张　　B. 肺囊肿

C. 肺癌　　D. 肺真菌病

E. 肺结核

15. 男，65 岁。间断咳嗽 20 年，活动后气短 3 年。今晨突感左胸部疼痛，继而出现憋气。查体：左侧胸廓略饱满，左肺呼吸音明显减弱，HR 110 次/分，可闻早搏 4 次/分。该患者最可能的诊断是

A. 急性心肌梗死

B. COPD 急性加重

C. 自发性气胸

D. 肺血栓栓塞症

E. 胸腔积液

16. 女，45 岁。发热，咳嗽，咳脓痰 3 天。胸部 X 线片示右上肺大片状阴影，其内可见多个透亮区，叶间裂略下移。该患者最可能的诊断是

A. 肺脓肿

B. 金黄色葡萄球菌肺炎

C. 肺结核

D. 肺炎克雷伯杆菌肺炎

E. 肺炎链球菌肺炎

（17～18 题共用题干）

男，60 岁。咳嗽、咳痰伴喘息 20 余年，加重 1 周，2 天来发热、咳嗽、意识不清。查体：P 130 次/分，R 13 次/分，BP 140/80mmHg。昏睡、球结膜水肿，皮肤潮湿，口唇发绀，双肺可闻及干湿性啰音，心界不大，脾脏未触及，双侧腱反射减弱。血 WBC 12.8×10^9/L，N 0.82，SpO_2 85%（吸氧）。

17. 患者意识障碍最可能的原因是

A. 脑血管病　　B. 低血糖

C. 低钠血症　　D. 肺性脑病

E. 感染中毒性脑病

18. 对于该患者最重要的治疗措施是

A. 静脉点滴呼吸兴奋剂

B. 静脉注射 10% 葡萄糖

C. 静脉点滴 3% 氯化钠溶液

D. 静脉点滴甘露醇

E. 机械通气

（19～21 题共用题干）

男，65 岁。因反复咳嗽、咳痰 10 年，加重伴呼吸困难 2 天入院。查体：躁动，面色暗红，皮肤潮湿，口唇发绀。双肺呼吸音减弱，可闻及散在干湿性啰音。心率 96 次/分，$P_2 > A_2$，各瓣膜区未闻及杂音。肝肋下 3cm，轻压痛。双下肢轻度凹陷性水肿。动脉血气分析：吸氧时 pH 7.20，$PaCO_2$ 67mmHg，PaO_2 55mmHg，HCO_3^- 28.3mmol/L，K^+ 4.6mmol/L，Na^+ 129mmol/L，Cl^- 96mmol/L。

19. 该患者血气分析的判断，正确的是

A. 呼吸性碱中毒　　B. 代谢性碱中毒

C. 呼吸性酸中毒　　D. 代谢性酸中毒

E. 呼吸性酸中毒 + 代谢性酸中毒

20. 对改善该患者酸碱平衡紊乱，最重要的治疗措施是

A. 静脉注射呋塞米

B. 机械通气

C. 纠正低钠血症

D. 静脉点滴呼吸兴奋剂

E. 静脉点滴碳酸氢钠

21. 该患者经治疗后症状改善出院，出院后动脉血气分析（呼吸室内空气），显示 pH 7.35，$PaCO_2$ 48mmHg，PaO_2 50mmHg，HCO_3^- 26.3mmol/L。对改善患者预后最价值的治疗措施是

A. 规律使用糖皮质激素

B. 接种肺炎链球菌疫苗

C. 长期家庭氧疗

D. 按需吸入支气管舒张剂

E. 康复运动训练

22. 不适用于连枷胸的紧急处理措施是

A. 开胸骨折固定

B. 胸壁加压，包扎固定

C. 浮动胸壁牵引

D. 气管插管吸痰，给氧辅助呼吸

E. 胸腔镜骨折固定

23. 造成浮动胸壁的原因是

A. 单根两处肋骨骨折

B. 单根单处肋骨骨折

C. 多根多处肋骨骨折

D. 多根单处肋骨骨折

E. 单根多处肋骨骨折

24. 男，43 岁。外伤致右胸腔积血。2 周后出现发热、胸痛，经多次胸腔穿刺抽出混浊胸腔积液，症状无明显改善。此时主要治疗应是

A. 静脉注射止血剂

B. 加强营养，增强抵抗力

C. 胸腔闭式引流

D. 胸腔开放引流

E. 胸腔内注入抗生素

25. 怀疑支气管扩张而胸片大致正常，首选检查是

A. 支气管碘油造影

B. 纤维支气管镜

C. 高分辨 CT
D. 增强 CT
E. MRI

26. 主要作用为控制支气管哮喘气道炎症的药物是
A. 茶碱类
B. 长效 β_2 受体激动剂
C. M 受体拮抗剂
D. 糖皮质激素
E. 短效 β_2 受体激动剂

27. 不符合慢性阻塞性肺疾病功能检查结果的是
A. 呼气峰流速下降
B. 肺活量下降
C. 肺总量下降
D. 第一秒用力呼气量（FEV_1）下降
E. 残气量增加

28. 男，63 岁，COPD 患者。因近来活动耐力下降就诊。为对其因迷走神经张力过高所致的气道狭窄，宜选用的药物是
A. 白三烯调节剂
B. 异丙托溴铵
C. 吸入型糖皮质激素
D. 沙丁胺醇
E. 茶碱

29. 男，45 岁。发热、咳嗽、咳痰伴痰中带血 2 周就诊。糖尿病病史 5 年，血糖控制欠满意。胸部 X 线片示右上肺大片状阴影，其内见“虫蚀样”空洞。该患者最可能的诊断是
A. 支气管扩张合并感染
B. 干酪样肺炎
C. 真菌性肺炎
D. 肺脓肿
E. 慢性纤维空洞型肺结核

30. 男性，20 岁。因受凉后寒战、发热、咳痰 6 天就诊。查体：T 39.3℃，P 100 次/分，R 24 次/分，右下肺可闻及管状呼吸音。WBC 123×10^9/L，N 0.95。该患者可能的诊断是
A. 干酪性肺炎
B. 肺炎球菌肺炎
C. 肺炎杆菌肺炎
D. 肺炎支原体肺炎
E. 金黄色葡萄球菌肺炎

31. 男性，45 岁，干部。有高血压病史 5 年，一直用“卡托普利”降压治疗可控制。3 个月前迁居新房后常出现咳嗽，以干咳为主，在医生建议下停用“卡托普利”药物，但仍咳嗽，先后多次行胸部 X 线检查未见肺实质性病变，查“血支原体阳性”，而用“阿奇霉素”治疗后仍未见效而就诊，查体无阳性体征。为明确诊断首选的检查是
A. 血清支原体抗体　B. 结核菌素试验
C. 心脏彩超 + 心功能　D. 肺功能 + 激发试验
E. 胸部高分辨 CT

（32～33 题共用备选答案）
A. 阻塞性肺气肿
B. 代偿性肺气肿
C. 间质性肺气肿
D. 老年性肺气肿
E. 灶性肺气肿

32. 慢性支气管炎导致

33. 肺组织生理性退变导致

第十篇 心血管系统

2017 年心血管真题汇总

1. 无合并症的高血压患者血压控制目标为

A. <125/75mmHg　B. <140/90mmHg
C. <130/80mmHg　D. <135/85mmHg
E. <125/80mmHg

2. 纤维蛋白性心包炎的典型病理体征是

A. S_1亢进　B. 心尖部收缩期杂音
C. 心包摩擦音　D. P_2减弱
E. 心动过速

3. 心室颤动最有效的治疗措施是

A. 胸外按压　B. 电除颤
C. 注西地兰　D. 人工呼吸
E. 气管插管

4. 左室后负荷增加的临床情况是

A. 主动脉瓣关闭不全　B. 高血压
C. 二尖瓣狭窄　D. 肺栓塞
E. 三尖瓣关闭不全

5. 下列疾病中最易引起心房颤动的是

A. 甲状腺功能亢进症　B. 慢性肾脏疾病
C. 糖尿病　D. 胃食管反流病
E. 缺铁性贫血

6. 符合典型劳力型心绞痛症状特点的是

A. 位于胸部右侧　B. 转瞬即逝
C. 针刺样锐痛　D. 深吸气时加重
E. 劳累时发生

7. 男，45 岁。活动后气短 2 年，2 周前发热，咳黄痰，抗生素治疗后体温降至正常，近 3 天夜间喘憋，不能平卧。既往有扩张型心肌病病史 3 年。查体：BP 150/70mmHg，无发绀和颈静脉怒张，双肺可闻及少许湿啰音，未闻及哮鸣音，心界向两侧扩大，心率 105 次/分钟，律齐，腹软，肝脾肋下未触及，双下肢无水肿，该患者喘憋的可能原因是

A. 左心衰竭　B. 肺血栓栓塞
C. 右心衰竭　D. 肺炎
E. 支气管哮喘

8. 结核性心包炎初期最关键的治疗是

A. 心包穿刺引流　B. 营养支持治疗
C. 口服波尼松　D. 口服利尿药
E. 口服抗结核药

9. 下肢深静脉血栓形成的相关因素不包括

A. 久病卧床　B. 静脉损伤
C. 脾功能亢进　D. 妊娠
E. 长期服用避孕药

10. 男，58 岁。活动后气短半年，夜间憋醒 1 周。既往陈旧性心肌梗死 3 年。查体：血压 110/80mmHg，双下肺可闻及少许湿性啰音，心率 98 次/分钟，心律齐。最有助于明确该患者气短原因的检查是

A. 超声心动图　B. 肺功能
C. 胸部 X 线片　D. 血常规
E. 动脉血气分析

11. 男，35 岁。发现血压升高 3 个月。既往体健。查体：血压 150/95mmHg，心率 96 次/分钟，双肺呼吸音清晰。该患者最适合的治疗药物是

A. 硝普钠　B. 普萘洛尔
C. 利血平　D. 可乐定
E. 哌唑嗪

12. 男，73 岁。心悸 2 年。既往有糖尿病病史。查体：脉率 95 次/分钟，心电图示 P 波消失，心室律极不规则。超声心动图示左心耳内血栓影像。该患者目前最适宜的处理是

A. 电复律　B. 口服华法林
C. 口服阿司匹林　D. 射频消融术
E. 药物复律

13. 女性，23 岁。体检发现心律不齐，平时无自觉不适，体力活动不受限制。心电图显示提前出现的 QRS 波群，形态正常，其前有 P 波，不完全性代偿间歇。动态心电图 24 小时内共记录到 1500 次。实

验室检查：肌钙蛋白阴性。最适宜的处理是

A. 暂不治疗，随访

B. 口服泼尼松

C. 口服胺碘酮

D. 口服普罗帕酮

E. 输注营养心肌药物

14. 男，36 岁。活动时气短 1 周。既往体检时发现胸骨左缘 3、4 肋间粗糙的收缩期杂音，伴震颤。心电图示：Ⅱ、Ⅲ、aVF，V_4 ~ V_6 导联深而窄的 Q 波。该患者最可能的诊断是

A. 急性心包炎

B. 肥厚性梗阻型心肌病

C. 二尖瓣狭窄

D. 主动脉瓣关闭不全

E. 急性心肌炎

15. 男，45 岁。非同日多次测量发现血压高 3 个月，血压最高达 155/100mmHg，未服药。既往糖尿病 3 年余。实验室检查血常规生化均正常。根据临床表现，应诊断为

A. 高血压 2 级，很高危

B. 高血压 1 级，很高危

C. 高血压原应待查

D. 高血压 1 级，高危

E. 高血压 2 级，高危

16. 女，50 岁。右下肢静脉迂曲扩张 12 年，近期出现右下肢酸胀感，白天或夜间肿胀，晨起消失。查体：T 36.5℃，P 18 次/分钟，BP 120/80mmHg，双肺呼吸音清，心律齐，腹软，无压痛，右下踝部轻度水肿，足靴区皮肤色素沉着，大腿下 1/3 内侧及小腿后方浅静脉明显扩张迂曲。大隐静脉瓣膜功能试验（+），深静脉通畅试验（-），交通静脉瓣膜功能试验（-）。该患者最可能的诊断是

A. 血栓闭塞性脉管炎

B. 动脉脉瘘

C. 血栓浅静脉性炎

D. 动脉粥样硬化性血管炎

E. 原发性下肢静脉曲张

（17 ~ 18 题共用题干）

女，62 岁。持续性胸痛 2 小时。2 小时前出现胸骨后疼痛，休息后未减轻，逐渐出现呼吸困难。既往高血压和血脂异常病史。查体：BP 130/70mmHg，双肺呼吸音清，心率 86 次/分钟，律齐，$A_2 > P_2$。心电图：V_1 ~ V_6 导联 ST 段抬高 0.4mV，Ⅱ、Ⅲ、aVF 导联 ST 段压低 0.2mV。

17. 该患者最可能的诊断为

A. 急性心包积液　　B. 变异性心绞痛

C. 急性心肌炎　　D. 急性心肌梗死

E. 急性肺血栓栓塞

18. 该患者关键的治疗是

A. 再灌注治疗

B. 应用非甾体类抗炎药

C. 应用糖皮质激素

D. 应用华法林

E. 应用非二氢吡啶类钙通道阻滞剂

（19 ~ 20 题共用备选答案）

A. 心包积液　　B. 主动脉瓣关闭不全

C. 主动脉瓣狭窄　　D. 二尖瓣狭窄

E. 二尖瓣关闭不全

19. 胸部 X 线片示心影呈“烧瓶样”提示

20. 胸部 X 线片示心影呈“梨形”提示

2016 年心血管真题汇总

1. 大隐静脉曲张患者，术前拟行大隐静脉结扎术，进行此手术前必须进行的检查是

A. 交通静脉瓣膜功能试验

B. 直腿抬高试验

C. 大隐静脉瓣膜功能试验

D. 肢体抬高试验

E. 深静脉通畅试验

2. 能改善稳定型心绞痛患者临床预后的药物是

A. 速效救心丸　　B. 单硝酸异山梨酯

C. 硝酸甘油　　D. 硝苯地平

E. 阿司匹林

3. 诊断心脏骤停必须满足的条件是

A. 突发意识丧失

B. 呼吸停止

C. 足背动脉搏动消失

D. 呼吸音消失

E. 肢端湿冷

4. 属于左心衰竭的临床表现是

A. 下肢水肿

B. 夜间阵发性呼吸困难

C. 眼睑水肿
D. 颈静脉怒张
E. 活动后胸痛

5. 亚急性自体瓣膜感染性心内膜最常见的致病菌是
A. 肠球菌 B. 牛链球菌
C. 表皮葡萄球菌 D. 草绿色链球菌
E. 金黄色葡萄球菌

6. 终止心室颤动最有效的方法是
A. 静脉推注利多卡因
B. 静脉滴注胺碘酮
C. 同步直流电除颤
D. 同步交流电除颤
E. 非同步直流电除颤

7. 阵发性室性心动过速最常见的病因是
A. 二尖瓣脱垂 B. 高钾血症
C. 冠心病 D. 甲状腺功能亢进症
E. 慢性肺源性心脏病

8. 男，28 岁。发作性心动过速 8 年，突发突止。发作时心电图提示：心率 180 次/分钟，节律规则，QRS 波群时限正常，可见逆行 P 波。该患者最可能的诊断是
A. 窦性心动过速 B. 室性心动过速
C. 心房颤动 D. 阵发性室上性心动过速
E. 心房扑动

9. 男，77 岁。高血压病史 1 年，血压最高为 160/65mmHg。肾功能：血钾浓度、血脂水平、血糖水平及尿常规等均在正常范围。该患者的收缩压控制目标值至少应低于
A. 140mmHg B. 130mmHg
C. 150mmHg D. 120mmHg
E. 160mmHg

10. 男，50 岁。活动后心悸、气短伴上下肢水肿 10 余年。每于"着凉"后症状加重，不能平卧。查体：颈静脉怒张，双肺可闻及细湿啰音，心界向两侧扩大，心率 110 次/分钟，无杂音，肝颈静脉回流征阳性，双下肢凹陷性水肿。目前该患者心衰的类型是
A. 急性右心衰竭 B. 急性左心衰竭
C. 慢性左心衰竭 D. 全心衰竭
E. 慢性右心衰竭

11. 男，60 岁。直肠癌根治术 4 天，晨起时突发左下肢肿胀，左腿皮温增高。查体：股三角区有深压痛。最后可能的诊断是
A. 淋巴水肿 B. 血栓性浅静脉炎
C. 动脉栓塞 D. 大隐静脉曲张
E. 深静脉血栓形成

12. 男，50 岁。活动性胸闷 10 年，加重 1 周。既往 15 年有游走性关节肿痛。查体：BP 110/45 mmHg，心界向左下扩大，心尖部可闻及舒张早期递减型隆隆样杂音，毛细血管搏动征阳性，可触及水冲脉。最可能发现其他体征是
A. A_2 亢进
B. 心尖部闻及收缩期吹风样杂音
C. 心尖部 S1
D. 心尖部闻及开瓣音
E. 胸骨左缘第 3 肋间闻及舒张期杂音

13. 女，20 岁。3 个月前拔牙后持续发热至今，有先天性心脏病病史。查体：T 38.6℃，胸前有出血点，脾肋下 1cm。最有助于确诊的检查是
A. 胸部 X 线片 B. 血培养
C. 血清铁 D. 腹部 B 超
E. 心电图

14. 男，65 岁。劳累时胸骨后疼痛 1 个月，每次持续约 5 分钟，休息后自行缓解，近一个月来发作渐频繁。既往有"糖尿病"病史 10 年。查体：R 16 次/分钟，BP 120/70mmHg，心率 70 次/分钟，$A_2 > P_2$，心律齐，未闻及心脏杂音。该患者最可能的诊断是
A. 不稳定型心绞痛 B. 急性心包炎
C. 急性心肌梗死 D. 肺血栓栓塞
E. 病毒性心肌炎

15. 女，80 岁。精神萎靡 1 周，不能平卧 3 天。查体：端坐位，大汗淋漓，双肺闻及湿性啰音，心尖部可闻及 3/6 级收缩期吹风样杂音。心电图示 $V_1 \sim V_6$ 导联呈 QS 型，ST 段抬高 0.2 ~ 0.3mV。入院后 1 小时，患者突然意识丧失，心音消失，心电监护显示为室性逸搏心律，心率 40 次/分钟。急查超声心动图示心包腔内可见中等量液性暗区。该患者意识丧失的最可能原因是
A. 急性渗出性心包炎合并心脏压塞
B. 急性心肌梗死合并心室游离壁破裂
C. 陈旧性心肌梗死合并乳头肌断裂
D. 陈旧性心肌梗死合并室壁瘤形成
E. 急性心肌梗死合并室间隔穿孔

16. 女，65 岁。活动时胸痛 1 年余。高血压病史 20 余年，脑出血病史 3 年。动脉造影示：右冠状动脉近段狭窄 90%。实验室检查：血肌酐 140μmol/L，ALT 45U/L，胆固醇 3.5mmol/L。关于患者使用他汀类降脂药物的使用原则，正确的是
A. 降低胆固醇水平有可能导致冠心病，不能使用
B. 降低胆固醇水平有可能诱发脑血，不必使用
C. 基础低密度脂蛋白固醇水平不高，不必使用
D. 基础肝肾功能不正常，不能使用

E. 确诊冠心病，只要无禁忌证，应长期用

17. 女，62岁。高血压病史8年，最高血压达180/100mmHg；糖尿病病史5年。实验室检查：血肌酐82μmol/L。该患者正确的诊断是

A. 高血压2级（很高危）

B. 高血压2级（高危）

C. 高血压2级（中危）

D. 高血压3级（高危）

E. 高血压3级（很高危）

（18～19题共用题干）

男，33岁。因活动时心悸，心前区疼痛1年就诊。查体：BP 146/80mmHg，双肺呼吸音清，心界不大，心率78次/分钟，律齐，胸骨左缘第4肋间可闻及3/6级收缩期喷射性杂音。超声心电图示：舒张期末的室间隔厚度16mm，左室流出道狭窄，二尖瓣前叶收缩期前向运动。

18. 该患者最可能的诊断是

A. 风湿性心脏病

B. 病毒性心肌炎

C. 高血压性心脏损害

D. 扩张型心肌病

E. 肥厚型心肌病

19. 该患者首选的治疗药物是

A. 地高辛　　B. 硝酸甘油

C. 美托洛尔　　D. 氨茶碱

E. 氢氯噻嗪

（20～21题共用备选答案）

A. 酚妥拉明　　B. 氨氯地平

C. 美托洛尔　　D. 卡托普利

E. 氢氯噻嗪

20. 高血压伴支气管哮喘患者禁用的药物是

21. 高血压伴高钾血症患者禁用的药物是

2015年心血管真题汇总

1. 亚急性感染性心内膜炎正确的抗菌治疗原则是

A. 早期应用，连续留取数次血培养后立即使用静脉滴注抗生素

B. 口服抗生素

C. 大剂量短疗程用药

D. 根据体温变化间断给药

E. 药敏结果回报前首选庆大霉素静脉滴注

2. 心力衰竭合并快速心房颤动患者，控制心室率首选

A. 依布利特　　B. 腺苷

C. 维拉帕米　　D. 毛花苷丙

E. 美托洛尔

3. 大隐静脉曲张症状严重，长期未规范治疗产生的并发症中，与营养障碍密切相关的是

A. 下肢水肿

B. 皮肤溃疡

C. 局部血管破裂出血

D. 血栓性静脉炎

E. 皮下瘀血

4. 急性左心衰竭典型的体征是

A. 双肺满布湿性啰音

B. 颈动脉异常搏动

C. 腹部移动性浊音阳性

D. 肝肿大

E. 颈静脉怒张

5. 不属于冠心病发病危险因素的是

A. 收缩压升高

B. 高密度脂蛋白降低

C. 饮酒

D. 吸烟

E. 低密度脂蛋白升高

6. 高血压合并支气管哮喘的患者，不宜使用的药物是

A. 硝苯地平　　B. 氢氯噻嗪

C. 贝那普利　　D. 哌唑嗪

E. 美托洛尔

7. 发生心脏骤停后，应首先进行的抢救措施是

A. 胸外按压　　B. 清理呼吸道

C. 心前区撞击　　D. 注射肾上腺素

E. 人工呼吸

8. 最有助于诊断主动脉瓣关闭不全的体征是

A. 心界呈靴形　　B. 心尖抬举样搏动

C. Graham－Steell杂音　　D. 脉压增加

E. 胸骨左缘第3肋间舒张期杂音

9. 目前慢性心力衰竭最常见的病因是

A. 扩张型心肌病

B. 心房颤动

C. 甲状腺功能亢进致心肌损害

D. 冠心病

E. 风湿性心脏瓣膜病

10. 女，69 岁。持续胸痛 6 小时。查体：BP 110/70mmHg，双肺未闻及干湿性啰音，心率 125 次/分钟，律齐，心脏各瓣膜区未闻及杂音。心电图示部分导联 ST 段抬高。实验室检查：肌钙蛋白水平升高。该患者最可能的诊断是
A. 胸膜炎　B. 肺血栓栓塞
C. 心包炎　D. 心绞痛
E. 急性心肌梗死

11. 女，49 岁。突发心悸伴头晕、大汗 10 分钟。查体：BP 80/50mmHg。心电图：心室率 160 次/分钟，QRS 波群宽大畸形，可见心室夺获。该患者最适宜的治疗是
A. 同步直流电复律
B. 静脉推注利多卡因
C. 静脉推注普罗帕酮
D. 静脉推注胺碘酮
E. 口服美托洛尔

12. 女，43 岁。近 3 个月来发热、乏力、气短。有先天性心脏病史。查体：双肺呼吸音清，心率 100 次/分钟，律齐，胸骨左缘第 3 肋间可闻及响亮粗糙的收缩期杂音。实验室检查：尿常规 RBC 5 个/HP，多次血培养为草绿色链球菌。该患者需首先考虑的诊断是
A. 急性心肌炎　B. 急性心包炎
C. 风湿热　D. 急性肾小球肾炎
E. 感染性心内膜炎

13. 男，70 岁。反复心悸、头晕和黑矇 1 个月。查体：BP 70/40mmHg，心率 36 次/分钟，律齐。心电图示：三度房室传导阻滞。为防止患者反复心悸、黑矇，最适宜的治疗措施是
A. 口服阿托品
B. 静脉滴注异丙肾上腺素
C. 植入心脏永久起搏器
D. 继续观察，暂不处理
E. 静脉滴注多巴酚丁胺

14. 男，62 岁。近半年出现活动时胸骨后闷痛，休息 5 分钟可缓解，无静息痛。约每 2 个月发作 1 次，近 1 个月无发作。吸烟史 30 年，父亲 50 岁患心肌梗死。查体无异常。平时心电图正常。明确诊断最适宜的检查是
A. 动脉血气分析
B. 肺功能检查
C. 心电图运动负荷试验
D. 胸痛发作时记录心电图
E. 胸部 CT

15. 男，66 岁。2 天前与人争吵时觉头晕，当时测血压 140/80mmHg，今天骑车 10 公里到县医院就诊，到达时测血压 160/85mmHg。关于此时该患者的血压诊断，正确的说法是
A. 诊断为高血压 1 级，低危
B. 诊断为单纯收缩期高血压 2 级，中危
C. 诊断为高血压 2 级，中危
D. 暂不能诊断高血压，须多次测量安静休息时血压后才可能明确诊断
E. 诊断为单纯收缩期高血压 2 级，但须进一步检查后才能明确危险分组

16. 男，45 岁。有下肢静脉迂曲扩张 10 年。近期出现右下肢酸胀感，白天活动后肿胀，晨起消失。查体：右下肢踝部轻度水肿，足靴区皮肤色素沉着，大腿下 1/3 内侧及小腿后方浅静脉明显扩张、迂曲，大隐静脉瓣膜功能试验（+），深静脉通畅试验（-），交通静脉瓣膜功能试验（-）。该患者最可能的诊断是
A. 下肢深静脉血栓形成
B. 血栓性浅静脉炎
C. 单纯性下肢静脉曲张
D. 动静脉瘘
E. 血栓闭塞性脉管炎

17. 男，55 岁。近 6 个月来反复发生活动时胸骨后闷痛。每于快步行走或负重时发生，每月约发作 1 次，每次持续 3～5 分钟，休息后可自行缓解。该患者的心绞痛类型是
A. 变异型心绞痛
B. 稳定劳力型心绞痛
C. 恶化劳力型心绞痛
D. 混合型心绞痛
E. 初发劳力型心绞痛

18. 男，28 岁。持续性胸闷、气促 1 周。查体：颈静脉怒张，心界向两侧扩大，心尖搏动点位于心浊音界内 1cm，心音弱，心脏各瓣膜区未闻及杂音。心电图示：窦性心动过速，低电压，广泛性 T 波低平。该患者最可能的诊断是
A. 急性肺源性心脏病
B. 扩张型心肌病
C. 病毒性心肌炎
D. 急性渗出性心包炎
E. 感染性心内膜炎

19. 男，50 岁。劳累时胸痛 2 年，每于上 3 层楼梯时症状发作，含服硝酸甘油 1～3 分钟可缓解。既往高血压病史 5 年，糖尿病病史 4 年。可改善该患者预后

的治疗措施是

A. 长期口服营养心肌类药物
B. 冠状动脉支架植入术
C. 冠状动脉旁路移植术
D. 长期口服他汀类药物
E. 皮下注射低分子肝素

20. 男，48岁。突发心悸、喘憋1小时。既往有扩张型心肌病、慢性心力衰竭病史，窦性心动过缓5年，心率50～60次/分钟。接诊时查体：T 36.3℃，P 94次/分钟，BP 150/70mmHg，心率160次/分钟，律不齐，S_1强弱不等，双肺可闻及湿性啰音。该患者喘憋的最可能的诱因是

A. 感染　B. 心房颤动
C. 心肌炎　D. 过敏
E. 电解质紊乱

（21～22题共用题干）

男，46岁。体检发现血压升高6个月。查体：血压150/100mmHg，心率86次/分钟，律齐。实验室检查：血肌酐96μmol/L，血尿酸500mmol/L。

21. 该患者控制血压的目标值是血压低于

A. 120/70mmHg　B. 130/80mmHg
C. 140/90mmHg　D. 140/80mmHg
E. 130/90mmHg

22. 该患者不宜选用的降压药是

A. 噻嗪类利尿剂
B. 血管紧张素受体拮抗剂
C. 钙通道阻滞剂
D. β受体拮抗剂
E. 血管紧张素转换酶抑制剂

（23～24题共用备选答案）

A. 肝硬化　B. 脑梗死
C. 电解质紊乱　D. 肺部感染
E. 心律失常

23. 慢性心力衰竭患者服用利尿剂最常见的并发症是

24. 慢性全心衰患者长期体循环瘀血所致的严重并发症是

2014年心血管真题汇总

1. 慢性心力衰竭症状急性加重的最常见诱因是

A. 情绪激动　B. 肺血栓栓塞
C. 药物治疗不当　D. 体力活动
E. 感染

2. 感染性心内膜炎的抗生素治疗原则是

A. 在血培养结果回报以前避免使用抗生素
B. 体温正常后需及时停药
C. 连续使用足量敏感抗生素4～8周
D. 应尽量选用口服抗生素
E. 需联用2种以上抗生素

3. 引起心房颤动最主要的心外疾病是

A. 慢性支气管炎
B. 贫血
C. 甲状腺功能亢进症
D. 睡眠呼吸暂停综合征
E. 肥胖症

4. 对判断左心收缩功能不全最有价值的辅助检查结果是

A. 胸部X线片示心胸比增大
B. 超声心动图示左室射血分数降低
C. 心电图运动负荷试验阳性
D. 胸部X线片示肺部渗出影
E. 超声心动图示室壁运动障碍

5. 心脏骤停最常见于

A. 室性心动过速　B. 心脏破裂
C. 心脏压塞　D. 心室颤动
E. 窦性停搏

6. Ewart征见于

A. 病毒性心肌炎　B. 渗出性心包炎
C. 肥厚型心肌病　D. 急性心肌梗死
E. 纤维素性心包炎

7. 女，28岁。活动后心悸、气短1个月。既往有游走性关节肿痛病史。查体：双颊呈紫红色，心尖部可闻及舒张期杂音。该患者最可能的诊断是

A. 主动脉瓣关闭不全　B. 二尖瓣狭窄
C. 主动脉瓣狭窄　D. 肺动脉瓣狭窄
E. 二尖瓣关闭不全

8. 女，65岁。心脏病史10余年，活动耐力逐年下降来诊。查体：心尖搏动减弱，心界向双侧扩大，心音减弱，心尖部可闻及2/6级收缩期吹风样杂音。该患者最可能的诊断是

A. 扩张型心肌病　B. 肺源性心脏病
C. 心包积液　D. 风湿性心脏病
E. 缺血性心肌病

9. 女孩，9岁。不规则发热4周，伴乏力、腹痛。查体：

T 37.8℃，P 110 次/分，R 28 次/分，精神尚好，面色略苍白，咽出血，扁桃体Ⅱ度肿大，心界不大，心尖部可闻及 2/6 级收缩期杂音，肺、腹检查无异常。实验室检查：Hb 100g/L，血沉 72mm/h，抗链“O”(+)，C 反应蛋白 56mg/L。心电图示：P－R 间期延长，ST 段下移，T 波低平。最可能的诊断是

A. 败血症　B. 病毒性心肌炎
C. 风湿性心肌炎　D. 原发性肺结核
E. 贫血性心脏病

10. 女，37 岁。突发心悸 10 分钟。心电图示：心率 164 次/分，P 波与 QRS 波无固定关系，QRS 波时限 > 0.12 秒，可见室性融合波。最可能的诊断是

A. 房性心动过速　B. 心房扑动
C. 交界区心动过速　D. 室性心动过速
E. 窦性心动过速

11. 男，65 岁。急性广泛前壁心肌梗死 4 天，突发喘憋 2 小时。查体：BP 90/60mmHg，双肺未闻及干湿啰音，心率 105 次/分，律齐，胸骨左缘第 4 肋间可闻及响亮的收缩期杂音伴震颤。该患者喘憋最可能的原因是

A. 室间隔穿孔　B. 肺炎
C. 支气管哮喘　D. 心房颤动
E. 感染性心内膜炎

12. 女，65 岁。冠脉介入手术时突感呼吸困难，欲坐起。查体：BP 100/70mmHg，心率 102 次/分，律齐，心尖部新出现收缩期吹风样杂音。该患者心脏杂音的最可能的原因是

A. 急性心包炎　B. 左室流出道狭窄
C. 主动脉瓣脱垂　D. 急性二尖瓣关闭不全
E. 风湿性心脏瓣膜病

13. 男，71 岁。高血压 20 年，规律服用福辛普利及氢氯噻嗪 10 年。近 2 年出现活动耐量下降，伴夜间憋醒。1 周来患者感心悸，不能平卧。查体：P 100 次/分，BP 130/80mmHg，双肺底可闻及湿性啰音，心率 128 次/分，心律不齐，S_1 强弱不等，心尖部可闻及 2/6 级收缩期杂音。缓解该患者心悸的最适宜药物是

A. 利多卡因　B. 地尔硫䓬
C. 美托洛尔　D. 地高辛
E. 普罗帕酮

14. 女，66 岁。体检发现血压高，无不适，其父亲于 49 岁时死于急性心肌梗死。查体：BP 155/100mmHg。实验室检查：血清总胆固醇 5.90mmol/L，尿蛋白 240mg/24h。对该患者高血压的诊断为

A. 高血压 1 级　很高危
B. 高血压 2 级　很高危
C. 高血压 1 级　高危
D. 高血压 2 级　高危
E. 高血压 2 级　中危

（15～16 题共用题干）

男，22 岁。3 周前发热、流涕、咽痛，体温 37～38℃，近 1 周自觉喘憋、心悸和乏力，呈进行性加重，既往体健。查体：T 37℃，R 22 次/分，BP 100/65mmHg，颈静脉无怒张，双下肺可闻及湿性啰音；心界不大，心率 120 次/分，心律不齐，可闻及期前收缩，心脏各瓣膜区未闻及杂音及心包摩擦音。实验室检查：血肌钙蛋白升高。

15. 该患者最可能的诊断是

A. 肥厚型心肌病
B. 扩张型心肌病
C. 急性心肌梗死
D. 肺血栓栓塞
E. 急性心肌炎

16. 最有助于确定喘憋原因的辅助检查是

A. 冠状动脉造影
B. 超声心动图
C. 血常规
D. 血气分析
E. 心电图

（17～18 题共用备选答案）

A. $V_1 \sim V_3$　B. Ⅱ、Ⅲ、aVF
C. Ⅰ、aVL　D. $V_{3R} \sim V_{5R}$
E. $V_7 \sim V_9$

17. 高侧壁心肌梗死时出现异常 Q 波的导联为

18. 前间壁心肌缺血时出现 ST 段下移的导联为

2013 年心血管系统真题汇总

1. 下列因素最易导致心脏骤停的是

A. 高血压伴左室肥厚
B. 急性心肌梗死后左室射血分数降低
C. 甲状腺功能亢进症伴心房颤动

D. 纤维蛋白性心包炎伴心包摩擦音
E. 慢性支气管炎伴房性期前收缩

2. 属于感染性心内膜炎的主要诊断标准
A. 两次血培养均为同一典型致病菌
B. Janeway 损害
C. 风湿性心脏病伴发热
D. 睑结膜瘀点
E. Osler 结节

3. 超声心动图上的左室壁局部于收缩期向外突出，呈矛盾运动提示
A. 限制型心肌病
B. 室壁瘤
C. 肥厚型梗阻性心肌病
D. 扩张型心肌病
E. 风湿性心脏病

4. 下列临床情况最易引起急性左心衰竭的是
A. 频发室性期前收缩
B. 二尖瓣腱索断裂
C. 1 级高血压
D. 反复发作的肺栓塞
E. 慢性持续性房颤

5. 变异型心绞痛的治疗宜选用
A. 比索洛尔　　B. 地尔硫䓬
C. 美托洛尔　　D. 普萘洛尔
E. 卡维地洛

6. 为感染性心内膜炎患者做血培养时，应该抽取的静脉血量至少是
A. 6ml　　B. 10ml
C. 2ml　　D. 8ml
E. 4ml

7. 心电图示：提前发生的 P 波，形态与窦性 P 波略不同，PR 间期 0.14 秒，QRS 波群形态和时限正常。该心律失常最可能的是
A. 房性期前收缩
B. 阵发性室性心动过速
C. 心房颤动
D. 室性期前收缩
E. 阵发性室上性心动过速

8. 造成下肢深静脉血栓形成的相关因素不包括
A. 静脉损伤
B. 长期服用避孕药
C. 久病卧床
D. 妊娠
E. 脾功能亢进

9. 男，41 岁。近年来活动时气短。查体：BP 130/50mmHg，胸骨左缘第 3 肋间可闻及舒张早期叹气样杂音。与上述心脏病变相关的体征为
A. Ewart 征　　B. 心尖部开瓣音
C. Asutin – Flint 杂音　　D. Graham – Steell 杂音
E. 奇脉

10. 男，68 岁。1 年前急性广泛前壁心肌梗死时呼吸困难，不能平卧。双肺满布细湿啰音，经积极治疗后逐渐好转。现啰音消失，平地慢速步行 50 米后感喘憋，可平卧。其心功能诊断为
A. Killip 分级 Ⅱ级
B. Killip 分级 Ⅲ级
C. NYHA 分级 Ⅲ级
D. Killip 分级 Ⅰ级
E. NYHA 分级 Ⅱ级

11. 二尖瓣关闭不全的特异性体征是
A. 胸骨左缘第 2 肋间连续性机器样杂音
B. 胸骨右缘第 2 肋间收缩性喷射样杂音
C. 心尖部全收缩期吹风样杂音
D. 胸骨左缘第 3 肋间舒张期叹气样杂音
E. 心尖部舒张中晚期隆隆样杂音

12. 女，38 岁。心悸 2 天，无胸痛。2 周前发热，流涕。查体：T 36.5℃，心界不大，心率 102 次/分，律齐，未闻及心脏杂音和心包摩擦音。心电图示：P – R 间期 0.21 秒，余未见异常。血清肌钙蛋白升高，最可能的诊断是
A. 急性心肌梗死
B. 甲状腺功能亢进症
C. 急性心包炎
D. 急性心肌炎
E. 心肌病

13. 男，68 岁。高血压病史 10 余年。查体：P 56 次/分，BP 160/90mmHg，血肌酐 365μmol/L。降压的治疗宜首选
A. 维拉帕米　　B. 美托洛尔
C. 利血平　　D. 氨氯地平
E. 贝那普利

14. 男，20 岁。低热、气促、腹胀 14 天。查体：心界向两侧扩大，心尖搏动点位于左侧心界内侧，心音低钝，心脏各瓣膜区未闻及杂音。肝肋下 3cm。胸部 X 线片示：肺野清晰，心影增大。心电图：窦性心动过速，QRS 波群低电压，广泛性 T 波低平。该患者最可能的诊断是
A. 缩窄性心包炎
B. 肥厚型心肌病
C. 急性心肌梗死

D. 风湿性心脏病
E. 急性心包炎

15. 男，60 岁。2 个月前患急性前壁心肌梗死，规律服用美托洛尔、阿司匹林、雷米普利、辛伐他汀。1 周来双下肢无力，不伴胸闷、气短。查体：BP 110/70mmHg，心肺无异常。血清肌钙蛋白水平正常，血清肌酸激酶升高至正常值的 5 倍。心电图正常。该患者双下肢无力的最可能原因是

A. 雷米普利不良反应
B. 辛伐他汀不良反应
C. 阿司匹林不良反应
D. 再发心肌梗死
E. 美托洛尔不良反应

16. 男，75 岁。高血压病史 16 年，平素血压 170/70mmHg。实验室检查：空腹血糖 5.6mmol/L，血肌酐 180μmol/L，尿蛋白（++）。该患者的收缩压至少控制在

A. 130mmHg 以下　B. 110mmHg 以下
C. 140mmHg 以下　D. 120mmHg 以下
E. 150mmHg 以下

17. 女，70 岁。胸痛 14 小时入院，诊断为急性心肌梗死。住院第 4 天患者突感喘憋，症状迅速加重。查体：P 120 次/分，BP 85/50mmHg，面色发灰，口唇发绀，大汗淋漓，双肺可闻及较多湿性啰音，心尖部闻及新出现的 3/6 级收缩期吹风样杂音。该患者喘憋的最可能原因是

A. 气胸
B. 感染性心内膜炎
C. 肺栓塞
D. 乳头肌断裂
E. 肺炎

18. 女，64 岁。突发气急 4 小时，伴咳嗽、咳粉红色泡沫样痰，不能平卧。高血压病史 10 余年。查体：BP 190/110mmHg，心率 110 次/分，律齐，双肺可闻及干性啰音及细湿啰音。治疗措施不正确的是

A. 静脉推注呋塞米
B. 静脉推注美托洛尔
C. 静脉滴注硝普钠
D. 静脉推注吗啡
E. 高流量吸氧

19. 男，54 岁。阵发性胸痛 1 个月余，均发生于夜间睡眠中，每次持续约 30 分钟。胸痛发作时心电图示 ST 段一过性抬高。最可能的诊断是

A. 急性心肌梗死
B. 初发型劳力性心绞痛
C. 稳定型心绞痛
D. 变异型心绞痛
E. 急性心包炎

20. 男，55 岁。近 10 年来感左下肢酸胀，小腿内侧皮下静脉迂曲伴瘤样突起，下延到内踝部，皮肤色素沉着、湿疹样变。有高血压和糖尿病病史，药物控制。查体：左大隐静脉曲张明显，大隐静脉瓣膜功能不全。患者要求行大隐静脉手术，术前还应做的检查中最重要的是

A. 大隐静脉曲张并发症的严重程度
B. 检查下肢深静脉是否通畅
C. 检测空腹血糖
D. 连续测血压 3 天
E. 小隐静脉瓣膜功能试验

21. 女，60 岁。慢性心力衰竭 2 年。查体：BP 130/90mmHg，双肺呼吸音清，心率 98 次/分，律齐，双下肢无水肿。加用美托洛尔治疗的主要目的是

A. 改善心肌顺应性
B. 降低心脏前负荷
C. 降低心脏后负荷
D. 扩张冠状动脉
E. 降低心肌耗氧量

（22～23 题共用题干）

男，69 岁。阵发性胸骨后闷痛 1 周，持续胸痛 6 小时。高血压病史 3 年。查体：BP 100/70mmHg，心率 45 次/分，律齐，心脏各瓣膜听诊区未闻及杂音。心电图示：Ⅱ、Ⅲ、aVF 导联 ST 段抬高 0.3mV，V_1～V_6 导联 ST 段下斜型压低 0.2mV。

22. 为明确诊断首选的检查是

A. 血常规　B. 血清肌钙蛋白
C. 血沉　D. 超声心动图
E. 胸部 X 线片

23. 不正确的治疗是

A. 口服他汀类药物
B. 口服抗血小板药物
C. 口服镇痛药
D. 口服 β 受体阻滞剂
E. 静脉滴注溶栓药

（24～25 题共用备选答案）

A. 地尔硫䓬　B. 硝苯地平
C. 氢氯噻嗪　D. 贝那普利
E. 美托洛尔

24. 高血压伴双侧肾动脉狭窄的患者降压不宜选用

25. 高血压伴痛风的患者降压不宜选用

2012 年心血管真题汇总

1. 血管紧张素转换酶抑制剂最适合的临床情况是
A. 高血压伴主动脉狭窄
B. 高血压伴左心室肥厚
C. 高血压伴肾动脉狭窄
D. 高血压伴高钾血症
E. 妊娠期高血压

2. 心肺复苏时心脏按压的次数为每分钟至少
A. 80 次　B. 140 次
C. 100 次　D. 120 次
E. 90 次

3. 根据 WHO/ISH 标准，下列属于临界收缩期高血压的是
A. 150/85mmHg　B. 150/95mmHg
C. 140/90mmHg　D. 135/85mmHg
E. 145/85mmHg

4. 男，36 岁。活动后气短，夜间阵发性呼吸困难 3 年。查体：BP 100/60mmHg，无颈静脉怒张，双下肺可闻及少许湿啰音，心率 98 次/分钟，双下肢水肿 (+)。超声心动图示：全心扩大，以左心增大为主，二尖瓣功能正常，二尖瓣前叶舒张活动振幅降低，瓣口开放小，呈钻石双峰图形。该患者最可能的诊断是
A. 风湿性心脏病
B. 纤维蛋白性心包炎
C. 渗出性心包炎
D. 肥厚型心肌病
E. 扩张型心肌病

5. 女性，58 岁。反复心前区疼痛，常在休息或清晨时发作，持续时间一般为 20～30 分钟，含服硝酸甘油 10 分钟可缓解。疼痛发作时，心电图胸前导联 ST 段抬高，疾病缓解后 ST 段恢复至等电位线，运动负荷试验阴性。其诊断为
A. 初发型心绞痛　B. 卧位型心绞痛
C. 稳定型心绞痛　D. 变异型心绞痛
E. 恶化型心绞痛

6. 严重心力衰竭时，治疗频发室性期前收缩首选的药物是
A. 多巴酚丁胺　B. 索他洛尔
C. 氟卡尼　D. 普罗帕酮
E. 胺碘酮

7. 男性，40 岁。活动后心悸、气短 5 个月，夜间不能平卧 2 周。超声心动图示：全心扩大，以左侧增大为著，二尖瓣前叶舒张活动振幅降低，瓣口开放小，呈钻石样双峰图形，余未见异常。该患者最可能的诊断是
A. 风湿性心脏瓣膜病
B. 肥厚型心肌病
C. 扩张型心肌病
D. 病毒性心肌炎
E. 急性心包炎

8. 男性，42 岁。二尖瓣狭窄 10 年。查体：脉率 99 次/分钟，血压 120/80mmHg，心率 118 次/分钟，心室律绝对不齐。该患者最可能的心律失常是
A. 心房颤动
B. 室性期前收缩
C. 阵发性室上性心动过速
D. 阵发性室性心动过速
E. 三度房室传导阻滞

9. 二尖瓣关闭不全的典型体征是
A. 心尖部 Austin－Flint 杂音
B. A_2增强
C. 心界呈梨形
D. 心尖部 S_1亢进
E. 心尖部粗糙的收缩期杂音

10. 能增加左心室后负荷的临床特点是
A. 主动脉瓣反流　B. 室间隔缺损
C. 高血压　D. 房间隔缺损
E. 二尖瓣反流

11. 女，66 岁。因心悸 3 小时就诊，有支气管哮喘病史 20 年。查体：BP 130/80mmHg，心率 150 次/分钟，心音强弱不等，心室率绝对不齐。为控制心室率宜选择
A. 利多卡因　B. 沙丁胺醇
C. 胺碘酮　D. 美托洛尔
E. 普萘洛尔

12. 冠心病的主要危险因素包括
A. 吸烟
B. 体力活动过多
C. 高密度脂蛋白水平增高

D. 低密度脂蛋白水平降低
E. 危险因素

13. 纤维蛋白性心包炎的典型体征是
A. 心包叩击音　B. Ewart 征
C. 心包摩擦音　D. 心浊音界扩大
E. 开瓣音

14. 女，42 岁。劳力性胸闷、气促 3 年，发作时含服硝酸甘油无效。查体：于胸骨左缘第 3 肋间闻及收缩期杂音。首选的检查是
A. 冠状动脉造影
B. 动态心电图检测
C. 胸部 CT
D. 心电图负荷试验
E. 超声心动图

15. 女，55 岁。进行性呼吸困难 2 个月，近 1 周出现干咳、声音嘶哑，8 个月前发现“肺癌”。查体：BP 80/50mmHg，颈静脉怒张，双肺检查无异常发现，心界向两侧扩大，心率 120 次/分钟，Ewart 征阳性。应立即采取的措施是
A. 喉镜检查
B. 心包穿刺抽液
C. 静脉使用呼吸兴奋剂
D. 静脉使用强心剂
E. 胸腔穿刺抽液

16. 男，25 岁。3 年来劳累时感心前区闷痛及头晕。查体：胸骨左缘 3、4 肋间可闻及 4/6 级收缩期喷射样杂音，无震颤。可使杂音减轻的因素是
A. 口服地高辛
B. 静脉滴注硝酸甘油
C. 口服硝酸异山梨酯
D. 口服美托洛尔
E. 静脉推注毛花苷丙

17. 男，50 岁。急性心肌梗死患者，突然出现胸闷、气喘、大汗淋漓。查体：BP 150/90mmHg，无颈静脉怒张，两肺满布干湿啰音，心率 120 次/分钟，第一心音低钝。最可能的诊断是
A. 急性左心衰竭　B. 心脏游离壁破裂
C. 肺血栓栓塞症　D. 支气管哮喘
E. 肺炎

18. 二尖瓣狭窄最典型的体征是
A. 胸骨右缘第 2 肋间收缩期喷射样杂音
B. 心尖部舒张早期奔马律
C. 胸骨左缘第 3 肋间舒张期叹气样杂音
D. 心尖部舒张期隆隆样杂音
E. 心尖部收缩期吹风样杂音

19. 男，60 岁。患高血压病 30 余年，糖尿病 10 余年，发现双侧肾动脉狭窄 2 年。该患者禁用的药物是
A. 血管紧张素Ⅱ受体阻滞剂
B. 利尿剂
C. 钙通道阻滞剂
D. α 受体阻滞剂
E. β 受体阻滞剂

20. 下列心律失常表现为心律不齐的是
A. 房性期前收缩　B. 一度房室传导阻滞
C. 窦性心动过缓　D. 窦性心动过速
E. 阵发性室上性心动过速

21. 女，36 岁。发现心脏杂音 20 余年，进行性呼吸困难 1 天。查体：BP 100/60mmHg，心界呈梨形，心率 90 次/分钟，律齐，P_2亢进，心尖部可闻及舒张期隆隆样杂音，可闻及开瓣音，胸骨左缘第 2 肋间可闻及舒张期吹风样杂音，向第 3 肋间传导，双下肢凹陷性水肿。与患者临床表现相符的是
A. Graham－Steell 杂音　B. 无肺动脉高压
C. 主动脉瓣狭窄　D. Austin－Flint 杂音
E. 病变瓣膜严重钙化

22. 女，60 岁。宫颈癌行子宫切除术后 3 天，晨起时突发左小腿疼痛，左足不能着地踏平，行走时疼痛加重。查体：左小腿肿胀，深压痛，足背动脉搏动存在。首先的检查为
A. 同位素骨扫描　B. 下肢 CT
C. 下肢 X 线平片　D. 下肢 MRI
E. 下肢超声多普勒

23. 女，55 岁。突发心悸 2 小时。查体：P 92 次/分钟，BP 130/70mmHg，双肺呼吸音清，心率 115 次/分钟，心律绝对不齐，心音强弱不等。该患者心悸最可能的原因是
A. 窦性心动过速　B. 室性心动过速
C. 三度房室传导阻滞　D. 阵发性室上性心动过速
E. 心房颤动

24. 终止心室颤动最有效的方法是
A. 非同步电除颤
B. 静脉推注毛花苷丙
C. 静脉推注维拉帕米
D. 植入永久起搏器
E. 静脉推注阿托品

25. 男，49 岁。4 小时前突然出现胸骨后闷痛，呈持续性，向左肩放射，伴恶心、出汗。查体：腹软，无压痛。ECG 示：Ⅱ、Ⅲ、aVF 导联 ST 段弓背向上抬高 0.2mV。最可能的诊断是
A. 急性心肌炎

B. 初发劳力性心绞痛
C. 急性心肌梗死
D. 急性心包炎
E. 急性肺血栓栓塞症

26. 男，64 岁。突发心悸 4 小时就诊。心电图示：P 波消失，代之以 f 波，心室率 130 次/分钟，节律绝对不规则。为减慢心室率，应选择的药物是
A. 美托洛尔　B. 阿托品
C. 沙丁胺醇　D. 利多卡因
E. 新斯的明

27. 感染性心内膜炎最好发的心脏部位是
A. 乳头肌　B. 心脏瓣膜
C. 室间隔　D. 心室内膜
E. 心房内膜

28. 单纯左心衰竭的典型体征是
A. 双下肢水肿　B. 双肺底湿性啰音
C. 移动性浊音阳性　D. 肝压痛
E. 颈静脉怒张

（29～30 题共用题干）

一风湿性心脏病患者，因气急、全身水肿、肝大、颈静脉怒张服用地高辛，半个月后出现室性早搏二联律。

29. 除立即停用洋地黄药物并补充钾盐外，首选的抗心律失常药是
A. 利多卡因静注　B. 胺碘酮口服
C. 苯妥英钠静注　D. 维拉帕米
E. 普罗帕酮静注

30. 心电图示：P 波规律出现，P－R 间期为 0.22 秒，每隔 2 个 P 波后有一次 QRS 波群脱漏，心房率 75 次/分钟，心室率 50 次/分钟。其诊断为
A. 一度房室传导阻滞
B. 二度Ⅰ型房室传导阻滞
C. 二度Ⅱ型房室传导阻滞
D. 三度房室传导阻滞
E. 房性心动过速伴 3:2 房室传导阻滞

（31～32 题共用题干）

男，60 岁。持续性胸部压榨样疼痛 5 小时，深吸气无加重。既往体健。心电图 V_1～V_5 导联 ST 段弓背向上抬高 0.4mV，血肌钙蛋白水平升高。

31. 该患者最可能的诊断是
A. 急性下壁心肌梗死
B. 胸膜炎
C. 反流性食管炎
D. 急性前间壁心肌梗死
E. 急性广泛前壁心肌梗死

32. 目前最重要的治疗药物是
A. 尿激酶　B. 哌替啶
C. 奥美拉唑　D. 枸橼酸铋钾
E. 红霉素

（33～34 题共用备选答案）
A. 100～120 次/分钟　B. ＞600 次/分钟
C. 350～600 次/分钟　D. 260～300 次/分钟
E. 150～250 次/min

33. 房颤的 f 波频率为

34. 阵发性室上性心动过速的心室率为

第十一篇 消化系统

2017 年临床助理消化系统——外科部分真题汇总

1. 女，50 岁。因腹痛入院。初步诊断考虑急性继发性腹膜炎，行内科治疗并观察病情变化，目前已经观察 10 小时。出现下述情况应考虑手术治疗，除了

A. 呼吸性碱中毒
B. 腹腔积液增多
C. 出现休克
D. 腹痛进行性加重
E. 病因诊断不明

2. 急性化脓性胆管炎的典型临床表现不包括

A. 腹痛　B. 贫血
C. 黄疸　D. 寒战高热
E. 休克

3. 男，36 岁。腹腔镜胆囊切除术后 1 周，腹胀伴皮肤黄染，粪便呈陶土样 1 天。查体：T 36.5℃，P 80 次/分，R 18 次/分，BP 120/80mmHg，皮肤、巩膜黄染，双肺呼吸音清，未闻及干湿性啰音，心律齐，右上腹轻度压痛，无反跳痛，移动性浊音（一）。最可能的原因是

A. 结肠肝曲损伤
B. 十二指肠损伤
C. 胃损伤
D. 胆囊管残端漏
E. 胆总管损伤

（4～5 题共用备选答案）

A. 内痔
B. 直肠脱垂
C. 外痔
D. 混合痔
E. 环形痔

4. 排便时脱出肛门，需手推才能还纳的圆形肿物是

5. 肿物呈梅花瓣样脱出肛门，同时肛门括约肌不松弛的是

6. 男，58 岁。左腹沟区可复性包块 7 年。2 天前感冒后出现咳嗽，3 小时前自觉包块进入阴囊，不能还纳伴疼痛。疼痛呈持续性胀痛，伴恶心、呕吐。查体：体温 36.5℃，心率 80 次/分，呼吸 18 次/分，血压 120/80mmHg，双肺呼吸音清，未闻及干湿性啰音，心律齐，腹软，左侧阴囊内可触及包块，触痛明显，包块透光试验阴性。最可能的诊断是

A. 阴囊急性蜂窝织炎
B. 腹股沟斜疝嵌顿
C. 睾丸恶性肿瘤并内出血
D. 睾丸鞘膜积液并感染
E. 腹股沟直疝嵌顿

7. 女，42 岁。因胃溃疡穿孔行胃大部切除术后 6 天，发热，下腹痛 3 小时。最高体温 38.2℃，有里急后重感。查体：体温 36.5℃，心率 80 次/分，呼吸 18 次/分，血压 120/80mmHg，双肺呼吸音清，未闻及干湿性啰音，心律齐，腹软手术切口愈合良好。最简便又有诊断意义的检查是

A. 直肠指检
B. 立位腹部 X 线平片
C. 腹腔诊断性穿刺
D. 腹部 B 超检查
E. 粪常规

8. 女，62 岁。腹痛伴停止排气排便 1 天，无呕吐。既往便秘史 10 年。查体：体温 36.5℃，心率 80 次/分，呼吸 18 次/分，血压 135/80mmHg。心肺未见异常，腹部膨隆且不对称，以左下腹为著，有压痛，肠鸣音 7 次/分，移动性浊音阴性。直肠指检空虚，指套无染血。最可能的诊断是

A. 结肠癌
B. 肠系膜血管栓塞
C. 乙状结肠扭转
D. 麻痹性肠梗阻
E. 直肠癌

9. 男，73 岁。间断左下腹疼痛半年，有时粪便中带有鲜血，肛门下坠感。体重下降 5kg。查体：体温 36.8℃，心率 80 次/分，呼吸 18 次/分。血压 140/80mmHg，贫血貌，左下腹有压痛。实验室检查：血红蛋白 85g/L，粪便隐血试验（+）。最可能的诊断是

A. 结肠癌　B. 肠易激综合征
C. 肠结核　D. 痔
E. 炎症性肠病

10. 男性，36 岁。1 天前饮酒后出现右上腹疼痛，向右侧肩背部放射，伴有恶心、呕吐，腹胀。查体：体温 38.5℃，心率 88 次/分，呼吸 20 次/分，血压 130/85mmHg，双肺呼吸音清晰，未闻及干湿啰音，心律齐，肌紧张，压痛（+），墨菲征（+）。最可能的诊断是

A. 急性胃炎　B. 急性胰腺炎
C. 右肾结石　D. 急性胆囊炎
E. 十二指肠溃疡

11. 男性，36 岁。腹痛、恶心、呕吐，16 小时前右下腹部有局限性压痛，4 小时前疼痛范围扩大。查体：体温 38.9℃，心率 92 次/分。心肺未见明显异常，腹部稍膨隆，全腹肌紧张、压痛和反跳痛（+），右下腹为重，肠鸣音消失。血常规：血红蛋白 120g/L，白细胞 18.6×10^9/L，中性粒细胞 0.91，血小板 180×10^9/L。病情加重主要的解剖学原因是

A. 阑尾与盲肠相同的开口狭窄易梗阻
B. 阑尾系膜短而阑尾本身长，易坏死
C. 阑尾壁内淋巴组织丰富易化脓
D. 阑尾蠕动弱而慢，阻塞的粪便残渣不易排出
E. 阑尾动脉是终末血管，易痉挛缺血

12. 女，62 岁。右侧股疝嵌顿 11 小时。查体：体温 37.1℃，心率 90 次/分，呼吸 18 次/分，血压 130/80mmHg，双肺呼吸音清，未闻及干湿性啰音，心律齐，腹胀明显，右下腹局限性压痛（+），有肌紧张，肠鸣音亢进，有压痛。手术时发现小肠坏死，行坏死小肠切除。下一步正确的手术措施是

A. McVay 法疝修补术
B. Bassini 法疝修补
C. 单纯疝囊高位结扎术
D. Halsted 法疝修补术
E. Ferguson 法疝修补术

13. 女，24 岁。肛缘处潮湿瘙痒，有黏液流出 3 个月。查体：结石位 8 点处可见一小孔，挤压时有脓液排出。该患者最可能的诊断是

A. 肛瘘　B. 肛裂
C. 外痔　D. 内痔脱出
E. 混合痔

（14～16 题共用题干）

男性，25 岁。突然晕倒 2 小时，5 天前因车祸撞击左下胸部，曾卧床休息 2 天。查体：心率 140 次/分，呼吸 30 次/分，血压 75/60mmHg。神志清，面色苍白，左下胸部有皮肤瘀斑，腹部膨隆，有轻度压痛，反跳痛（+），移动性浊音（+），肠鸣音减弱。

14. 最可能的诊断是

A. 肠破裂　B. 小肠破裂
C. 结肠破裂　D. 肾破裂
E. 脾破裂

15. 为尽快明确诊断，首选的检查是

A. 胸部 X 线　B. 腹部 B 超
C. 腹部 CT　D. 腹部 MRI
E. 腹部 X 线

16. 最佳的处理方法是

A. 胃修补术　B. 结肠修补术
C. 脾切除术　D. 小肠修补术
E. 肾切除术

2017 年临床助理消化系统——内科部分真题汇总

1. 上消化道出血最常见的病因是

A. 胃血管畸形
B. 胃癌
C. 食管贲门黏膜撕裂综合征
D. 消化性溃疡
E. 食管胃底静脉曲张破裂

2. 胰头癌常见的首发症状是

A. 贫血　B. 上腹隐痛
C. 黄疸　D. 皮肤瘙痒
E. 稀便

3. 符合早期胃癌诊断条件的是

A. 肿瘤仅限于胃窦
B. 癌未累及肌层
C. 肿瘤直径小于 0.5cm

D. 黏膜皱襞消失
E. 肿瘤直径小于1cm

4. 一般不会出现蜘蛛痣的部位是

A. 胸部　B. 上肢
C. 腹部　D. 面部
E. 颈部

5. 胃体部癌发生淋巴转移时，一般最先受累的淋巴结群位于

A. 肝十二指肠韧带内　B. 结肠中动脉旁
C. 胃大弯　D. 腹腔动脉旁
E. 腹主动脉旁

6. 男，45 岁。因高脂血症服用阿司匹林 2 个月，1 个月来反复出现上腹疼痛。查体：腹软，中上腹压痛。腹部 B 超未见异常。下列治疗药物中首选的是

A. 铝碳酸镁　B. 阿莫西林
C. 克拉霉素　D. 多潘立酮
E. 奥美拉唑

7. 男性，36 岁。反复饥饿痛性上腹痛 4 年，加重 10 天。既往体健。查体：体温 36.4℃，心率 80 次/分，呼吸 18 次/分，血压 120/80mmHg，双肺呼吸音清晰，未闻及干湿啰音，心律齐，腹软，上腹部压痛，未触及包块，肝脾肋下未触及。最可能的诊断是

A. 胃溃疡　B. 胃癌
C. 右肾结石　D. 慢性胆囊炎
E. 十二指肠溃疡

8. 男，45 岁。腹胀、乏力半年，加重伴尿量减少 3 天。尿量 100～200ml/d。查体：P 80 次/分，R 19 次/分，慢性病容，口唇无发绀，可见蜘蛛痣，巩膜黄染。腹膨隆，无压痛及反跳痛，肝肋下未触及，脾平脐，移动性浊音（+），双下肢凹陷性水肿。实验室检查：血 WBC 2.8×10^9/L，N 0.62，HBsAg（+），ALT 52U/L，AST 86U/L，TBil 46μmol/L，BUN 18.6mmol/L，Scr 258.3μmol/L。最可能的诊断为乙肝肝硬化合并

A. 肝肺综合征
B. 结核性腹膜炎
C. 肝癌
D. 自发性腹膜炎
E. 肝肾综合征

9. 男，70 岁。吞咽困难半个月。查体无明显阳性体征。上消化道钡餐造影示食管中段黏膜紊乱，管壁僵硬，管腔狭窄。该患者最可能的初步诊断是

A. 食管平滑肌瘤
B. 食管癌
C. 食管炎
D. 贲门失弛缓症
E. 食管憩室

（10～11 题共用备选答案）

A. 周期性空腹及夜间上腹部疼痛，进食后可缓解
B. 渐进加重的上腹部疼痛，向后背放射
C. 持续性上腹部疼痛，阵发性加重
D. 周期性餐后上腹部疼痛，至下一餐前缓解
E. 反复上腹部疼痛，餐后加重伴嗳气，饮食不节时加重

10. 符合慢性胃炎临床表现的是

11. 典型的胃溃疡疼痛特点是

12. 男，36 岁。急性化脓性阑尾炎 5 天，未行手术治疗。今日出现高热、寒战，右季肋区疼痛。查体：体温 39.0℃，皮肤巩膜轻度黄染，肝区叩痛（+）。实验室检查：ALT、AST、总胆红素均轻度升高。腹部 B 超提示肝脏可见数个液性暗区。最可能的诊断是

A. 肝转移癌
B. 肝包虫病
C. 肝囊肿继发感染
D. 细菌性肝脓肿
E. 阿米巴肝脓肿

（13～15 题共用题干）

女，42 岁。发热、肝区疼痛 5 天，发热伴寒战，出汗，心慌，肝区持续胀痛伴恶心、食欲不振。查体：体温 39.2℃，脉搏 100 次/分，呼吸 21 次/分，血压 120/80mmHg。皮肤无黄染，双肺未闻及干湿性啰音，心律齐，肝肋下 4cm，有压痛，右肋骨及腋中线处肋间皮肤水肿，压痛（+）。血常规：Hb 120g/L，WBC 18×10^9/L，N 0.90，Plt 180×10^9/L。

13. 首先考虑的诊断是

A. 肝囊肿合并感染
B. 肝癌并感染
C. 胆石症并感染
D. 细菌性肝脓肿
E. 急性胆囊炎

14. 首选检查方法

A. 腹部 X 线平片
B. 腹部 B 超
C. 静脉胆道造影
D. 诊断性肝脏穿刺
E. 腹部 CT

15. 引起感染常见致病菌为

A. 表皮葡萄球菌
B. 白假丝酵母菌
C. 破伤风杆菌
D. 大肠埃希菌

E. 草绿色链球菌

16. 女，23 岁。间断低热、腹痛 5 个月，伴腹胀、盗汗，体重下降 3kg。查体：体温 37.5℃，心率 80 次/分，呼吸 18 次/分，血压 130/80mmHg，巩膜无黄染，颈静脉无怒张，双肺呼吸音清，未闻及干湿性啰音，心律齐，全腹有轻压痛，移动性浊音（+）。腹水：比重 1.020，蛋白量 38g/L，白细胞 520×10^6/L，单核细胞 0.85。最可能的诊断是

A. 原发性腹膜炎
B. 缩窄性心包炎
C. 肝硬化腹水
D. 结核性腹膜炎
E. 化脓性腹膜炎

17. 男，58 岁。进食高蛋白食物后出现神志不清 1 天。大量饮酒 25 年，否认肝炎病史及家族史。查体：体温 36.5℃，心率 80 次/分，呼吸 18 次/分，血压 120/80mmHg。面色晦暗，双肺呼吸音清，未闻及干湿性啰音，心律齐，腹软，无压痛，扑翼样震颤（+）。该患者意识障碍最可能的原因是

A. 肝性脑病
B. 酒精戒断反应
C. 慢性酒精中毒
D. 低血糖发作
E. 电解质紊乱

18. 女，42 岁。间断腹泻、脓血便 5 年。病原体培养阴性，广谱抗生素治疗无效。结肠镜检查：乙状结肠、直肠黏膜广泛弥漫充血、水肿、散在点状糜烂。最可能的诊断是

A. 阿米巴肠炎
B. 溃疡性结肠炎
C. 肠结核
D. 结肠癌
E. 细菌性痢疾

19. 男，25 岁。因大面积烧伤住院治疗 1 天，上腹痛 1 天，4 小时排柏油便 5 次，量约 300g。查体：体温 37.5℃，心率 108 次/分，呼吸 18 次/分，血压 110/70mmHg。实验室检查：血红蛋白 82g/L，白细胞 11×10^9/L。首先考虑的治疗措施是

A. 输血
B. 静脉应用质子泵抑制剂
C. 静脉应用止血药
D. 口服胃黏膜保护剂
E. 静脉应用 H_2 受体拮抗剂

20. 女，32 岁。进食油腻食物后剧烈呕吐胃内容物多次，末次吐鲜血约 200ml。既往体健。查体：体温 36.5℃，心率 110 次/分，呼吸 22 次/分，血压 90/60mmHg。皮肤黏膜未见出血点，浅表淋巴结未触及肿大，双肺呼吸音清晰，未闻及干湿啰音，心律齐，腹软，无压痛。最可能的出血原因是

A. 急性胃黏膜病变
B. 胃血管异常
C. 胃癌
D. 食管贲门黏膜撕裂综合征
E. 消化性溃疡

21. 女，62 岁。腹胀、纳差、肝区隐痛 5 个月。查体：T 36.5℃，P 80 次/分。R 18 次/分，BP 130/80mmHg。皮肤巩膜黄染可见两枚蜘蛛痣。双肺呼吸音清，未闻及干湿性啰音，心律齐，腹膨隆，肝肋下 3cm，剑突下 5cm，移动性浊音（+）。最可能的临床诊断是

A. 肝脓肿
B. 转移性肝癌
C. 淋巴瘤
D. 肝结核
E. 原发性肝癌

（22～24 题共用题干）

男，73 岁。饮酒后呕吐咖啡样胃内容物 2 次，量约 200ml。有冠心病史，近一周每天口服阿司匹林 75mg。查体：T 36.5℃，P 90 次/分，R 18 次/分，BP 128/68mmHg。神清，腹软，剑突下有轻压痛，未触及肿块，肝脾肋下未触及。

22. 最可能的诊断是

A. 十二指肠球炎
B. 反流性食管炎
C. 急性胃黏膜病变
D. 食管贲门黏膜撕裂综合征
E. 胃癌

23. 首选的检查是

A. 血肿瘤标志物
B. 腹部 B 超
C. 胸部 X 线平片
D. 腹部 CT
E. 胃镜

24. 首选的治疗是

A. 静脉应用质子泵抑制剂
B. 静脉用止血环酸
C. 口服云南白药
D. 静脉应用 H_2 受体拮抗剂
E. 口服胃黏膜保护剂

2016年消化系统真题汇总

1. 腹部闭合性损伤导致空腔脏器破裂但不表现为腹膜炎的是

A. 直肠下端　　B. 乙状结肠
C. 回肠末端　　D. 窦小弯侧
E. 空肠上段

2. 麻痹性肠梗阻的典型临床表现不包括

A. 肠型　　B. 呕吐
C. 肠鸣音亢进　　D. 停止肛门排气排便
E. 腹胀

3. 女，25岁。排便时肛门痛15天。查体：膝胸位于肛门12点处见纵行皮肤裂口，有新鲜血迹，其下方见一小皮垂。最可能的诊断是

A. 混合痔　　B. 内痔脱出
C. 肛裂　　D. 外痔
E. 直肠息肉

4. 女，35岁。被汽车撞到腹部。查体：P 90次/分钟，BP 120/80mmHg，全腹肌紧张、压痛伴反跳痛，肠鸣音消失。该患者最可能损伤的器官是

A. 肝脏　　B. 胰腺
C. 脾脏　　D. 小肠
E. 肾脏

5. 男，28岁。脐周痛2小时，半天后疼痛逐渐转移至右下腹，右下腹有压痛、反跳痛及肌紧张。3天后，突然疼痛减轻，但是右下腹压痛更加明显。对此患者首选的检查是

A. 腹部CT　　B. X线钡餐造影检查
C. 腹部B超　　D. 胃镜
E. 平卧位X线腹部平片

6. 女，35岁。因急性阑尾炎穿孔行阑尾切除术。术后5天出现发热，下腹部坠胀，里急后重。首选的检查是

A. 腹部B超　　B. 立位腹部X线平片
C. 腹部CT　　D. 腹部MRI
E. 直肠指诊

(7~8题共用备选答案)

A. 急性梗阻性化脓性胆管炎
B. 急性胰腺炎
C. 急性肝炎
D. 急性阑尾炎
E. 急性胃炎

7. 临床表现为右上腹痛、寒战、黄疸，首先考虑的疾病是

8. 可出现高血糖及低血钙的疾病是

(9~10题共用备选答案)

A. 腹疝　　B. 白线疝
C. 腹股沟直疝　　D. 腹股沟斜疝
E. 脐疝

9. 小儿先天性疝最常见的是

10. 老年人最常见的不容易发生嵌顿的疝是

11. 女，56岁。反复发作右上腹痛3年，皮肤巩膜黄染，发热伴寒战2天。首选的检查是

A. 静脉胆囊造影　　B. 内镜逆行胆胰管造影
C. 腹部B超　　D. 经皮肝穿刺胆管造影
E. 磁共振胆胰管成像

12. 女，74岁。行胃癌根治后7天，咳嗽后腹部切口内有大量淡红色液体流出，最可能的情况是

A. 切口下异物　　B. 切口皮下积液
C. 切口裂开　　D. 切口感染
E. 切口内血肿

13. 溃疡性结肠炎活动期最主要的表现是

A. 发热　　B. 黏液脓血便
C. 腹痛　　D. 体重下降
E. 大便次数增多

14. 与肝硬化腹水形成机制无关的是

A. 心房利钠肽过度分泌
B. 血浆胶体渗透压下降
C. 醛固酮及抗利尿激素增多
D. 有效循环血容量不足
E. 门静脉压力升高

15. 慢性胃炎最主要的原因是

A. 化学损伤　　B. 物理损伤
C. 刺激性食物　　D. 药物损伤
E. 幽门螺杆菌感染

16. 肝癌筛查首选的影像学检查是

A. 肝脏MRI　　B. 肝脏血管造影
C. 肝脏B超　　D. 肝脏同位素扫描
E. 肝脏CT

17. 急性胰腺炎最常见的临床表现是

A. 腹泻　　B. 停止排气排便
C. 呕吐　　D. 腹痛
E. 腹胀

18. 门静脉高压症病人常见的交通支循环部位不包括
A. 胃底 B. 肛管
C. 食管 D. 下肢
E. 脐周

19. 食管癌患者出现声音嘶哑提示肿瘤累及
A. 喉上神经 B. 胸膜
C. 膈神经 D. 气管
E. 喉返神经

20. 男，53 岁。慢性乙肝 10 年余。近几个月甲胎蛋白持续升高，B 超发现肝右叶直径约 4cm。诊断
A. 肝囊肿 B. 肝胆管细胞癌
C. 肝血管瘤 D. 肝脓肿
E. 肝细胞癌

21. 女，31 岁。间断上腹隐痛 4 年，疼痛无规律，多餐后发生，无反酸、烧心、消瘦。查体：心肺无异常，腹部无压痛，未触及包块，肝脾肋下未触及。腹部 B 超未见异常。最有可能的诊断是
A. 慢性胆囊炎 B. 慢性阑尾炎
C. 慢性胃炎 D. 慢性胰腺炎
E. 胃食管反流病

22. 女，33 岁。间断腹痛，排黏液脓血便半年，加重 1 周。为明确诊断，最重要的检查是
A. 结肠镜 B. 腹部 X 线平片
C. 腹部 B 超 D. 腹部血管造影
E. 腹部 CT

23. 男，62 岁。反复腹胀 4 年。既往慢性肝炎病史。查体发现脐周静脉曲张呈海蛇头样，其最可能的原因为
A. 心包积液 B. 门静脉高压
C. 上腔静脉阻塞 D. 下腔静脉阻塞
E. 肝静脉阻塞

24. 男，68 岁。恶心，上腹部隐痛，呕吐少许咖啡样液体 2 天。高血压，血脂异常病史 2 年，长期口服阿司匹林 100mg/d。胃镜检查可见胃窦黏膜多发糜烂，表面附着血性黏液。最适宜的治疗药物是
A. 多潘立酮 B. 奥美拉唑
C. 枸橼酸铋钾 D. 硫糖铝
E. 法莫替丁

25. 男，49 岁。进食硬质食物后呕鲜血 1 小时。既往发现 HBsAg 阳性 20 年。查体：P 108 次/分，BP 85/60mmHg。烦躁，面色苍白，皮肤冷。最可能的出血原因是
A. 急性胃黏膜病变
B. 十二指肠溃疡
C. 食管贲门黏膜撕裂综合征
D. 食管胃底静脉曲张破裂
E. 胃癌

26. 女，60 岁。乏力，低热 3 个月。查体：贫血貌，腹平坦，右侧中腹部扪及 5cm × 3cm 纵行肿块，可推动。血常规：WBC 7.0 × 10^9/L，N 0.60，Hb 80g/L，Plt 205 × 10^9/L。为明确诊断首选的检查是
A. 结肠镜
B. 全胃肠 X 线钡剂造影
C. 立位腹部 X 线平片
D. 腹部 B 超
E. 腹部 CT

27. 男，52 岁。因关节痛服用“止痛药”1 个月，近日出现上腹部疼痛，反酸。有胃溃疡病史。查体：腹软，上腹部压痛。首选的治疗药物是
A. 氢氧化铝 B. 法莫替丁
C. 奥美拉唑 D. 枸橼酸铋钾
E. 多潘立酮

28. 男，43 岁。反复上腹部疼痛，嗳气 3 年。无其他不适。查体：上腹部轻压痛。胃镜：胃窦黏膜光滑，散在条状、片状红斑。最可能的诊断为
A. 十二指肠溃疡 B. 慢性萎缩性胃炎
C. 胃溃疡 D. 慢性非萎缩性胃炎
E. 十二指肠球炎

29. 男，38 岁。反复上腹痛 5 年，加重 1 个月，伴呕吐大量宿食 5 天。该患者最可能出现的电解质紊乱是
A. 低镁血症 B. 低钾血症
C. 低钙血症 D. 高磷血症
E. 高氯血症

30. 男，45 岁。发现 HBsAg 阳性 10 余年，间断 ALT 异常。乏力，双下肢水肿 2 年。查体：肝掌阳性，胸前可见数个蜘蛛痣，血 ALB 28g/L。最有可能存在的特征性肝脏组织学病理改变是
A. 细胞气球样变 B. 桥接坏死
C. 细胞碎片状坏死 D. 细胞脂肪样变
E. 假小叶形成

31. 女，20 岁。间断脓血便 1 年，曾用喹诺酮类抗生素和甲硝唑治疗无效。1 个月来每日脓血便 2 ~ 3 次，粪便镜检 WBC 及 RBC 满视野。首选的治疗药物是
A. 美沙拉嗪 B. 硫唑嘌呤
C. 泼尼松 D. 异烟肼
E. 蒙脱石散

(32 ~ 34 题共用题干)

男，63 岁。呕血、排柏油便 3 天，意识不清 4 小时。乙肝 20 年，糖尿病 1 年。查体：P 95 次/分钟，BP 100/80mmHg，嗜睡，皮肤巩膜黄染，脾肋下 5cm，移动性浊音（+），扑翼样震颤（+），Babinski 征（+）。

32. 其意识障碍最可能诊断为

A. 糖尿病酮症昏迷　B. 颅内感染
C. 肝性脑病　D. 低血糖昏迷
E. 急性脑血管病

33. 提示该患者出血尚未控制的临床表现

A. 充分补液后，心率下降
B. 肠鸣音 3 次/分钟
C. 粪隐血阳性
D. 输血 400ml 后，血红蛋白上升至 108g/L
E. 充分补液后，血尿素氮上升

34. 首选治疗措施是

A. 三腔两囊管压迫
B. 手术治疗
C. 静脉应用生长抑素
D. 静脉应用质子泵抑制剂
E. 静脉应用垂体后叶素

（35～37 题共用题干）

男，54 岁。腹胀、呕吐 1 周，每次呕吐量约 1500ml，呕吐物为隔夜宿食及大量黏液，并有酸臭味，不含胆汁，呕吐后腹胀症状能明显缓解。十二指肠球部溃疡病史 20 年。查体：上腹膨胀，可见胃型及蠕动液，腹软，无局限性压痛和反跳痛，移动性浊音（-），肠鸣音活跃。

35. 最可能的诊断是

A. 幽门梗阻　B. 回肠梗阻
C. 结肠梗阻　D. 十二指肠梗阻
E. 空肠梗阻

36. 对确诊最有意义的检查是

A. 腹部 B 超　B. 腹部 MRI
C. 腹部 CT　D. 立位腹部 X 线平片
E. 胃镜

37. 以下处置措施错误的是

A. 持续胃肠减压
B. 纠正脱水和补钾
C. 静脉输注碳酸氢钠
D. 温生理盐水洗胃
E. 改善营养状况

（38～39 题共用备选答案）

A. 病毒性肝炎　B. 原发性肝癌
C. 肝硬化　D. 壶腹部肿瘤
E. 肝脓肿

38. 患者无痛性黄疸，尿中胆红素阳性，尿胆原阴性，最可能的诊断是

39. 患者右季肋区疼痛伴黄疸，血 AFP 增高，最可能的诊断是

40. 男，30 岁。突发上腹剧痛 2 小时，怀疑消化道穿孔，无休克表现。针对该患者下一步处理错误的是

A. 行胃镜检查
B. 立位腹部 X 线平片
C. 胃肠减压
D. 抗感染治疗
E. 维持水电解质平衡

41. 男，60 岁。急性重症胰腺炎保守治疗中，无尿 3 日。查体：BP 180/92mmHg，P 120 次/分钟，双下肺满布细湿啰音。实验室检查：血钾 6.9 mmol/L，BUN 25.2mmol/L，肌酐 577μmol/L。目前应采取的最有效治疗手段是

A. 静滴甘露醇利尿
B. 口服甘露醇或硫酸镁导泻
C. 紧急血液透析
D. 袢利尿剂量静脉注射
E. 控制入液量，停止补钾

2015 年消化系统真题汇总

1. 急性梗阻性化脓性胆管炎，最常见的病因是

A. 急性胃肠炎　B. 胆囊结石
C. 肝脓肿　D. 胆管结石
E. 上呼吸道感染

2. 最容易发生疝内容物坏死的临床类型是

A. 易复性疝　B. 绞窄性疝
C. 难复性疝　D. 滑动性疝
E. 嵌顿性疝

3. 血栓性外痔的典型表现是

A. 肛周紫色不规则肿块，无压痛
B. 肛周白色圆形肿块，有压痛
C. 肛周紫色不规则肿块，有压痛
D. 肛周暗紫色圆形肿块，有压痛
E. 肛周白色圆形肿块，无压痛

4. 肝脾损伤后可能发生的主要危险是

A. 腹膜炎　B. 肠麻痹

C. 腹腔内出血 D. 全身感染
E. 胃肠道出血

5. 女，35 岁。肛门肿胀伴发热 3 天。查体：T 38.5℃，肛门旁右侧皮肤红肿，有明显压痛和波动感。血 WBC $17.1\times10^9/L$，N 0.89。最有效的治疗措施是
A. 温水坐浴
B. 外涂消炎止痛药膏
C. 应用抗生素
D. 理疗
E. 切开引流

6. 女，45 岁。乏力、低热 3 个月。查体：贫血貌，腹平坦，右侧中腹部触及 5cm×3cm 肿块，可推动。血常规：Hb 70g/L，WBC $7.0\times10^9/L$，N 0.60，Plt $205\times10^9/L$。最可能的诊断是
A. 右肾肿瘤 B. 十二指肠肿瘤
C. 升结肠癌 D. 右输尿管肿瘤
E. 小肠肿瘤

（7～9 题共用题干）

男，48 岁，呕血 5 小时。查体：P 120 次/分钟，BP 95/60mmHg。营养状况差，巩膜明显黄染。腹壁可见静脉曲张，肝未触及，脾肋下 6cm，移动性浊音阳性。

7. 该患者最主要的呕血原因是
A. 胃癌
B. 消化性溃疡
C. 胆道出血
D. 食管胃底静脉曲张破裂
E. 急性糜烂出血性胃炎

8. 当前最有意义的检查是
A. 腹部 B 超
B. 上消化道 X 线钡剂造影
C. 胃镜
D. 腹部 CT
E. 腹部 X 线平片

9. 首先应输注的液体是
A. 人血白蛋白
B. 复方氨基酸溶液
C. 全血
D. 平衡盐溶液
E. 5% 葡萄糖溶液

（10～12 题共用题干）

男，41 岁。突发寒战、高热，伴肝区疼痛 5 天。呈弛张热，大量出汗、心慌，肝区胀痛不适，为持续性钝痛，伴恶心、食欲不振。查体：皮肤无黄染，肝肋下 4cm，有压痛，右肋弓及腋中处肋间皮肤水肿，压痛（+）。血常规：WBC $18\times10^9/L$，N 0.90。

10. 首先考虑的诊断是
A. 急性胆囊炎 B. 细菌性肝脓肿
C. 肝癌并发感染 D. 胆石症并发感染
E. 肝囊肿合并感染

11. 引起感染常见的致病菌为
A. 草绿色链球菌 B. 破伤风梭菌
C. 表皮葡萄球菌 D. 白色念珠菌
E. 大肠埃希菌

12. 首选的检查方法是
A. 腹部 X 线平片
B. 腹部 CT
C. 静脉法胆道造影
D. 诊断性肝穿刺
E. 腹部 B 超

（13～14 题共用备选答案）
A. 结肠癌致肠梗阻
B. 乙状结肠扭转
C. 小肠扭转
D. 肠套叠
E. 粘连性肠梗阻

13. 小儿肠梗阻最常见的原因

14. 成人机械性肠梗阻最常见的是

（15～16 题共用备选答案）
A. 病毒性肝炎
B. 肝硬化
C. 胆总管结石
D. 原发性肝癌
E. 壶腹部肿瘤

15. 患者有黄疸症状，伴有上腹绞痛、寒战、高热。最可能的病因诊断是

16. 患者有黄疸症状，无腹痛、发热。查体可触及肿大的胆囊，但无压痛。最可能的诊断是

17. 男，35 岁。呕血并黑便 3 小时。既往有十二指肠溃疡病史 5 年。目前不宜选择的检查是
A. 上消化道 X 线钡剂造影
B. 凝血功能
C. 胃镜
D. 肝功能检查
E. 腹部 B 超

18. 胃溃疡所致瘢痕性幽门梗阻最突出的临床表现是
A. 持续呃逆
B. 腹部移动性浊音阳性
C. 消瘦
D. 呕吐胃内容物及胆汁
E. 呕吐隔夜宿食、不含胆汁

19. 上消化道出血最常见的病因是
A. 食管贲门黏膜撕裂
B. 胃癌
C. 胃血管畸形
D. 消化性溃疡
E. 食管胃底静脉曲张破裂

20. 女，32岁。确诊溃疡性结肠炎6年。腹痛、腹泻加重伴高热、腹胀3天，2天来大量便血，腹胀明显。查体：全腹压痛、反跳痛明显，腹部听诊3分钟未闻及肠鸣音。首选的检查是
A. 腹部B超
B. 腹部CT
C. 结肠X线气钡双重功能造影
D. 立位腹部X线平片
E. 结肠镜

21. 男，30岁。反复上腹痛2年。以空腹和夜间疼痛为主，秋冬季节多发，体重无明显变化。予口服药物治疗，下列药物中缓解症状最佳的是
A. 多潘立酮　　B. 奥美拉唑
C. 硫糖铝　　D. 法莫替丁
E. 西咪替丁

22. 女，52岁。肝炎肝硬化10年，近3个月腹围明显增大，1周来少尿，无腹痛、发热。查体：腹部无压痛，移动性浊音（+）。实验室检查：血肌酐130μmol/L，AFP正常。最可能的并发症是
A. 自发性腹膜炎　　B. 继发性腹膜炎
C. 肝肾综合征　　D. 肝癌
E. 门静脉血栓形成

23. 男，32岁。周期性空腹及夜间上腹痛3年。口服抑酸剂可以缓解。饱餐后突发上腹剧烈疼痛2小时，不能忍耐。查体：全腹压痛、反跳痛（+）。该患者最可能出现的其他体征是
A. 振水音阳性　　B. 肋脊点压痛阳性
C. 肝浊音界消失　　D. 肠鸣音亢进
E. 莫菲（Murphy）征阳性

24. 女，32岁。因关节痛口服吲哚美辛治疗5天，上腹痛1天。半小时前呕吐咖啡样物200ml，呕吐后腹痛缓解。既往无肝病及胃病史。首选的检查是
A. 腹部B超
B. 上消化道X线钡剂造影
C. 腹部CT
D. 胃液分析
E. 胃镜

25. 男，65岁。间断上腹痛、腹胀25年。10年前经胃镜检查诊断为“慢性萎缩性胃炎伴肠化生”。3个月来上腹痛加重，影响睡眠，并有间断呕吐、黑便，体重下降8kg。最可能的诊断是（内部冲刺题类似题）
A. 胃息肉
B. 胃癌
C. 胃淋巴瘤
D. 十二指肠溃疡合并幽门梗阻
E. 慢性胃炎急性发作

26. 男，26岁。周期性上腹痛3年。空腹及夜间加重，进食后缓解。^{13}C尿素呼气试验阳性。最重要的预防复发措施是
A. 胃黏膜保护剂维持治疗
B. 根除幽门螺杆菌治疗
C. 内镜治疗
D. 抗酸剂维持治疗
E. 外科手术

27. 男，60岁。吞咽时梗噎感2个月。食管X线钡剂造影检查示：食管偏心型充盈缺损，中心可见“龛影”，黏膜皱襞破坏，管壁僵硬。最可能的临床诊断是
A. 食管静脉曲张　　B. 食管平滑肌瘤
C. 食管癌　　D. 贲门失弛缓症
E. 食管憩室

28. 男，55岁。食欲下降，消瘦半年。胃镜示：胃窦大弯溃疡1.2cm×1.0cm，边缘隆起；超声检查：黏膜下层及浅肌层结构不清。病理：胃腺癌，幽门螺杆菌阳性。最适宜的治疗是
A. 胃镜下切除　　B. 抗幽门螺杆菌治疗
C. 放射治疗　　D. 手术治疗
E. 化疗

29. 男，70岁。食欲不振、消瘦、腹胀5个月。查体：颈部可见蜘蛛痣，肝掌（+），腹膨隆，肝肋下5cm，剑突下6cm，质硬，压痛，肝颈回流征（-），脾肋下3cm，移动性浊音（+）。血AFP明显增高。最可能的诊断是
A. 慢性肝炎　　B. 瘀血性肝硬化
C. 原发性肝癌　　D. 肝脓肿
E. 肝结核

30. 男，68岁。胃体癌侵及浆膜层，探查肝脏、盆腔无转移，根治手术关腹前应用温热蒸馏水反复冲洗腹腔。其主要目的是防止
A. 术后肠粘连
B. 肿瘤淋巴转移
C. 肿瘤腹膜种植转移
D. 肿瘤直接蔓延

E. 肿瘤血行转移

31. 男，55岁。右季肋部疼痛2个月，逐渐加重，并伴有乏力，体重下降6kg。慢性乙型肝炎病史18年。对明确诊断最有意义的实验室检查是

A. 甲胎蛋白

B. 碱性磷酸酶

C. 丙氨酸氨基转移酶

D. 谷氨酰转肽酶

E. 白蛋白

(32～33题共用备选答案)

A. 周期性餐后上腹部疼痛，至下一餐前缓解

B. 持续性上腹部疼痛，阵发性加重

C. 周期性空腹及夜间上腹部疼痛，进食后可缓解

D. 渐进加重的上腹部疼痛，向后背放射

E. 反复上腹部胀痛，餐后加重伴嗳气，无周期性

32. 符合慢性胃炎临床表现的是

33. 典型的胃溃疡疼痛特点是

2014年消化系统真题汇总——内科部分

1. 胃体部癌肿发生淋巴转移，一般首先受累的淋巴结群位于

A. 腹主动脉旁　B. 腹腔

C. 胃大弯　D. 肝十二指肠韧带

E. 结肠中动脉旁

2. 证实幽门螺杆菌现症感染的检查方法中不包括

A. 血清幽门螺杆菌抗体检测

B. ^{13}C尿素呼气实验

C. 胃黏膜活检幽门螺杆菌培养

D. 胃黏膜活检快速尿素酶实验

E. 粪便幽门螺杆菌抗原检测

3. 消化性溃疡最常见的并发症是

A. 癌变　B. 幽门梗阻

C. 穿孔　D. 肠憩室

E. 出血

4. 消化性溃疡并幽门梗阻时最典型的临床表现是

A. 呕吐物有粪味　B. 呕吐大量宿食

C. 呕吐大量胆汁　D. 餐后上腹饱满

E. 进脂餐后腹痛

5. 容易引起贫血的胃炎是

A. 慢性非萎缩性全胃炎

B. 慢性萎缩性胃炎，胃体萎缩为主

C. 慢性萎缩性胃炎，胃窦萎缩为主

D. 慢性浅表性胃炎，胃体为主

E. 慢性浅表性胃炎，胃窦为主

6. 男，45岁。反复上腹痛3个月。胃镜检查见十二指肠球部溃疡。快速尿素酶试验阳性。最佳的治疗方案是

A. H_2受体拮抗剂＋两种抗生素

B. 质子泵抑制剂＋胃黏膜保护剂

C. 质子泵抑制剂＋两种抗生素

D. 抗酸剂＋两种抗生素

E. 胃黏膜保护剂＋H_2受体拮抗剂

7. 男，69岁。持续性上腹痛伴呕吐6小时。腹痛逐渐加重，蜷曲位稍减轻，发病前曾与朋友聚餐。查体：巩膜无黄染，上腹部肌紧张，压痛明显，无反跳痛，Murphy征阴性，肠鸣音3次/分。最可能的诊断是

A. 急性胃炎　B. 急性胰腺炎

C. 急性胆囊炎　D. 消化性溃疡

E. 急性肠梗阻

8. 男，70岁。上腹痛1年，进食后加重。大便10次/天，可见脂肪滴。查体：中腹部压痛(＋)。腹部B超：胰腺多发钙化灶。应给予的药物是

A. 钙通道阻滞剂　B. 消炎利胆药物

C. 胰酶制剂　D. 解痉止痛药

E. 质子泵抑制剂

9. 男，40岁。反复发作上腹部不适，疼痛6年。疼痛多发生在餐后约60分钟，1～2小时后逐渐缓解。查体：腹平软，肝脾未触及，上腹轻压痛，无反跳痛，移动性浊音(－)，上消化道X线钡餐造影：胃窦小弯侧1.5cm壁外龛影，大弯侧有痉挛性切迹。最可能的诊断是

A. 胃癌　B. 胃平滑肌瘤

C. 胃炎　D. 胃憩室

E. 胃溃疡

(10～12题共用题干)

男，77岁。饮酒后呕咖啡样物1次，约150ml。3个月来因冠心病口服小剂量阿司匹林。查体：P 80次/分，BP 90/60mmHg。神清，腹软，剑突下轻压痛，未触及包块，肝脾肋下未触及。

10. 最可能的诊断是

A. 贲门黏膜撕裂综合征

B. 反流性食管炎

C. 胃癌
D. 十二指肠球炎
E. 急性胃黏膜病变

11. 首选的检查是
A. 腹部 CT　B. 腹部 X 线平片
C. 血肿瘤标志物　D. 胃镜
E. 腹部 B 超

12. 首选的治疗是
A. 口服云南白药
B. 口服胃黏膜保护剂
C. 静脉点滴质子泵抑制剂
D. 静脉点滴 H_2 受体拮抗剂
E. 静脉点滴止血环酸

13. 男，30 岁。间断黏液脓血便 10 年，抗生素治疗效果不佳。肠镜示：乙状结肠及直肠黏膜广泛充血糜烂。病理检查可见隐窝脓肿。应首选的治疗药物是
A. 左氧氟沙星
B. 蒙脱石散
C. 黄连素
D. 地衣芽胞杆菌制剂
E. 5－氨基水杨酸

14. 肝硬化患者近期肝脏进行性增大，应首先考虑的情况是
A. 并发肝癌　B. 肝淤血
C. 门静脉高压加重　D. 肝硬化加重
E. 肝炎活动

15. 门静脉高压症的主要临床表现不包括
A. 脾肿大　B. 呕血或黑便
C. 肝掌　D. 腹水
E. 食管静脉曲张

16. 男，45 岁。肝功能异常 15 年，门腔静脉分流术后 2 年，性格改变，睡眠倒错 3 天。以下处理措施正确的是
A. 输血　B. 口服乳果糖
C. 碱性肥皂水灌注　D. 静脉滴注抗生素
E. 口服巴比妥

17. 普查原发性肝癌最常用的影像学检查是
A. 放射性核素肝扫描
B. 肝脏 CT
C. 肝脏 MRI
D. 肝脏 B 超
E. 腹部 X 线片

18. 男，57 岁。进食后呕吐大量鲜血 6 小时。既往乙肝病史 30 余年。为迅速明确出血病因，首选检查为
A. 腹部 CT
B. 选择性腹腔静脉造影
C. 消化道 X 线钡餐造影
D. 胃镜
E. 腹部 B 超

2014 年消化系统真题汇总——外科部分

1. 肠梗阻的四大典型症状是
A. 腹痛、腹胀、呕吐、停止排便排气
B. 腹痛、腹胀、呕吐、肠鸣音亢进
C. 腹痛、肠型、呕吐、停止排便排气
D. 腹痛、肠型、腹胀、停止排便排气
E. 腹痛、腹胀、呕吐、肠型

2. 急性胆囊炎的典型体征是
A. 上腹部有压痛及反跳痛
B. Grey－Turner 征阳性
C. Mc－Burney 点有压痛及反跳痛
D. 肝浊音界缩小
E. 墨菲征阳性

3. 急性梗阻性化脓性胆管炎的典型临床表现不包括
A. 黄疸　B. 寒战高热
C. 休克　D. 腹痛
E. 贫血

4. 男，56 岁。皮肤黄染进行性加重 2 个月，体重减轻 5kg。查体：T 37.2℃，右肋下可触及肿大胆囊，无压痛。实验室检查：血清淀粉酶正常，血总胆红素 222μmol/L。最可能的诊断是
A. 肝门部胆管癌　B. 胆总管结石
C. 胆囊癌　D. 慢性胰腺炎
E. 胰头癌

（5～6 题共用备选答案）
A. 腹部 X 线片
B. 腹部增强 CT
C. 内镜逆行胰胆管造影（ERCP）
D. 经皮肝穿刺胆道造影（PTC）
E. 腹部 B 超

5. 临床上诊断胆道疾病首选的辅助检查是

6. 容易诱发急性胰腺炎的辅助检查是

7. 男，18 岁。转移性右下腹痛 16 小时，伴恶心、呕吐。16 小时前右下腹有轻压痛，4 小时前疼痛范围扩大。查体：T 38.8℃，P 92 次/分。全腹稍胀，压痛和反跳痛（+），右下腹为重，肠鸣音消失。血常规：WBC 18.6 $\times 10^9$/L，N 0.91。病情加重主要的解剖学原因是

A. 阑尾蠕动弱而慢，阻塞的粪便残渣不易排出

B. 阑尾与盲肠相通的开口狭窄易梗阻

C. 阑尾系膜短而阑尾本身长，易坏死

D. 阑尾动脉是终末血管易痉挛缺血

E. 阑尾壁内淋巴组织丰富易化脓

8. 女，32 岁。脐周胀痛伴低热 1 个月余。腹部 B 超示腹腔积液。腹水常规：有核细胞 1000 $\times 10^6$/L，淋巴细胞 0.90。最可能的诊断是

A. 腹腔恶性肿瘤　B. 结核性腹膜炎

C. 结缔组织病　D. 肝硬化腹水

E. 原发性腹膜炎

9. 男，68 岁。大便带血 6 个月，体重下降 4kg。既往有内痔病史。对明确诊断最有意义的检查是

A. 结肠镜　B. 腹部 CT

C. 腹部 B 超　D. 血 CEA

E. 腹部 X 线平片

（10 ~ 11 题共用备选答案）

A. 肛周脓肿

B. 肛裂

C. 内痔

D. 外痔

E. 肛瘘

10. 排便时肛门刀割样疼痛，便后数分钟疼痛缓解，随后又出现肛门剧痛。临床表现符合

11. 肛周有暗紫色长圆型肿物，质硬、压痛明显。临床表现符合

（12 ~ 14 题共用题干）（3600 题类似题）

男，23 岁。突然晕倒 2 小时。5 天因车祸撞伤左下胸部，曾卧床休息 2 天。查体：P 140 次/分，R 30/分，BP 90/60mmHg，神志清，面色苍白，左下腹皮肤瘀斑，腹部膨隆，轻度压痛，反跳痛，移动性浊音（+），肠鸣音减弱。

12. 最可能的诊断是

A. 小肠破裂　B. 结肠破裂

C. 胃破裂　D. 脾破裂

E. 肾破裂

13. 首选辅助检查是

A. 腹部 CT　B. 立位腹部 X 线片

C. 静脉肾盂造影　D. 腹部增强 MRI

E. 腹部 B 超

14. 最佳处理方法是

A. 脾切除术　B. 应用广谱抗生素

C. 胃肠减压　D. 腹腔引流

E. 导尿

15. 男，65 岁。突发腹痛、停止排气排便 1 天。既往曾因十二指肠溃疡行胃大部切除术。查体：T 37.8℃，P 100 次/分，BP 100/80mmHg，全腹压痛、反跳痛（+）。立位腹部 X 线平片见多发气液平面。诊断性腹腔穿刺抽出血性液体。该患者下一步首选的处理是

A. 立即肛管排气

B. 快速补液、扩容

C. 立即手术探查

D. 全消化道 X 线钡剂造影

E. 严密观察病情 12 小时

2013 年临床助理真题汇总——消化系统外科部分

1. 对伴有完全性梗阻的高位直肠癌，最常应用的手术方式是

A. 经腹直肠癌切除术（Dixon 术）

B. 经腹结肠癌切除、近端造口、远端封闭术（Hartmann 术）

C. 升结肠造瘘术

D. 姑息性病灶切除吻合术

E. 经腹会阴直肠癌根治术（Miles）术

2. 腹部闭合性损伤性腹部检查时，首先探查的器官是

A. 胃后壁及胰腺

B. 胃，十二指肠第一段

C. 肝、脾等实质性器官

D. 盆腔器官

E. 结肠

3. 老年人初发机械性肠梗阻最常见的病因是

A. 蛔虫团状阻塞
B. 乙状结肠扭转
C. 腹股沟疝嵌顿
D. 小肠扭转
E. 肿瘤

4. 女，18岁。因大面积烧伤住院治疗3天，上腹痛1天，2小时来排柏油便3次。查体：P 96次/分，BP 110/70mmHg，实验室检查：WBC 11.8×10^9/L，血红蛋白92g/L。首选的治疗措施是

A. 口服胃黏膜保护剂
B. 静脉应用止血药
C. 静脉应用质子泵抑制剂
D. 静脉应用H_2受体拮抗剂
E. 输血

5. 女，40岁。腹腔镜胆囊切除术后1周，腹胀伴皮肤黄染、粪便呈陶土样1天。查体：皮肤、巩膜黄染，右上腹轻度压痛，移动性浊音（－）。最可能的原因是

A. 结肠肝曲损伤
B. 胃损伤
C. 胆囊管残端漏
D. 十二指肠损伤
E. 胆总管损伤

6. 男，20岁。持续性左上腹痛2小时。查体：T 38.7℃，P 128次/分，R 24次/分，BP 60/40mmHg，谵妄，全身皮肤湿冷。左侧季肋部皮下瘀血，全腹压痛、反跳痛（＋），移动性浊音（＋），肠鸣音未闻及。紧急的处理措施是

A. 休克纠正后手术治疗
B. 应用镇痛剂
C. 升压药纠正血压
D. 抗休克的同时手术治疗
E. 立即输血

7. 女，62岁。右侧股疝嵌顿10小时。查体：腹胀明显，右下腹局限性压痛（＋），肌紧张，肠鸣音亢进。右侧腹股沟韧带下方隆起肿块，有压痛。手术时发现小肠坏死，行坏死小肠切除后，下一步正确的手术措施是

A. 单纯疝囊高位结扎术
B. McVay法疝修补术
C. Bassini法疝修补术
D. Halsted法疝修补术
E. Ferguson法疝修补术

8. 男，44岁。因急性继发性腹膜炎入院，行非手术治疗。观察10小时，若决定手术治疗，不属于其手术适应证的是

A. 呼吸性碱中毒
B. 出现休克
C. 腹痛进行性加重
D. 腹腔积液增多
E. 病因诊断不明

9. 男，35岁。肛门持续性剧痛3天，局部有肿物突出，无便血。查体：肛门旁有直径为1.0cm的肿物，呈暗紫色，质硬，有触痛。最可能的诊断是

A. 血栓性外痔
B. 内痔脱出
C. 肛门周围皮下脓肿
D. 肛裂
E. 直肠息肉

10. 男，52岁，井下作业巷道塌方砸伤腹部。查体：P 120次/分，BP 80/50mmHg，颜面苍白，腹部明显压痛，耻骨联合处压痛，挤压试验阳性。腹腔穿刺抽出约15ml血性液体。首先应考虑骨盆骨折合并

A. 肝脾破裂
B. 腹膜后血肿
C. 尿道损伤
D. 膀胱损伤
E. 直肠损伤

（11～12题共用备选答案）

A. 横结肠
B. 十二指肠
C. 乙状结肠
D. 升结肠
E. 小肠

11. 青壮年肠扭转最常见的部位是

12. 老年人肠扭转最常见的部位是

（13～14题共用备选答案）

A. 混合痔
B. 环形痔
C. 直肠脱垂
D. 内痔
E. 外痔

13. 排便时脱出肛门，需手推才能还纳的圆形肿物是

14. 肿物呈梅花瓣样脱出肛门，同时肛门扩约肌不松弛的是

（15～17题共用题干）

女，44岁。上腹绞痛伴高热1天，皮肤黄染2小时，呕吐1次，伴寒战、高热。发病后小便色深。既往反复发作上腹部隐痛3年，向右肩部放射。查体：T 39.1℃，P 108次/分，R 30次/分，BP 150/95mmHg。

皮肤、巩膜黄染。上腹部肌紧张，压痛、反跳痛（+）。

15. 为明确诊断，首选的检查是

A. 腹部B超

B. 腹部CT

C. 腹部MRI

D. 经皮肝穿胆管造影

E. 内镜逆行胆胰管造影

16. 最可能的检查结果是

A. 胆囊缩小

B. 壶腹部占位

C. 胆总管直径增粗

D. 胰头增大

E. 胰管扩张

17. 若患者出现休克，最有效的治疗措施是

A. 应用多巴胺药物

B. 应用有效足量抗生素

C. 应用糖皮质激素

D. 纠正休克同时急症行胆管引流手术

E. 纠正休克同时急症行胆囊切除手术

2013年消化系统真题汇总——内科部分

1. 胰头癌常见的首发临床表现是

A. 黄疸　B. 稀便

C. 贫血　D. 上腹隐痛

E. 皮肤瘙痒

2. 与幽门螺杆菌感染关系最密切的疾病是

A. 慢性胃炎　B. 急性胃炎

C. 胃癌　D. 胃食管反流病

E. 功能性消化不良

3. Curling溃疡的病因是

A. 中枢神经系统严重损伤

B. 严重烧伤

C. 乙醇

D. 非甾体抗炎药

E. 幽门螺杆菌感染

4. 确定早期胃癌的最重要的指标是

A. 肿瘤生长部位　B. 肿瘤直径

C. 肿瘤浸润范围　D. 肿瘤浸润深度

E. 是否淋巴转移

5. 消化性溃疡最常见的并发症是

A. 腹腔脓肿　B. 癌变

C. 出血　D. 幽门梗阻

E. 穿孔

6. 提示肝脏对雌激素灭活功能减退的体征是

A. 蜘蛛痣　B. 皮肤紫癜

C. 腹壁静脉曲张　D. 脾大

E. 巩膜黄染

7. 提示肝硬化并发自发性腹膜炎的主要表现是

A. 腹部柔韧感

B. 脾脏进行性肿大

C. 尿量减少

D. 腹壁静脉曲张加重

E. 全腹压痛及反跳痛

8. 我国急性胰腺炎的主要病因是

A. 高脂饮食　B. 病毒感染

C. 胆道疾病　D. 手术、创伤

E. 药物

9. 消化性溃疡瘢痕性幽门梗阻最典型临床表现是

A. 消瘦　B. 呕吐

C. 发热　D. 腹泻

E. 贫血

10. 男，36岁。间断上腹痛10余年，饥饿及夜间加重。1天前饮酒后腹痛加剧，1小时前排柏油样大便300ml，伴头晕。为明确诊断首选检查是

A. 腹部B超

B. 上消化道钡剂造影

C. 胃镜

D. 结肠镜

E. 粪常规+隐血

11. 男，45岁乙肝病史20年。纳差、消瘦、皮肤黄染半个月。查体：肋下3cm，质硬，表面不平，肝区有叩击痛。下列实验室检查明确诊断最有价值的是

A. 凝血酶原活动度

B. 前白蛋白

C. 丙氨酸氨基转移酶

D. 乙肝病毒DNA定量

E. 甲胎蛋白

12. 男，82岁。1天来排黑便2次，每次量约50g。近1个月来口服小剂量阿司匹林。查体：腹软，腹部无压痛，未触及包块，肝脾未触及。首选的治疗是

A. 法莫替丁　B. 奥美拉唑

C. 铝碳酸镁　　D. 止血芳酸
E. 生长抑素

13. 女，79岁。餐后上腹饱胀，嗳气10年，无反酸。胃镜：胃黏膜颜色灰暗，颗粒不平，红白相间，以白为主，皱襞低平稀少。该患者胃液可能发生的变化是

A. 碳酸氢盐增加
B. 内因子增加
C. pH减低
D. 胃蛋白酶增加
E. pH升高

14. 男，60岁。进食苹果后呕血500ml，伴头晕、出汗。乙肝病史30年。查体：BP 80/50mmHg，心率110次/分，腹水征（+）。最可能的呕血原因

A. 急性糜烂性胃炎
B. 胃血管畸形
C. 食管胃底静脉曲张破裂
D. 十二指肠溃疡
E. 胃癌

15. 男，51岁。腹胀、乏力9个月，加重伴憋气、尿量明显减少2周。尿量200～300ml/d。查体：P 78次/分，R 20次/分，神清，颈部可见蜘蛛痣，巩膜黄染。腹膨隆，无压痛及反跳痛，肝肋下未触及，脾平脐，移动性浊音（+）。双下肢凹陷性水肿。实验室检查：血 WBC 3.5×10^9/L，N 0.60，HBsAg（+），ALT 45U/T，AST 95U/L，TBil 56μmol/L，BUN 16.5mmol/L，Scr 198.1μmol/L。最可能的诊断为乙肝肝硬化合并

A. 肝肾综合征
B. 肝癌
C. 结核性腹膜炎
D. 肝肺综合征
E. 自发性腹膜炎

16. 女，63岁。反复冬季上腹痛3年，腹痛多于餐后半小时发作，餐前缓解。复发1周。查体：神志清，无贫血貌，腹软，剑突下压痛（+），肝脾未触及。最可能的疾病是

A. 胃癌
B. 慢性胃炎
C. 十二指肠溃疡
D. 慢性胆囊炎
E. 胃溃疡

17. 男，29岁。急性化脓性阑尾炎7天，非手术治疗，突发高热寒战，右季肋区疼痛。查体：T 38.5℃，皮肤巩膜轻度黄染，右季肋区叩痛。实验室检查：ALT、AST、总胆红素均轻度升高。腹部超声提示肝脏可见数个液性暗区。最可能的诊断是

A. 细菌性肝脓肿
B. 肝包虫病
C. 阿米巴肝脓肿
D. 肝囊肿继发感染
E. 肝转移癌

18. 男，55岁。慢性胃炎病史30年，近期体检发现胃幽门螺杆菌感染。胃镜检查：角切迹处可见直径0.5cm的粗糙不平黏膜，超声胃镜示病变位于黏膜内。病理诊断重度异型增生。最适宜的治疗是

A. 根除幽门螺杆菌
B. 病灶局部切除术
C. 化疗
D. 生物治疗
E. 胃大部切除术

19. 女，20岁。3个月来发热、盗汗、腹痛、腹胀。查体：巩膜无黄染，颈静脉无怒张，腹部移动性浊音（+），腹水比重1.020，蛋白定量40g/L，白细胞 600×10^6/L，单核细胞0.80。最可能的诊断是

A. 缩窄性心包炎
B. 原发性腹膜炎
C. 结核性腹膜炎
D. 肝硬化腹水
E. 化脓性腹膜炎

（20～21题共用备选答案）

A. 急性糜烂出血性胃炎
B. 慢性浅表性胃窦胃炎
C. 嗜酸细胞性胃炎
D. 慢性浅表性胃体胃炎
E. 慢性萎缩性胃炎

20. 与胃癌发生相关的疾病是

21. 应用非甾体抗炎药可导致的疾病是

（22～24题共用题干）

男，50岁。饮酒后出现持续性上腹痛8小时。向腰背部放射，伴恶心、呕吐，无腹泻。查体：T 37℃，中上腹部压痛（+），无肌紧张及反跳痛，Murphy征（−）。

22. 最可能的诊断是

A. 急性胆囊炎
B. 急性胰腺炎
C. 消化性溃疡
D. 急性胃炎
E. 急性肠梗阻

23. 为明确诊断，最重要的检查是

A. 血尿淀粉酶
B. 血清电解质
C. 胃镜
D. 立位腹部 X 线平片
E. 腹部 B 超

24. 目前最重要的治疗是

A. 手术治疗
B. 应用质子泵抑制剂
C. 应用广谱抗生素
D. 对症治疗
E. 禁食补液

2012 年消化系统真题汇总——外科部分

1. 有关直肠癌的描述，错误的是
A. 多有里急后重、肛门下坠感
B. 常以完全性肠梗阻就诊
C. 组织学类型主要为腺癌
D. 多有带黏液的血便
E. 早期可表现为大便习惯改变

2. 急性胆囊炎的临床表现不包括
A. 右上腹持续性痛并阵发性加重
B. 大多伴有黄疸
C. 右上腹局限性肌紧张
D. 可伴有右肩部不适症状
E. 右上腹压痛

3. 女，55 岁。1 天前于餐后 2 小时突发上腹痛，伴恶心，呕吐，继之发热。1 天后出现黄疸，查血淀粉酶及胆红素明显增高。最可能的诊断是
A. 胆总管结石　　B. 急性肝炎
C. 急性溶血　　D. 胆源性胰腺炎
E. 胰腺脓肿压迫胆管

4. 有关肛裂的描述，正确的是
A. 老年人发病率高
B. 常伴发大出血
C. 最常见于膝胸位肛门 12 点处
D. 应以手术治疗为主
E. 多因慢性腹泻发生

5. 内痔的早期症状是
A. 排便时疼痛　　B. 内痔脱出
C. 里急后重　　D. 肛门瘙痒
E. 排便时出血

6. 在梗阻性黄疸中，鉴别胆总管结石和胰头癌的主要依据是
A. 血尿淀粉酶变化时间和幅度
B. 黄疸进行性加重
C. 皮肤瘙痒
D. 肝功能改变分析
E. 胆囊肿大

7. 男，35 岁。周期性空腹及夜间上腹痛 3 年，加重伴腹胀 2 周，反酸、呕吐宿食 1 周。最可能的诊断是
A. 胃淋巴瘤
B. 胃溃疡癌变合并幽门梗阻
C. 十二指肠溃疡合并幽门梗阻
D. 胃食管反流病
E. 慢性萎缩性胃炎

8. 男，62 岁。皮肤黄染进行性加重 1 个月。伴上腹胀、隐痛，食欲差、乏力，10 天前感皮肤瘙痒，大便呈陶土样。查体：消瘦，巩膜黄染，腹部稍胀，无明显压痛，未触及包块，胆囊无肿大。血 AFP 5μg/L。最可能的诊断是
A. 肝门部胆管癌　　B. 胆囊癌
C. 胆总管下段癌　　D. 肝癌
E. 胰头癌

9. 女，43 岁。腹痛 16 小时，呈持续性、阵发性加重，伴呕吐，无肛门排气。查体：全腹肌紧张，有压痛及反跳痛。行腹腔穿刺抽出的液体呈血性，伴臭味。最可能的诊断是
A. 绞窄性肠梗阻
B. 胃十二直肠穿孔
C. 急性阑尾炎穿孔
D. 结核性腹膜炎
E. 急性重症胰腺炎

10. 女，31 岁。腹痛、寒战、高热、黄疸反复发作 3 年。1 天来上腹部持续性疼痛，伴阵发性绞痛，恶心，无呕吐。查体：T 38.6℃，巩膜黄染，右上腹压痛（+），无反跳痛，胆囊大，Murphy 征（+）。最佳处理措施是
A. 胆总管奥狄括约肌切开术
B. 胆囊造瘘术
C. 单纯胆囊切除术
D. 胆囊切除 + 胆总管探查 T 管引流术

E. 胆囊切除 + 胆总管十二指肠吻合术

11. 肛裂“三联征”是指

A. 肛裂、出血、肛乳头肥大

B. 疼痛、便秘、出血

C. 肛裂、疼痛、前哨痔

D. 疼痛、出血、前哨痔

E. 肛裂、前哨痔、肛乳头肥大

(12～13 题共用题干)

女，63 岁。间断发作右上腹隐痛 12 年，进食油腻食物后发作，症状逐年增加。查体：肥胖，皮肤巩膜无黄染，Murphy 征阳性。

12. 首选的检查方法是

A. 腹部 X 线平片　B. 胆囊造影

C. 腹部 CT　D. 腹部 B 超

E. 腹部 MRI

13. 最佳治疗是

A. 胆囊切开取石

B. 胆囊切除

C. 服用消炎利胆中药

D. 应用解痉止痛药

E. 应用广谱抗生素

14. 男性，80 岁。右腹股沟斜疝 6 小时来诊。既往有可复性腹股沟肿物史 30 年。检查：右侧腹股沟至阴囊 10cm×6cm 嵌顿疝，皮肤无红肿。首选的治疗是

A. 试行手法复位

B. 手术复位并行疝囊高位结扎

C. 手术复位并行加强腹股沟管前壁疝修补术

D. 手术复位并行无张力疝修补

E. 手术复位并行加强腹股沟管后壁疝修补术

15. 女，25 岁。肛门疼痛 2 天，无便血。检查：体温 36.7℃，肛门口有直径 1cm 暗紫色肿物，表面光滑，边界清楚，质硬，触痛明显。最可能的诊断是

A. 直肠息肉脱出

B. 肛门黑色素瘤

C. 内痔脱出坏死

D. 血栓性外痔

E. 肛裂所致前哨痔

16. 阴囊内无痛性包块，透光试验阳性。最可能的诊断是

A. 睾丸肿瘤

B. 腹股沟斜疝

C. 附睾结核

D. 精索静脉曲张

E. 鞘膜积液

(17～18 题共用题干)

女，75 岁。右大腿卵圆窝部反复出现圆形包块 10 年，此次因便秘突出包块就诊，用力还纳后右下腹持续疼痛伴呕吐。查体：下腹压痛，肌紧张，叩诊肝浊音界缩小，肠鸣音消失。

17. 对诊断最有帮助的首选检查是

A. 血常规

B. 子宫及附件 B 超检查

C. 立位腹部 X 线平片

D. 腹部 CT

E. 直肠指检

18. 最可能的诊断为

A. 急性输卵管炎

B. 膀胱破裂

C. 卵巢囊肿蒂扭转

D. 肠破裂

E. 急性盆腔炎

19. 腹股沟疝检查时，压迫腹股沟深环的部位应在

A. 腹股沟韧带中点上方 2cm

B. 精索的内前方 2cm

C. 髂前上棘与耻骨结节连线的中点

D. 肿块隆起最明显处

E. 耻骨结节外侧 2cm

(20～22 题共用备选答案)

A. 板状腹　B. 黏液脓血便

C. 阵发性腹痛　D. 腹胀

E. 墨菲征阳性

20. 胃溃疡急性穿孔最典型的临床表现是

21. 急性胆囊炎特有的临床表现是

22. 急性细菌性痢疾的临床表现

2012 年消化系统真题汇总——内科部分

1. 男，30 岁。饥饿性上腹痛 2 年，进食后可缓解。胃镜检查：十二指肠溃疡愈合期，快速尿素酶试验阳性。最有效的治疗方案是

A. 奥美拉唑 + 枸橼酸铋钾 + 克拉霉素

B. 法莫替丁 + 阿莫西林 + 克拉霉素

C. 西咪替丁 + 克拉霉素 + 左氧氟沙星

D. 奥美拉唑 + 硫糖铝
E. 奥美拉唑 + 阿莫西林 + 替硝唑

2. 男，65 岁。间断腹胀、上腹隐痛 25 年。胃镜检查提示：胃体黏膜变薄，血管透见，皱襞稀疏。患者可能缺乏的维生素是
A. 维生素 B_4　B. 维生素 C
C. 维生素 B_{12}　D. 维生素 B_2
E. 维生素 D

3. 对十二指肠溃疡急性穿孔的描述，错误的是
A. 部分患者既往无溃疡病症状
B. 男性发生率高于女性
C. 穿孔部位最多见于十二直肠前壁
D. 明确诊断后，均应行急症手术治疗
E. 大部分立位腹部 X 线平片可见膈下游离气体

4. 对诊断门静脉高压最有价值的依据是
A. 肝功能异常
B. 脾大和脾功能亢进
C. 食管胃底静脉曲张
D. 腹水征阳性
E. 肝掌阳性

5. 血清壁细胞抗体升高的疾病是
A. 急性胃炎
B. A 型萎缩性胃炎
C. 慢性浅表性胃炎
D. 十二指肠溃疡
E. B 型萎缩性胃炎

6. 急性暴发型溃疡性结肠炎最常见的并发症是
A. 腹腔内脓肿　B. 肠穿孔
C. 癌变　D. 肠梗阻
E. 中毒性巨结肠

7. 男，40 岁。乙肝病史 10 年，近日食欲下降。肝穿刺可见假小叶。其正确的诊断是
A. 肝炎后肝硬化　B. 肝癌
C. 肝结核　D. 肝淋巴瘤
E. 慢性乙型肝炎

8. 急性糜烂出血性胃炎最常见的原因是
A. 口服抗生素
B. 口服非甾体抗炎药
C. 不洁饮食
D. 刺激性食物
E. 剧烈呕吐

9. 溃疡性结肠炎患者最典型的症状是
A. 腹泻、腹痛、脓血便
B. 排便困难伴腹痛，无便血
C. 腹泻与便秘交替伴发热
D. 硬结便带鲜血，便与血不混
E. 腹痛，便后可缓解，无便血

10. 慢性胃炎的临床表现一般不包括
A. 反酸、烧心　B. 恶心、呕吐
C. 上腹部痛　D. 贫血
E. 右季肋部痛

11. 为判断幽门螺旋杆菌是否被根除，正确的检查时间应在治疗结束后至少
A. 2 周　B. 1 周
C. 4 周　D. 3 周
E. 3 天

12. 典型的食管癌症状特点是
A. 间断吞咽困难伴呕吐
B. 渐进加重的吞咽困难
C. 胸痛
D. 持续性胸骨后异物感
E. 反酸、烧心伴吞咽困难

13. 抢救大咯血患者时，最不宜采用的体位是
A. 俯卧位　B. 仰卧位
C. 平卧位　D. 患侧卧位
E. 头低脚高位

14. 男，25 岁。间断上腹痛 2 年，加重 1 周，呕血 5 小时。胃镜检查见十二指肠球前壁溃疡，底部红色血栓并有少量活动出血。最适合的治疗是
A. 胃镜下止血治疗
B. 口服凝血酶
C. 口服去甲肾上腺素盐水
D. 静脉应用质子泵抑制剂
E. 外科手术

15. 女，52 岁。肝炎肝硬化 10 年，近 3 个月腹围明显增大，1 周来少尿，血肌酐升高，无腹痛及发热。CT 提示肝硬化腹水，AFP 及血常规正常。最可能的情况是
A. 肝炎活动　B. 肝癌
C. 腹膜转移癌　D. 肝肾综合征
E. 自发性腹膜炎

16. 提示存在腹水的体征是
A. 移动性浊音阳性
B. 腹部压痛阳性
C. 肠鸣音减弱
D. 腹部肌紧张
E. 上腹部振水音

17. 男，38 岁。体检发现肝大。有糖尿病史 5 年，近 1 年来体重明显增加，否认其他病史。查体：肝肋下 2cm，质地中等，表面光滑，边缘整齐无触痛，无

其他阳性体征，肝功能检查正常。最可能的诊断是

A. 肝癌　　B. 肝硬化

C. 瘀血肝　　D. 慢性肝炎

E. 脂肪肝

（18～19 题共用备选答案）

A. 横结肠　　B. 降结肠

C. 回盲部　　D. 直肠及乙状结肠

E. 升结肠

18. 溃疡性结肠炎最常见的病变部位是

19. 肠结核最常见的病变部位是

（20～21 题共用备选答案）

A. Cushing 溃疡

B. 十二指肠球后溃疡

C. 胃溃疡

D. Curling 溃疡

E. 卓艾综合征

20. 易出现夜间痛和后背放射痛的是

21. 中枢神经系统病变引起的溃疡称为

22. 女，48 岁。反酸、烧心、上腹胀 4 年余。3 个月前行胃镜检查无明显异常。对明确诊断有帮助的是

A. 上消化道钡剂造影

B. H_2受体拮抗剂试验治疗

C. 质子泵抑制剂试验治疗

D. 黏膜保护剂试验治疗

E. 胃排空试验

23. 男，55 岁。饮酒后出现上腹持续性刀割样痛 3 小时，向腰背部放射，伴恶心、反复呕吐。查体：中上及左上腹部肌紧张，明显压痛、反跳痛。尿淀粉酶正常，腹部平片未见膈下游离气体及气液平面。最可能的诊断是

A. 急性阑尾炎　　B. 胆石病

C. 肠梗阻　　D. 消化性溃疡穿孔

E. 急性胰腺炎

24. 男，68 岁。因胃溃疡出血行毕 I 式胃大部切除术。术后第 6 天，有肛门排气，开始进流质饮食，进食后腹胀并呕吐，呕吐物中含胆汁。腹部可见胃型，无蠕动波，X 线平片示残胃内大量胃液潴留。产生此症状最可能的原因是

A. 近端空肠反流

B. 远端空肠反流

C. 残胃蠕动功能障碍

D. 吻合口水肿

E. 吻合口不全梗阻

25. 急性胰腺炎尿淀粉酶开始升高的时间是发病后

A. 36～48 小时　　B. 1～2 小时

C. 12～24 小时　　D. 6～30 小时

E. 3～4 小时

26. 男，52 岁。发现肝硬化 5 年，2 周来全腹胀痛伴畏寒，发热。T 37.8～38.5℃，尿量约 500ml/d。对目前病情判断有意义的体征是

A. 腹壁静脉曲张呈海蛇头样

B. 蜘蛛痣、肝掌

C. 脾肋下 4cm

D. 腹部移动性浊音阳性

E. 全腹压痛及反跳痛阳性

27. 男，50 岁。呕血 2 小时，量 600ml。慢性乙型肝炎 10 年。查体：脾肋下 2cm。出血原因首先考虑是

A. 胃血管畸形破裂

B. 消化性溃疡

C. 胃癌

D. 食管病胃低静脉曲张破裂

E. 食管喷门黏膜撕裂综合征

28. 男，65 岁。大量饮酒 30 年，因神志不清半天入院。查体：面色晦暗，扑翼样震颤阳性。该患者意识障碍可能的原因为

A. 肝性脑病　　B. 电解质紊乱

C. 戒断反应　　D. 慢性酒精中毒

E. 低血糖发作

（29～31 题共用题干）

男性，52 岁。20 年前患乙型肝炎，近 3 个月腹胀。3 年前曾因鱼刺发生上消化道出血。体检：面色晦暗，结膜苍白，胸前可见蜘蛛痣，腹部隆起，移动性浊音阳性。

29. 最有助于明确腹胀原因的检查是

A. 腹部 X 线平片　　B. 胃镜检查

C. 上消化道造影　　D. 腹腔穿刺检查

E. 肝功能化验

30. 来诊次日呕鲜血约 500ml，黑便 2 次，每次约 200ml。查体：BP 150/70mmHg，P 102 次/分，肝肋下未及，脾肋下 5cm，急查血 Hb 75g/L。ALT 256IU/L。此病人上消化道出血原因首先考虑

A. 食管静脉曲张破裂出血

B. 十二指肠溃疡出血

C. 胃溃疡出血

D. 胃癌出血

E. 急性胃炎出血

31. 对该患者主要的治疗方法是

A. 三腔管压迫止血　　B. 静脉给予止血药

C. 静脉给予抑酸剂　　D. 加压输血

E. 冰盐水洗胃

32. 女，55 岁。1 天前于餐后 2 小时突发上腹痛，伴恶心，呕吐，继之发热。1 天后出现黄疸，查血淀粉酶及胆红素明显增高。最可能的诊断是

A. 胆总管结石　B. 急性肝炎
C. 急性溶血　D. 胆源性胰腺炎
E. 胰腺脓肿压迫胆管

33. 男，35 岁。周期性空腹及夜间上腹痛 3 年，加重伴腹胀 2 周，反酸、呕吐宿食 1 周。最可能的诊断是

A. 胃淋巴瘤
B. 胃溃疡癌变合并幽门梗阻
C. 十二指肠溃疡合并幽门梗阻
D. 胃食管反流病
E. 慢性萎缩性胃炎

34. 男，62 岁。皮肤黄染进行性加重 1 个月。伴上腹胀、隐痛，食欲差、乏力，10 天前感皮肤瘙痒，大便呈陶土样。查体：消瘦，巩膜黄染，腹部稍胀，无明显压痛，未触及包块，胆囊无肿大。血 AFP 5μg/L。最可能的诊断是

A. 肝门部胆管癌　B. 胆囊癌
C. 胆总管下段癌　D. 肝癌
E. 胰头癌

35. 对于出血坏死性胰腺炎最具诊断价值的实验室检测指标是

A. 血清淀粉酶升高　B. 血清胆红素升高
C. 血糖降低　D. 血钙降低
E. 血镁降低

(36～37 题共用题干)

男，56 岁。乏力，食欲不振，恶心，消瘦 1 个月。乙型肝炎病史 10 年。皮肤，巩膜无黄染，腹软，剑下压痛，肝肋下 3cm，可触及质硬结节，Murphy 征（－），移动性浊音（－）。

36. 为明确肝脏结节性质，最有价值的肿瘤标志物

A. CEA　B. CA125
C. CK19　D. AFP
E. CA19－9

37. 为进一步明确肝脏结节的大小位置，首选的检查

A. PET－CT　B. MRI 检查
C. 放射性核素扫描　D. 肝动脉造影
E. B 超

38. 对降低消化性溃疡复发率最有效的措施是

A. 抑酸剂治疗
B. 根除幽门螺旋杆菌治疗
C. 高选择迷走神经切除术
D. 抗酸剂治疗
E. 胃黏膜保护剂治疗

第十二篇 泌尿系统（含男性生殖系统）

2017年泌尿系统真题汇总

1. 可以导致肾前性急性肾损伤的因素为
A. 应用马兜铃酸类中药
B. 应用庆大霉素
C. 输尿管结石
D. 大量丢失体液
E. 前列腺增生

2. 尿相差显微镜检查示正常红细胞的情况最常属于
A. 慢性肾小球肾炎
B. 急性肾小球肾炎
C. 急性肾盂肾炎
D. Alport 综合征
E. 急进性肾小球肾炎

3. 细菌性泌尿系感染，最重要的诊断依据是
A. 静脉尿路造影
B. 尿频、尿急、尿痛
C. 腰痛，发热
D. 尿细菌培养和菌落计数
E. 尿常规

4. 膀胱癌最常见的症状是
A. 尿潴留
B. 尿痛
C. 排尿困难
D. 尿频、尿急
E. 血尿

5. 急性尿潴留患者，首选的处理方法是
A. 膀胱穿刺造瘘
B. 耻骨上膀胱穿刺抽吸尿液
C. 热敷
D. 针灸
E. 导尿管导尿

6. 男性老年人急性尿潴留最常见的病因是
A. 膀胱颈挛缩
B. 尿道狭窄
C. 前列腺癌
D. 膀胱肿瘤
E. 前列腺增生

7. 男，46岁。发现镜下血尿伴蛋白尿2个月。查体：BP 120/70mmHg，双下肢无水肿。尿沉渣镜检红细胞25～30个/高倍视野，尿蛋白定量0.8g/d，血肌酐75μmol/L，白蛋白41g/L。B超示双肾大小，形态正常。首先考虑的临床诊断为
A. 急性肾小球肾炎
B. 无症状性血尿和蛋白尿
C. 急进性肾小球肾炎
D. 肾病综合征
E. 慢性肾小球肾炎

8. 男孩，6岁。右侧阴囊肿块2年。肿块表面光滑，有囊性感，无压痛，卧位时肿块消失。睾丸可触及，透光试验阳性。首先考虑的疾病是
A. 腹股沟斜疝
B. 睾丸精索鞘膜积液
C. 睾丸鞘膜积液
D. 精索鞘膜积液
E. 交通性鞘膜积液

9. 男，62岁。体检发现尿蛋白4个月。既往糖尿病史8年，2年前因糖尿病视网膜病变行激光治疗，高血压病史5年。查体：BP 150/80mmHg，双下肢轻度凹陷水肿。尿常规：蛋白（++），红细胞（-）。尿蛋白定量2.6g/d。该患者蛋白尿的分类首先考虑为
A. 溢出性蛋白尿
B. 分泌性蛋白尿
C. 肾小球性蛋白尿
D. 组织性蛋白尿
E. 肾小管性蛋白尿

10. 男，46岁。反复左腰部胀痛6个月，疼痛加重伴高热1周，经抗炎治疗后症状无缓解。左腰部触痛明

显。既往有左肾绞痛、血尿病史。血常规：WBC 11.2×10^9/L，N 0.80；尿常规：WBC（++++）。B超和KUB检查提示左输尿管上段结石，长径1.5cm，平第4腰椎横突，左肾重度积水。首选治疗方法是
A. 输尿管切开取石
B. 经皮肾镜碎石取石
C. 体外冲击波碎石
D. 肾穿刺造瘘
E. 输尿管镜碎石取石

11. 男，15岁。双下肢水肿2周。查体：眼睑轻度水肿，双下肢凹陷性水肿。尿常规：红细胞（-），蛋白（+++），尿蛋白定量4.8g/d，血浆白蛋白19g/L。肾穿刺活检示微小病变型肾病。不恰当的治疗是
A. 预防性应用抗生素
B. 抗凝
C. 糖皮质激素
D. 低盐低脂饮食
E. 利尿剂

12. 女，19岁。双下肢水肿3天。2周前患急性扁桃体炎，经口服抗生素后痊愈。查体：BP 150/90mmHg。尿常规：蛋白（++），尿沉渣镜检红细胞10～20个/HP，血肌酐91μmol/L，补体C3下降。最可能的发病机制为
A. 病毒直接对肾脏的破坏
B. 细菌直接对肾脏的破坏
C. 感染所致的免疫反应
D. 机体代谢紊乱
E. 感染所致的中毒反应

（13～14题共用备选答案）
A. 大肠埃希菌
B. 肠球菌
C. 金黄色葡萄球菌
D. β溶血性链球菌
E. 厌氧菌

13. 急性膀胱炎最常见的致病菌是
14. 诱发急性肾小球肾炎最常见的病原体是

（15～16题共用备选答案）
A. 交通性鞘膜积液
B. 睾丸肿瘤
C. 腹股沟斜疝
D. 精索鞘膜积液
E. 睾丸鞘膜积液

15. 阴囊内卵圆形肿块，呈囊性，表面光滑，触不到睾丸和附睾，透光试验阳性，平卧后未见消失。可能的疾病是
16. 位于睾丸上方的囊性包块，与睾丸有明显分界，透光试验阳性，可能的疾病是

2016年泌尿系统真题汇总

1. 下列疾病中最常出现变形红细胞血尿是
A. 急性肾小球肾炎　　B. 多囊肾病出血
C. 肾结核　　D. 急性肾盂肾炎
E. 尿路结石

2. 肾病综合征蛋白尿的分类属于
A. 肾小管性蛋白尿
B. 肾小球性蛋白尿
C. 溢出性蛋白尿
D. 组织性蛋白尿
E. 功能性蛋白尿

3. 女，63岁。发热伴腰痛3天。既往糖尿病病史8年。查体：T 38.5℃，右肾区叩击痛（+）。血WBC 11.3×10^9/L，N 0.88；尿常规：RBC 8～10个/HP，WBC 25～30个/HP，糖（++），蛋白（+）。对明确诊断最有意义的检查是
A. 肾穿刺活检
B. 清洁中段尿培养+药敏
C. 尿找病理细胞
D. 泌尿系B超
E. 尿相差显微镜检查

4. 女，66岁。发热伴尿频、尿急、尿痛3天。既往糖尿病病史10年。查体：左肾区叩击痛（+），尿沉渣镜检红细胞3～5个/HP，白细胞满视野/HP。清洁中段尿细菌定量培养为大肠埃希菌10^6/ml。下列处理措施正确的是
A. 抗生素治疗2周　　B. 单剂量抗生素治疗
C. 抗生素治疗3天　　D. 抗生素治疗1周
E. 无需抗生素治疗

5. 女，28岁。体检发现镜下血尿、蛋白尿半年，无高血压、糖尿病病史。父母体健。查体：BP 110/

80mmHg，下肢无水肿。尿红细胞 10～70 个/HP，90%变形；尿蛋白定量 0.4g/d；血肌酐 72μmol/L，补体正常，抗核抗体阴性。该患者最可能的诊断是

A. 肾病综合征
B. 慢性肾小球肾炎
C. 急性肾小球肾炎
D. 无症状性血尿和/或蛋尿白
E. 慢性间质性肾炎

6. 上尿路结石体外冲击波碎石的禁忌证是

A. 合并肾积水　B. 结石直径 1.5cm
C. 腰部疼痛　D. 结石远端尿路梗阻
E. 血尿

7. 判断膀胱肿瘤恶性程度的依据是

A. 血尿程度　B. 肿瘤的数目
C. 肿瘤的大小　D. 肿瘤浸润深度
E. 肿瘤细胞分化程度

8. 后尿道损伤最常见的病因是

A. 骨盆骨折　B. 枪弹伤
C. 会阴部骑跨伤　D. 盆腔手术
E. 刀刺伤

9. 男孩，4 岁。精神不振、低热、消瘦 3 个月，排尿正常。查体：发现右上腹包块，表面光滑，有一定的活动度。CT 检查证实有肾占位病变，大小为 5cm×6cm，边界清楚，左肾未见异常。最可能的诊断是

A. 肾囊肿
B. 肾母细胞瘤
C. 肾上腺神经母细胞瘤
D. 巨大肾积水
E. 肾癌

10. 男，29 岁。尿频、尿急、尿痛伴尿道内不适 1 年余，近日晨起排尿终末可见尿道口“滴白”，下腹部及会阴隐痛，无寒战和高热。最可能的诊断是

A. 良性前列腺增生
B. 慢性膀胱炎
C. 急性细菌性前列腺炎
D. 慢性前列腺炎
E. 慢性尿道炎

11. 为明确尿道损伤部位以及程度，首选的检查是

A. B 超　B. 尿检
C. 血生化　D. 活检
E. 逆行尿路造影

2015 年泌尿系统真题汇总

1. 女，16 岁。肉眼血尿伴水肿 2 天。半个月前曾患“急性扁桃体炎”。查体：BP 140/95mmHg，眼睑及双下肢水肿；尿红细胞 40～50 个/HP，尿蛋白（++）；血肌酐 55μmol/L，抗链球菌溶血素“O”500IU/ml（正常值<200IU/ml），补体 C3 下降。其肾脏病理最可能的表现为

A. 膜性肾病
B. 微小病变型肾病
C. 新月体肾炎Ⅲ型
D. 毛细血管内增生性肾小球肾炎
E. 硬化性肾小球肾炎

2. 慢性肾衰竭患者贫血的最主要原因是

A. 红细胞生成素相对缺乏
B. 铁缺乏
C. 尿毒症毒素抑制造血
D. 蛋白营养不良
E. 维生素 B_{12} 缺乏

3. 有助于鉴别肾盂肾炎与膀胱炎的尿液检查是

A. 蛋白定量　B. 白细胞管型
C. 尿培养　D. 白细胞计数
E. 红细胞计数

4. 确诊膀胱肿瘤最可靠的依据是

A. 尿脱落细胞学检查
B. CT
C. 膀胱镜检查＋活检
D. 膀胱造影
E. B 超

5. 老年人出现无痛性全程肉眼血尿，应首先考虑的疾病是

A. 肾盂肾炎　B. 肾囊肿
C. 膀胱肿瘤　D. 肾结石
E. 肾结核

6. 肾盂和输尿管交界处结石长径 12mm，肾轻度积水，结石远端无梗阻，首选的治疗方法是

A. 腹腔镜下手术取石
B. 体外冲击波碎石
C. 开放手术取石
D. 经输尿管镜碎石

E. 经皮肾镜碎石

7. 肾绞痛发作时，首选治疗方法是

A. 抗感染治疗 B. 口服中药
C. 针灸 D. 局部热敷
E. 解痉止痛

8. 女，16 岁。咽痛 2 周后出现肉眼血尿 1 天。查体：BP 150/90mmHg，颜面部轻度水肿。尿常规：蛋白（+），红细胞 20～30 个/HP。血肌酐 65μmol/L，补体 C3 下降。其不适宜的治疗措施是

A. 卧床休息 B. 控制血压
C. 应用糖皮质激素 D. 控制感染
E. 低盐饮食

9. 男，65 岁。进行性排尿困难 2 年，加重 3 个月，药物治疗无效。B 超检查：残余尿 100ml，双肾无积水。最大尿流率 10ml/s。心、肺、肝肾功能正常。首选的治疗方法是

A. 耻骨后前列腺切除
B. 经尿道热疗
C. 耻骨上膀胱造瘘
D. 经尿道前列腺切除
E. 耻骨上经膀胱前列腺切除

10. 男，50 岁。肾病综合征患者，肾活检病理示膜性肾病，治疗过程中突然出现右侧腰痛，伴肉眼血尿，B 超示右肾体积较前增大。首先考虑的并发症是

A. 肾结石 B. 急性肾盂肾炎
C. 泌尿系肿瘤 D. 肾静脉血栓
E. 泌尿系结核

11. 女，15 岁。2 周前患扁桃体炎，眼睑水肿 3 天。实验室检查：尿量 400ml/d，尿蛋白（++），尿红细胞 10～20 个/高倍视野；红细胞管型 1～2 个/低倍视野，血补体 C3 降低。其水肿最可能的原因是

A. 抗利尿激素分泌过多
B. 大量尿蛋白丢失
C. 醛固酮增高
D. 肾小球滤过率下降
E. 心力衰竭

12. 男，40 岁。突发右腰部剧痛 3 小时，疼痛向右下腹放射，伴恶心、呕吐，最可能的疾病是

A. 胆石病 B. 急性阑尾炎
C. 上尿路结石 D. 肾盂肾炎
E. 急性胆囊炎

13. 女，18 岁。咽痛、发热 1 天，浓茶色尿半天。首选的检查是

A. 尿蛋白定量
B. 尿蛋白电泳
C. 尿常规加沉渣镜检
D. 尿渗透压
E. 尿细菌培养

（14～15 题共用备选答案）

A. 生理性蛋白尿
B. 溢出性蛋白尿
C. 肾小球性蛋白尿
D. 肾小管性蛋白尿
E. 混合型蛋白尿

14. 多发性骨髓瘤本－周蛋白尿属于

15. 原发性肾病综合征蛋白尿属于

（16～17 题共用备选答案）

A. 睾丸鞘膜积液 B. 精索鞘膜积液
C. 交通性鞘膜积液 D. 睾丸肿瘤
E. 腹股沟斜疝

16. 阴囊囊性肿块，卧位时肿块缩小或消失，透光试验阳性。有可能的诊断是

17. 阴囊囊性肿块，卧位无缩小，表面光滑，无压痛，触不到睾丸，透光试验阳性。最可能的诊断是

18. 男，68 岁。高血压 15 年，规律服用氢氯噻嗪和卡托普利降压，近 3 天来腹泻，呈稀水样便，尿量 300～400ml/d。实验室检查：血肌酐 158μmol/L，血尿素氮 19mmol/L，尿渗透压 600mOsm/kg · H_2O。该患者出现上述异常检测结果的最可能原因是

A. 急性间质性肾炎 B. 肾后性梗阻
C. 药物不良反应 D. 急性肾小管坏死
E. 血容量减低

2014 年泌尿系统真题汇总

1. 协助诊断肾挫伤，首要的检查是

A. 血肌酐
B. 尿常规
C. 静脉尿路造影
D. 腹部 CT 平扫
E. 血细胞比容

2. 老年男性发生膀胱结石最常见的诱因是

A. 膀胱炎 B. 前列腺炎

C. 膀胱憩室 D. 前列腺增生

E. 膀胱异物

3. 诊断肾结核最可靠的依据是

A. 尿频、尿急、尿痛症状

B. 尿培养结核菌阳性

C. 输精管串珠样改变

D. 肾盂肾盏变形

E. 尿中有大量脓细胞

4. 急性肾小球肾炎的治疗不包括

A. 降压

B. 抗感染

C. 低盐及限制液体入量

D. 糖皮质激素

E. 利尿

5. 尿毒症患者贫血最主要原因是

A. 慢性失血

B. 血红蛋白合成障碍

C. 红细胞寿命缩短

D. 红细胞生成素缺乏

E. 铁及叶酸摄入不足

6. 男，23 岁。血尿、蛋白尿 2 年。查体：BP 160/90mmHg。尿蛋白 1.3～1.8g/d，血肌酐 100μmol/L。最可能的诊断是

A. 无症状性蛋白尿和血尿

B. 高血压肾损害

C. 慢性肾小球肾炎

D. 肾病综合征

E. 慢性间质性肾炎

（7～8 题共用备选答案）

A. 试插导尿管

B. 尿道造影

C. 尿道探子

D. B 超

E. 尿道镜检查

7. 确定尿道损伤部位及程度，应选用的方法是

8. 检查尿道是否连续、完整，首选的方法是

（9～10 题共用备选答案）

A. 急性间质性肾炎

B. 肾前性氮质血症

C. 急进性肾小球肾炎

D. 急性肾小管坏死

E. 肾后性急性肾衰竭

9. 腹泻患者，应用庆大霉素治疗后出现少尿，尿钠 40mmol/L。其肾衰竭原因最可能是

10. 腹膜后淋巴癌患者突然无尿，其肾衰竭原因最可能是

11. 女，51 岁。慢性肾衰竭病史 3 年，头晕、乏力、四肢发麻 1 天。查体：BP 160/100mmHg，贫血貌。心电图示：窦性心律，T 波高尖。急查血肌酐 789μmol/L，血钾 6.8mmol/L。对该患者最关键的治疗是

A. 导泻 B. 限制钾盐摄入

C. 补液 D. 血液透析

E. 口服降压药物

12. 女，28 岁。寒战、发热伴尿频 3 天。查体：T 39.5℃，右肾区叩击痛（+）。尿常规：红细胞 5～10 个/高倍视野，白细胞 20～30 个/高倍视野。该患者抗生素治疗的疗程应该为

A. 3 天 B. 1 周

C. 4 天 D. 2 周

E. 3 周

13. 女，42 岁。肉眼血尿 1 个月余。IVU 显示双肾功能正常，见右肾盂有充盈缺损 1.5cm×1.2cm。尿细胞学检查发现肿瘤细胞。治疗方法首选

A. 放疗

B. 右肾输尿管全切除术

C. 化疗

D. 右肾切除术

E. 肿瘤切除术

14. 男，35 岁，建筑工人。从脚手架跌下伤及会阴部，3 小时后不能自行排尿且有尿外渗。尿外渗的范围多局限在

A. 腹腔 B. 会阴及阴囊

C. 膀胱周围 D. 前列腺周围

E. 耻骨后间隙

15. 男，15 岁。扁桃体炎 2 周，颜面部水肿，尿量减少 3 天。查体：BP 160/80mmHg。实验室检查：尿蛋白（++），尿红细胞 20～30 个/高倍视野，红细胞管型 1～2 个/低倍视野，血补体 C3 降低。该患者肾脏病变最可能的病理类型是

A. 微小病变型肾炎

B. 系膜增生性肾小球肾炎

C. 系膜毛细血管性肾小球肾炎

D. 毛细管内增生性肾小球肾炎

E. 膜性肾病

16. 肾细胞癌最常见的病理类型是

A. 嫌色细胞癌 B. 透明细胞癌

C. 未分类肾细胞癌 D. 乳头状肾细胞癌

E. 集合管癌

17. 女，70 岁。蛋白尿 1 个月。尿蛋白定量 6g/d，蛋白

电泳显示以小分子蛋白为主，呈单克隆分布，其蛋白尿的性质应为

A. 组织性蛋白尿　B. 肾小球性蛋白尿　C. 溢出性蛋白尿　D. 分泌性蛋白尿　E. 肾小管性蛋白尿

2013 年泌尿系统部分真题汇总

1. 急性弥漫性增生性肾小球肾炎增生的的细胞是

A. 肾小球壁层上皮细胞和脏层上皮细胞
B. 肾小球脏层上皮细胞和炎症细胞
C. 肾小球毛细血管内皮细胞和系膜细胞
D. 肾小球脏层上皮细胞和系膜细胞
E. 肾小球周围成纤维细胞和系膜细胞

2. 男，35 岁。发现血尿、蛋白尿 3 周。既往经常有咽炎发作。查体：血压 145/95mmHg，下肢轻度水肿。血肌酐 88μmol/L，尿蛋白定量 1.25g/d，尿 RBC 5～10 个/高倍视野。患者最可能的肾脏病理诊断是

A. 膜增生性肾炎
B. IgA 肾病
C. 微小病变肾病
D. 膜性肾病
E. 新月体肾炎

3. 肾小管性蛋白尿中不会出现的是

A. β_2 微球蛋白
B. 视黄醇结合蛋白
C. 溶菌酶
D. 免疫球蛋白 G
E. α_1 微球蛋白

4. 慢性肾衰竭最常并发的电解质及酸碱平衡紊乱是

A. 高钾血症、代谢性碱中毒
B. 高钾血症、代谢性酸中毒
C. 低钾血症、代谢性酸中毒
D. 高钾血症、呼吸性酸中毒
E. 低钾血症、呼吸性碱中毒

5. 男，27 岁。头晕 1 周，加重伴乏力、心悸、牙龈出血就诊。查体：BP 165/105mmHg。血红蛋白 69g/L，血肌酐 879μmol/L，尿蛋白（++），尿红细胞 2～3 个/HP。B 超显示左肾 8.9cm×4.8cm×4.2cm，右肾 8.6cm×4.7cm×3.9cm，双肾皮质变薄。该患者最可能的诊断为

A. 慢性肾小球肾炎（CKD4 期）
B. 急进性肾小球肾炎
C. 慢性肾小球肾炎（CKD5 期）
D. 急性肾小球肾炎
E. 慢性肾小球肾炎（CKD3 期）

6. 男，78 岁。水肿、大量蛋白尿 3 周余。肾活检示膜性肾病，近 2 日出现右下肢水肿加重，胀痛。应首先考虑的并发症是

A. 动脉栓塞　B. 痛风发作
C. 静脉血栓　D. 静脉曲张
E. 淋巴管炎

7. 男，16 岁。参加学校运动会 5000 米长跑后出现泡沫尿，乏力。实验室检查：蛋白质（+）。休息 1 天后复查尿常规正常。该蛋白尿最可能是

A. 溢出性蛋白尿　B. 分泌性蛋白尿
C. 组织性蛋白尿　D. 肾小管性蛋白尿
E. 功能性蛋白尿

8. 女，17 岁。鼻塞、流涕、咽痛、发热 1 天后出现肉眼血尿，伴颜面部水肿。BP 140/100mmHg，尿蛋白（+++）。为明确诊断，最有价值的进一步检查是

A. 双肾 CT
B. 肾脏 B 超
C. 24 小时尿蛋白定量
D. 肾活检
E. 尿沉渣镜查

（9～10 题共用备选答案）

A. 糖尿病肾病　B. 紫癜性肾病
C. IgA 肾病　D. 微小病变肾病
E. 肾淀粉样变

9. 以上疾病首选糖皮质激素治疗的是

10. 以上疾病禁用糖皮质激素治疗的是

11. 肾绞痛发作时，首选的治疗方法是

A. 中药排石　B. 抗感染
C. 饮水、补液　D. 碱化尿液
E. 解痉止痛

12. 长期尿频、尿急，经抗生素治疗无效的患者，应考虑的疾病是

A. 肾盂肾炎　B. 泌尿系结核
C. 上尿路结石　D. 膀胱炎
E. 尿道炎

13. 下列有关泌尿生殖系统肿瘤说法不正确的是

A. 前列腺癌在我国近年发病率逐年上升
B. 膀胱肿瘤以鳞癌和腺癌多见
C. 肾肿瘤多为恶性
D. 肾母细胞瘤多发生于婴幼儿
E. 睾丸肿瘤多发生于20～40岁青壮年

14. 诊断肾癌最有价值的检查是
A. 肾动脉造影 B. 静脉尿路造影
C. 磁共振 D. B超
E. 增强CT

15. 男，70岁。前列腺增生10年，口服药物治疗。1天前饮酒后出现不能自行排尿，下腹胀痛。首选的治疗方法是
A. 耻骨上膀胱穿刺
B. 前列腺切除手术
C. 耻骨上膀胱穿刺造瘘
D. 口服 α_1 受体阻滞剂
E. 导尿并留置尿管

16. 男，70岁，进行性排尿困难3年，加重伴尿失禁2天，此尿失禁为
A. 充盈性尿失禁 B. 压力性尿失禁
C. 真性尿失禁 D. 混合性尿失禁
E. 急迫性尿失禁

（17～18题共用备选答案）
A. CT（平扫+增强） B. 膀胱镜+活检
C. X线平片 D. B超
E. 尿细胞学

17. 确诊膀胱肿瘤最直接的手段是

18. 了解膀胱肿瘤的浸润范围及深度、是否有盆腔淋巴转移，应选用的检查方法是

2012年泌尿系统部分真题汇总

1. 女，17岁。全身水肿1周，血白蛋白18g/L，肾活检示光镜无明显异常，免疫荧光阴性。最可能的病理诊断为
A. 膜增生性肾炎
B. 膜性肾病
C. 系膜增生性肾炎
D. 微小病变肾病
E. 局灶节段性肾小球硬化

2. 血尿的常见原因不包括
A. 输尿管结石 B. 急性膀胱炎
C. IgA肾病 D. 单纯性肾囊肿
E. 膀胱癌

3. 下列提示肾小球源性血尿的是
A. 尿相差显微镜示均一形态红细胞
B. 肉眼血尿
C. 伴有凝血块
D. 尿沉渣可见红细胞管型
E. 伴尿路刺激征

4. 确诊肾结核最可靠的依据是
A. IVU肾不显影
B. 尿中找到抗酸杆菌
C. 尿结核杆菌培养阳性
D. 尿频、尿急、尿痛症状
E. 尿中见大量脓细胞

5. 肉眼血尿伴有凝血块可见于
A. 急进性肾小球肾炎
B. 急性肾小球肾炎
C. 慢性肾小球肾炎
D. 膀胱癌
E. Alport综合征

6. 男，63岁。2型糖尿病14年，血压升高5年。尿蛋白定量2.6g/d，血肌酐132μmol/L。其蛋白尿性质应为
A. 肾小球性 B. 功能性
C. 肾小管性 D. 溢出性
E. 分泌性

7. 男，32岁。咽痛、咳嗽7天，水肿、伴尿少5天。化验：Hb 90g/L，尿蛋白（+++），血肌酐500μmol/L，血尿素氮23mmol/L。B超示双肾增大。其最可能的临床诊断是
A. 肾病综合征
B. 慢性肾小球肾炎
C. 急性肾小球肾炎
D. 急性肾盂肾炎
E. 急进性肾小球肾炎

8. 男，40岁。慢性肾衰竭患者，饮食控制欠佳，突发抽搐，意识丧失，心跳骤停。死亡原因最可能是
A. 代谢性酸中毒 B. 高血压
C. 心功能不全 D. 高钾血症
E. 尿毒症脑病

9. 首选糖皮质激素治疗的肾脏疾病是
A. 隐匿性肾炎
B. 急性肾小球肾炎
C. 乙肝病毒相关性关节炎
D. 急性肾小管坏死
E. 微小病变肾病

10. 慢性肾脏病5期肾小球滤过率至少小于
A. 20ml/min　　B. 15ml/min
C. 25ml/min　　D. 10ml/min
E. 30ml/min

11. 女，35岁。寒战、发热伴腰痛、尿频1天。查体：T 39.2℃，左肾区叩击痛（+）。查WBC明显升高，尿常规RBC 25～30个/HP，亚硝酸盐（+）。最可能的诊断是
A. 急性肾盂肾炎
B. 肾乳头坏死
C. 急性肾小球肾炎
D. 急性间质性肾炎
E. 肾结核

12. 男，52岁。无痛性肉眼血尿3个月。膀胱镜检查见膀胱三角区有一4cm×3cm新生物，呈浸润性生长，病理诊断为膀胱腺癌。最适宜的治疗方法是
A. 膀胱部分切除
B. 经尿道膀胱肿瘤电切
C. 化疗
D. 根治性膀胱切除
E. 放疗

13. 阴囊内无痛性包块，透光试验阳性，最可能的诊断是
A. 睾丸肿瘤　　B. 腹股沟斜疝
C. 附睾结核　　D. 精索静脉曲张
E. 鞘膜积液

14. 哪一项不是动力性泌尿系梗阻的常见原因
A. 腰麻和肛管直肠术后
B. 中枢和周围神经系统疾病
C. 前列腺增生
D. 服用阿托品
E. 低血钾、高热等

15. 男性，44岁。体检时B超发现右肾下极有一2cm×2cm占位性病变，排泄性尿路造影未见右肾盂、肾盏形态改变，CT示右肾恶性肿瘤。检查左肾形态和功能均正常。以下各项治疗方案，哪项正确
A. 根治性右肾切除　　B. 右肾切除
C. 右肾下极切除　　D. 右肾动脉栓塞
E. 右肾部分切除、放射治疗和化学治疗

16. 男性，65岁，尿频、排尿等待，尿线变细、无力2年，无尿道感染及外伤史。首先考虑的诊断为
A. 良性前列腺增生　　B. 神经源性膀胱
C. 膀胱癌　　D. 尿道狭窄
E. 尿道结石

17. 怀疑肾损伤时，首选的检查是
A. 肾脏CT　　B. 尿常规
C. 尿路造影（IVU）　　D. 血常规
E. 肾功能

18. 隐匿性肾炎可具有的临床特点是
A. 肾功能减退　　B. 水肿
C. 镜下血尿　　D. 高血压
E. 溢出性蛋白尿

19. 女性，29岁。右腰痛伴发热，尿频、尿急、尿痛2天住院。7年前有类似病史。尿常规示白细胞20～30个/HP，蛋白（+）。血常规：白细胞总数升高。泌尿系B超检查及IVP未见异常。最可能的诊断是
A. 急性膀胱炎　　B. 慢性膀胱炎
C. 急性肾盂肾炎　　D. 慢性肾盂肾炎
E. 慢性肾盂肾炎急性发作

20. 男性，33岁，确诊为慢性肾小球肾炎。查体：血压135/80mmHg，无浮肿，24小时尿蛋白定量0.3～0.7g/d，血肌酐116μmol/L。最好的治疗药物是
A. 低分子肝素
B. 血管紧张素转换酶抑制剂
C. 钙离子拮抗剂
D. 糖皮质激素
E. 细胞毒药物

第十三篇 女性生殖系统

2017年女性生殖系统真题汇总

1. 关于胎膜早破正确的描述是
A. 胎膜早破要立即剖宫产
B. 双胎妊娠易发生胎膜早破
C. 足月胎膜早破不需要任何处理
D. 生殖道感染是其唯一原因
E. 指临产后发生的胎膜破裂

2. 对于月经不规律的孕妇推算预产期相对准确的是
A. 根据末次月经干净的日期
B. 根据早孕反应开始的时间
C. 根据末次月经开始的日期
D. 根据胎动开始出现的时间
E. 妊娠早期B超测得胚胎大小

3. 早期子宫内膜癌首选的治疗方式是
A. 内分泌治疗
B. 中药治疗
C. 化学药物治疗
D. 放射治疗
E. 手术治疗

4. 关于妊娠合并心脏病的描述，正确的是
A. 均应剖宫产终止妊娠
B. 所有孕妇均可母乳喂养
C. 容易发生心力衰竭
D. 有心衰史者可以妊娠
E. 最危险的时期是产褥期后2周

5. 我国诊断巨大胎儿的最低体重标准是
A. 4000g
B. 5000g
C. 4500g
D. 3000g
E. 3500g

6. 子宫脱垂最主要的病因是
A. 激素水平低落
B. 盆底组织退行性变
C. 长期腹压增加
D. 盆底组织发育不良
E. 分娩损伤

7. 下列与子宫收缩过强无关的疾患是
A. 羊水栓塞
B. 急产
C. 胎儿窘迫
D. 产道裂伤
E. 胎盘滞留

8. 早期妊娠最具特异性的症状或体征是
A. 乳房增大
B. 停经10天以上
C. 尿频
D. 子宫增大变软
E. 晨起呕吐

9. 盆腔炎性疾病的最低诊断标准是
A. 血C反应蛋白升高
B. 体温超过38.3℃
C. 红细胞沉降率升高
D. 宫颈脓性分泌物
E. 宫颈举痛或子宫压痛或附件区压痛

10. 关于子宫内膜周期性变化的叙述，正确的是
A. 子宫内膜从组织形态学上可分为增殖期、分泌期、月经期3个阶段
B. 雌、孕激素撤退后增殖期子宫内膜脱落形成月经
C. 在孕激素作用下子宫内膜出现增殖期变化
D. 月经期子宫内膜基底层崩解脱落
E. 在雌激素作用下子宫内膜出现分泌期变化

11. 不具有明确手术指征的子宫肌瘤是
A. 黏膜下肌瘤，月经量增多
B. 后壁肌瘤，伴腹坠、便秘
C. 多发性肌瘤，无症状

D. 肌瘤短期内增长较快
E. 前壁肌瘤，伴尿频、尿急

12. 女，35 岁，G_3P_2。性交后出血 2 个月。妇科检查：外阴阴道无异常，宫颈可见菜花样肿物，质地糟脆，直径 2cm，触血（+），子宫前位，正常大小，无压痛，双附件无异常。为明确诊断，首选的检查是
A. HPV 检查
B. 宫颈锥切术
C. 超声检查
D. 宫颈活检
E. 宫颈细胞学检查

13. 女，30 岁。外阴不适，性交痛 1 个月，白带增多 5 天。妇科检查：宫颈后唇可见 3 个菜花状赘生物，分泌物黄白色。为确诊应进行的辅助检查是
A. 分泌物涂片镜下检查
B. 阴道镜碘染色检查
C. 赘生物活组织检查
D. 阴道分泌物培养
E. 液基细胞学检查

14. 女，35 岁，G_3P_1。放置宫内节育器时出现心悸伴明显腹痛。P 100 次/分，BP 90/50 mmHg。为明确诊断，应采取最安全、简便的方法是
A. 子宫输卵管造影术
B. 盆腔 X 线检查
C. 剖腹探查
D. 宫腔镜探查术
E. 盆腔 B 超检查

15. 女，23 岁，已婚。停经 40 天，阴道少量流血 1 周。平素月经规律。曾行人工流产 2 次。妇检：子宫稍大，宫颈举痛（+），左侧附件区可触及约 5cm × 4cm × 3cm 大小包块，质中，压痛。为明确诊断，首选的辅助检查项目是
A. 宫腔镜检查
B. 腹腔穿刺
C. B 超检查
D. 后穹窿穿刺
E. 诊断性刮宫术

16. 滴虫阴道炎白带特点是
A. 水样白带
B. 白色稠厚呈凝乳或豆渣样
C. 血性白带
D. 均质、黏稠、有恶臭味
E. 稀薄脓性泡沫状白带

17. 女，35 岁。外阴痒伴烧灼感 2 天。妇科检查：外阴局部充血，阴道黏膜表面有白色片状薄膜覆盖。阴道分泌物镜检：清洁度 Ⅱ 度，未见滴虫，10% 氢氧化钾溶液镜下可见假菌丝。应选择的药物是
A. 放线菌素
B. 制霉菌素
C. 博来霉素
D. 克林霉素
E. 甲硝唑

18. 女，30 岁，初孕妇。平素月经规律，妊娠 42 周，未临产，胎动正常。查体：一般情况可，心肺无异常，腹部膨隆，先露头，ROA，胎心率 130 次/分，B 超提示双顶径 9.4cm，羊水指数 5.0cm。该孕妇可能存在
A. 胎儿成熟障碍
B. 胎盘功能减退
C. 羊水过多
D. 胎儿畸形
E. 羊膜腔感染

19. 女，30 岁，初产妇，孕期检查正常。妊娠 39 周，规律性腹痛 7 小时。查体：宫口开大 3cm，宫颈软，先露 S = 0。胎心 140 次/分。此时给予的处理是
A. 观察产程
B. 剖宫产
C. 人工破膜
D. 缩宫素静滴
E. 宫颈封闭

20. 女，16 岁，学生。14 岁初潮后月经一直不规律，本次月经持续 12 天不止。查体：面色苍白，阴道口可见红色血块，超声提示子宫稍小于正常，内膜薄，双侧附件正常。血常规：Hb 86g/L，WBC 4.2×10^9/L，Plt 150×10^9/L。首选的止血药物或治疗措施是
A. 雌激素
B. 中药
C. 雄激素
D. 诊刮
E. 孕激素

21. 女，30 岁，初产妇，曾有 2 次自然流产。妊娠 36 周，反复阴道流血 3 次，今日再次发生阴道流血，且量多于月经量，自觉头晕，无腹痛。查体：P 110 次/分，R 30 次/分，BP 80/50mmHg，面色苍白，胎头高浮，胎心 150 次/分。此时正确的处理是
A. 抑制宫缩期待治疗
B. 缩宫素静滴终止妊娠
C. 行宫颈检查决定分娩方式
D. 尽快剖宫产终止妊娠

E. 行肛门检查了解宫颈成熟度

22. 女，40岁，已婚，G_2P_1。人工流产术后5个月，不规则阴道流血10天，咳嗽、咯血5天。妇科检查：外阴阴道无异常，可见血液自宫口流出，子宫孕40天大小。双附件区囊性肿物，直径均为4cm。血β-hCG 100 000IU/L。胸部X线片显示双肺中下部多个棉球状阴影。最可能的诊断是

A. 葡萄胎

B. 侵蚀性葡萄胎

C. 绒毛膜癌

D. 早孕合并卵巢囊肿

E. 不全流产

（23～25题共用题干）

女，35岁，初孕妇。妊娠32周，头痛4天。查体：T 36.8℃，P 110次/分，BP 160/110mmHg，治疗2天后血压下降。今晨突然出现持续性腹痛，伴少量阴道流血。宫底剑突下3横指，子宫张力高，胎心100次/分，宫口未开。

23. 该孕妇最可能的诊断是

A. 前置胎盘

B. 子宫破裂

C. 早产临产

D. 胎盘早剥

E. 急性阑尾炎

24. 最恰当的处理是

A. 立即剖宫产结束分娩

B. 继续静脉滴注硫酸镁

C. 立即静脉滴注缩宫素引产

D. 镇静降压等待自然临产

E. 促胎肺成熟后择期终止妊娠

25. 产时出血约为1200ml，宫底脐下1指，质硬，导致出血最可能的原因是

A. 凝血功能障碍

B. 子宫收缩乏力

C. 产褥感染

D. 胎盘残留

E. 组织裂伤

（26～28题共用题干）

女，58岁，腹胀，食欲不振1个月余。G_2P_2。查体：T 36.8℃，P 78次/分，R 18次/分，BP 120/80mmHg。腹部膨隆，轻度压痛，无反跳痛，移动性浊音（+）。妇科检查：阴道后穹隆可触及散在结节，无触痛，子宫后位，大小正常，子宫左后方可触及质硬包块，边界及大小欠清，三合诊检查子宫后方包块，活动度差，直肠黏膜光滑，血CA125 3865 U/ml，CEA正常。

26. 该患者首选的辅助检查是

A. 宫腔镜检查

B. 胃肠镜检查

C. 结核菌素试验

D. 盆腔超声检查

E. 宫颈分泌物培养

27. 最可能的诊断是

A. 卵巢转移性肿瘤

B. 子宫内膜异位症

C. 盆腔炎性包块

D. 卵巢上皮癌

E. 盆腔结核

28. 术后拟给予药物治疗，最适合的药物是

A. 抗结核药

B. 性激素

C. 抗生素

D. 化疗药

E. 维生素

（29～30题共用备选答案）

A. 完全流产

B. 不全流产

C. 先兆流产

D. 稽留流产

E. 复发性流产

29. 一经确诊，应尽快行清宫术的是

30. 胚胎组织滞留宫内过久，易致凝血功能障碍的是

2016年女性生殖系统真题汇总

1. 卵巢内侧与宫角之间的韧带称为

A. 卵巢固有韧带　　B. 子宫圆韧带

C. 宫骶韧带　　D. 卵巢悬韧带

E. 主韧带

2. 生理状态下，能产生hCG的部位是

A. 胎盘　　B. 胎膜

C. 子宫　　D. 卵巢

E. 脐带

3. 下列能确诊为早期妊娠的是

A. 宫颈黏液量少

B. 血 β - hCG 增高

C. 子宫增大

D. 停经

E. B 超见原始心管搏动

4. 早期妊娠 B 超可以发现的妊娠囊为

A. 停经 35 日　B. 停经 40 日

C. 停经 60 日　D. 停经 4 周

E. 停经 6 周

5. 关于妊娠子宫的生理性变化，正确的是

A. 子宫血液量与妊娠周无关

B. 子宫增大主要是肌细胞数目的增加

C. 子宫内膜发生蜕膜样变，分为四部分

D. 子宫颈黏液变得稀薄

E. 子宫峡部变软并逐渐拉长变薄

6. 30 岁女性，既往月经不规律，因停经 4 个月来诊。查体：可于耻骨联合上 2 指触及子宫。推测其现在是

A. 妊娠 8 周　B. 妊娠 10 周

C. 妊娠 12 周　D. 妊娠 14 周

E. 妊娠 16 周

7. 首次产前检查的时间应从

A. 确诊早孕时开始

B. 计划怀孕开始

C. 出现宫缩时开始

D. 末次月经首日开始

E. 出现胎动时开始

8. 女，30 岁。停经 45 天，阴道少量流血 1 天。平素月经规律。查体：P 96 次/分钟，BP 100/60mmHg。妇科检查：子宫稍大，左侧附件区增厚，压痛明显。B 超提示左侧附件区有一 3cm × 3cm × 2cm 大小包块，少量盆腔积液。首选的处理是

A. 超声引导下包块穿刺

B. 诊断性刮宫

C. 严密观察

D. 介入治疗

E. 血 β - hCG 测定

9. 前置胎盘的常见的致病因素不包括

A. 受精卵滋养层发育迟缓

B. 子宫内膜炎

C. 多次刮宫史

D. 双胎妊娠

E. 初孕妇

10. 女，23 岁。初产妇，规律宫缩 10 小时，胎膜已破。查体：宫口开大 9cm，胎头拨露，最可能诊断是

A. 第一产程延长　B. 正常产程

C. 减速期延长　D. 潜伏期延长

E. 活跃期延长

11. 产后出血是指

A. 胎儿娩出后 2 小时出血超过 500ml

B. 胎盘娩出后出血超过 500ml

C. 胎儿娩出后 12 小时内出血超过 1000ml

D. 剖宫产 1 小时内出血超过 1000ml

E. 胎儿娩出后 24 小时内出血超过 500ml

12. 女，22 岁。初产妇。孕 41 周，规律宫缩 8 小时后宫口开大 8cm，自然破裂，破膜后突然呼吸困难，发绀，血压下降。最可能的诊断是

A. 子宫破裂　B. 胎膜早破

C. 胎盘早剥　D. 羊水栓塞

E. 前置胎盘

（13 ~ 15 共用题干）

女，25 岁。初孕妇。停经 50 天，下腹痛伴阴道少量流血半天。妇科检查：子宫前位，约 50 天妊娠大小，软，宫口未开。

13. 首选考虑的诊断是

A. 先兆流产　B. 不全流产

C. 难免流产　D. 完全性葡萄胎

E. 完全流产

14. 1 天后下腹阵发性疼痛明显，阴道流血量增多。妇科检查：子宫约 50 天妊娠大小，可见宫口处有胚胎组织堵塞。此时最可能诊断是

A. 先兆流产　B. 不全流产

C. 难免流产　D. 完全性葡萄胎

E. 完全流产

15. 此时最有效的处理措施是

A. 尽快行宫颈环扎术

B. 阴道放置天然黄体酮

C. 尽快行清宫术

D. 纱布条天色阴道压迫止血

E. 静脉注射止血药物

（16 ~ 17 题共用备选答案）

A. 严密观察产程进展

B. 剖宫产

C. 手术助产缩短第二产程

D. 人工破膜

E. 静滴缩宫素引产

16. 女，28 岁。初产妇，妊娠 40 周，规律性宫缩 8 小时，宫口开大 4cm，胎心率 140 次/分钟，骨盆无异常，此时最适合的处理是

17. 女，30 岁。初产妇，妊娠 36 周，规律性腹痛伴多量

出血2小时。B超示中央型前置胎盘，胎儿双顶径8.9cm，胎心率130次/分钟，目前最适宜的处理措施是

18. 符合无排卵性功能失调子宫出血基础体温表现的是

A. 双相型，高温相体温下降缓慢

B. 单相型

C. 双相型，高温相体温上升缓慢

D. 双相型，高温相体温短于11天

E. 双相型，高温相体温长于14天

19. 外阴阴道假丝酵母菌病典型的白带性状是

A. 灰白稀薄状　B. 白色豆渣状

C. 脓性泡沫状　D. 血性水样

E. 脓性稠厚状

20. 子宫颈癌的主要病因是

A. 早婚、早育

B. 高危型，HPV持续感染

C. 早产、多产

D. 不洁性交史

E. 配偶包皮过长

21. 女，45岁。同房后阴道流血3个月，G_5P_1。妇科查体：宫颈重度糜烂状，下唇息肉样赘生物，直径2cm，三合诊宫颈旁组织无异常，取宫颈赘生物送病理，提示宫颈鳞癌。首选的治疗方案

A. 根治性放射

B. 子宫颈切除+盆腔淋巴结切除术

C. 筋膜外子宫切除

D. 宫颈锥形切除术

E. 广泛性子宫切除+盆腔淋巴结切除术

22. 女，60岁。绝经8年后阴道不规则流血1个月。糖尿病病史4年。查体：体重87kg，子宫如2个月妊娠大小，稍软。B超示子宫内膜1.8cm，其内探及1.2cm×0.8cm不均质回声光团，有丰富血流信号。最可能的诊断是

A. 子宫内膜癌　B. 子宫内膜炎

C. 子宫内膜瘤　D. 黏膜下子宫肌瘤

E. 子宫内膜息肉

23. 女。52岁。腹胀2个月，发现腹水1周，患者绝经2年，无不规则阴道流血。胃镜，肠镜均未发现异常，妇科超声提示左附件肿物，实性为主，大小约6cm×6cm×5cm，血清CA125 1805U/ml，首选考虑诊断

A. 卵巢子宫内膜异位囊肿

B. 盆腔结核

C. 输卵管卵巢脓肿

D. 卵巢恶性上皮性肿瘤

E. 卵巢转移性肿瘤

24. 女，38岁。经量增多半年，超声提示宫腔内底回声团块，直径3cm，最佳处理措施为

A. 口服避孕药

B. 宫腔镜检查及手术

C. 雄激素治疗

D. 子宫切除手术

E. 口服止血药

25. 女，50岁。G_3P_2，8年前行节育术，月经不规则1年，阴道不规则流血15天。查体：心率26次/分钟，血压100/65mmHg，结膜苍白，子宫略大，稍软，无压痛，宫旁未触及异常。为确定诊断，应首选的检查是

A. 尿hCG测定　B. 阴道镜检查

C. 盆腔CT检查　D. 分段诊刮

E. 女性激素水平检查

26. 女，24岁。月经规律，经量较多。尚无生育计划，咨询避孕方法，最合适的是

A. 复方短效口服避孕药

B. 长效避孕针

C. 体外排精

D. 宫内节育器

E. 安全期避孕

27. 女，32岁。进行性痛经8年，加重3年，婚后未孕。查体：子宫后位，大小正常，子宫左后方可触及大小约5.8cm的囊性包块，张力较大，触痛。血CA125 80U/ml，抗子宫内膜抗体（+）。首选应考虑的诊断是

A. 盆腔炎性包块

B. 盆腔结核

C. 转移性卵巢肿瘤

D. 卵巢上皮癌

E. 子宫内膜异位症

28. 女，34岁。停经48天，阴道出血3天。平素月经规律，1周前自测尿妊娠试验阳性，伴下腹隐痛。G_1P_0。查体：发现宫口有血块堵塞，子宫增大如孕9周大小，质软，无压痛。妇科超声显示：宫腔内多发囊性区“落雪征”。首先考虑的诊断是

A. 侵袭性葡萄胎　B. 难免流产

C. 先兆流产　D. 异位妊娠

E. 葡萄胎

（29~30题干共用题干）

女，34岁，停经58天。在行人工流产负压吸宫术时，突然出现胸闷、面色苍白、大汗淋漓、下腹坠痛、头晕、恶心等症状。查体：T 37.1℃，P 49次/分钟，R

30 次/分钟，BP 90/50mmHg，阴道流血不多。

29. 最可能的诊断是

A. 羊水栓塞　B. 仰卧位低血压
C. 子宫穿孔　D. 人工流产综合征
E. 失血性休克

30. 此时应暂时停手术，并给予

A. 阿托品　B. 地塞米松
C. 多巴胺　D. 缩宫素
E. 输血

(31～32 题共用备选答案)

A. B 超检查　B. 阴道脱落细胞检查
C. 分段诊刮　D. 宫颈刮片
E. 宫颈及宫颈管活组织检查

31. 绝经妇女，阴道不规则流血，怀疑宫体癌同时排除宫颈管癌的检查是

32. 确诊宫颈癌的主要方法是

2015 年女性生殖系统真题汇总

1. 不属于卵巢功能检查范畴的是

A. 宫颈细胞学检查
B. 性激素测定
C. 月经期前子宫内膜组织检查
D. 基础体温测定
E. 宫颈黏液检查

2. 底蜕膜在妊娠过程中将发育为

A. 叶状绒毛膜　B. 胎膜
C. 羊膜　D. 胎盘的母体部分
E. 固定绒毛

3. 侵蚀性葡萄胎首选的治疗方法是

A. 化学治疗　B. 病灶切除术
C. 放射治疗　D. 广泛性子宫切除术
E. 全子宫切除术

4. 女，26 岁，自然流产后 2 个月，阴道不规则流血 10 天。妇科检查：阴道右侧壁紫蓝结节，直径约 0.5cm，子宫增大，质软。血 hCG 380 000U/L，最可能的诊断是

A. 胎盘部位滋养细胞肿瘤
B. 绒毛膜癌
C. 不全流产
D. 葡萄胎
E. 侵蚀性葡萄胎

5. 能够经阴道自然分娩的胎方位是

A. 枕右后位　B. 颏左后位
C. 肩左前位　D. 颏左前位
E. 枕右前位

6. 子宫脱垂最常见的病因是

A. 长期重体力劳动　B. 肥胖体型
C. 慢性咳嗽　D. 分娩损伤
E. 习惯性便秘

7. 子宫下段形成的时期为

A. 分娩早期　B. 分娩晚期
C. 妊娠中期　D. 妊娠末期
E. 妊娠早期

8. 早期流产最常见的原因是

A. 黄体功能不足
B. 染色体异常
C. 甲状腺功能减退
D. 过多接触放射线
E. 严重感染、高热

9. 属于人工流产负压吸引术禁忌证的是

A. 剖宫产术后 1 年
B. 慢性宫颈炎
C. 妊娠 9 周
D. 间隔 4 小时两次体温超过 37.5℃
E. 哺乳期

10. 符合产褥期正常临床表现的是

A. 血性恶露持续 1 个月
B. 产后 24 小时 <39℃ 的泌乳热
C. 产后呼吸浅快、脉搏缓慢
D. 产后 5～7 日出现宫缩痛
E. 宫底在产后第 1 日略上升至脐平

11. 初孕妇，23 岁。孕 38 周，规律宫缩 10 小时就诊。查体：胎心率 136 次/分钟，宫口开大 8cm，胎头 +2，胎膜未破。正确的处理措施是

A. 人工破膜并注射缩宫素
B. 5 单位的缩宫素静滴
C. 立刻行剖宫产术
D. 继续观察产程
E. 100mg 哌替啶静注

12. 初产妇，29 岁。妊娠 40 周，自然临产。宫缩强，胎膜破裂以后产妇突然出现咳嗽、烦躁不安，继而出现呼吸困难、昏迷。该患者最可能的诊断是

A. 羊水栓塞　　B. 胎盘早剥
C. 子痫　　D. 子痫前期
E. 子宫破裂

13. 女，28 岁。在急诊室经检查后考虑为输卵管妊娠破裂，最有价值的病史及体检结果是
A. 阴道流血量与重度贫血外貌不成比例
B. 出现多次呕吐，面色苍白
C. 一侧下腹部持续性剧烈疼痛
D. 下腹坠胀感明显
E. 停经史

14. 子宫内膜异位较少累及的部位是
A. 子宫后壁下段　　B. 直肠子宫陷凹
C. 输卵管　　D. 宫骶韧带
E. 卵巢

15. 女，25 岁。继发性痛经 5 年，加重 2 年。查体：双侧附件区手拳大囊性包块，界限不清，不活动，无压痛。CA125 83U/ml。最可能的诊断是
A. 卵巢子宫内膜异位囊肿
B. 卵巢癌
C. 输卵管积水
D. 卵巢良性肿瘤
E. 输卵管－卵巢脓肿

16. 高危儿主要指
A. 产后感染
B. 新生儿的兄姐有婴儿期死亡
C. 高危产妇分娩的新生儿
D. 出生体重≥2500g
E. 孕龄≥37 周或<42 周

17. 女，50 岁。月经稀发 1 年，停经 6 个月。近 8 个月来有潮热，汗多，入睡困难。B 超：左卵巢囊肿，直径 2cm。子宫内膜活检病理结果显示：子宫内膜息肉。引起患者不适的原因是
A. 卵巢囊肿　　B. 子宫内膜息肉
C. 神经症　　D. 月经不调
E. 绝经综合征

18. 初产妇，24 岁。妊娠 33 周，出现规律子宫收缩，阴道少量血性分泌物。查体：膜未破，宫颈管缩短，无胎儿窘迫，该患者首选的药物
A. 肌注哌替啶　　B. 肌注吲哚美辛
C. 静滴缩宫素　　D. 静滴利托君
E. 肌注地西泮

19. 女，29 岁。妊娠 7 个月，每日进主食量 300g。口服葡萄糖耐量试验结果：空腹血糖 6.9mmol/L，2 小时血糖 13.1mmol/L，既往无糖尿病病史，应采取的措施是
A. 口服降糖药物　　B. 无需治疗
C. 加强运动　　D. 控制饮食
E. 胰岛素治疗

20. 女，16 岁。月经周期紊乱 1 年，伴经量多少不一，经期长短不定。基础体温单相。首先考虑的诊断是
A. 无排卵性功能失调性子宫出血
B. 排卵性功能失调性子宫出血
C. 特纳综合征
D. 卵巢早衰
E. 子宫内膜异位症

21. 女，22 岁。月经周期规律。查体：左侧卵巢实性肿物，直径 6cm，表面光滑，规则，活动，无压痛。血 AFP 明显升高。卵巢肿物的性质的最可能是
A. 浆液性腺癌
B. 黏液性腺癌
C. 卵黄囊瘤
D. 支持－间质细胞瘤
E. 颗粒细胞瘤

22. 女，35 岁。月经周期规律，经期延长，经量增多半年，阴道大出血 10 天。查体：贫血貌，妇科检查发现子宫增大如 8 周大小，质中。B 超提示宫腔实性占位，直径 4cm。最可能的诊断是
A. 子宫浆膜下肌瘤　　B. 子宫黏膜下肌瘤
C. 子宫颈肌瘤　　D. 子宫阔韧带肌瘤
E. 子宫肌壁间肌瘤

（23～25 题共用题干）

女，54 岁。绝经 4 年，阴道不规则出血 1 个月。妇科检查发现宫颈肥大，宫口处有菜花状赘生物，大小约 2cm×1cm×1cm，触血（+），子宫稍小，活动。双侧附件（-）。双侧宫颈旁组织无异常。

23. 最可能的诊断是
A. 子宫颈息肉　　B. 子宫内膜癌
C. 卵巢囊肿　　D. 子宫颈肌瘤
E. 子宫颈癌

24. 应首选的检查是
A. 宫颈细胞学检查　　B. 宫颈活检
C. 分段诊刮　　D. 宫腔镜
E. 阴道镜

25. 如诊断明确后，该患者首选的治疗方法是
A. 观察　　B. 激素治疗
C. 放疗　　D. 手术
E. 化疗

（26～28 题共用题干）

初产妇，26岁，平时月经周期规则，停经42周。检查：血压110/70mmHg，无水肿，胎心率120次/分钟，腹部左前方触及胎儿肢体，头先露。S=-3。

26. 本例的诊断应是
A. 足月妊娠，枕左前位
B. 过期妊娠，枕右前位
C. 足月妊娠，枕右后位
D. 足月妊娠，枕右前位
E. 过期妊娠，枕右后位

27. 该孕妇自觉胎动减少，下列检查不必要的是
A. 无应激试验（NST）
B. B超测羊水指数
C. 胎动计数
D. OCT
E. 胎儿纤维连接蛋白（fFN）检查

28. 该孕妇胎心监护出现频发晚期减速应采取的处理措施是
A. 肌注普拉睾酮促宫颈成熟
B. 立即经阴道试产
C. 静脉滴注缩宫素加快产程
D. 尽快行剖宫产终止妊娠
E. 行人工破膜加快产程

（29～30题共用备选答案）
A. 先兆子宫破裂
B. 妊娠合并阑尾炎
C. 前置胎盘
D. 胎盘早剥
E. 先兆早产

29. 初孕妇，妊娠36周。重度子痫前期患者，突然剧烈腹痛。查体：子宫板状硬，压痛。该患者可能发生了

30. 初产妇，妊娠35周晨起发现臀下床单血染。查体：子宫软，无压痛，大小与妊娠周数相符，耻骨联合上方听到胎盘杂音。该患者最可能的诊断是

2014年女性生殖系统真题汇总

1. 侵蚀性葡萄胎与绒毛膜癌的鉴别诊断依据是
A. 是否查见绒毛结构
B. 组织有无出血坏死
C. 病变侵入子宫肌层的深度
D. 滋养细胞增生程度
E. 有无间质及血管

2. 子宫颈早期浸润癌浸润深度的标准是
A. 不超过基底膜下2mm
B. 不超过基底膜下3mm
C. 不超过基底膜下1mm
D. 不超过基底膜下5mm
E. 不超过基底膜下4mm

3. 与子宫颈癌的发生关系最为密切的病原体是
A. 单纯疱疹病毒　B. 滴虫
C. 苍白密螺旋体　D. 人乳头瘤病毒
E. 巨细胞病毒

4. 黄体功能不足的常见症状是
A. 月经过多　B. 月经频发
C. 月经过少　D. 月经稀发
E. 月经不规则

5. 关于月经的描述，正确的是
A. 初潮年龄多数在15～16岁
B. 经期多为4～6天
C. 月经周期一般为28～35天
D. 一次经血量为80～100ml
E. 一般在经期的第4～5天经量最多

6. 影响子宫复旧的最主要因素是
A. 宫内感染　B. 分娩次数
C. 卧床时间　D. 产妇情绪
E. 是否哺乳

7. 关于子宫峡部解剖学特点，正确的是
A. 为子宫较宽的部分
B. 妊娠期变软不明显
C. 下端为解剖学内口
D. 临产后子宫下段平脐
E. 非孕时长度约为1cm

8. 关于妊娠期母体循环系统的改变，正确的是
A. 心排出量自妊娠15周逐渐增加
B. 心排出量至妊娠32～34周达高峰
C. 妊娠晚期休息时，心率每分钟增加不足10次
D. 妊娠晚期舒张压轻度升高
E. 心脏容量至妊娠末期约增加30%

9. 诊断胎儿窘迫的最可靠依据是
A. 宫缩时胎心减慢，宫缩间歇期可恢复
B. 胎儿头皮血pH 7.28
C. 胎心监护出现多个变异减速

D. 胎动时，胎心率达170次/分

E. 胎心监护出现频繁晚期减速

10. 若骨盆坐骨结节间径7.5cm，应加测的骨盆径线是

A. 髂嵴间径 B. 出口后矢状径

C. 坐骨棘间径 D. 骶耻外径

E. 出口前矢状经

11. 下列不属于人工流产术禁忌证的是

A. 术前24小时体温两次在37.5℃以上

B. 严重心力衰竭

C. 慢性生殖器炎症

D. 全身情况衰弱

E. 各种疾病的急性期

12. 子宫肌瘤最常发生的变性是

A. 玻璃样变 B. 红色样变

C. 肉瘤样变 D. 囊性变

E. 钙化

13. 女，29岁。体形肥胖，婚后2年未孕，月经周期45~60天，月经量少，血LH/FSH大于2。该患者的内分泌特征不包括

A. 高雄激素血症

B. 胰岛素抵抗

C. 雌酮/雌二醇比例倒置

D. 高孕激素血症

E. 高胰岛素血症

14. 女，35岁。白带增多伴外阴瘙痒1个月余。妇科检查：宫颈散在红色斑点，后穹隆有多量稀薄脓性泡沫状分泌物。其最可能感染的病原菌是

A. 厌氧菌 B. 白色念珠菌

C. 淋菌 D. 加德纳菌

E. 阴道毛滴虫

15. 初产妇，女，25岁。妊娠41周，宫缩规律，枕左前位，胎心144次/分，宫口开大3cm，胎头未衔接。最可能符合本产妇实际情况的骨盆测量数值是

A. 对角径13cm

B. 髂棘间径25cm

C. 坐骨棘间径10cm

D. 髂嵴间径27cm

E. 骶耻外径17cm

16. 女，26岁。结婚一年半未孕。现停经41天，阴道少量流血6小时。今晨突然下腹剧烈疼痛，伴明显肛门坠胀感。BP 66/44mmHg。妇科检查：宫颈举痛、摇摆痛明显，子宫稍大、稍软，左侧附件区压痛明显。本例恰当的处理措施是

A. 输液输血，同时行剖腹探查术

B. 立即行剖腹探查术

C. 输液输血，观察病情发展

D. 立即行刮宫术

E. 待纠正休克后行剖腹探查术

17. 初孕妇，29岁。妊娠39周，宫缩10小时。查体：血压140/90mmHg。下腹部压痛明显并出现凹陷，预测胎儿体重3100g，枕左前位，胎心148次/分。肛查：宫口开大4cm，S=-2，胎膜未破。目前应立即采取的措施是

A. 哌替啶肌肉注射 B. 人工破膜

C. 地西泮静脉推注 D. 缩宫素静脉滴注

E. 温肥皂水灌肠

18. 女，32岁。药物流产后3天，右下腹痛伴发热2天。妇科检查：阴道脓性分泌物，宫颈举痛，子宫饱满，压痛（+），右附件区压痛明显。最可能的诊断是

A. 卵巢巧克力囊肿破裂

B. 急性阑尾炎

C. 卵巢黄体破裂

D. 异位妊娠破裂

E. 急性盆腔炎

19. 初孕妇，24岁，妊娠38周，未做系统产前检查。自述孕前血压正常。3天前突觉头痛且逐渐加重。查体：BP 166/112mmHg，双下肢水肿（++）。24小时尿蛋白5g，血细胞比容0.42。此时首要的处理措施是

A. 立即行剖宫产术

B. 头颅CT检查

C. 静脉注射呋噻米

D. 静脉滴注白蛋白

E. 缓慢静注25%硫酸镁

20. 女，32岁，阴道分泌物增多1个月。查体：阴道内稀薄白带，阴道pH值为5，阴道分泌物线索细胞阳性。该患者首选的药物治疗是

A. 链霉素 B. 甲硝唑

C. 红霉素 D. 氧氟沙星

E. 青霉素

21. 女，68岁，顺产3子女。腰骶部酸痛2年，站立时明显，休息时缓解。近半年行走时自觉有块状物自阴道口脱出。妇科检查：平卧位时用力向下屏气，宫颈达处女膜缘，阴道口可见宫颈。其子宫脱垂的分度是

A. Ⅱ度重型 B. Ⅰ度轻型

C. Ⅲ度 D. Ⅱ度轻型

E. Ⅰ度重型

22. 女，30岁。继发性痛经7年，婚后2年未孕。妇科检查：子宫后位，正常大小，固定，左侧附件区触

及约 5～6cm 囊性包块，边界欠清，固定。CA125 升高。该患者首选的治疗方法是

A. 人工受孕　　B. 手术治疗
C. 中药治疗　　D. 激素治疗
E. 止痛治疗

（23～25 题共用题干）

初孕妇，30 岁，妊娠 30 周。子痫前期。3 小时前突发腹痛伴阴道流血，血鲜红，量较多。查体：P 116 次/分，BP 100/80mmHg。子宫板状硬，胎位不清，胎心消失，宫颈管未消失，宫口未开大。

23. 该患者最可能的诊断是

A. 子宫破裂　　B. 先兆子宫破裂
C. 胎盘早剥　　D. 前置胎盘
E. 早产

24. 此时最有诊断价值的辅助检查是

A. 血常规、尿常规
B. B 超检查
C. 眼底检查
D. 凝血功能检查
E. 胎盘功能测定

25. 此时最恰当的处理措施是

A. 纠正休克为主，死胎不急于引产
B. 立即扩张宫口，破膜，缩宫素引产
C. 纠正休克同时尽早剖宫产
D. 立即人工破膜，等待自然分娩
E. 静脉滴注缩宫素引产

（26～28 题共用题干）

女，36 岁。近 2 年来月经周期延长，闭经 6 个月。既往月经规律。查体：子宫及双附件未见明显异常，乳房挤压后有乳汁分泌。盆腔 B 超未见异常。

26. 该患者最可能的诊断是

A. 特纳综合征
B. 雄激素不敏感综合征
C. 希恩综合征
D. 闭经溢乳综合征
E. 多囊卵巢综合征

27. 对诊断最有价值的血清学指标是

A. 泌乳素　　B. 雌激素
C. 雄激素　　D. 孕激素
E. 绒毛膜促性腺激素

28. 主要的治疗药物是

A. 溴隐亭　　B. 多巴胺
C. 克罗米芬　　D. GnRHa
E. 黄体酮

（29～30 题共用备选答案）

A. 潜伏期延长
B. 正常产程
C. 胎头下降延缓
D. 活跃期停滞
E. 活跃期延长

29. 初产妇，28 岁，妊娠 40 周。早晨 8 时开始规律宫缩，15 时宫口开大 9cm，S = +2，此时首先考虑的诊断是

30. 初产妇，29 岁，妊娠 39 周。4 时开始规律宫缩，10 时自然破膜，宫口开大 3cm，S = -3，15 时宫口开大 7cm，S = -2，此时首先考虑的诊断是

2013 年女性生殖系统真题汇总

1. 产妇临产前 2～4 小时内不宜使用的药物是

A. 哌替啶
B. 丙磺舒
C. 对乙酰氨基酚
D. 喷他佐辛
E. 布洛芬

2. 计算预产期的方法是从末次月经

A. 第 3 天算起
B. 第 4 天算起
C. 第 2 天算起
D. 第 1 天算起
E. 第 5 天算起

3. 协助胎儿胎先露在骨盆腔进行内旋转的产力是

A. 阴道收缩力
B. 膈肌收缩力
C. 腹直肌收缩力
D. 腹内斜肌收缩力
E. 肛提肌收缩力

4. 对放射治疗最敏感的卵巢肿瘤是

A. 浆液性囊腺瘤
B. 黏液性囊腺瘤
C. 未成熟畸胎瘤
D. 内胚窦瘤
E. 无性细胞瘤

5. 关于不同方法的避孕原理，错误的是

A. 安全期避孕是通过将性生活避开排卵前后1~2日的不安全期而达到避孕目的

B. 宫内节育器通过干扰着床而达到避孕目的

C. 阴道隔膜可阻止精子进入宫腔而达到避孕目的

D. 口服避孕药主要通过抑制排卵、阻碍受精和着床而达到避孕目的

E. 阴茎套可阻止精子进入阴道而达到避孕目的

6. 有关子宫峡部形态学特征的描述，正确的是

A. 上端为组织学内口

B. 非孕时长度约为1cm

C. 为子宫较宽的部分

D. 下端为解剖学内口

E. 临产后形成子宫下段达脐平

7. 早期宫颈癌最有价值的诊断方法是

A. 宫颈刮片细胞学检查

B. 宫颈碘试验

C. 阴道镜检查

D. 高危型HPV-DNA检测

E. 宫颈及宫颈管活体组织检查

8. 妊娠子宫开始出现不规律无痛性收缩的时间是

A. 自妊娠16周起

B. 自妊娠12周起

C. 自妊娠20周起

D. 自妊娠28周起

E. 自妊娠24周起

9. 卵巢分泌的性激素主要有

A. 促性腺激素、雄激素、孕激素

B. 卵泡刺激素、雌激素、孕激素

C. 雌激素、雄激素、孕激素

D. 黄体生成素、孕激素、雌激素

E. 催乳素、雌激素、孕激素

10. 子宫腺肌病的典型症状是

A. 月经周期逐渐延长

B. 月经期延长伴经量增多

C. 阴道不规则出血

D. 继发性痛经进行性加重

E. 阴道分泌物增多

11. 妊娠合并心脏病最容易发生心力衰竭的时期是

A. 妊娠26~28周

B. 妊娠30~32周

C. 妊娠32~34周

D. 妊娠28~30周

E. 妊娠34~36周

12. 初孕妇，妊娠30周。因头痛、突发视物不清1天急诊就诊。查体：P 60次/分，BP 160/110mmHg，脚踝部凹陷性水肿，神经检查未发现异常。产科检查：子宫底高度在脐上2横指，胎心率120次/分。为评估病情的严重程度，首选的检查是

A. 头颅CT

B. 甲状腺功能测定

C. 尿常规

D. 心脏彩超

E. 眼底检查

13. 女，36岁。月经量增多2年。妇科检查：子宫增大，如孕3个月大小，形态不规则、质硬。该患者最可能的诊断是

A. 子宫内膜癌

B. 早期妊娠

C. 子宫肌瘤

D. 弥漫型子宫腺肌病

E. 急性子宫内膜炎

14. 女，58岁。绝经8年。发现阴道内脱出肿物3个月，休息后可消失。妇科检查：平卧位屏气向下用力时，宫颈脱出阴道口外，宫体仍在阴道内。该患者子宫脱垂的临床分度是

A. Ⅲ度

B. Ⅱ度重型

C. Ⅰ度轻度

D. Ⅱ度轻型

E. Ⅰ度重型

15. 女，45岁。白带增多2年，近半年出现性交后出血。宫颈细胞学检查结果为鳞状上皮内高度病变(HSIL)。为明确诊断应首选

A. 宫颈冷刀锥切

B. 阴道镜下活检

C. 宫颈管搔刮

D. 宫颈环形电切除术

E. HPV-DNA检测

16. 女，22岁。停经3个月余，阴道少量流血。妇科检查：子宫妊娠5个月大，双侧附件区均触及直径5~6cm囊性肿块，活动，无触痛。B超显示宫腔内充满弥漫分布的飞絮状光点，未测到胎体和胎盘回声。初步诊断是

A. 双侧卵巢肿瘤

B. 葡萄胎

C. 胎儿停止发育

D. 绒毛膜癌

E. 难免流产

17. 初产妇，32岁，G_4P_0。妊娠35周，因阴道无痛性

中等量流血2天入院。查体：P 72次/分，BP 120/80mmHg。产科检查：子宫长度33cm，无宫缩，头无先露高浮，胎心率150次/分。该患者最可能的诊断是

A. 早产
B. 临产
C. 胎盘早剥
D. 宫颈炎
E. 前置胎盘

18. 女，28岁，妊娠40天。因下腹阵痛伴阴道少量出血1天就诊。查体：子宫增大与停经月份相符，宫口未开。既往妊娠50天时自然流产1次。目前对该患者的正确处置是

A. 静卧保胎
B. 行宫颈内口环扎术保胎
C. 行刮宫术清除宫内胚胎
D. 肌注炔雌醇抑制宫缩
E. 静点缩宫素止血

19. 女，27岁，平素月经不规律，婚后3年未孕。以下哪种检查最常用于评价卵巢功能

A. 性激素测定
B. 宫颈醋酸白试验
C. B超
D. 子宫颈细胞学检查
E. 子宫内膜活检

(20～22题共用题干)

初产妇，32岁。宫口开全后2小时行会阴侧切低位产钳术助产，娩出一体重4000g男婴。15分钟后胎盘娩出，遂缝合侧切口。

20. 对该产妇正确的处理是

A. 留置产房由家属监护24小时
B. 留置产房观察1小时
C. 留置产房观察2小时
D. 留置产房观察4小时
E. 立刻送回病房有家属监护

21. 该产妇胎儿娩出30分钟后，阴道出现多量流血。1小时产妇出现心慌、气短、口渴。查体：P 110次/分，BP 90/50mmHg。面色苍白，子宫软，轮廓不清，阴道有多量血凝块。导致该产妇查后出血最可能的原因是

A. 阴道裂伤
B. 胎盘残留
C. 宫缩乏力
D. 凝血障碍
E. 子宫破裂

22. 此时应立即采取的措施是

A. 注射缩宫药物
B. 缝合撕裂阴道
C. 手取残留胎盘
D. 缝合破裂子宫
E. 静注止血药物

(23～24题共用备选答案)

A. 等待自然分娩
B. 静滴缩宫素加强宫缩
C. 立即剖宫产
D. 静滴硫酸镁抑制宫缩
E. 米索前列腺加强宫缩

23. 初产妇，24岁。孕41周，规律下腹痛6小时，骨盆测量正常，胎儿发育正常，胎心率150次/分，枕左前位，宫颈口开大4cm。正确的处理措施是

24. 初产妇，23岁。孕42周，规律宫缩6小时，宫颈口开大4cm，胎膜破裂，羊水黄绿色，胎心率102次/分。首选的治疗措施是

2012年女性生殖系统真题汇总

1. 一般情况下，女性一生中发育成熟并排除卵子数

A. <100　　B. 500～700
C. 300～500　　D. 100～300
E. >800

2. 卵巢囊肿最常见的并发症是

A. 感染　　B. 出血
C. 破裂　　D. 坏死
E. 蒂扭转

3. 妊娠期循环血量开始增多和达到高峰的时期是

A. 妊娠第6～8周　妊娠第32～34周
B. 妊娠第2～4周　妊娠第28～30周
C. 妊娠第14～16周　妊娠第36～38周
D. 妊娠第10～12周　妊娠第34～36
E. 妊娠第18～20周　妊娠第38～40周

4. 产褥期的临床表现与处理错误的是

A. 产后10小时，体温37.9℃——观察

B. 产后4小时尿潴留——诱导排尿
C. 产后3天会阴伤口化脓——拆线扩创
D. 产后7天，下腹痛——镇痛药止痛
E. 产后1天，会阴水肿——红外线照射

5. Ⅲ度胎盘早剥的并发症不包括
A. 子宫胎盘卒中
B. 凝血功能障碍
C. 子宫破裂
D. 产后出血
E. 急性肾功能衰竭

6. 胎儿能否衔接入盆的关键径线是
A. 坐骨棘间径
B. 入口前后径
C. 坐骨结节径
D. 入口横径
E. 中骨盆前后径

7. 下列哪项不是孕激素的生理作用
A. 使子宫内膜由增生期转变为分泌期
B. 使宫颈黏液黏稠，拉丝度降低
C. 排卵后使基础体温上升0.3~0.5℃
D. 对下丘脑有负反馈作用
E. 促进钠、水潴留

8. 药物避孕的机制不包括
A. 抑制排卵
B. 增加宫颈黏液黏稠度
C. 使内膜增生不良
D. 抑制精子获能
E. 阻止精子与卵子结合

9. 滋养细胞肿瘤最常见的转移部位是
A. 肺
B. 阴道
C. 肾
D. 肝
E. 脑

10. 卵巢动脉来自
A. 腹主动脉
B. 髂总动脉
C. 髂内动脉
D. 髂外动脉
E. 肾动脉

11. 脐带血管组成
A. 一条动脉、两条静脉
B. 一条静脉、两条动脉
C. 一条静脉、一条动脉
D. 两条动脉、两条静脉
E. 两条动脉

（12~13题共用备选答案）
A. 雌激素　　B. 孕激素
C. 雄激素　　D. 甲硝唑
E. 克霉唑

12. 治疗外阴阴道念珠菌病宜选用

13. 治疗滴虫性阴道炎宜选用

14. 产后出血最常见的原因是
A. 胎盘植入　　B. 血小板减少
C. 子宫收缩乏力　　D. 胎盘嵌顿
E. 胎盘粘连

15. 过期妊娠需立即终止妊娠的指征是
A. 尿雌激素/肌酐比值为16
B. B超显示羊水指数6cm
C. 三度羊水粪染
D. 无应激试验为反应型
E. 12小时胎动为15次

16. 最常见的女性不孕因素是
A. 宫体因素　　B. 精神因素
C. 阴道因素　　D. 输卵管因素
E. 宫颈因素

17. 初产妇第一产活跃期延长是指活跃期超过
A. 8小时　　B. 12小时
C. 10小时　　D. 4小时
E. 6小时

18. 臀先露孕妇于妊娠26周来院就诊，应采取的处理措施是
A. 内转胎位术　　B. 暂不需处理
C. 左侧卧位　　D. 外转胎位术
E. 胸膝卧位

19. 宫内节育器放置正确的是
A. 流产2个月
B. 产后4周
C. 心功能三级，放置宫内节育器
D. 子宫直径>9cm
E. 子宫直径<5.5cm

20. 初孕，26岁，孕39周，临产7小时，宫口开全1小时。枕左前位，胎头+3，胎心率100次/分，羊水混棕黄色。首选处理措施应为
A. 前列腺素促产　　B. 腹部加压
C. 立即剖宫产　　D. 产钳助产
E. 静滴缩宫素

21. 巨大胎儿经阴道分娩的常见并发症不包括
A. 产程延长　　B. 产后出血
C. 肩难产　　D. 头盆不称

E. 羊水栓塞

22. 外阴鳞状上皮增生局部治疗的主要药物是

A. 雌激素 B. 糖皮质激素
C. 抗病毒药物 D. 雄激素
E. 抗生素

23. 维持阴道正常酸性环境的主要菌群是

A. 葡萄球菌 B. 肠球菌
C. 大肠埃希菌 D. 乳杆菌
E. 棒状杆菌

24. 女，35岁。因下腹痛伴发热2天就诊。查体：急性病容，T 38.9℃。下腹有压痛、反跳痛及肌紧张。妇科检查可见脓性阴道分泌物，宫颈举痛，双侧附件增厚，有压痛。最可能的诊断是

A. 急性宫颈炎 B. 卵巢囊肿蒂扭转
C. 卵巢囊肿继发感染 D. 卵巢囊肿破裂
E. 急性盆腔炎

25. 初孕妇，29岁，妊娠37周。今晨喷射性呕吐1次，1小时前突然抽搐并随即昏迷入院。查体：BP 180/120，尿蛋白（+++）。该患者最可能的诊断是

A. 子痫 B. 脑出血
C. 癔症 D. 癫痫
E. 脑血栓形成

26. 初孕妇，32岁，妊娠39周。规律宫缩8小时，随后持续腹痛，拒按，无间歇期，胎心音不清，宫口开大5cm，胎头S-1，后囟位于1点处。该患者最可能的诊断是

A. 协调性宫缩乏力
B. 强直性子宫收缩
C. 先兆子宫破裂
D. 持续性枕后位
E. 宫颈扩张活跃期停滞

27. 女，27岁。妊娠7周行人工流产负压吸引术，术者突觉“无底”感，患者随即感下腹部剧烈疼痛，伴恶心，心率75次/分，首先应考虑的诊断是

A. 失血性休克 B. 流产不全
C. 羊水栓塞 D. 子宫穿孔
E. 人工流产综合反应

28. 初产妇，26岁，规律宫缩13小时，已破膜。产科检查：枕左前位，胎心率92次/分，宫口开全，胎头S+3，该患者正确的处理措施是

A. 会阴侧切后产钳助娩
B. 吸氧、备血
C. 等待自然分娩
D. 会阴侧切后自然分娩
E. 行剖宫产

（29～30题共用题干）

女，28岁，葡萄胎清宫术后阴道持续少量流血3个月。妇科检查：子宫如妊娠50天大小，质软，双侧附件均可触及囊性肿物，大小约5cm×4cm，活动好，尿hCG阳性，盆腔超声示子宫肌层有一4cm×3cm不均质回声，血流信号丰富，两侧附件区有囊性低回声包块。

29. 该患者最可能的诊断为

A. 子宫腺肌病合并卵巢囊肿
B. 不全流产
C. 早孕合并卵巢囊肿
D. 绒毛膜癌
E. 侵蚀性葡萄胎

30. 首选的治疗为

A. 卵巢囊肿切除术 B. 放射治疗
C. 子宫病灶切除术 D. 清宫术
E. 化学治疗

（31～32题共用备选答案）

A. 第二产程停滞 B. 第二产程延长
C. 活跃期停滞 D. 活跃期延长
E. 潜伏期延长

34. 初产妇，24岁，宫口开全2小时10分钟尚未分娩，此时的诊断是

35. 初产妇，24岁，妊娠38周，凌晨3时出现规律宫缩，19时30分宫口开大2cm，此时的诊断是

36. 女性，54岁，绝经一年，不规则阴道出血伴浆液血性白带1个月余。妇科检查：阴道内无异常，宫颈光滑，子宫体略大，质软，双附件正常。此患者最可能的诊断是

A. 更年期功能失调性子宫出血
B. 子宫颈癌
C. 子宫内膜癌
D. 子宫肉瘤
E. 输卵管癌

37. 26岁初产妇，妊娠42周，规律宫缩10小时。估计胎儿体重3500g，枕左前位，胎头高浮，胎心率166次/分。骨盆不小，宫口开大2cm，尿雌激素/肌酐比值为7。恰当的分娩方式应是

A. 静脉滴注缩宫素加速产程
B. 等待宫口开全行产钳术助娩
C. 等待宫口开全行胎头吸引术助娩
D. 左侧卧位，吸氧，静注10%葡萄糖液
E. 尽快行剖宫产术

（38～39题共用备选答案）

A. 功能失调性子宫出血
B. 闭经

C. 原发性痛经
D. 继发性痛经
E. 更年期综合征

38. 女，50岁。近3年来月经不规则，经量时多时少，伴轻微下腹痛。妇检：子宫正常大小，双侧附件（-）。应诊断为

39. 女，15岁。自初潮以来出现经期下腹痛，持续2~3天缓解，伴恶心、呕吐。肛门检查：子宫正常大小，双侧附件（-）。应诊断为

（40~41题共用题干）

女，26岁。平素月经规律，停经45天。行人工流产术，术中见完整绒毛，术后至今已4周余，阴道仍淋漓出血。妇科检查：子宫饱满，稍软，活动好。彩色B超检查宫腔线清晰，前壁肌层有局灶性丰富血流信号。

40. 为明确诊断，首选的检查应是
A. hCG测定
B. 刮宫
C. 宫腔镜
D. 腹腔镜
E. 孕激素试验

41. 尿hCG测定为阳性，最可能的诊断是
A. 不全流产
B. 排卵性月经失调
C. 子宫肌瘤
D. 侵蚀性葡萄胎
E. 绒毛膜癌

（42~44题共用题干）

女，39岁，接触性出血及阴道分泌物增多3个月，曾在外院检查发现高危型HPV阳性。妇科检查：宫颈肥大，糜烂状，触血阳性。

42. 该患者首选的检查是
A. 阴道检查和活检
B. 宫颈冷刀锥切
C. LEEP
D. 宫颈细胞学检查
E. 分段诊刮术

43. 如果诊断CINⅢ级应选择
A. 随访观察　　B. 冷冻治疗
C. 宫颈锥切　　D. 全子宫切除
E. 激光

44. 如果该患者最后诊断为宫颈癌ⅠB1级应选择
A. 根治宫颈切除+盆腔淋巴结清扫术
B. 放化疗
C. 根治性子宫切除术+盆腔淋巴结切除术
D. 广泛子宫切除术+盆腔淋巴结清扫术
E. 宫颈锥切术

45. 女，48岁。近2年月经不规律，现停经2个月，阴道不规则流血10天，无腹痛。查体：中度贫血貌，子宫略大，稍软，无压痛，双附件正常。首选辅助检查是
A. X线检查　　B. 阴道镜检查
C. CT检查　　D. 分段诊刮
E. 尿hCG测定

46. 女，45岁。性交后出血2个月余，妇科检查宫颈糜烂，触之易出血。首选的辅助检查方法是
A. 宫颈细胞学检查
B. 阴道分泌物检查
C. 诊断性刮宫
D. B超检查
E. 宫颈黏液检查

47. 初产妇，孕39周，双胎，第一胎儿臀位脐带脱垂，臀牵引娩出，第二胎儿头位自娩，产后20分钟突然阴道出血200ml，无胎盘剥离征象。此时应如何处理
A. 观察胎盘剥离迹象，协助胎盘娩出
B. 牵引脐带，挤压宫底，迫使胎盘娩出
C. 手取胎盘
D. 检查软产道，除外损伤
E. 输液，静脉注射缩宫素

第十四篇　血液系统

2017 年血液系统真题汇总

1. 由造血干细胞损伤所致的贫血是

A. 巨幼细胞贫血　B. 再生障碍性贫血
C. 缺铁性贫血　D. 溶血性贫血
E. 慢性病性贫血

2. 慢性失血性贫血的外周血实验室检查特点是

A. 正细胞正色素性贫血
B. 小细胞低色素性贫血
C. 小细胞正色素性贫血
D. 大细胞正色素性贫血
E. 大细胞低色素性贫血

3. 贫血的常见临床表现不包括

A. 面色苍白　B. 活动后心悸
C. 头晕　D. 乏力
E. 皮疹

4. 女，40 岁。皮肤出血点伴月经量增多 1 周。血常规：Hb 100g/L，WBC 4.0×10^9/L，Plt 23×10^9/L；骨髓细胞学检查：巨核细胞增多伴成熟障碍。首选的治疗措施是

A. 输注浓缩血小板　B. 脾切除
C. 应用雄激素　D. 应用糖皮质激素
E. 应用长春新碱

（5～6 题共用题干）

女，50 岁。面色苍白、月经过多 2 个月。查体：贫血貌，四肢皮肤散在出血点，心肺检查无异常，肝脾肋下未触及。实验室检查：血常规 Hb 60g/L，WBC 2.9×10^9/L，Plt 12×10^9/L。分别在髂前及髂后上棘行骨髓穿刺涂片见有核细胞少，成熟淋巴细胞多见；胸骨穿刺涂片见骨髓增生尚活跃，粒、红二系成熟停滞于晚期阶段，全片未见巨核细胞。

5. 该患者最可能的诊断是

A. 巨幼细胞贫血
B. 再生障碍性贫血
C. 急性白血病
D. 缺铁性贫血
E. 特发性血小板减少性紫癜

6. 该患者最宜选择的治疗是

A. 补充叶酸、维生素 B_{12}
B. 应用雄性激素、抗人淋巴细胞球蛋白
C. 成分输血后选择化疗
D. 口服铁剂
E. 应用糖皮质激素

（7～8 题共用备选答案）

A. 急性早幼粒细胞白血病
B. 慢性粒细胞白血病
C. 急性红白血病
D. 急性单核细胞白血病
E. 急性淋巴细胞白血病

7. 最易发生中枢神经系统白血病的疾病是

8. 最易出现 DIC 的疾病是

2016 年血液系统真题汇总

1. 下列不属于缺铁性贫血病因的是

A. 女性妊娠和哺乳
B. 女性子宫肌瘤月经量增多
C. 胃大部切除术
D. 痔出血
E. 肝硬化食管胃底静脉曲张破裂大出血

2. 女，9个月。因皮肤黏膜苍白，伴食欲欠佳10天就诊。查体：面色苍黄，呼吸平稳，心肺查体未见异常，肝肋下3cm，脾肋下1.5cm。实验室检查：Hb 80g/L，RBC 3.5×10^{12}/L，血清铁蛋白12μg/L。血涂片可见RBC大小不等，以小细胞为主，中心淡染区扩大。最可能的诊断是

A. 缺铁性贫血
B. 再生障碍性贫血
C. 铁粒幼细胞性贫血
D. 营养性巨幼细胞贫血
E. 地中海贫血

3. 男，20岁。发热伴皮肤出血点1周。查体：浅表淋巴结无肿大，胸骨压痛（-），肝脾功能下未触及。血常规：Hb 70/g/L，WBC 1.5×10^9/L，网织红血胞0.001。该患者最可能的诊断是

A. 急性白血病
B. 再生障碍性贫血
C. 缺铁性贫血
D. 巨幼红细胞贫血
E. 溶血性贫血

（4～5题共用题干）

女，17岁。皮肤出血点伴月经量过多1个月。查体：四肢和胸部皮肤散在出血点，浅表淋巴结无肿大，肝脾肋下未触及。血常规：Hb 105g/L，WBC 6.1×10^9/L，Plt $7 \times 10 \times 10^9$/L；骨髓细胞学检查：颗粒巨核细胞在1.5cm×2.0cm涂片上可见126个，产板型巨核细胞为0个。

4. 该患者最可能的诊断是

A. 急性白血病
B. 特发性血小板减少性紫癜
C. 再生障碍性贫血
D. 巨幼细胞贫血
E. 过敏性紫癜

5. 首选的治疗是

A. 化疗
B. 输注浓缩血小板
C. 口服糖皮质激素
D. 补充维生素 B_{12}、叶酸
E. 口服雄激素

2015年血液系统真题汇总

1. 下列检查项目中最能反映体内储存铁水平的是

A. 血清转铁蛋白饱和度
B. 骨髓铁染色
C. 外周血网织红细胞
D. 血清铁
E. 血清总铁结合力

2. 观察有无贫血最可靠的查体部位是

A. 睑结膜、指甲及口唇
B. 耳廓皮肤
C. 面颊、皮肤及上腭黏膜
D. 颈部皮肤及舌面
E. 手背皮肤及口腔黏膜

3. 男，24岁。头晕、乏力，鼻出血3个月，加重伴牙龈出血1周。查体：皮下可见出血点，牙龈有渗血，胸骨无压痛，肝脾肋下未触及。实验室检查：Hb 60g/L，WBC 1.8×10^9/L，N 0.20，L 0.20，Plt 18×10^9/L，网织红细胞绝对值 11×10^9/L。骨髓细胞学检查示增生明显低下，全片未见巨核细胞。该患者最可能的诊断是

A. 慢性再生障碍性贫血
B. 重型再生障碍性贫血
C. 急性白血病
D. 巨幼红细胞性贫血
E. 特发性血小板减少性紫癜

（4～5题共用题干）

女，18岁。皮肤瘀斑，月经量过多3个月。实验室检查：Hb 100g/L，WBC 6.0×10^9/L，Plt 20×10^9/L，骨髓细胞学检查在1.5cm×2.0cm涂片膜上颗粒型巨核细胞可见110个，产板型巨核细胞0。

4. 该患者最可能的诊断是

A. 过敏性紫癜
B. 特发性血小板减少性紫癜
C. 弥散性血管内凝血
D. 急性白血病
E. 血友病

5. 目前应首选的治疗是

A. 输注浓缩血小板
B. 联合化疗
C. 凝血因子替代治疗
D. 输注新鲜血浆加抗凝治疗

E. 应用糖皮质激素

（6～7 题共用备选答案）

A. 肝脾肿大　　B. 匙状甲

C. 共济失调　　D. 地图舌

E. 杵状指

6. 上述体征中，符合缺铁性贫血临床表现的是

7. 上述体征中，符合维生素 B_{12} 缺乏所致巨幼红细胞贫血临床表现的是

2014 年血液系统真题汇总

1. 在我国最多见的淋巴瘤类型是

A. 弥漫性大 B 细胞淋巴瘤

B. MALT 淋巴瘤

C. 蕈样霉菌病

D. NK/T 细胞淋巴瘤

E. 滤泡性淋巴瘤

2. 维生素 B_{12} 缺乏与叶酸缺乏所致营养性巨幼细胞贫血临床表现的主要区别点是

A. 骨髓象改变　　B. 神经系统症状

C. 肝脾肿大　　D. 贫血症状

E. 血象改变

3. 男，25 岁。发热伴皮肤出血 2 周。查体：双下肢皮肤可见出血点，胸骨下端压痛（+），肝肋下 1.5cm。血常规：Hb 105g/L，WBC 2.0 × 10^9/L，分类可见幼稚细胞，Plt 35 × 10^9/L。最可能的诊断是

A. 再生障碍性贫血　　B. 脾功能亢进

C. 巨幼细胞贫血　　D. 急性白血病

E. 阵发性睡眠性血红蛋白尿

（4～5 题共用备选答案）

A. 4.0 × 10^9/L

B. 3.0 × 10^9/L

C. 2.0 × 10^9/L

D. 1.0 × 10^9/L

E. 0.5 × 10^9/L

4. 粒细胞缺乏症是指外周血中性粒细胞绝对值低于

5. 白细胞减少是指外周血白细胞绝对值持续低于

（6～7 题共用题干）

男，26 岁。乏力、间断鼻出血 3 周。既往体健。查体：T 36℃，面色略苍白，双下肢可见数个瘀斑，浅表淋巴结未触及肿大，巩膜无黄染，舌尖可见血疱，心肺检查未见异常，腹平软，肝脾肋下未触及。血常规：RBC 2.3 × 10^{12}/L，Hb 70g/L，WBC 2.9 × 10^9/L，分类 N 0.30，L 0.65，M 0.05，Plt 22 × 10^9/L，网织红细胞 0.001。

6. 该患者最可能的诊断是

A. 骨髓增生异常综合征

B. Evans 综合征

C. 阵发性睡眠性血红蛋白尿

D. 再生障碍性贫血

E. 巨幼细胞贫血

7. 如需进一步明确诊断，最重要的检查

A. 血清铁和铁蛋白测定

B. 血清叶酸和维生素 B_{12} 测定

C. 多部位骨髓穿刺

D. 血细胞 CD55、CD59 测定

E. Coombs 试验

2013 年血液系统真题汇总

1. 血管外溶血时，红细胞破坏的最主要场所是

A. 心脏

B. 脾

C. 肝

D. 肾

E. 骨髓

2. 缺铁性贫血患者应用铁剂治疗有效的最早期指标是

A. 血清铁蛋白上升

B. 血红蛋白上升

C. 网织红细胞上升

D. 血清铁上升

E. 红细胞总数上升

3. 慢性特发性血小板减少性紫癜首选的治疗措施是

A. 静滴长春新碱

B. 口服糖皮质激素

C. 脾切除手术

D. 输注血小板
E. 输注免疫球蛋白

4. 男，45 岁。便血、面色苍白 3 个月。血常规：Hb 60g/L，MCV 72fl，MCHC 27%，WBC $8.0\times10^9/L$，Plt $138\times10^9/L$，网织红细胞 0.025。最可能出现的特有临床表现是
A. 皮肤瘀斑
B. 匙状甲
C. 酱油色尿
D. 巩膜黄染
E. 肝、脾肿大

5. 女，20 岁。头晕、乏力 3 个月，加重 1 周。近期月经量多。查体：四肢皮肤散在出血点，浅表淋巴结不大，胸骨压痛（-），肝脾未触及。血常规：血红蛋白 50g/L，白细胞 $1.5\times10^9/L$，中性 0.20，淋巴 0.80，网织红细胞 0.001，血小板 $11\times10^9/L$。最可能的诊断是
A. 急性白血病
B. 骨髓增生异常综合征
C. 再生障碍性贫血
D. 巨幼红细胞贫血
E. 自身免疫性溶血性贫血

（6 ~ 7 题共用题干）

男，32 岁，皮肤反复出现紫癜 1 个月，加重并出现恶心、腹痛 2 天。查体：四肢皮肤散在紫癜，心肺未见异常，腹平软，脐周轻压痛，无反跳痛和肌紧张，肝脾肋下未触及，肠鸣音活跃。

6. 下述情况对明确病因意义不大的是
A. 有无花粉、尘埃过敏
B. 应用药物情况
C. 有无食用鱼、虾、蟹等
D. 发病前有无呼吸道感染
E. 皮肤紫癜有无瘙痒

7. 该患者目前不需要的治疗药物是
A. 山莨菪碱
B. 低分子肝素
C. 芦丁
D. 异丙嗪
E. 泼尼松

（8 ~ 9 题共用备选答案）
A. 肾上腺素试验
B. 凝血活酶生成及纠正试验
C. D－二聚体测定
D. 毛细血管脆性试验
E. 血小板聚集试验

8. 确诊血友病的检查是
9. 检查是否存在纤溶亢进的检查是

（10 ~ 11 题共用备选答案）
A. 急性巨核细胞白血病
B. 急性早幼粒细胞白血病
C. 急性单核细胞白血病
D. 慢性粒细胞白血病
E. 急性淋巴细胞白血病

10. 非特异性酯酶（+），不被氟化钠抑制见于
11. 非特异性酯酶（+），被氟化钠抑制见于

2012 年血液系统真题汇总

（1 ~ 2 题共用备选答案）
A. 血清铁增加，铁蛋白增加，总铁结合力降低
B. 血清铁降低，铁蛋白降低，总铁结合力升高
C. 血清铁降低，铁蛋白增加，总铁结合力升高
D. 血清铁降低，铁蛋白降低，总铁结合力降低
E. 血清铁降低，铁蛋白增加，总铁结合力降低

1. 缺铁性贫血患者的改变是
2. 慢性病性贫血患者的改变是

3. 男，36 岁，进食海鲜后四肢皮肤紫癜伴瘙痒 1 周，腹痛、便血 3 天。血常规：Hb 115g/L，WBC $8.3\times10^9/L$，N 0.6，Plt $231\times10^9/L$；尿常规：蛋白（+），红细胞 10 ~ 15/HP。患者的诊断最可能是
A. 溃疡性结肠炎
B. 过敏性紫癜
C. 急性肾小球肾炎
D. 单纯性紫癜
E. 特发性血小板减少性紫癜

4. 男，20 天。面色苍白 7 天就诊。血常规：Hb 50g/L。该患儿属于
A. 中度贫血　　B. 极重度贫血
C. 重度贫血　　D. 正常
E. 轻度贫血

5. 女，30 岁。乏力、头晕伴月经过多半年。化验：Hb 60g/L，RBC $3.1\times10^{12}/L$，WBC $7.3\times10^9/L$，红细

胞中心淡染区扩大。该患者最可能的化验结果是

A. 血清铁降低，总铁结合力降低，红细胞游离原卟啉降低

B. 血清铁降低，总铁结合力降低，红细胞游离原卟啉增高

C. 血清铁降低，总铁结合力增高，红细胞游离原卟啉增高

D. 血清铁增高，总铁结合力增高，红细胞游离原卟啉降低

E. 血清铁降低，总铁结合力增高，红细胞游离原卟啉降低

6. 周期性中性粒细胞减少症是由于粒细胞

A. 破坏过多　B. 释放障碍

C. 分布异常　D. 在脾脏滞留

E. 生成减少

7. 急性白血病并发中枢神经系统白血病最常见于白血病的

A. 起病时　B. 缓解时

C. 化疗时　D. 耐药时

E. 复发时

8. 男婴，6 个月。早产出生，单纯母乳喂养，面色差、食欲减退 2 个月。查体：面色苍白，肝肋下 1.5cm，血红蛋白 85g/L，血小板、白细胞、网织红细胞均正常，红细胞中央淡染区扩大。最可能的诊断是

A. 再生障碍性贫血

B. 营养性巨幼细胞贫血

C. 缺铁性贫血

D. 感染性贫血

E. 溶血性贫血

9. 男性，28 岁。低热、乏力伴左上腹肿块半年，检查肝肋下 3cm，脾肋下 8cm。化验血红蛋白 85g/L，白细胞 $100 \times 10^9/L$；骨髓象：原始粒细胞 3%，Ph 染色体阳性。正确治疗应为

A. DA 方案　B. CHOP 方案

C. VP 方案　D. 羟基脲

E. 脾切除

10. 男性，25 岁。半个月来原因不明的牙龈出血，下肢皮肤发现出血点和瘀斑，既往体健。化验 Hb 122g/L，WBC $54 \times 10^9/L$，N 64%，L 32%，M 4%，血小板 $23 \times 10^9/L$。为明确诊断，首选的检查是

A. 凝血功能　B. 骨髓检查

C. 骨髓活检　D. 血小板功能

E. 束臂试验

11. 男性，30 岁。因头晕、乏力，伴皮肤出血点 1 周入院，既往体健。查体见牙龈增生、肿胀。血常规：Hb 86g/L，WBC $50 \times 10^9/L$，血小板 $24 \times 10^9/L$。骨髓中原始细胞占 45%，POX 染色弱阳性，非特异性酯酶（NSE）染色阳性，NAF 可抑制。诊断为急性白血病，其最可能的类型是

A. 急性淋巴细胞性白血病

B. 急性粒细胞性白血病

C. 急性单核细胞性白血病

D. 急性粒－单核细胞性白血病

E. 急性巨核细胞性白血病

（12～13 题共用备选答案）

A. 再生障碍性贫血

B. 巨幼细胞贫血

C. 缺铁性贫血

D. 慢性失血性贫血

E. 海洋性贫血

12. 叶酸缺乏引起的贫血是

13. 珠蛋白生成障碍引起的贫血是

（14～15 题共用题干）

男，65 岁。体检发现左上腹包块 1 个月。查体：脾脏肋下 4cm。血常规：Hb 165g/L，WBC $36.3 \times 10^9/L$，分类见早幼粒 0.03，中幼粒 0.15，晚幼粒 0.20，杆状核 0.12，中性分叶核 0.25，嗜酸性粒 0.01，淋巴细胞 0.16，单核细胞 0.01，Plt $431 \times 10^9/L$。

14. 为明确诊断，首选的检查项目是

A. 腹部 B 超

B. 骨髓细胞学

C. 骨髓造血肝细胞培养

D. 肝功能

E. 骨髓病理学

15. 对该病确诊和治疗最有指导意义的检查是

A. 细胞免疫学

B. 腹部 B 超

C. 中性粒细胞碱性磷酸酶染色

D. Ph 染色体

E. 血常规

第十五篇 内分泌系统

2017 内分泌系统真题汇总

1. 胸骨后甲状腺肿的治疗首选

A. 甲状腺手术

B. 抗甲状腺药物

C. 复方碘剂

D. 放射性碘

E. 普萘洛尔

2. 葡萄糖耐量试验结果示空腹血糖 5.5mmol/L，葡萄糖负荷后 2 小时血糖 8.5mmol/L，诊断是

A. 糖耐量减低

B. 2 型糖尿病

C. 1 型糖尿病

D. 正常血糖

E. 空腹血糖受损

3. 可导致继发性甲状腺功能减退症的疾病是

A. 席汉（希恩）综合征

B. 萎缩性甲状腺炎

C. 桥本甲状腺炎

D. 产后甲状腺炎

E. 亚急性甲状腺炎

4. 以下属于糖尿病急性并发症的是

A. 急性心肌梗死

B. 高渗高血糖综合征

C. 脑血管意外

D. 肾衰竭

E. 糖尿病视网膜病变

5. 女，16 岁。口干、多饮、多尿 1 周，神志模糊 1 天。查体：T 36.9℃，P 80 次/分，R 26 次/分，BP 120/80mmHg，呼吸深，双肺呼吸音清，未闻及干湿性啰音，呼气中有烂苹果味，心律齐，腹软，无压痛，病理反射阴性。治疗的关键是

A. 纠正电解质紊乱

B. 防治并发症

C. 大量补液

D. 皮下注射胰岛素

E. 纠正酸中毒

6. 女，70 岁。畏寒，乏力、嗜睡 1 年。查体：T 36.5℃，P 56 次/分，R 18 次/分，BP 120/80mmHg，毛发稀疏。皮肤干燥，双肺呼吸音清，未闻及干湿性啰音，心律齐，腹软，无压痛，双下肢非凹陷水肿。最可能的诊断是

A. 甲状腺功能减退症

B. 肾上腺皮质功能减退症

C. 心力衰竭

D. 甲状旁腺功能减退症

E. 心包积液

（7～8 题共用备选答案）

A. TSH 受体抗体（TRAb）

B. 游离甲状腺素（FT4）

C. 促甲状腺素（TSH）

D. ^{131}I 摄取率

E. 游离三碘甲腺原氨酸（FT_3）

7. 反映甲状腺功能变化最早最敏感的指标是

8. 诊断弥漫性毒性甲状腺肿（GD）、预测 GD 复发的重要指标是

9. 女，62 岁。糖尿病 6 年，瑞格列奈 2mg tid 治疗，近期血糖控制不佳。既往高血压病史 10 年，冠心病病史 5 年。查体：体温 36.5℃，心率 80 次/分，呼吸 18 次/分，血压 120/80mmHg，身高 160cm，体重 50kg。双肺呼吸音清，未闻及干湿性啰音，心律齐，腹软，无压痛。实验室检查：空腹血糖 12.5mmol/L，餐后血糖分别为：半小时 7.8mmol/L，1 小时 8.4mmol/L，2 小时 8.8mmol/L，夜间血糖 10.5mmol/L，糖化血红蛋白 9.2%。最适宜的治疗是

A. 加用基础胰岛素

B. 加用双胍类降糖药

C. 改用磺脲类降糖药

D. 改用格列奈类降糖药

E. 加用噻唑烷二酮类降糖药

10. 女，30 岁。因原发性甲状腺功能亢进行甲状腺大部切除术后 2 天，出现发作性手足抽搐，每次待续约 10 分钟，发作时无意识障碍。最可能的原因是

A. 术后发生了甲状腺危象

B. 甲状旁腺损伤或缺血

C. 切口内出血压迫气管

D. 喉头水肿导致窒息

E. 双侧喉返神经损伤

2016 内分泌系统真题汇总

1. 甲状腺功能亢进症患者手术后出现甲状腺危象，以下治疗错误的是

A. 用复方碘化钾溶液

B. 皮下注射肾上腺素

C. 静脉滴注氢化可的松

D. 静脉输注葡萄糖溶液

E. 肌肉注射镇静剂

2. 女，26 岁。发现颈部质硬包块 1 个月，无不适。甲状腺 B 超示：甲状腺左叶肿物，直径 1.5cm，血流丰富，内有细小钙化灶。术后病理最可能的组织学类型是

A. 乳头状癌　　B. 髓样癌

C. 未分化癌　　D. 滤泡状腺癌

E. 乳头状囊性腺癌

3. 女，18 岁。因多食，多饮，多尿，消瘦，诊断为 1 型糖尿病，给予胰岛素治疗，清晨出现出汗，心悸，继而意识障碍。最可能的原因是

A. 低血糖昏迷

B. 乳酸酸中毒

C. 高渗高血糖综合征

D. 过敏性休克

E. 酮症酸中毒

4. 女，30 岁。甲状腺肿大，性情急躁 2 年。查体：T 37℃，P 116 次/分钟，R 22 次/分钟，BP 130/60mmHg，甲状腺弥漫性Ⅲ度肿大，甲状腺区域听诊可闻及低调的连续性静脉“嗡嗡”音。实验室检查：FT_3、FT_4 均增高，TSH 降低。既往曾服用硫脲类药物治疗，效果不佳，拟进行手术治疗。目前单用碘剂进行术前准备，但基础代谢率控制不满意。为做好术前准备可联合使用

A. 苯巴比妥钠　　B. 氯丙嗪

C. 氢化可的松　　D. 胍乙啶

E. 普萘洛尔

5. 抗甲状腺药物治疗过程中，需立即停药的情况是

A. 药物性甲状腺功能减退症

B. 甲状腺危象

C. 甲亢性心脏病

D. 粒细胞缺乏

E. 浸润性突眼

6. 下列提示糖尿病微血管病变的是

A. 脑卒中　　B. 眼底出血

C. 足部溃疡　　D. 心肌梗死

E. 高血压

7. α-葡萄糖苷酶抑制剂最常见的不良反应是

A. 肝功能异常　　B. 过敏和水肿

C. 肾功能异常　　D. 腹胀和腹泻

E. 严重低血糖

8. 男，50 岁。高血压病史 10 年，2 型糖尿病病史 6 年，BMI 28.2kg/m^2。目前格列本脲 5mg tid，二甲双胍 2g/d 治疗。空腹血糖 12.6mmol/L，餐后 2 小时血糖 18.2mmol/L，糖化血红蛋白 9.6%。肝肾功能正常，心功能Ⅲ级（NYHA 分级）。下列治疗最恰当的是

A. 加用噻唑烷二酮类降糖药

B. 增加格列本脲的剂量

C. 加用基础胰岛素

D. 增加二甲双胍剂量

E. 加用α-葡萄糖苷酶抑制剂

9. 女，57 岁。近来常有外阴瘙痒，无多饮、多食、多尿。查体：BP 160/100mmHg，肥胖，无满月脸，水牛背和紫纹。空腹血糖 6.2mmol/L，首选的检查是

A. 禁水-加压素试验

B. ACTH 兴奋试验

C. 酚妥拉明试验

D. 地塞米松抑制试验

E. 口服葡萄糖耐量试验

2015 内分泌系统真题汇总

1. 为抑制甲状腺功能亢进症患者甲状腺素的释放，外科手术前选择的常用药物是

A. 复方碘溶液　　B. 普萘洛尔
C. 卡比马唑　　D. 丙硫氧嘧啶
E. 甲巯咪唑

2. 男，52 岁。初诊 2 型糖尿病 2 个月，每日进主食量约 500g。身高 171cm，体重 90kg，BMI 30.8 kg/m^2。实验室检查：空腹血糖 7.5mmol/L，餐后 2 小时血糖 12.8mmol/L，糖化血红蛋白 7.2%。目前首选的治疗药物是

A. 吡格列酮　　B. 二甲双胍
C. 那格列奈　　D. 阿卡波糖
E. 格列本脲

3. 代谢综合征的临床特征主要包括

A. 高血糖、高血压、色素沉着和电解质紊乱
B. 高尿酸血症、痛风性关节炎、肾结石和肾功能不全
C. 肥胖、高血糖、血脂异常和高血压
D. 高血压、左心室增大、心功能不全和心律失常
E. 血脂异常、低蛋白血症、蛋白尿和水肿

4. 甲状腺功能亢进症^{131}I 治疗后，发生永久性甲状腺功能减退症的原因是

A. 甲状腺组织细胞遭破坏
B. 甲状腺激素合成障碍
C. 甲状腺腺体发育障碍
D. 甲状腺激素代谢异常
E. 组织对甲状腺激素抵抗

5. Graves 病最可能的检查结果为

A. 血 FT_3、FT_4 降低，TSH 升高
B. 血 FT_3、FT_4 升高，TSH 降低
C. 血 FT_3、FT_4 正常，甲状腺摄碘率升高
D. 血 FT_3、FT_4 升高，甲状腺摄碘率降低
E. 血 FT_3、FT_4 升高，TSH 升高

6. 糖尿病的高危因素不包括

A. 共同生活者患有糖尿病
B. 巨大胎儿分娩者
C. 肥胖（BMI≥28kg/m^2）
D. 曾有糖调节受损
E. 年龄在 45 岁以上

7. 女，32 岁。心悸、烦躁、怕热伴消瘦 2 个月。查体：BP 120/60mmHg，心率 112 次/分钟，心尖部闻及收缩期柔和吹风样杂音。最可能的诊断是

A. 心肌炎
B. 心血管神经症
C. 甲状腺功能亢进症
D. 风湿性心脏病
E. 糖尿病

（8～9 题共用备选答案）

A. Graves 病
B. 结节性甲状腺肿
C. 单纯性甲状腺肿
D. 慢性淋巴细胞性甲状腺炎
E. 亚急性甲状腺炎

8. TgAb、TPOAb 阳性率最高的疾病是

9. 急性突眼常见于

2014 内分泌系统真题汇总

1. 甲状腺功能亢进症患者术后 48 小时以内最危险的情况是

A. 严重呼吸困难
B. 一侧喉返神经损伤
C. 一侧喉上神经损伤
D. 四肢麻木，抽搐
E. 甲状腺危象

2. 女，21 岁，心悸、怕热、多汗 3 个月，考虑 Graves 病。白细胞 4.0×10^9/L，中性粒细胞 2.5×10^9/L。给予甲巯咪唑和美托洛尔治疗，2 周后复查白细胞 1.0×10^9/L，中性粒细胞 0.4×10^9/L。中性粒细胞缺乏最可能的原因是

A. 粒细胞分布异常
B. β 受体阻滞剂副作用

C. 甲亢病情加重
D. 抗甲状腺药物副作用
E. 叶酸或维生素 B_{12} 缺乏

3. 2型糖尿病主要的病理生理改变是
A. 自身免疫介导胰岛B细胞破坏
B. 胰岛素受体功能异常
C. 胰高血糖酶分泌相对过多
D. 胰岛素抵抗和分泌相对不足
E. 胰岛素分泌绝对不足

4. 地方性甲状腺肿的主要原因是
A. 自身免疫性甲状腺炎
B. 碘摄入过多
C. 甲状腺素合成障碍
D. 碘摄入不足
E. 致甲状腺肿物质损伤

5. 不属于腺垂体靶腺的是
A. 甲状腺 B. 睾丸
C. 胰腺 D. 肾上腺
E. 卵巢

6. 在病程的不同阶段，甲状腺功能可以分别出现亢进和减退的情况最常见于
A. 亚急性甲状腺炎 B. 结节性甲状腺肿
C. Graves D. 甲状腺腺瘤
E. 桥本甲状腺炎

7. 男，52岁。初诊2型糖尿病2个月，每日进主食量约500g。身高171cm，体重90kg，BMI 30.8kg/m²。实验室检查：空腹血糖7.5mmol/L，餐后2小时血糖12.8mmol/L，糖化血红蛋白7.2%。目前首选的糖尿病治疗药物是
A. 阿卡波糖 B. 二甲双胍
C. 那格列奈 D. 格列苯脲
E. 吡格列酮

8. 女，30岁。既往无甲状腺功能亢进病史，妊娠2个月时出现怕热、心悸、多汗。查体：甲状腺Ⅰ度肿大，FT_3 和 FT_4 升高，TSH降低，TRAb阳性。该患者最合适的治疗是
A. 应用甲基硫酸嘧啶
B. 外科手术
C. 应用复方碘化钠溶液
D. ^{131}I 治疗
E. 应用甲硫氧嘧啶

9. 女，56岁，颈前肿大20余年就诊。查体：甲状腺Ⅲ度肿大，质地硬，多个结节，最大结节直径达5.0cm，随吞咽活动，气管轻度左移。血 T_3、T_4、TSH正常，TGAb、TPOAb阴性。气管正、侧位X线片提示气管局部受压、向左移位。最佳的处理措施是
A. 长期服用甲状腺素
B. 定期监测甲状腺功能
C. 手术治疗
D. 多食含碘丰富的食物
E. 禁用含碘药物

（10～11题共用备选答案）
A. 噻唑烷二酮类
B. 格列奈类
C. α葡萄糖苷酶抑制剂
D. 磺脲类
E. 双胍类

10. 最易引起严重低血糖的药物是

11. 减少肝脏葡萄糖输出的药物是

12. 女，64岁。2型糖尿病史10年，近2个月出现双下肢水肿。查体：BP 140/100mmHg，神志清醒，营养差，甲状腺无肿大，双肺未闻及干、湿性啰音，心率70次/分，律齐。肝脾未触及，双下肢水肿明显。实验室检查：空腹血糖9.6mmol/L，血清总胆固醇7.6mmol/L，低密度脂蛋白胆固醇4.6mmol/L，血浆白蛋白28g/L，为明确水肿原因，首先应进行的检查是
A. 双肾CT B. 双肾B超
C. 糖化血红蛋白 D. 胰岛素释放试验
E. 尿蛋白定量

2013年内分泌系统真题汇总

1. 轻度甲状腺功能亢进症患者的基础代谢率测定值范围是
A. 30%～40%
B. 10%～20%
C. 1%～10%
D. 20%～30%
E. 40%～50%

2. 糖尿病筛查中高危人群不包括

A. 2 型糖尿病一级亲属
B. 年龄在 45 岁以下
C. 肥胖（BMI≥28kg/m^2）
D. 有分娩巨大胎儿史
E. 糖耐量减低者

3. 血中 FT_3、FT_4 和 TSH 均升高时应检查
A. 甲状腺^{131}I 摄取率
B. 甲状腺 B 超
C. 甲状腺核素显像
D. 头颅 MRI
E. TSH 受体抗体

4. 女，30 岁。因甲亢行甲状腺大部切除术后 3 小时，切口深面进行性肿胀，患者出现呼吸困难，紧急行气管插管后，呼吸困难解除。下一步最佳处理措施是
A. 拆开手术切口探查
B. 静脉应用广谱抗生素
C. 静脉注射葡萄糖酸钙
D. 静脉应用大剂量激素
E. 静脉注射止血药物

（5～6 题共用备选答案）
A. 空腹血糖 5.5mmol/L，餐后 2 小时血糖 7.2mmol/L
B. 空腹血糖 5.8mmol/L，餐后 2 小时血糖 10.2mmol/L
C. 空腹血糖 6.8mmol/L，餐后 2 小时血糖 7.5mmol/L
D. 空腹血糖 7.8mmol/L，餐后 2 小时血糖 11.5mmol/L
E. 空腹血糖 2.7mmol/L，餐后 2 小时血糖 3.9mmol/L

5. 属于正常血糖水平的是

6. 可诊断糖尿病的血糖水平是

7. 男，52 岁，初诊 2 型糖尿病 2 个月，每日进主食量约 500g，身高 171cm，体重 90kg，BMI 30.8kg/m^2。查空腹血糖 5.5mmol/L，餐后 2 小时血糖 12.8mmol/L，糖化血红蛋白 7.2%。目前治疗不宜选用的降血糖药物是
A. 噻唑烷二酮类
B. 磺脲类
C. α－葡萄糖苷酶抑制剂
D. 双胍类
E. 格列奈类

8. 以下关于甲状腺肿的描述，错误的是
A. 甲状腺肿是甲状腺上皮细胞的非炎症性非肿瘤性增生
B. 单纯性甲状腺肿甲状腺功能正常
C. 单纯性甲状腺肿包括地方性、散发性和代偿性三种
D. 甲状腺肿分为非毒性甲状腺肿和毒性甲状腺肿两类
E. 单纯性甲状腺肿的发病率男性高于女性

9. 早期糖尿病肾病尿液检查重点检测的指标为
A. 24 小时尿蛋白定量
B. 红细胞
C. 尿糖定量
D. 微量白蛋白
E. 微粒管型

10. 女，72 岁，糖尿病病史 8 年，瑞格列奈 2mg tid，近期血糖控制不佳。既往高血压病史 10 年，冠心病病史 5 年。身高 158cm，体重 50kg，BMI 20kg/m^2。实验室检查：空腹血糖 12.5mmol/L，三餐后 2 小时血糖分别为 7.8mmol/L，8.4mmol/L 和 8.8mmol/L，夜间血糖：10.5mmol/L，糖化血红蛋白 9.2%。目前最适宜的治疗是加用
A. 噻唑烷二酮降糖药
B. 胰岛素
C. 双胍类降糖药
D. α－葡萄糖苷酶抑制剂
E. 磺脲类降糖药

2012 年内分泌系统真题汇总

1. 可确诊先天性甲状腺减退症的指标为
A. T_3 降低，T_4 正常
B. 骨龄小于月龄儿
C. T_3 正常，T_4 降低
D. TSH 明显升高，T_4 降低
E. ^{131}I 吸收率低

2. 男，56 岁，糖尿病患者，用胰岛素治疗，晚 10 时突起心慌、多汗、软弱，继而神志不清，查脉搏 120 次/分，尿糖（－），尿酮体（－），尿素氮 10.0mmol/L，最可能为
A. 高渗性昏迷
B. 低血糖昏迷
C. 酮症酸中毒昏迷
D. 脑血管意外

E. 尿毒症昏迷

3. 对甲状腺结节的诊断，首先进行的辅助检查是

A. 放射性核素扫描

B. 甲状腺B超

C. 穿刺细胞学

D. 颈部MRI

E. 颈部CT

4. 用口服葡萄糖耐量试验诊断糖尿病标准，其2小时血糖应

A. ≥11.1mmol/L B. ≥12.1 mmol/L

C. ≥10.1 mmol/L D. ≥7.8 mmol/L

E. ≥7.0 mmol/L

（5～6题共用题干）

男，45岁，体检发现空腹血糖8mmol/L，餐后2小时血糖13mmol/L，血清甘油三酯3.5mmol/L，总胆固醇5.0mmol/L，低密度脂蛋白胆固醇3.6mmol/L。无明显不适，半年内体重下降10kg。查体：BP 160/110mmHg，BMI 28kg/m^2，心肺查体无阳性发现。

5. 首选的降血糖药物是

A. 阿卡波糖 B. 瑞格列奈

C. 罗格列酮 D. 二甲双胍

E. 格列本脲

6. 降血压首选的治疗药物是

A. α受体阻滞剂

B. 血管紧张素转化酶抑制剂

C. 钙通道阻滞剂

D. 利尿剂

E. β受体阻滞剂

7. 2型糖尿病的主要发病机制是

A. 胰岛素抵抗

B. 胰升血糖激素分泌升高

C. 胰岛素绝对缺乏

D. 胰岛素相对升高

E. 编码胰岛素基因异常

（8～9题共用备选答案）

A. 罗格列酮 B. 吡格列酮

C. 阿卡波糖 D. 格列齐特

E. 二甲双胍

8. 促进胰岛素分泌的药物是

9. 延缓肠道碳水化合物吸收的药物是

10. 鉴别实性甲状腺结节性质的常用方法是

A. 血甲状腺激素水平

B. 摄^{131}I率

C. B超检查

D. 放射性核素扫描

E. MRI或CT

11. 糖尿病诊断标准中，随机血糖应大于

A. 6.1mmol/L B. 7.0 mmol/L

C. 5.6 mmol/L D. 11.1 mmol/L

E. 7.8 mmol/L

12. 甲状腺恶性肿瘤中最常见的病理类型是

A. 乳头状癌 B. 未分化型癌

C. 滤泡状癌 D. 髓样癌

E. 鳞状细胞癌

13. 女，34岁。诊断为弥漫性毒性甲状腺肿（Graves病）2年，未规律治疗。2天前受凉后出现发热、咳嗽、黄染，继而出现大汗，心率达150次/分。为迅速抑制甲状腺激素释放，宜选择的治疗药物是

A. 糖皮质激素

B. 丙硫氧嘧啶

C. 复方碘口服溶液

D. ^{131}I

E. β受体阻断剂

14. 女性，70岁，食欲减退，双下肢水肿3个月，昏迷5小时入院。糖尿病史8年，长期口服苯乙双胍治疗。查血糖10.6mmol/L，血肌酐240μmol/L，尿糖（+++），尿酮体弱阳性，尿蛋白（++）。昏迷原因首先应该考虑

A. 糖尿病肾病尿毒症

B. 糖尿病乳酸性酸中毒

C. 高渗性非酮性糖尿病

D. 糖尿病酮症酸中毒

E. 糖尿病并发低血糖

15. 男性，66岁，2型糖尿病12年，长期口服格列苯脲15mg和二甲双胍1.5g，近两年血糖控制不满意。查空腹血糖10.5mmol/L，餐后2小时血糖16.8mmol/L，糖化血红蛋白10.3%。目前糖尿病治疗最适宜的选择是

A. 改用胰岛素

B. 原治疗药物加量

C. 格列苯脲改为格列齐特

D. 加胰岛素增敏剂

E. 加α-葡萄糖糖苷酶抑制剂

（16～17题共用备选答案）

A. 体重减轻 B. 畏寒便秘

C. 性欲减退 D. 食欲减退

E. 低血糖症

16. 甲状腺功能减退症的最主要表现是

17. 腺垂体功能减退症危象的最主要表现是

第十六篇 神经精神疾病

上篇 神经系统

2017年神经系统真题汇总

1. 脑梗死包括
   A. 脑栓塞和脑血栓形成
   B. 短暂性脑缺血发作和脑血栓形成
   C. 脑出血和蛛网膜下腔出血
   D. 脑栓塞和脑出血
   E. 脑出血和脑血栓形成
2. 导致偏瘫最常见的疾病是
   A. 吉兰-巴雷综合征
   B. 癫痫
   C. 急性脊髓炎
   D. 缺血性卒中
   E. 蛛网膜下腔出血
3. 头皮裂伤可在24小时内清创缝合的原因是
   A. 头皮神经丰富
   B. 头皮具有垂直纤维带
   C. 头皮血供丰富
   D. 头皮坚韧
   E. 头皮富有毛囊结构
4. 颅底骨折通常的诊断依据是
   A. 头颅X线平片 B. 脑脊液鼻或耳漏
   C. 头颅常规CT D. 昏迷
   E. 头痛伴呕吐
5. 男，56岁。3个月前出现左侧肢体无力，经头颅CT检查，诊断为脑出血。高血压病史11年。查体：脉搏和呼吸正常，BP 150/94 mmHg，神志清，言语清晰，左侧肢体肌张力高，肌力4级，腱反射活跃，左侧Babinski征阳性。余神经系统无异常发现。下列长期药物治疗中，对此病有预防作用的是
   A. 他汀类 B. 降压药
   C. 阿司匹林 D. B族维生素
   E. 尼莫地平
6. 男，26岁。头痛、头晕14天，加重伴频繁呕吐1天。查体：BP 140/78mmHg，嗜睡，双侧瞳孔大小多变。头颅MRI显示第四脑室肿瘤，伴幕上脑室扩大。引起病情急剧恶化最可能的原因是
   A. 脑水肿 B. 小脑幕切迹疝
   C. 脑积水 D. 大脑镰下疝
   E. 枕骨大孔疝
7. 男，46岁，建筑工人。半小时前从高处坠落，腰背疼痛。急诊查体：T 38.0℃，双侧肋缘水平以下感觉、运动、反射均消失。受伤的脊髓水平在
   A. 腰椎 B. 骶椎
   C. 尾椎 D. 胸椎
   E. 颈椎
8. 男，62岁。活动中突发头痛伴呕吐2小时。高血压病史12年。查体：BP 170/100mmHg，神志清，言语清晰，双眼球活动好，无明显的舌瘫，四肢肌力5级，肌张力正常，无明显的感觉异常，脑膜刺激征阳性。最可能的诊断是
   A. 脑出血 B. 脑血栓形成
   C. 高血压脑病 D. 蛛网膜下腔出血
   E. 脑栓塞
9. 女，70岁。3个月前头部外伤，左额部着力，伤后无意识障碍，近5日来出现头痛伴右侧肢体麻木无力。头颅CT示左额、颞、顶颅骨内板下半月形低密度影。最可能的诊断是
   A. 慢性硬脑膜下血肿
   B. 亚急性硬脑膜外血肿
   C. 脑挫裂伤
   D. 脑震荡
   E. 急性脑内血肿

（10～11题共用题干）

男，20岁。突发右侧面部和肢体抽搐1分钟，先是右侧口角和面部抽动，程度渐重，然后右上肢强烈抽动，最后有下肢抽动，无法用力制止，数分钟后缓解。发作时神志清，既往有脑外伤史，有频繁的类似发作2年，发作后查体无明显异常。

10. 患者发作的可能诊断是

A. 单纯部分感觉性发作
B. 全身强直阵挛发作
C. 假性癫痫发作
D. 单纯部分性发作
E. 复杂部分性发作

11. 该患者治疗的首选药物是

A. 拉莫三嗪　　B. 卡马西平
C. 苯妥英钠　　D. 苯巴比妥
E. 托吡酯

2016年神经系统真题汇总

1. 男，86岁。半个月前出现头痛，间断呕吐，并逐渐出现左侧肢体无力。3个月前有头部外伤史。头颅CT示右顶枕部新月形低密度影。最可能的诊断是

A. 脑膜下积液
B. 慢性硬脑膜外血肿
C. 急性硬脑膜外血肿
D. 急性硬脑膜下血肿
E. 慢性硬脑膜下血肿

2. 典型的大脑中动脉主干闭塞的临床特征是

A. 偏侧感觉障碍伴偏侧轻瘫
B. 偏侧瘫痪，上肢重于下肢
C. 同向偏盲伴失读和失写
D. 意识障碍伴四肢瘫痪
E. 偏瘫、偏身感觉障碍和偏盲

3. 颅内压增高的昏迷患者，出现上呼吸道梗阻最先采取的措施是

A. 应用呼吸兴奋剂　　B. 吸氧
C. 胃肠减压　　D. 翻身、拍背、吸痰
E. 气管内插管

4. 以下因素中，不会引起病理性颅内压增高的是

A. 脑积水　　B. 狭颅症
C. 脑震荡　　D. 颅内出血
E. 颅内肿瘤

5. 急性硬脑膜外血肿最典型的临床表现是

A. 初乳头水肿　　B. 昏迷—清醒—再昏迷
C. 双侧瞳孔不等大　　D. 一侧肢体瘫痪
E. 大脑强直抽搐

6. 基底节脑出血最常见的病因是

A. 糖尿病　　B. 原发性高血压
C. 出血性疾病　　D. 动脉粥样硬化
E. 脑动脉瘤

7. 男，15岁。3年内发作性肢体抽搐伴意识丧失20余次。表现为无诱因的口角和右上肢抽搐，持续30秒后，逐渐停止，事后不能回忆发作过程。未发作时的神经系统检查未见明显异常。常规脑电图检查未见异常。该患者的首选治疗药物是

A. 苯巴比妥　　B. 氯硝西泮
C. 卡马西平　　D. 苯妥英钠
E. 乙琥胺

8. 男，35岁。感冒后双下肢进行性无力，伴排尿困难3天。查体：胸4平面以下痛、温觉消失，双下肢肌力2级，腱反射消失，Babinski征阳性。双眼视觉诱发电位正常。胸髓MRI见片状异常信号，轻度肿胀，有强化。可能的诊断是

A. 吉兰－巴雷综合征　　B. 急性脊髓炎
C. 重症肌无力　　D. 面神经炎
E. 脊髓髓外压迫

（9～10题共用题干）

男，18岁。5天清晨起无诱因感双下肢无力，当天下午不能独立行走，第2天出现双下肢不能抬举。无意识障碍、惊厥发作、言语含糊，二便正常。查体：神志清，眼珠运动正常，四肢肌张力低，双下肢肌力2～3级，双上肢肌力3～4级，四肢腱反射消失，无明确痛觉或位置觉异常，未引出病理征。

9. 该患者的病变部位可能位于

A. 皮质运动区　　B. 脊髓
C. 锥体束　　D. 周围神经
E. 脑干

10. 为明确诊断，应该对该患者进行的检查是

A. 头颅CT
B. 经颅多普勒超声
C. 头颅MRI
D. 神经传导速度检查
E. 脑电图

2015 年神经病学真题汇总

1. 吉兰－巴雷综合征（急性炎症性脱髓鞘性多发性神经炎）的临床特征是
A. 近端为主的感觉障碍
B. 不对称性瘫痪
C. 突出的大小便功能障碍
D. 交叉性瘫痪
E. 对称性弛缓性瘫痪

2. 颅内压增高的昏迷患者，出现上呼吸道梗阻应最先采取的措施是
A. 应用呼吸兴奋剂
B. 气管插管
C. 加强翻身、拍背、吸痰
D. 吸氧
E. 胃肠减压

3. 急性脊髓炎的运动障碍特点是
A. 交叉瘫 B. 单肢瘫
C. 四肢远端瘫痪 D. 偏瘫
E. 截瘫

4. 急性硬脑膜外血肿最典型的临床表现是
A. 大脑强直抽搐 B. 双侧瞳孔不等大
C. 昏迷—清醒—再昏迷 D. 一侧肢体瘫痪
E. 视乳头水肿

5. 男，80 岁。半个月前出现头痛、间断呕吐，并逐渐出现左侧肢体无力。3 个月前有头部外伤史，头颅 CT 示右顶枕部新月形低密度影。最可能的诊断是
A. 急性硬膜外血肿 B. 硬脑膜下积脓
C. 慢性硬脑膜下血肿 D. 慢性硬膜外血肿
E. 急性硬脑膜下血肿

6. 女，38 岁，头部受伤昏迷约 50 分钟，头颅 CT 示左额叶脑挫裂伤。最不可能出现的临床表现是
A. 肢体单瘫或偏瘫 B. 同向偏盲
C. 味觉丧失 D. 癫痫
E. 颈项强直

7. 男，60 岁。晨练时突发言语不能，伴右侧肢体无力半天。急诊头颅 CT 正常，心电图提示心房颤动。最可能的诊断是
A. 短暂性脑缺血发作
B. 脑出血
C. 蛛网膜下腔出血
D. 脑栓塞
E. 脑血栓形成

8. 男孩，15 岁。近 6 个月来，多次在吃饭或游戏时发呆，呼之不应，手持物体失落，持续几秒后神志清醒，但不能回忆发作时情况，发作期间查体未见明显异常。最可能的癫痫类型是
A. 强直阵挛性发作 B. 肌痉挛性发作
C. 单独部分性发作 D. 复杂部分发作
E. 失神发作

（9～10 题共用题干）

女，65 岁。活动中突发头痛、呕吐伴左侧肢体无力 1 小时。既往有高血压病史，未规律服药。查体：BP 180/100mmHg，左侧偏瘫。

9. 该患者最可能的诊断是
A. 脑血栓形成
B. 蛛网膜下腔出血
C. 脑出血
D. 短暂性脑缺血发作
E. 脑栓塞

10. 为明确诊断下一步最有价值的检查是
A. 经颅多普勒超声
B. 头颅 CT
C. 颈动脉 B 型超声
D. 脑电图
E. 头颅正侧位 X 线片

2014 年神经系统真题汇总

1. 头部外伤后腰椎穿刺脑脊液呈血性，最常见的临床情况是
A. 脑震荡 B. 急性脑内血肿
C. 脑挫裂伤 D. 急性硬脑膜外血肿

E. 急性硬脑膜下血肿

2. 下列面神经炎治疗措施中无效的是

A. 复合维生素 B　　B. 糖皮质激素

C. 抗病毒药物　　D. 物理治疗

E. 非甾体抗炎药

3. 颅内压增高的“三主征”为头痛、呕吐和

A. 意识障碍　　B. 视神经乳头水肿

C. 失语　　D. 偏瘫

E. 复视

4. 女，35 岁，车祸后昏迷，被送医院 3 小时后清醒。查体：神志尚清，双侧眶周青紫，右鼻孔有血性液体流出，嗅觉丧失，能遵嘱活动。临床诊断颅底骨折最可靠的依据是

A. 右鼻孔流出血性液体

B. 同向性偏盲

C. 嗅觉丧失

D. 眶周青紫

E. 伤后昏迷时间较长

5. 男，20 岁，近半年来经常无诱因突然出现短暂意识丧失，伴左上肢规律性抽搐及口角抽动，持续数分钟。最可能的癫痫类型是

A. 肌阵挛发作　　B. 强直阵挛发作

C. 单纯部分性发作　　D. 复杂部分性发作

E. 失神发作

6. 男，21 岁，手足麻木、双下肢无力 1 天，大小便正常。2 周前曾有低热、腹泻。查体：神志清醒，脑神经无明显异常，四肢肌紧张降低，双上肢肌力 3 级，双下肢肌力 1～2 级，远端重，腱反射消失，双侧腓肠肌压痛（+），病理征未引出，无明显感觉异常。心电图和头颅 CT 检查未见明显异常。最可能的诊断是

A. 脑梗死

B. 周期性瘫痪

C. 吉兰 – 巴雷综合征

D. 脑出血

E. 急性脊髓炎

7. 脊髓炎急性期的典型临床表现为

A. 腱反射亢进、肌张力增高、手套 – 袜子型感觉障碍

B. 腱反射消失、肌张力降低、节段性感觉障碍

C. 腱反射消失、肌张力增高、节段性感觉障碍

D. 腱反射消失、肌张力降低、手套 – 袜子型感觉障碍

E. 腱反射亢进、肌张力增高、节段性感觉障碍

（8～9 题共用题干）

男，71 岁，8 小时前于日常活动中出现右侧肢体无力，且逐渐加重。查体：160/98mmhg，神志清，右鼻唇沟浅，右侧肢体肌力 4 级，右侧 Babinski 征阳性，偏身痛觉减退。头颅 CT 未见异常。

8. 最可能的诊断是

A. 脑血栓形成

B. 脑出血

C. 短暂性脑缺血发作

D. 脑肿瘤

E. 蛛网膜下腔出血

9. 对该患者最适宜的治疗措施是

A. 溶栓治疗　　B. 积极降压

C. 抗血小板聚集　　D. 止血治疗

E. 加强脱水

10. 男，28 岁。车祸后出现短暂昏迷，醒后轻微头痛，逐渐进展至剧烈头痛、频繁呕吐，伤后 3 小时急送医院就诊。途中意识丧失。查体：昏迷，右侧瞳孔放大，对光反射消失，左侧肢体瘫痪。头颅 X 线显示右颞骨骨折，且向颅底方向延伸。其主要临床诊断为

A. 脑震荡　　B. 脑干损伤

C. 颅底骨折　　D. 脑疝

E. 脑挫裂伤

2013 年神经系统真题汇总

1. 属于上运动神经元性瘫痪的体征是

A. 运动觉消失　　B. 肌张力减低

C. 显著的肌萎缩　　D. 肌束颤动

E. Babinski 征阳性

2. 吉兰 – 巴雷综合征危及患者生命的最主要的临床情况是

A. 肺部感染　　B. 误吸

C. 电解质紊乱　　D. 心肌炎

E. 呼吸肌瘫痪

3. 急性硬脑膜外血肿患者出现的中间清醒期的长短主要取决于

A. 出血的来源

B. 血肿形成的速度
C. 血肿部位
D. 原发性颅脑损伤的程度
E. 血肿的体积

4. 女，30岁。跑步时突然剧烈头痛、呕吐，一过性意识不清，醒后颈枕部疼痛，颈强直，Kernig征（+）。最可能的临床诊断是
A. 脑干出血
B. 脑出血合并脑疝
C. 蛛网膜下腔出血
D. 急性脑膜炎
E. 小脑出血

5. 男，71岁，乘长途车2小时后发现右侧肢体无力。查体：BP 180/100mmHg，右侧肢体肌力I级，右侧Babinski征（+），右侧肢体痛觉、深感觉消失。头颅CT示左侧基底节见高密度影。该患者最可能的诊断是
A. 基底节梗死
B. 脑叶梗死
C. 脑栓塞
D. 小脑出血
E. 脑出血

6. 开放性颅脑损伤最基本的处理原则是
A. 应用激素
B. 应用镇静剂
C. 消除颅内深部挫伤脑组织
D. 及时应用血管扩张剂
E. 消创后严密修补缝合硬脑膜

7. 男，80岁，2个月前轻微头部外伤，半个月前出现头痛，间断呕吐，并逐渐出现左侧肢体无力。CT见右侧顶枕新月形低密度影，中线明显移位。首选的治疗方案是
A. 钻孔血肿引流
B. 开颅手术血肿清除
C. 静脉滴注脱水剂
D. 静脉滴注止血剂
E. 静脉滴注抗生素

8. 男，17岁。考试中突然意识丧失，手中钢笔掉在地上，全身强直伴抽搐，约1分钟后逐渐缓解，约10分钟后神志转清，过后对上述情况全无记忆。以后反复后类似发作。最后可能的癫痫发作类型是
A. 单纯性发作
B. 强直－阵挛性发作
C. 失神发作
D. 复杂部分性发作
E. 单纯部分性发作

（9～10题共用题干）

男，59岁。晨起1小时发现右侧肢体不自主抖动、麻木。无出凝血疾病病史。查体：视野缺损，四肢肌力5级，腱反射对称，双侧Babinski征阴性。头颅CT无异常发现。

9. 该患者最可能损害的脑血管是
A. 右大脑后动脉深穿支
B. 左大脑中动脉皮层支
C. 左大脑后动脉深穿支
D. 右大脑后动脉皮层支
E. 左大脑后动脉皮层支

10. 该患者的最佳治疗药物是
A. rt－PA
B. 阿司匹林
C. 低分子右旋糖酐
D. 降纤酶
E. 尼莫地平

2012年神经病学真题汇总

1. 男，20岁，四肢肌无力4天，呼吸困难1天，无大小便障碍，无发热。查体：四肢肌力1级，腱反射消失，病理反射未引出。首先考虑的疾病是
A. 脊髓灰质炎
B. 吉兰－巴雷综合征
C. 周期性麻痹
D. 重症肌无力
E. 急性脊髓炎

2. 属于高血压性脑出血手术适应证的是
A. 脑叶血肿大于30ml
B. 脑桥出血
C. 年龄80岁
D. 基底动脉破裂
E. 生命征不平稳

3. 男性，38岁，右头顶被钝器击伤1小时。查体：右顶部头皮挫裂伤，呼唤睁眼，能对答，定向有误，对疼

痛和刺激能定位。该病人的 Glasgow 昏迷评分是

A. 11 分　　B. 13 分
C. 12 分　　D. 10 分
E. 9 分

4. 男，25 岁，夜间行走时不慎摔倒，头部着地，感轻微头痛，无其他不适而自行回家。5 天后晨起家人发现呼之不应，伴尿失禁，急送医院。查体：生命体征平稳，意识处于昏睡至浅昏迷，瞳孔左∶右 = 2∶3，对光反射迟钝，左侧肢体刺激稍动。CT 显示右颞颅骨板下半月形高密度影。确切诊断是右颞颅

A. 亚急性硬膜下血肿
B. 早期硬膜下血肿
C. 慢性硬膜下血肿
D. 急性硬膜下血肿
E. 晚期硬膜下血肿

5. 男，52 岁，晨起时右上肢无力伴头痛，次日右下肢无力。有高血压、糖尿病病史。查体：嗜睡，运动性失语，右侧鼻唇沟浅，右侧肢体肌力 0 级，右侧腱反射消失，右侧 Babinski 征阳性，右侧肢体痛温觉减退。CT 示左侧颞顶区大片低密度阴影，其中有高密度区，侧边有水肿。其最可能的脑梗死类型是

A. 大面积脑梗死
B. 分水岭脑梗死
C. 多发性脑梗死
D. 缓慢进展型脑梗死
E. 出血性脑梗死

（6～7 题共用题干）

男，79 岁，水样腹泻 30 余次，不思饮食 4 天，右侧肢体无力伴右口角流涎 1 天余。查体：血压 90/60mmHg，神志清楚，脱水征，右利手，无偏盲，右侧肢体肌力 2 级，右侧腱反射高于左侧，右侧巴宾斯基征（+），深浅感觉正常。

6. 病变定位于

A. 左侧大脑中动脉皮层支
B. 左侧大脑中动脉深穿支
C. 左侧大脑后动脉主干
D. 左侧大脑后动脉深穿支
E. 左侧大脑后动脉皮层支

7. 病变性质为

A. 脑出血　　B. 脑血栓形成
C. 中毒性脑病　　D. 脑栓塞
E. 短暂性脑缺血

8. 关于颅内压的叙述，不正确的是

A. 颅内压是指颅内容物对颅腔壁产生的侧压力
B. 颅内的代偿容积一般占颅腔容积的 15%～20%
C. 腰椎穿刺测得的压力为 $100mmH_2O$ 属正常范围
D. 去大骨膜瓣减压后腰椎穿刺所获得压力不是真正的颅内压
E. 颅内压是侧卧位时腰椎穿刺所测得的脑脊液静水压

9. 继发性癫痫的临床特征是

A. 脑内无器质性疾病
B. 不能归入部分性或全面发作类型
C. 由其他疾病引起
D. 儿童开始发病
E. 抗癫痫药疗效不佳

下篇 精神病学

2017 年精神病学真题汇总

1. 患者在空旷的操场上散步突然听到两个声音为患者衣着是否暴露而争吵不休，各说各理，而此时周围并无他人，这个症状是

A. 思维化声
B. 争论性幻听
C. 评论性幻听
D. 思维鸣响
E. 命令性幻听

2. 下列关于幻觉的叙述，最准确的是

A. 错误的感知体验
B. 虚幻的知觉体验
C. 歪曲的知觉体验
D. 歪曲的感觉体验
E. 虚幻的感觉体验

3. 强迫障碍最有效的心理治疗是

A. 咨客中心治疗
B. 动力性心理治疗
C. 认知行为治疗
D. 结构式家庭治疗
E. 人际心理治疗

4. 患者将一盏球形灯看成是一副娃娃脸的画面，此现象是

A. 视物变形
B. 幻视
C. 错视
D. 非真实感
E. 妄想

5. 关于酒精戒断综合征的处理，正确的是

A. 短期使用苯二氮䓬类药物进行替代治疗
B. 常规使用抗癫痫药物预防癫痫发生
C. 一般无需补充 B 族维生素
D. 长期使用抗精神病药物预防震颤谵妄
E. 常规使用抗精神病药物预防精神症状

6. 男，26 岁。3 个月前去公共浴场洗浴后怀疑自己染上性病，自感排尿不畅、尿痛，为此紧张烦恼。到多家医院泌尿科、皮肤科、传染科反复检查，虽然检查结果阴性，医生也反复解释，但仍无法打消其疑虑，整日忧心忡忡，影响睡眠、日常生活和工作。患者的诊断是

A. 疑病障碍
B. 广泛性焦虑障碍
C. 抑郁症
D. 强迫障碍
E. 精神分裂症

7. 女，40 岁。出现失眠、心悸、消瘦、情绪易激动、注意力不集中、眼球突出半年。其根本治疗措施是

A. 抗焦虑治疗
B. 治疗失眠
C. 治疗原发病
D. 心理治疗
E. 控制情绪

（8～9 题共用题干）

男，26 岁。近半年来怀疑同事在他杯里放入高科技物质，喝下后进入大脑对他发号施令，监控、指挥他的一举一动，曾将茶水送到公安局要求做化验。认为父母与外人串通一气害他，在家用棍棒殴打父母，近 1 周，情绪低落，声称被人害得太惨了，生不如死，几次欲跳楼自杀未遂。

8. 该患者的诊断是

A. 双相情感障碍
B. 精神分裂症
C. 分裂情感性精神病
D. 抑郁发作伴精神病性症状
E. 精神分裂症后抑郁

9. 为了尽快控制患者的自杀行为，应首选的治疗是

A. 抗精神药物 + 抗抑郁药治疗
B. 电抽搐治疗 + 抗精神药物
C. 抗抑郁药治疗

D. 非典型抗精神病药治疗
E. 认知行为治疗

（10～11 题共用备选答案）
A. 思维贫乏
B. 病理性赘述
C. 思维迟缓
D. 思维散漫
E. 思维破裂

10. 病人在回答问题时需要医生反复提醒才能勉强回答，且语速慢，语量少，声音低微。该症状是

11. 病人在叙述一件事时思路曲折，加入许多不必要的细节，坚持一定要按他原来的方式讲完，最终才回到主题上来。该症状是

2016 年精神病学真题汇总

1. 关于精神分裂症的临床特点，错误的是
A. 常有自知力丧失
B. 偏执型是最常见的类型
C. 多在青壮年时发病
D. 多以急性方式起病
E. 思维、情感、行为不协调

2. 关于抑郁症的临床表现，正确的是
A. 无望、无助、无价值感是情感体验
B. 很少伴有消化系统症状
C. 自责、自罪、自杀观念是核心症状
D. 愉快感缺乏是必要症状之一
E. 不会出现幻觉、妄想等精神病性症状

3. 幻觉是
A. 一种歪曲的病理信念
B. 一种梦境的虚幻体验
C. 对客观事物的错误认识
D. 缺乏客观事物刺激的一种虚幻的知觉体验
E. 对事物局部的认识

4. 关于躯体形式障碍的描述，错误的是
A. 症状无法用躯体疾病来解释
B. 患者躯体症状是其真实的体验
C. 女性多于男性
D. 患者接受“症状并不等于躯体疾病”的解释
E. 症状多种，而且多变

5. 有关急性脑综合征的叙述，正确的是
A. 主要症状是易兴奋和易疲劳
B. 多见于精神分裂症
C. 对神经症性障碍的诊断具有特异性
D. 多由器质性疾病所致
E. 一般无意识障碍

6. 男，30 岁，工程师。长期对工作不满，近半年失眠，多梦，易惊醒，头痛，部位不定。怀疑得了脑瘤，反复要求检查，没有阳性发现，医师解释也不能改变他的想法，注意力不集中，记忆力下降，工作效率低。该患者最可能的诊断是
A. 强迫障碍 B. 精神分裂症
C. 疑病障碍 D. 恐惧性焦虑障碍
E. 广泛性焦虑障碍

7. 女，70 岁。近 3 天夜间吵闹不安，称看见墙上有蜈蚣、蛇在爬，紧张，语乱。白天较安静，对夜间的行为不能回忆。生活自理能力下降。当前最恰当的诊断是
A. 遗忘综合征
B. 躁狂综合征
C. 幻觉妄想综合征
D. 痴呆症状
E. 谵妄症状

（8～9 题共用题干）

女，20 岁。2 年以来经常反复思考某个问题，如：人思考问题多了会不会伤害脑细胞。虽然知道想问题不会伤脑细胞，但却不放心，仍要反复思虑，感觉痛苦。近半年来因为怕脏，出现反复多次，甚至长时间洗手，因为浪费时间，耽误了学习和工作，又难以控制而苦恼。头颅 CT 检查正常。

8. 该患者最可能的诊断是
A. 分离障碍 B. 强迫障碍
C. 精神分裂症 D. 广泛性焦虑症
E. 抑郁症

9. 该患者的药物治疗应选择
A. 苯二氮䓬类药物
B. 非典型抗精神病药物
C. 中枢兴奋剂
D. 心境稳定剂
E. 5－羟色胺再摄取抑制剂

（10～11 题共用备选答案）
A. 常有妄想

B. 早期出现人格改变
C. 有意识障碍
D. 有记忆障碍和智能障碍
E. 常有错觉、幻觉

10. 阿尔茨海默病和血管性痴呆的共同点是

11. 阿尔茨海默病区别于血管性痴呆的特点是

2015年精神病学真题汇总

1. 不符合精神检查原则的是
A. 对患者的症状可与其辩论纠正
B. 建立良好的医患关系
C. 先提开放式问题，后提封闭式问题
D. 先问一般性问题，后问实质性问题
E. 在交谈过程中需注意非语言性交流

2. 病人觉得被跟踪，被监视，饭中有人下毒，属于
A. 夸大妄想 B. 关系妄想
C. 嫉妒妄想 D. 被控制妄想
E. 被害妄想

3. 抑郁症的核心症状组合正确的是
A. 食欲下降，早醒，消瘦
B. 兴趣减退，活动减少，自责自罪
C. 活动减少，话少，愉快体验缺乏
D. 思维迟缓，活动减少，木僵
E. 精力下降，兴趣减退，愉快体验缺乏

4. 下列疾病中，最常出现思维贫乏的是
A. 血管性痴呆 B. 精神发育迟滞
C. 抑郁症 D. 精神分裂症
E. 神经衰弱

5. 精神分裂症患者最常出现的幻觉是
A. 听幻觉 B. 视幻觉
C. 触幻觉 D. 味幻觉
E. 嗅幻觉

6. 女，18岁。1年前家中失窃，事后特别谨慎小心，出门时或晚间总反复检查房门、窗户是否关好，继而反复检查液化气和水龙头开关是否关好，否则就不能入睡或不能专心工作。该患者最可能的诊断是
A. 适应障碍 B. 抑郁症
C. 分离性障碍 D. 创伤后应激障碍
E. 强迫障碍

7. 女，38岁。近2个月来早醒，疲乏无力，有时心烦，不能集中注意力做事，不能与人说话，不参加同事和朋友的聚会，对前途悲观失望，甚至缺乏生活的勇气。查体无异常发现。该患者最可能的诊断是
A. 广泛性焦虑障碍
B. 精神分裂症
C. 抑郁发作
D. 强迫障碍
E. 神经衰弱

(8～9题共用题干)

女，54岁。30年前与丈夫生气后突然出现意识不清，口吐白沫，角弓反张，四肢肌肉阵挛性收缩，半小时后恢复，发作过程中没有唇舌咬伤和大小便失禁。以后在心情稍有不顺或阴天打雷时会有类似发作。发作间歇期正常。

8. 为明确诊断，首选的辅助检查是
A. 脑电图 B. 脑血流图
C. 肌电图 D. 头颅CT
E. 心电图

9. 该患者最可能的诊断是
A. 惊恐障碍 B. 分离（转换）性障碍
C. 急性应激障碍 D. 继发性癫痫
E. 恐惧性焦虑障碍

2014年精神病学真题汇总

1. 精神分裂症患者最常出现的幻觉是
A. 嗅幻觉 B. 听幻觉
C. 触幻觉 D. 视幻觉
E. 味幻觉

2. 下列疾病中，以强迫思维为特征的是
A. 慢性酒精中毒 B. 强迫障碍
C. 精神分裂症 D. 广泛性焦虑障碍
E. 疑病障碍

3. 广泛性焦虑障碍的主要临床表现是
A. 对自己躯体健康的过分担心

B. 与现实不符的过分紧张担心
C. 对一些无意义想法的反复出现的不安
D. 面临现实危险时的恐惧反应
E. 濒死感，失控感

4. 以下疾病，最常出现智能障碍的是
A. 焦虑症　　B. 抑郁发作
C. 精神分裂症　　D. 强迫障碍
E. 脑器质性精神障碍

5. 男，24 岁。近 3 个月来觉得疲乏无力，早醒，食欲下降，工作效率明显下降，感觉头脑迟钝，不愿多说话，觉得度日如年，认为前途暗淡，有轻生念头。体格检查无明显异常。该患者最可能的诊断是
A. 焦虑症　　B. 抑郁发作
C. 精神分裂症　　D. 神经衰弱
E. 分离性障碍

6. 女，25 岁，近半年来睡眠不好，疲乏无力，与家人和同事很少说话，工作效率明显下降，常常独自发笑，有时自言自语，怀疑邻居和同事说她的坏话，甚至监视她。头颅 CT 及体格检查均未见异常。该患者最可能的诊断是
A. 焦虑症　　B. 麻痹性痴呆
C. 精神分裂症　　D. 分离性障碍
E. 抑郁发作

7. 自知力是指
A. 对所服药物的认识能力
B. 对既往身体状况的认识能力
C. 对躯体疾病的认识能力
D. 对未来身体状况的认识能力
E. 对自身精神状况的认识能力

（8～9 题共用题干）

女，53 岁，近 1 年来怕脏，不倒垃圾，不上公共厕所，在街上遇到垃圾车也害怕、回避，反复洗手。自己知道不应该，但不能控制，感到苦恼而就诊。

8. 该患者的主要症状是
A. 强制症状　　B. 分离症状
C. 强迫症状　　D. 转换症状
E. 焦虑症状

9. 对该患者正确的治疗是
A. 丁螺环酮治疗　　B. 认知行为治疗
C. 暗示治疗　　D. 利培酮治疗
E. 碳酸锂治疗

2013 年精神病学真题汇总

1. 破裂性思维的表现是
A. 句与句之间无意义上的联系
B. 联想缓慢，言语速度慢
C. 联想加速，思维活跃
D. 用具体概念来代替抽象概念
E. 逻辑倒错性思维

2. 协调性精神运动性兴奋常见于
A. 激越性抑郁症
B. 创伤后应激障碍
C. 广泛性焦虑障碍
D. 精神分裂症青春型
E. 躁狂发作

3. 非典型抗精神病药物主要用于治疗
A. 抑郁症
B. 焦虑症
C. 适应障碍
D. 睡眠障碍
E. 精神分裂症

4. 妄想是指
A. 对病理信念的坚信不移
B. 对某事物的虚幻的知觉
C. 对客观事物的错误感知
D. 对客观事物的正确感知
E. 对某事物的反复思考

5. 男，45 岁。近 3 个月来早醒，食欲下降，疲乏无力，感觉头脑反应迟钝，话少，兴趣下降，认为前途暗淡，有厌世和消极念头。精神状况检查未发现幻觉和妄想，查体无明显异常发现，头颅 CT 正常。最可能的诊断是
A. 适应障碍
B. 焦虑症
C. 抑郁症
D. 分离性障碍
E. 精神分裂症

6. 女，24 岁。与同事发生口角后出现手舞足蹈，喊叫、打滚，一会又喊着对方名字骂。约半个小时左右恢复正常。患者以前也有类似发作 3 次，脑电图等检查均未发现异常。最可能的诊断是

A. 急性应激障碍
B. 躁狂症
C. 分离性障碍
D. 精神分裂症
E. 焦虑症

(7~8 题共用备选答案)

A. 强迫观念和（或）强迫动作
B. 被害妄想和被控制妄想
C. 紧张性木僵
D. 思维中断和思维不连贯
E. 自主神经功能亢进和运动性不安

7. 强迫症的主要症状是

8. 广泛性焦虑障碍的主要症状是

(9~10 题共用题干)

男，30 岁。近 5 个月来变得少语，与同事和朋友接触少，睡眠差，疲乏无力，工作效率明显下降，有时自笑自语，怀疑有人监视他的言行，个人独处时听到有人议论他的衣着和打扮或者批评他。体格检查及头颅 CT 均无异常发现。

9. 最有可能的诊断是

A. 焦虑症
B. 躁狂症
C. 创伤后应激障碍
D. 精神分裂症
E. 抑郁症

10. 应选择的治疗药物是

A. 苯二氮䓬类药物
B. 抗精神病药物
C. 中枢兴奋剂
D. 选择性 5-羟色胺再摄取抑制剂
E. 心境稳定剂

2012 年精神病学真题汇总

1. 女，25 岁，平素以自我为中心，情感丰富而肤浅。因恋爱受挫出现双下肢对称性感觉缺失，不能行走，经检查未发现器质性疾病。该患者最可能的诊断是

A. 抑郁症 B. 焦虑症
C. 躯体形式障碍 D. 癔症分离症状
E. 癔症转换症状

2. 遗忘综合征的三大特征是

A. 记忆障碍、幻觉、定向障碍
B. 记忆障碍、虚构、定性障碍
C. 谵妄、虚构、定性障碍
D. 幻觉、虚构、定性障碍
E. 谵妄、幻觉、记忆障碍

3. 属于虚幻的知觉体检是

A. 幻觉 B. 非真实感
C. 人格解体 D. 错觉
E. 时间知觉改变

4. 属于精神分裂症阳性症状的是

A. 思维贫乏 B. 情感平淡
C. 思维散漫 D. 情感淡漠
E. 意志减退

5. 女性，26 岁，近 1 个月来出现失眠，难以入睡，食欲较差，体重减轻 2kg，自觉自己无能，没用，孤独，没有人关心自己，对未来也不报任何希望，偶尔出现生不如死的想法。目前患者出现的突发症状是

A. 三自症状 B. 思维迟缓
C. 三无症状 D. 消极观念
E. 睡眠障碍

6. 女，23 岁。近半年来脑子里总是反复考虑某些事情，感到苦恼，自己知道这些问题没必要考虑，但不能控制，影响自己的学习和生活。既往体健。治疗首选的药物是

A. 阿米替林 B. 氯硝西泮
C. 卡马西平 D. 氯米帕明
E. 甲硫哒嗪

7. 男，35 岁。近 3 个月来经常感到不明原因的紧张、害怕，思虑多，不能控制地胡思乱想。为此感到苦恼，主动就诊。病人存在的主要症状是

A. 强制思维 B. 恐惧症状
C. 抑郁症状 D. 强迫症状
E. 焦虑症状

8. 女，28 岁，平时性格拘谨认真，3 个月前开始见到刀具就担心会持刀伤害家人和自己，为此不敢去厨房做家务，明知这种想法不合理，但无法控制自己，深感苦恼。最可能诊断是

A. 恐惧症 B. 癔症
C. 强迫症 D. 神经衰弱

E. 焦虑症

（9～10 题共用备选答案）

A. 强迫思维　　B. 强制性思维
C. 思维插入　　D. 思维迟缓
E. 思维散漫

9. 患者回答问题时，语言缓慢，拖延时间长，但回答基本切题完整，该表现属于

10. 患者感到脑内不由自主，不受主观控制地涌现出一些缺乏意义的联想，并感到陌生和意外，该表现属于

第十七篇 运动系统

2017 年运动系统真题汇总

1. 腕部正中神经损伤后出现
A. 猿手畸形
B. 伸指功能障碍
C. 手指内收外展障碍
D. 垂腕畸形
E. 爪形手畸形

2. 弹响指的基本病理改变是
A. 腱鞘炎
B. 筋膜炎
C. 滑囊炎
D. 滑膜炎
E. 肌腱末端炎

3. 下列处理中，不属于现场急救措施的是
A. 判断伤者意识情况
B. 伤口清创缝合
C. 保持呼吸道通畅
D. 迅速将伤者送往附近医院
E. 制动骨折部位

4. 与闭合性骨折比较，开放性骨折最大的危险是
A. 皮下组织严重损伤
B. 骨与软组织感染
C. 皮肤破裂
D. 骨不愈合
E. 肌肉严重损伤

5. 骨筋膜室综合征处理不当的严重后果是
A. 缺血性骨坏死
B. 骨化性肌炎
C. 缺血性肌挛缩
D. 关节僵硬
E. 感染

6. 伤后表现为“餐叉”样畸形的是
A. Smith 骨折
B. 尺神经损伤
C. Colles 骨折
D. 正中神经损伤
E. 桡神经损伤

7. 男，26 岁。2 年前因“左股骨颈骨折”行加压螺钉内固定术。近 3 个月来左髋疼痛，功能受限。查体：左髋活动明显受限。MRI 检查：左侧股骨头异常信号。最可能的诊断是
A. 骨折畸形愈合
B. 缺血性骨坏死
C. 骨折不愈合
D. 骨化性肌炎
E. 骨折延迟愈合

8. 男，62 岁。四肢麻木、无力 3 个月，继而行走困难，双手持物力弱。查体：四肢肌张力增高，肌力弱，有不规则感觉减弱区，Hoffmann 征（+）。最可能的诊断是
A. 神经根型颈椎病
B. 椎动脉型颈椎病
C. 脊髓型颈椎病
D. 脊髓空洞症
E. 交感型颈椎病

（9～11 题共用题干）

男孩，9 岁，奔跑时跌倒，右肘着地摔伤 1 小时。查体：右肘肿胀，功能受限，异常活动，肘后三角正常，手部青紫、皮温低，拇指对掌功能障碍。

9. 首选的检查方法是
A. X 线片
B. CT
C. 肌电图
D. 骨扫描
E. MRI

10. 明确诊断后，首选的治疗方法是
A. 尺骨鹰嘴骨牵引

B. 手法复位外固定
C. 手术治疗
D. 前臂三角巾悬挂
E. 脱水止痛治疗

11. 最常见的晚期并发症是

A. 肘关节骨关节炎
B. 骨折处异位骨化
C. 骨折不愈合
D. 肘关节强直
E. 肘内翻畸形

2016年运动系统真题汇总

1. 关于上肢骨折临床愈合标准，不正确的叙述是

A. 局部无异常活动
B. 局部无压痛
C. X线片显示骨折处有连续性骨痂
D. 无纵向叩痛
E. 拆除外固定后上肢平举0.5kg重物达1分钟

2. 骨关节炎止痛治疗，下列方法首选的是

A. 口服对乙酰氨基酚
B. 关节腔内注射透明质酸钠
C. 关节腔内注射糖皮质激素
D. 口服糖皮质激素
E. 口服硫酸氨基葡萄糖

3. 骨折急救的基本原则不包括

A. 抢救休克　B. 迅速转运
C. 包扎伤口　D. 妥善固定
E. 彻底清创

4. 属于骨折早期并发症的是

A. 损失性骨化　B. 缺血性骨坏死
C. 脂肪栓塞综合征　D. 缺血性肌挛缩
E. 创伤性骨关节炎

5. 急性化脓性骨髓炎早期诊断最有价值的检查是

A. B超　B. CT
C. X线　D. 白细胞计数
E. 局部分层穿刺涂片

6. 男，35岁。发热伴体重下降3个月，体温波动于37.6～38℃。查体：L_3棘突压痛。X线片示右侧腰大肌阴影增宽，L_2～L_3椎间隙狭窄。最可能的诊断是

A. 腰椎间盘突出症　B. 腰椎肿瘤
C. 腰椎结核　D. 腰椎管狭窄症
E. 腰椎滑脱症

7. 女，35岁。车祸后右髋部疼痛3小时，不能站立。查体：右下肢缩短，右髋关节屈曲、内收、内旋畸形。最可能的诊断是

A. 髋关节后脱位　B. 髋关节中心脱位
C. 股骨转子间骨折　D. 髋关节前脱位
E. 股骨颈骨折

（8～10题共用题干）

男，45岁。弯腰搬重物后出现腰痛，右下肢放射痛、麻木1周，无间歇性跛行。查体：右下肢直腿抬高试验阳性，外踝附近及足外侧感觉减退，右足跖屈力减弱，双侧病理反射阴性。

8. 最可能受累的节段是

A. $L_{3\sim5}$　B. $L_{1\sim2}$
C. $L_{3\sim4}$　D. $L_{2\sim3}$
E. $L_5\sim S_1$

9. 为明确诊断，下列检查中最有意义的是

A. 核素扫描　B. B超
C. X线　D. CT
E. 电生理

10. 首选治疗方案是

A. 内窥镜下髓核摘除术
B. 开窗髓核摘除术
C. 经皮髓核摘除术
D. 椎板切除减压、植骨、内固定术
E. 卧床休息，理疗，按摩

11. 治疗骨关节炎改善病情的药物是

A. 泼尼松　B. 甲氨蝶呤
C. 青霉胺　D. 地塞米松
E. 氨基葡萄糖

2015 年运动系统真题汇总

1. 桡骨头半脱位易发生的年龄是

A. 21～25 岁　B. 16～20 岁
C. 26～30 岁　D. 10～15 岁
E. 5 岁以下

2. 骨巨细胞瘤的典型 X 线表现是

A. 肥皂泡样改变　B. 葱皮状骨膜反应
C. 骨性突起　D. Codman 三角
E. "日光射线" 形态

3. 对脊柱结核具有早期诊断价值的检查是

A. 核素扫描　B. MRI
C. X 线　D. B 超
E. CT

4. 缓解骨关节炎疼痛的首选药物是

A. 透明质酸酶　B. 氨基葡萄糖
C. 对乙酰氨基酚　D. 泼尼松
E. 碳酸钙

5. 女，50 岁。颈部疼痛伴右手麻木半年。查体：右拇指及前臂桡侧感觉减退，上肢牵拉试验阳性。最可能的诊断是

A. 交感神经型颈椎病
B. 复合型颈椎病
C. 椎动脉型颈椎病
D. 脊髓型颈椎病
E. 神经根型颈椎病

6. 女，68 岁。右膝关节疼痛，行走困难 10 余年。查体：右膝关节内翻畸形，屈曲挛缩。X 线检查示右膝关节间隙明显狭窄，骨赘增生。最合适的治疗方法是

A. 人工膝关节置换术
B. 关节镜下行关节清理术
C. 关节融合术
D. 关节内注射透明质酸酶
E. 胫骨高位截骨术

（7～9 题共用题干）

男，40 岁，半小时前车祸中受伤，右大腿疼痛剧烈。查体：右大腿中段呈向外侧畸形并异常活动。

7. 现场急救处理首先应进行的是

A. 应用止血药　B. 右下肢临时固定
C. 输血、输液　D. 抗生素治疗
E. 右下肢骨牵引

8. 入院后首选的辅助检查是

A. B 超　B. CT
C. 血管造影　D. X 线
E. MRI

9. 若患者急诊查体血压 60/40mmHg，心率 150 次/分钟，首先应进行的处理是

A. 立即补充血容量　B. 右大腿夹板固定
C. 切开复位内固定　D. 探查血管神经
E. 应用大剂量抗生素

10. 男，27 岁。工作中被壁纸刀割伤左手食指，创口长约 3cm，出血较多。现场紧急处理首选的是

A. 上臂行止血带捆扎
B. 夹板外固定
C. 清洁布类创口加压包扎
D. 腕部行止血带捆扎
E. 立即清创缝合

11. 离断肢体正确的保存方法是用无菌纱布包裹后放入

A. 酒精　B. 冰块内
C. 生理盐水　D. 干燥冷藏容器
E. 新洁尔灭溶液

2014 运动系统真题汇总

1. 最可能出现 Froment 征阳性的是

A. 尺神经损伤　B. 指深屈肌腱断裂
C. 指浅屈肌腱断裂　D. 桡神经损伤
E. 正中神经损伤

（2～4 题共用题干）

男，35 岁，1 个月前搬重物时突然出现腰痛，经理疗 1 周腰痛缓解，后逐渐出现右下肢放射痛，劳累、咳嗽、排便时症状加重，无低热、盗汗。查体：直腿抬高试验阳性。

2. 最可能的诊断是

A. 强直性脊柱炎　　B. 腰椎骨折
C. 类风湿关节炎　　D. 腰椎结核
E. 腰椎间盘突出症

3. 对其定位、定性诊断最有帮助的检查是
A. 电生理检查　　B. B超
C. X线片　　D. 核素扫描
E. CT

4. 目前首选的治疗方法是
A. 手术治疗
B. 加大腰部活动
C. 应用非甾体抗炎药
D. 背肌锻炼
E. 休息牵引

5. 女，25岁。右小腿窦道反复流脓5年，近10天再次出现局部发热、红肿、疼痛，窦道口流出脓液增多。X线示右胫骨中段死骨形成，周围有新生骨，包壳形成。目前最佳治疗是
A. 局部应用抗生素
B. 清除病灶、消灭死腔
C. 肢体制动、抗生素治疗
D. 闭合伤口、放置引流
E. 穿刺抽脓、药物注入

6. 女孩，15岁。左小腿近端持续性疼痛3个月，夜间加重。查体：左小腿近端局部肿胀、皮温增高。X线片左胫骨上端日光射线样改变。最可能的诊断是
A. 骨结核　　B. 骨囊肿
C. 骨髓炎　　D. 骨肉瘤
E. 骨软骨瘤

7. X线片上表现为肥皂泡样改变的疾病是
A. 骨囊肿　　B. 骨软骨瘤
C. 骨肉瘤　　D. 骨巨细胞瘤
E. 骨髓炎

8. 最容易出现失血性休克的骨折是
A. 脊柱骨折　　B. 股骨颈骨折
C. 股骨髁上骨折　　D. 骨盆骨折
E. 肱骨干骨折

9. 桡骨头半脱位的治疗措施是
A. 手法复位不必固定
B. 切开复位内固定术
C. 切开复位韧带修补
D. 手法复位外固定
E. 切开复位外固定

10. 髋关节后脱位的典型特征是
A. 髋关节伸直、内收、外旋畸形
B. 髋关节屈曲、内收、内旋畸形
C. 髋关节屈曲、外展、内旋畸形
D. 髋关节屈曲、内收、外旋畸形
E. 髋关节伸直、外展、内旋畸形

11. 男，21岁。3小时前刀伤致右手五指完全离断。对断指正确的处理是
A. 分别予以标记，置于保温箱
B. 捆扎一起包好
C. 浸泡酒精中消毒
D. 直接放置冰块中保存
E. 清洁布包好放入4℃冰箱内

2013年运动系统真题汇总

1. 拇指活动时出现弹响伴疼痛，最可能的原因是
A. 尺神经损伤
B. 桡神经损伤
C. 腱鞘囊肿
D. 狭窄性腱鞘炎
E. 正中神经损伤

2. 早期诊断股骨头缺血性坏死最有价值的检查是
A. CT
B. X线
C. MRI
D. B超
E. 血管造影

3. 下列最易发生脱位的关节是
A. 肩关节
B. 髋关节
C. 膝关节
D. 肘关节
E. 踝关节

4. 属于骨折晚期并发症的是
A. 急性骨萎缩
B. 休克
C. 骨筋膜室综合征
D. 脂肪栓塞综合征
E. 周围神经损伤

5. 女，14 岁。右大腿下端肿痛 1 个月。查体：局部软组织肿胀、压痛。X 线片示右股骨下端溶骨性破坏，伴有骨膜反应。血碱性磷酸酶明显增高。最可能的诊断是

A. 转移性骨肿瘤
B. 骨肉瘤
C. 骨髓炎
D. 骨结核
E. 骨巨细胞瘤

（6～8 题共用题干）

女，28 岁。出现进行性背痛、下肢无力 1 个月。查体：腰部叩痛阳性，拾物试验阳性。腰椎 X 线片示第 3、4 腰椎间隙变窄，可见椎旁软组织阴影。

6. 最可能的诊断是

A. 类风湿关节炎
B. 腰椎间盘突出症
C. 腰椎结核
D. 强直性脊柱炎
E. 腰椎肿瘤

7. 对诊断最有价值的检查是

A. 活检
B. MRI
C. B 型超声
D. 血沉
E. CT

8. 目前最适宜的治疗方法是

A. 药物治疗
B. 休息牵引
C. 支持治疗
D. 手术治疗
E. 康复理疗

2012 年运动系统真题汇总

1. 女，38 岁。常从事编织工作，右中指疼痛，屈伸活动受限。右中指掌指关节处可触及硬结，屈伸时有弹响，最可能的诊断是

A. 骨软骨瘤　　B. 化脓性关节炎
C. 狭窄性腱鞘炎　　D. 慢性骨髓炎
E. 骨巨细胞瘤

2. 股骨颈骨折后出现股骨头坏死最主要的原因是

A. 固定不牢固
B. 年龄高、体质虚弱
C. 采用切开复位内固定
D. 没有达到解剖复位
E. 股骨头血运破坏

3. 腕部外伤后出现“枪刺刀”畸形最可能的诊断是

A. 尺骨骨折　　B. 尺神经损伤
C. Smith 骨折　　D. Colles 骨折
E. 精神性损伤

4. 对于急性化脓性骨髓炎早期诊断最具价值的检查是

A. B 超
B. 白细胞计数
C. 局部分层穿刺涂片与培养
D. X 线
E. CT

5. 以下节段最常发生腰椎间盘突出的是

A. $L_1 \sim L_2$　　B. $L_2 \sim L_3$
C. $L_3 \sim L_4$　　D. $L_4 \sim L_5$
E. $T_{12} \sim L_1$

6. 下肢静脉曲张最容易发生皮肤溃疡的部位是

A. 足背　　B. 小腿中 1/3 外侧
C. 小腿中 1/3 内侧　　D. 小腿下 1/3 内侧
E. 小腿下 1/3 外侧

7. 女性，60 岁，路滑不慎跌倒，右臀部着地，扶起不能行走，右髋部明显压痛，经 X 线摄片诊断为右股骨颈骨折。其右下肢畸形的位置应是

A. 屈曲内旋　　B. 屈曲外旋
C. 屈曲内收　　D. 短缩外旋
E. 延长内旋

8. 女，40 岁。腰腿痛 3 个月。查体：下腰椎旁压痛，左下肢直腿抬高试验（+），左侧外踝及足背外侧皮肤感觉减弱，左侧踝反射消失。诊断为腰椎间盘突出症，最可能突出的间隙是

A. 腰 3～4　　B. 腰 4～5
C. 腰 1～2　　D. 腰 2～3
E. 腰 5～骶 1

9. 男，10 岁，肩部着地受伤致局部肿痛、畸形。X 线片示青枝骨折，近折端向后上方移位。治疗方案选择

A. 三角巾悬吊　　B. 8 字绷带固定
C. 切开复位内固定　　D. 外固定
E. 胸锁乳突肌牵拉

（10～11 题共用备选答案）

A. 异常活动　　B. 功能障碍

C. 呼吸困难　　D. 持续高热

E. 血压降低

10. 骨折特有体征是

11. 开放骨折感染主要表现是

第十八篇　风湿免疫性疾病

2017 年风湿免疫性疾病真题汇总

1. 以下关于系统性红斑狼疮临床特点的描述，错误的是
A. 育龄期妇女多见
B. 盘状红斑为该病特异性皮疹之一
C. 关节受累常表现为侵蚀性关节炎
D. 常有光过敏
E. 血清中可检测出多种自身抗体

2. 女，19 岁。关节痛、脱发 2 个月，发热 2 周，伴下肢水肿。查体：双手冻疮样皮疹。血 WBC 3.4×10^9/L，Plt 66×10^9/L；尿蛋白（+++），尿沉渣镜检 RBC 10～15 个/高倍视野；ESR 56mm/h。为明确诊断，最重要的检查是
A. 类风湿因子
B. 抗中性粒细胞胞浆抗体
C. 血培养
D. 骨髓细胞学检查
E. 抗核抗体谱

3. 女，40 岁。关节肿痛 2 年，累及双手近端指间关节及掌指关节，近 3 个月症状加重，伴晨僵 2 小时。实验室检查：血常规，Hb 110g/L，WBC 6.4×10^9/L，Plt 480×10^9/L；血沉 78mm/h；抗 CCP 抗体阳性，ANA 阴性。最可能的诊断是
A. 痛风关节炎
B. 骨关节炎
C. 类风湿关节炎
D. 化脓性关节炎
E. 强直性脊柱炎

（4～5 题共用备选答案）
A. 骨关节炎
B. 强直性脊柱炎
C. 风湿热
D. 痛风
E. 类风湿关节炎

4. 以上疾病，属于弥漫性结缔组织病的是
5. 以上疾病，属于感染相关性风湿病的是

2016 年风湿免疫性疾病真题汇总

1. 属于弥漫性结缔组织病的疾病是
A. 强直性脊柱炎
B. 痛风关节炎
C. 类风湿关节炎
D. 未分化脊柱关节炎
E. 纤维肌痛综合征

2. 骨关节炎止痛治疗，下列方法首选的是
A. 口服对乙酰氨基酚
B. 关节腔内注射透明质酸钠
C. 关节腔内注射糖皮质激素
D. 口服糖皮质激素
E. 口服硫酸氨基葡萄糖

（3～4 题共用备选答案）
A. 泼尼松
B. 甲氨蝶呤
C. 青霉胺
D. 地塞米松
E. 氨基葡萄糖

3. 治疗骨关节炎改善病情的药物是
4. 治疗类风湿关节炎改变病情的首选药物是

5. 女，32 岁。发热伴面部皮疹 2 个月，双膝、双踝关节肿痛 1 个月。查体：四肢皮肤散在瘀点。实验室检

查：血红蛋白 78g/L，血小板 42×10^9/L，网织红细胞 0.01，尿蛋白（+++），ESR 40mm/h，Coombs 试验阳性。最可能的诊断是

A. 系统性红斑狼疮

B. 慢性肾小球肾炎

C. 风湿热

D. 败血症

E. 淋巴瘤

2015 年风湿免疫性疾病真题汇总

1. 女，40 岁。双手小关节肿痛伴发热 1 个月。查体：双手近端指间关节肿胀压痛，屈伸稍受限。实验室检查：ANA 1:640（+），抗 Sm 抗体阳性，抗 RNP 抗体（+）。最可能的诊断是

A. 类风湿关节炎　B. 系统性红斑狼疮

C. 骨关节炎　D. 银屑病关节炎

E. 干燥综合征

2. 以下关节中，类风湿关节炎较少累及的是

A. 髋关节　B. 手指关节

C. 跖趾关节　D. 近端指间关节

E. 腕关节

3. 女，22 岁。关节肿痛 7 个月，累及双手近端指间关节、双腕及双踝关节，晨僵大于 1 小时，无发热、皮疹。实验室检查：红细胞沉降率 48mm/h，抗核抗体（-）。双手 X 线片：骨质疏松，近端指间关节间隙狭窄，可见囊性变。最可能的诊断是

A. 类风湿关节炎　B. 风湿性关节炎

C. 脊柱关节炎　D. 骨关节炎

E. 系统性红斑狼疮

（4~5 题共用备选答案）

A. 利妥昔单抗　B. 来氟米特

C. 甲氨蝶呤　D. 布洛芬

E. 羟氯喹

4. 有助于降低系统性红斑狼疮病情复发的基础用药是

5. 治疗类风湿关节炎首选的改变病情抗风湿药是

2014 年风湿免疫性疾病真题汇总

1. 下列关于类风湿关节炎关节受累的描述，正确的是

A. 常下肢不对称性大关节受累

B. 常游走性关节受累

C. 常双手远端指间关节受累

D. 常上肢对称性小关节受累

E. 常单关节受累

2. 女，20 岁。发热伴口腔溃疡，关节痛 1 个月。血 WBC 3.2×10^9/L，抗核抗体（+），抗 dsDNA（+），尿常规正常。首选的治疗药物是

A. 青霉素　B. 布洛芬

C. 泼尼松　D. 利血生

E. 阿司匹林

3. 女，35 岁。双手第 2、5 近端指间关节和双腕关节肿痛 3 个月，双骶髂关节及颈椎疼痛 1 个月，伴晨痛 1 小时。对明确诊断最有意义的实验室检查是

A. C 反应蛋白

B. 抗链“O”

C. 抗环瓜氨酸肽抗体

D. 血沉

E. 免疫球蛋白

（4~5 题共用备选答案）

A. 抗 SSA 抗体

B. 抗 Sm 抗体

C. 抗磷脂抗体

D. 抗 dsDNA 抗体

E. 抗 RNP 抗体

4. 虽为系统性红斑狼疮标记性抗体，但与疾病活动无关的自身抗体是

5. 与系统性红斑狼疮疾病活动密切相关的自身抗体是

2013 年风湿免疫性疾病真题汇总

1. 不属于弥漫性结缔组织病的是
A. 系统性硬化病
B. 多发性肌炎
C. 强直性脊柱炎
D. 系统性红斑狼疮
E. 干燥综合征

2. 脊柱 X 线片呈“竹节”样改变最常见于
A. 脊柱结核
B. 类风湿关节炎
C. 腰椎间盘突出症
D. 强直性脊柱炎
E. 化脓性骨髓炎

3. 女，40 岁。双手第 2、3 近端指间关节肿痛 6 周，晨僵 >1 小时。实验室检查：Hb 90g/L，WBC 4.3×10^9/L，Plt 433×10^9/L；抗环瓜氨酸肽抗体（+），ANA（-）。最可能的诊断是
A. 风湿性关节炎
B. 系统性红斑狼疮
C. 类风湿关节炎
D. 骨关节炎
E. 痛风性关节炎

4. 女，20 岁，双下肢水肿伴口腔溃疡半年。24 小时尿蛋白定量 4g，ANA 1:320、抗 dsDNA 抗体阳性。最可能的诊断是
A. 原发性肾小球肾炎
B. 系统性血管炎
C. 干燥综合征
D. 系统性硬化病
E. 系统性红斑狼疮

（5～6 题共用备选答案）
A. 青霉素
B. 甲氨蝶呤
C. 环孢素 A
D. 泼尼松
E. 氨基葡萄糖

5. 上述药物中，治疗类风湿关节炎首选的改善病情抗风湿药是

6. 上述药物中，治疗骨关节炎的常用药是

2012 年风湿免疫性疾病真题汇总

1. 女，60 岁。手关节疼痛伴晨僵 5 个月。查体：双手掌指关节、近端指间关节均有肿胀压痛。化验：ESR 42mm/h，类风湿因子 67U/L（正常 <20U/L），抗 CCP 抗体阳性，HLA－B27（-）。最可能的诊断是
A. 类风湿关节炎
B. 强直性脊柱炎
C. 风湿性关节炎
D. 银屑病关节炎
E. 骨关节炎

2. 女性，18 岁，双手关节疼痛 6 个月，面部红斑 1 周，不规律低热。白细胞 2.8×10^9/L；尿蛋白 10g/L；血沉 52mm/h。最可能的诊断是
A. 急性白血病
B. 类风湿性关节炎
C. 系统性红斑狼疮
D. 甲状腺功能亢进
E. 急性中毒

3. 女性，50 岁，反复低热 1 年，伴四肢大小关节肿痛。WBC 8.0×10^9/L，Hb 100g/L，ANA（-），RF（+）。经多种抗生素正规治疗无效，可能的诊断是
A. 风湿性关节炎
B. 系统性红斑狼疮
C. 骨关节炎
D. 类风湿关节炎
E. 结核菌感染引起的关节炎

第十九篇 儿科学

2017 年儿科学真题汇总

1. 苯丙酮尿症属于

A. 常染色体隐性遗传病
B. 性染色体显性遗传病
C. 常染色体显性遗传病
D. 性染色体隐性遗传病
E. 常染色体畸变疾病

2. 小儿麻疹最常见的并发症是

A. 结膜炎
B. 喉炎
C. 肺炎
D. 脑炎
E. 心肌炎

3. 不符合新生儿病理性黄疸特点的是

A. 黄疸退而复现
B. 每日血清胆红素升高 >85μmol/L（5mg/dl）
C. 生后 24 小时内出现黄疸
D. 黄疸持续时间 <1 周
E. 血清胆红素 >221μmol/L（12.9mg/dl）

4. 小儿腹泻病引起带泡沫豆腐渣样便的病原是

A. 轮状病毒
B. 鼠伤寒沙门菌
C. 致病性大肠埃希菌
D. 金黄色葡萄球菌
E. 白色念珠菌

5. 幼儿，2 岁。发热 3 天，热退出皮疹。最可能的诊断是

A. 水痘
B. 猩红热
C. 麻疹
D. 幼儿急疹
E. 风疹

6. 唐氏综合征最常见的标准型染色体核型是

A. 46，XX（或 XY），−21，+t（21q21q）
B. 46，XX（或 XY），−22，+t（21q21q）
C. 46，XX（或 XY），−14，+t（14q21q）
D. 47，XX（或 XY），+21
E. 46，XX（或 XY）/47，XX（或 XY），+21

7. 对于无心脏炎的急性风湿热患儿抗风湿治疗首选的药物是

A. 阿司匹林
B. 卡托普利
C. 泼尼松
D. 青霉素
E. 甲泼尼龙

8. 治疗新生儿低体温的关键是

A. 给氧
B. 纠酸
C. 补液
D. 复温
E. 利尿

9. 新生儿生理性体重下降发生的时期是在出生后

A. 1 ~ 2 日内
B. 8 ~ 10 日内
C. 5 ~ 7 日内
D. 11 ~ 15 日内
E. 3 ~ 4 日内

10. 不符合化脓性脑膜炎脑脊液改变的是

A. 白细胞总数 ≥1000 × 10^6/L
B. 外观混浊
C. 糖和氯化物正常
D. 蛋白增高
E. 压力增高

11. 男婴，4 个月。发热、咳嗽伴喘息 2 天。查体：T 38.5℃，呼吸急促，可见明显三凹征，双肺可闻及明显哮鸣音，背部可闻及细湿啰音，心率 140 次/

分，律齐，腹稍胀，肝肋下2.5cm。胸部X线片示肺气肿。其最可能的诊断是

A. 金黄色葡萄球菌肺炎
B. 支气管哮喘
C. 腺病毒肺炎
D. 肺炎支原体肺炎
E. 呼吸道合胞病毒肺炎

12. 男婴，6个半月，双胞胎之一，早产出生。查体：面色苍白，欠活泼，心肺无异常，腹软，肝脾肋下均可触及。实验室检查：血清铁蛋白10μg/L，血清铁9μmol/L，外周血涂片可见红细胞大小不等，以小细胞为主。考虑诊断为

A. 地中海贫血
B. 铁粒幼红细胞性贫血
C. 生理性贫血
D. 缺铁性贫血
E. 感染性贫血

13. 足月新生儿。出生时1分钟躯干红而四肢青紫，心率90次/分，呼吸慢而规律，四肢略屈曲，插鼻管有皱眉反应。其1分钟Apgar评分是

A. 6分
B. 7分
C. 5分
D. 4分
E. 8分

14. 女孩，5岁。水肿、尿少7天，诊断“肾病综合征”，给予利尿治疗。数日后水肿消退，患儿出现腹胀，乏力，膝腱反射减弱，心音低钝，心电图出现U波。治疗中需及时补充

A. 钙剂
B. 钾盐
C. 钠盐
D. 维生素B_1
E. 维生素B_2

15. 女孩，4岁。自幼体弱，易患呼吸道感染。查体：心前区稍隆起，无震颤，胸骨左缘第2肋间闻及3/6级收缩期杂音，P_2亢进，固定分裂。最可能的诊断是

A. 动脉导管未闭
B. 法洛四联症
C. 房间隔缺损
D. 风湿性心脏病
E. 室间隔缺损

16. 男婴，胎龄38周顺产，生后14天。近3天不吃、不哭、不动。查体：T 38℃，反应低下，皮肤黄疸明显，臀部皮肤破溃，肺部呼吸音低，心音低钝，腹胀，肠鸣音减弱。最可能的诊断是

A. 新生败血症
B. 新生儿感染性肺炎
C. 新生儿肝炎
D. 新生儿低血糖
E. 新生儿溶血病

17. 健康体检小儿，体重9kg，身长75cm，头围46cm，胸围46cm，出牙6颗，最可能的年龄是

A. 15个月
B. 18个月
C. 24个月
D. 12个月
E. 10个月

18. 男婴，10个月。出生后牛奶喂养，经常出现多汗、烦躁，近1周加重，偶有腹泻、呕吐。查体：枕秃，前囟大，方颅。实验室检查：血钙稍低，血磷降低，碱性磷酸酶增高。X线示干骺端临时钙化带呈毛刷样。最合适的治疗措施是

A. 维生素D 400～800IU/d口服
B. 维生素D 2000～4000IU/d口服
C. 补充钙剂
D. 补充磷酸盐
E. 维生素D_3 30万IU肌注

19. 男孩，8岁。眼睑水肿4天，伴茶色尿1天。2周前有发热、咽痛。查体：BP 120/90mmHg。尿常规：蛋白（++），尿沉渣镜检：红细胞40～50/高倍视野，白细胞8～10高倍视野。最可能的临床诊断是

A. 急进性肾炎
B. 急性泌尿感染
C. IgA肾病
D. 急性肾小球肾炎
E. 肾炎型肾病

20. 男婴，5个月，人工喂养。1天内反复惊厥5次，每次持续1～2分钟。查体：T 37℃，体重5.5kg，枕部颅骨有乒乓球样感，可见枕秃。首先考虑的诊断是

A. 蛋白质能量营养不良
B. 维生素D缺乏性手足搐搦症
C. 维生素D缺乏性佝偻病
D. 癫痫发作
E. 婴儿痉挛症

21. 男孩，1岁。食欲差3个月。母乳少，长期以米糊、稀饭喂养，未添加其他辅食。患儿最先出现的临床表现是

A. 皮下脂肪减少
B. 皮肤干燥
C. 身长低于正常
D. 体重不增
E. 肌张力降低

(22～24 题共用题干)

女孩，4 岁。夏季发病，发热、咽痛、眼痛、流泪 2 天，不伴咳嗽、腹泻。查体：咽充血明显，双眼结膜滤泡性改变，全身皮肤无皮疹及出血点，颈部、耳后淋巴结肿大，心肺腹均无异常。

22. 最可能的诊断是
A. 咽结合膜热
B. 流行性感冒
C. 结膜炎
D. 猩红热
E. 扁桃体炎

23. 最可能感染的病原体是
A. 疱疹病毒
B. 流感病毒
C. 麻疹病毒
D. 溶血性链球菌
E. 腺病毒

24. 不适宜的治疗是
A. 中成药治疗
B. 抗生素治疗
C. 抗病毒治疗
D. 适当休息
E. 对症治疗

(25～26 题共用备选答案)
A. 体格
B. 心血管系统
C. 淋巴系统
D. 生殖系统
E. 神经系统

25. 小儿生长发育速度呈先快后慢的是

26. 小儿生长发育速度呈快、慢、快的是

2016 年儿科学真题汇总

1. 男孩，4 岁。精神不振、低热、消瘦 3 个月，排尿正常。查体发现右上腹包块，表面光滑，有一定的活动度。CT 检查证实右肾占位病变，大小为 5cm×6cm，边界清楚，左肾未见异常。最可能的诊断是
A. 肾囊肿
B. 肾母细胞瘤
C. 肾上腺神经母细胞瘤
D. 巨大肾积水
E. 肾癌

2. 女，健康小儿，会发出声音，能独坐一会，用手摇玩具。其月龄最可能是
A. 7 个月　　B. 8 个月
C. 9 个月　　D. 5 个月
E. 6 个月

3. 21－三体综合征标准核型是
A. 46，XX（或 XY），－14，＋t（14q21q）
B. 46，XX（或 XY），－21，＋t（21q21q）
C. 46，XX（或 XY）/47，XX（或 XY），＋21
D. 47，XX（或 XY），＋21
E. 46，XX（或 XY），－22，＋t（21q22q）

4. 维生素 D 缺乏性佝偻病初期的临床表现是
A. 胸廓畸形
B. 非特异性神经精神症状
C. 方颅
D. 运动发育迟缓
E. 肌肉关节松弛

5. 下列疾病中最常出现变形红细胞血尿的是
A. 急性肾小球肾炎
B. 多囊肾并出血
C. 肾结核
D. 急性肾盂肾炎
E. 尿路结石

6. 反映儿童体格发育与近期营养状况的指标是
A. 胸围　　B. 体重
C. 骨龄　　D. 头围
E. 骨化中心

7. 新生儿缺氧缺血性脑病最主要的病因是
A. 肺表面活性物质缺乏
B. 宫内感染
C. 围生期窒息
D. 脑卒中
E. 营养缺乏

8. 小儿蛋白质营养不良的顺序是
A. 躯干→臀部→四肢→腹部→面颊

B. 四肢→躯干→腹部→臀部→面颊
C. 躯干→臀部→腹部→四肢→面颊
D. 腹部→躯干→臀部→四肢→面颊
E. 腹部→躯干→面颊→臀部→四肢

9. 乳牙出齐一共多少颗
A. 19 颗　B. 17 颗
C. 18 颗　D. 20 颗
E. 16 颗

10. 小儿结核病最早可以出现 PPD 试验阳性的时间是
A. 1 周　B. 2 周
C. 3 周　D. 4～8 周
E. 8～10 周

11. 对病原菌尚未明确的化脓性脑膜炎患儿，首选的抗生素是
A. 氯霉素　B. 万古霉素
C. 头孢曲松　D. 阿奇霉素
E. 青霉素

12. 新生儿生后 24 小时内出现黄疸应考虑
A. 生理性黄疸
B. 新生儿败血症
C. 新生儿溶血病
D. 先天性胆道闭锁
E. 新生儿脑膜炎

13. 男孩，1 岁半。出生后半年发现尿有霉臭味，经常呕吐，1 岁时发现智力较同龄儿落后。查体：目光呆滞，皮肤白皙，毛发浅黄。明确诊断的检查是
A. 血苯丙氨酸浓度测定
B. 血 T_3、T_4 测定
C. 染色体核型分析
D. 头颅 CT
E. 脑电图

14. 女，9 个月。因皮肤黏膜苍白，伴食欲欠佳 10 天就诊。查体：面色苍黄，呼吸平稳，心肺查体未见异常，肝肋下 3cm，脾肋下 1.5cm。实验室检查：Hb 80g/L，RBC 3.5×10^{12}/L，血清铁蛋白 11μg/L。血涂片可见 RBC 大小不等，以小细胞为主，中心淡然区扩大。最可能的诊断是
A. 缺铁性贫血
B. 再生障碍性贫血
C. 铁粒幼细胞性贫血
D. 营养性巨幼细胞贫血
E. 地中海贫血

15. 男孩，3 岁。智力与生长发育落后，经常便秘。查体：身高 75cm，皮肤粗糙，鼻梁低平，舌常伸出口外，心脏听诊未闻及杂音。为明确诊断，首选的检查是
A. 血 T_3、T_4、TSH 检测
B. 骨龄测定
C. 血钙测定
D. 血氨基酸分析
E. 染色体核型分析

16. 小儿，4 个月。2 个月前出现面部灰暗，哭闹及吃奶时出现明显的发绀。查体：瘦弱，口周发绀。心前区可闻及 3 级收缩期喷射性杂音。X 线显示：右心室肥大，肺动脉段明显凹陷，心脏呈靴形，肺野清晰。此患儿最可能的诊断是
A. 房间隔缺损　B. 室间隔缺损
C. 肺动脉狭窄　D. 动脉导管未闭
E. 法洛四联症

17. 男孩，10 岁。患急性肾炎住院 4 周。出院时水肿消退，红细胞沉降率正常，尿沉渣镜检：RBC 3～5 个/HP，尿蛋白（－）。正常的出院医嘱是
A. 正常生活
B. 可上学，不能剧烈运动
C. 可轻微活动，不上学
D. 卧床休息 2 周
E. 休息半年

18. 男孩，3 岁。昨凌晨开始发热，今日发现皮疹来院。查体：T 38.2℃，P 110 次/分钟，R 32 次/分钟，眼结膜略充血，耳后、颈部浅表淋巴结轻度肿大，面颈部、躯干皮肤可见浅红色斑丘疹，心、肺、腹无异常。最可能的诊断是
A. 水痘　B. 猩红热
C. 麻疹　D. 风疹
E. 幼儿急疹

19. 女，5 岁。低热干咳 1 周，加重 3 天，呈刺激性干咳。查体：T 38℃，双肺呼吸音粗，未闻及啰音，心腹未见异常。WBC 11×10^9/L，N 0.70，ESR 40mm/h。胸片示右下肺呈云雾状薄片影。最可能的诊断是
A. 嗜酸粒细胞肺炎
B. 支气管肺炎
C. 肺炎支原体肺炎
D. 腺病毒肺炎
E. 大叶性肺炎

20. 男婴，5 个月。母乳喂养，腹泻 3 个月，大便 5～6 次/d，稀糊便，无脓血。食欲好，面有湿疹，体重 7.6kg。最有可能诊断是
A. 饮食性腹泻　B. 过敏性腹泻
C. 生理性腹泻　D. 迁延性腹泻

E. 感染性腹泻

21. 男婴，9个月。3天来腹泻，6～8次/d，为黄色水样便，呕吐3～5次/d，为胃内容物，尿量减少，哭时少泪。查体：精神萎靡，口唇干燥，呼吸略深长，皮肤弹性差，眼窝及前囟明显凹陷。血钠132mmol/L。最可能的诊断是

A. 重度等渗性脱水

B. 中度等渗性脱水

C. 中度低渗性脱水

D. 轻度等渗性脱水

E. 重度低渗性脱水

（22～24题共用题干）

女孩，6岁。发热12个月，心悸1个月，伴左膝关节痛，双肘、腕关节红肿，偶有胸闷，口服抗生素疗效不佳。查体：T 38.2℃，心率134次/分钟，第一心音减弱，心尖区可闻及吹风样收缩期杂音，偶可闻及早搏。左膝、双肘、腕关节红肿，有触痛。实验室检查：血WBC 12×10^9/L，N 0.8，ESR 40mm/h，血ASO增高。心电图示一度房室传导阻滞，ST段下移，T波平坦。

22. 最可能的诊断是

A. 风湿热

B. 结核性关节炎

C. 幼年特发性关节炎

D. 化脓性关节炎

E. 风湿性心脏瓣膜病

23. 该患儿需绝对卧床休息的时间是

A. 4周　　B. 2周

C. 6周　　D. 5周

E. 3周

24. 若患儿出现心力衰竭，首选的治疗药物是

A. 洋地黄　　B. 酚妥拉明

C. 呋塞米　　D. 甲泼尼龙

E. 阿司匹林

（25～26题共用备选答案）

A. 乙肝和卡介苗　　B. 百破风

C. 麻疹　　D. 脊髓灰质炎

E. 乙脑

25. 小儿出生时注射疫苗

26. 小儿8个月时注射疫苗

（27～29题共用备选答案）

A. 动脉导管未闭合并肺动脉高压

B. 房间隔缺损

C. 法洛四联症

D. 室间隔缺损

E. 动脉导管未闭

27. 胸部X线提示肺动脉段凹陷见于

28. 周围血管征见于

29. 下半身青紫见于

2015年儿科学真题汇总

1. 维生素D缺乏性佝偻病初期的临床表现是

A. 免疫力低下

B. 语言发育落后

C. 运动减少

D. 非特异性神经精神症状

E. 肌肉松弛

2. 疱疹性咽峡炎的病原体是

A. 腺病毒　　B. 单纯疱疹病毒

C. 柯萨奇病毒　　D. 副流感病毒

E. 流感病毒

3. 小儿出牙延迟的判断标准是

A. >10个月未出牙　　B. >24个月未出牙

C. >4个月未出牙　　D. >12个月未出牙

E. >6个月出牙

4. 婴儿感染性腹泻的治疗原则不包括

A. 纠正脱水　　B. 加强护理

C. 调整饮食　　D. 用止泻剂

E. 控制感染

5. 21－三体综合征染色体核型分析最多见的是

A. 46，XX（XY）

B. 47，XX（XY），+21

C. 46，XX（XY），－14，+t（14q21q）

D. 46，XX（XY），－21，+t（21q21q）

E. 46，XX（XY）/47，XX（XY），+21

6. 符合幼儿期特点的是

A. 语言思维和应人应物能力发展迅速

B. 体格生长发育速度最快

C. 不易发生营养缺乏和腹泻病

D. 免疫力增强，传染病发生率低

E. 识别危险的能力较强

7. 先天性甲状腺功能减退症新生儿筛查是用干血滴纸片检测（内部冲刺题原题）

A. T_3　　B. TSH
C. T_3+T_4　　D. $TSH+T_4$
E. T_4

8. 属于无分流型先天性心脏病的是
A. 室间隔缺损　　B. 房间隔缺损
C. 法洛四联症　　D. 肺动脉狭窄
E. 动脉血管未闭

9. 小儿因叶酸缺乏所致营养性巨幼细胞性贫血的原因不包括
A. 叶酸转运功能障碍
B. 单纯羊奶喂养
C. 内因子缺乏
D. 慢性腹泻
E. 生长发育较快

10. 新生儿寒冷损伤综合征首选的治疗是
A. 抗生素
B. 改善喂养
C. 肾上腺皮质激素
D. 及时复温
E. 适当补液

11. 女孩，2 岁。高热 4 天，皮疹 1 天，伴咳嗽、流涕、流泪。查体：T 39.5℃，P 120 次/分钟。睑结膜充血，耳后、发际、额面及颈部可见散在红色斑丘疹，疹间皮肤正常，心肺无异常。最可能的诊断是
A. 猩红热　　B. 水痘
C. 幼儿急疹　　D. 风疹
E. 麻疹

12. 女孩，2 岁。平日体健。体检时发现胸骨左缘第 2、3 肋间可闻及 3/6 级收缩期吹风样杂音，肺动脉瓣区第二心音亢进。最可能的诊断是
A. 肺动脉狭窄　　B. 动脉导管未闭
C. 室间隔缺损　　D. 房间隔缺损
E. 法洛四联症

13. 男孩，1 岁。患重度营养不良，突然发生面色灰白，神志不清，脉搏减慢，呼吸暂停。首先考虑的并发症是
A. 心肺功能衰竭　　B. 低钙血症
C. 低钠血症　　D. 自发性低血糖
E. 继发重症感染

14. 男孩，3 岁。反复呕吐、精神萎靡 5 天，食欲差、乏力，今日突发全身抽搐 1 次。既往诊断为原发性肾病综合征，正规泼尼松治疗，长期无盐饮食。最可能的原因是
A. 低钠血症
B. 肾上腺皮质功能不全
C. 高血压脑病
D. 低钙血症
E. 低钾血症

15. 女婴，7 个月。人工喂养。低热、咳嗽 2 天，今日出现面部及四肢抽搐 4～5 次，每次 20～30 秒，抽搐间歇期吃奶正常。查体：T 38℃，前囟 2.0cm、平、软，咽部略充血，双肺呼吸音粗糙。实验室检查：血 WBC 8×10^9/L，N 0.60，血钙 1.75mmol/L，血磷 1.3mmol/L，血糖 4.44mmol/L。除上呼吸道感染外，最可能的诊断是
A. 重症肺炎
B. 维生素 D 缺乏性手足搐搦症
C. 低血糖
D. 婴儿痉挛症
E. 中枢神经系统感染

16. 男婴，7 天。生后 3 天面部出现黄疸，逐渐加重。胎龄 38 周，出生体重 3.2kg，母乳喂养，一般情况好。实验室检查：Hb 152g/L，血清总胆红素 171μmol/L，直接胆红素 3.4μmol/L。首先考虑的诊断为
A. 新生儿溶血病　　B. 新生儿母乳性黄疸
C. 新生儿肝炎　　D. 新生儿生理性黄疸
E. 新生儿败血症

17. 男孩，6 岁。夏季突发高热 3 小时，惊厥 2 次。既往体健。查体：T 40℃，P 120 次/分钟，R 28 次/分钟，BP 60/40mmHg，神志不清，面色苍白，皮肤有花纹，四肢凉，心肺无异常，脑膜刺激征阴性。为明确诊断，首选的检查是
A. 血常规　　B. 脑电图
C. 脑脊液　　D. 肛拭子查粪常规
E. 头颅 CT

（18～20 题共用题干）

女，9 岁。发热伴刺激性咳嗽 1 周，近 3 天咳嗽加重伴胸痛。既往体健。查体：T 38℃，心率 100 次/分钟，R 24 次/分钟，一般情况尚好，未触及淋巴结肿大，双肺呼吸音粗，未闻及干、湿啰音，心音有力。

18. 该患者最有可能患的疾病是
A. 金黄色葡萄球菌肺炎
B. 合胞病毒肺炎
C. 腺病毒肺炎
D. 肺炎链球菌肺炎
E. 肺炎支原体肺炎

19. 该患者 X 线可出现的异常表现是
A. 肺叶浸润伴胸腔积液
B. 单侧肺叶实质性改变
C. 双侧肺下叶均一片状阴影

D. 双下肺斑片状影伴肺气肿
E. 双肺多发肺脓肿，肺大疱

20. 该患者治疗药物首选
A. 阿奇霉素 B. 万古霉素
C. 头孢菌素 D. 青霉素
E. 利巴韦林

（21～23 题共用备选答案）
A. 脊髓灰质炎三价混合疫苗
B. 麻疹疫苗
C. 卡介苗
D. 百白破混合制剂
E. 乙肝疫苗

21. 出生时、出生 1 个月、出生 6 个月时需接种的疫苗是
22. 出生 2 个月、3 个月、4 个月时需接种的疫苗是
23. 出生 3 个月、4 个月、5 个月时需接种的疫苗是

（24～25 题共用备选答案）
A. 血浆球蛋白增高
B. 病程早期血清补体 C3 降低
C. 选择性蛋白尿
D. 持续性氮质血症
E. 24 小时尿钙增高

24. 小儿急性链球菌感染后肾小球肾炎可出现的异常结果是
25. 小儿单纯型肾病综合征可出现的异常是
26. 风湿热的主要表现不包括
A. 舞蹈病 B. 心脏炎
C. 环形红斑 D. 多关节炎
E. 关节痛

27. 女婴，7 天。因拒奶 2 天黄疸加重就诊。查体：一般反应差，前囟平，全身皮肤中度黄染，心肺无异常，肝肋下 3cm，脐部少许脓性分泌物。实验室检查：血 WBC 19×10^9/L，N 0.85，L 0.15，血糖 3.5mmol/L。其最可能的诊断是
A. 新生儿化脓性脑膜炎
B. 新生儿脐炎
C. 新生儿低血糖症
D. 新生儿溶血症
E. 新生儿败血症

28. 女孩，12 岁。右肘、膝关节疼痛，活动受限，不能伸屈 1 周。3 周前曾患扁桃体炎。查体：T 37.6℃，右肘、右膝关节明显红肿。对明确诊断最有意义的辅助检查是
A. 红细胞沉降率、CRP、ASO
B. 血、尿、粪常规
C. 肘、膝关节 X 线片
D. 血生化
E. 类风湿因子

29. 男孩，3 岁。反复咳嗽 1 个月，偶伴低热。既往体健，规范接种疫苗。浅表淋巴结不大，心、肺、腹未见异常，PPD 试验局部硬结直径 20mm。红细胞沉降率 10mm/h。胸部 X 线片未见异常。最可能的临床情况是
A. 接种卡介苗后反应
B. 新近结核感染
C. 上呼吸道感染
D. 肺炎支原体肺炎
E. 既往有过结核感染

2014 年儿科学真题汇总

1. 急性肾小球肾炎患儿在病程早期突然发生惊厥，最可能的原因是
A. 高血压脑病 B. 低钙惊厥
C. 中毒性脑病 D. 高热惊厥
E. 低血钠病

2. 评价新生儿窒息程度的 Apgar 评分指标不包括
A. 体温 B. 肌张力
C. 呼吸 D. 心率
E. 皮肤颜色

3. 1 岁以后儿童完成计划免疫复种的第一个疫苗是
A. 乙脑疫苗 B. 百白破疫苗
C. 乙肝疫苗 D. 麻疹疫苗
E. 卡介苗

4. 符合足月新生儿生理性黄疸特点的是
A. 黄疸持续时间大于两周
B. 黄疸退而复现
C. 生后 24 小时内出现黄疸
D. 血清胆红素小于 221μmol/L
E. 每日血清胆红素升高大于 85μmol/L

5. 小儿特有的能量需求是
A. 食物热力作用 B. 排泄丢失
C. 活动所需 D. 生长发育

E. 基础代谢

6. 维生素D缺乏性佝偻病最早出现的骨骼改变是

A. 肋骨串珠 B. "O"形腿

C. 手镯、足镯 D. 方颅

E. 颅骨软化

7. 与牛乳相比，母乳的优点是

A. 铁吸收率达30%

B. 钙磷比例为1：2

C. 含饱和脂肪酸较多

D. 酪蛋白含量少

E. 乳糖含量少

8. 麻疹患儿合并肺炎时应隔离至出疹后

A. 10天 B. 14天

C. 7天 D. 21天

E. 5天

9. 正常2岁小儿的头围大约是

A. 46cm B. 48cm

C. 52cm D. 44cm

E. 50cm

10. 男孩，6岁。眼睑水肿伴尿量减少1周，精神尚可。实验室检查：尿蛋白（+++），红细胞5个/HP。血浆总蛋白35g/L，白蛋白20g/L，胆固醇7.0mmol/L。首选的治疗是

A. 输注白蛋白

B. 甲泼尼龙冲击疗法

C. 静脉滴注低分子右旋糖酐

D. 口服环磷酰胺

E. 口服泼尼松

11. 男孩，2岁。持续高热，咳嗽1周，加重伴烦躁。气促1天。查体：T 39.5℃，P 144次/分，R 48次/分，口唇青紫，可见三凹征，双肺可闻及中、细湿啰音，肝肋下2cm。实验室检查：血WBC $20.0 \times 10^9/L$，N 0.88。胸部X线片示双肺散在斑片状阴影，可见肺大疱。最可能的诊断是

A. 腺病毒肺炎

B. 肺炎链球菌性肺炎

C. 呼吸道合胞病毒肺炎

D. 肺炎支原体肺炎

E. 金黄色葡萄球菌肺炎

12. 一正常小儿，身长88cm，体重12.5kg，出牙16颗，现会双脚跳，会用勺子吃饭。其最可能的年龄是

A. 1岁 B. 3岁

C. 2岁 D. 4岁

E. 5岁

13. 女婴，11个月，面色苍白伴萎靡不振1个月，生后混合喂养，未添加辅食。查体：皮肤黏膜苍白，肝肋下3cm，脾肋下1cm，心肺无异常。实验室检查：Hb 85g/L，RBC $3.5 \times 10^{12}/L$，平均红细胞容积68fl，血清铁蛋白降低。最可能的诊断是

A. 再生障碍性贫血

B. 维生素B_{12}缺乏性巨幼细胞贫血

C. 溶血性贫血

D. 缺铁性贫血

E. 叶酸性贫血

14. 男婴，6个月。咳嗽伴发热5天，加重2天。查体：T 38.5℃，P 160次/分，R 54次/分，热病容，喘憋、烦躁不安，可见三凹征，双肺喘鸣音为主，可闻及少量细湿啰音，腹软，肝肋下2.5cm。最可能的诊断是

A. 金黄色葡萄球菌肺炎

B. 腺病毒肺炎

C. 呼吸道合胞病毒肺炎

D. 肺炎链球菌性肺炎

E. 肺炎支原体肺炎

15. 女婴，1天，足月产。出生1分钟Apgar评价3分。查体：P 80次/分，嗜睡，面色微绀，前囟饱满，心音低钝，四肢肌张力差，拥抱反射消失。最可能的诊断是

A. 新生儿肺透明膜病

B. 新生儿湿肺

C. 新生儿缺氧性脑病

D. 胎粪吸入综合征

E. 新生儿低血糖

16. 男孩，2岁。偏食，不喜欢吃鱼、肉、蛋和蔬菜，喜欢啃泥土，常患口腔炎。实验室检查：Hb 80g/L，血涂片示红细胞大小不等，小细胞为多。该患儿贫血的主要原因是

A. 铁消耗过多 B. 先天储铁耗尽

C. 铁摄入量不足 D. 红细胞破坏增加

E. 生长发育快

17. 女孩，3岁。因生长迟缓伴智力低下来诊。查体：身高75cm，体重13kg，表情呆板，毛发稀少，皮肤粗糙，塌鼻梁，舌体宽厚，心音略低钝，腹胀，有脐疝。最有诊断价值的检查是

A. 甲状腺功能 B. 尿有机酸分析

C. 染色体核分析 D. 骨龄

E. 头颅CT

18. 男婴，8个月，高热1天，伴呕吐、烦躁、抽搐。查体：面色晦暗，前囟饱满，双目凝视，颈抵抗，Babinski征（+）。为明确诊断，首选的检查是

A. 头颅B超　　B. 脑电图
C. 头颅CT　　D. 血生化
E. 脑脊液

（19~21题共用题干）

女婴，10个月。腹泻伴呕吐5天。大便10余次/日，呈蛋花汤样，呕吐2~3次/日，尿量减少。查体：体重8kg，眼窝凹陷，皮肤弹性差，四肢尚暖。实验室检查：血钠125mmol/L；粪镜检WBC 0~2个/HP。

19. 该患儿最可能的诊断是
A. 轮状病毒肠炎
B. 金黄色葡萄球菌肠炎
C. 空肠弯曲菌肠炎
D. 抗生素相关性腹泻
E. 真菌性肠炎

20. 该患儿脱水的程度及性质是
A. 重度低渗性脱水　　B. 中度等渗性脱水
C. 中度低渗性脱水　　D. 轻度低渗性脱水
E. 轻度等渗性脱水

21. 第1天补液选用的液体种类是
A. 1/4张含钠液　　B. 1/3张含钠液
C. 1/2含钠液　　D. 2/3张含钠液
E. 等张含钠液

（22~23题共用备选答案）

A. Guthrie细菌生长抑制试验
B. 尿有机酸分析
C. 血氨基酸分析
D. 尿三氯化铁试验
E. 尿氨基酸分析

22. 新生儿期苯丙酮尿症的筛查，宜选用
23. 儿童期苯丙酮尿症的筛查，宜选用

（24~26题共用备选答案）

A. 动脉导管未闭
B. 房间隔缺损
C. 小型室间隔缺损
D. 法洛四联症
E. 大型室间隔缺损

24. 胸部X线片示肺野清晰的是
25. 胸部X线片示肺血多、主动脉弓增大的是
26. 胸部X线片示肺血多，右心房、右心室增大的是

27. 鉴别肾炎性肾病综合征与单纯性肾病综合征的指标是
A. 持续高血压　　B. 低白蛋白血症
C. 高胆固醇血症　　D. 高度水肿
E. 大量蛋白尿

2013年儿科学真题汇总

1. 3~4个月婴儿佝偻病激期较特异的表现是
A. 颅骨软化
B. 方颅
C. 枕秃
D. 肋骨串珠
E. 夜间惊啼

2. 导致风湿热最常见的病原菌是
A. 脑膜炎奈瑟菌
B. A组乙型溶血性链球菌
C. 流感嗜血杆菌
D. 肺炎链球菌
E. 金黄色葡萄球菌

3. 3个月婴儿的标准头围是
A. 40cm
B. 42cm
C. 38cm
D. 36cm
E. 44cm

4. 早产儿易发生肺透明膜病的原因是
A. 肺泡Ⅱ型细胞数量相对少
B. 肺水含量相对多
C. 肺泡表面活性物质少
D. 肺毛细血管通透性增强
E. 心脏代偿功能差

5. 符合法洛四联症病理改变的是
A. 左心室肥大
B. 房间隔缺损
C. 肺动脉扩张
D. 主动脉缩窄
E. 主动脉骑跨

6. 房间隔缺损收缩期杂音产生的原因是
A. 三尖瓣相对狭窄
B. 血流通过缺损部位
C. 肺动脉瓣相对狭窄

D. 二尖瓣相对狭窄
E. 主动脉瓣相对狭窄

7. 下列不属于小儿肾脏生理功能的是
A. 肾小球滤过功能
B. 产生抗利尿激素
C. 调节酸碱平衡功能
D. 浓缩和稀释功能
E. 肾小管重吸收及排泄功能

8. 易导致胎儿期重度溶血的疾病是
A. 遗传性球形红细胞增多症
B. ABO 血型不合
C. Rh 血型不合
D. β－地中海贫血
E. 葡萄糖－6－磷酸脱氢酶缺乏症

9. 关于小儿骨骼发育的描述，正确的是
A. 颅缝一般闭合的年龄是生后 2 个月
B. 前囟最晚闭合的年龄是生后 10 个月
C. 脊柱出现第一个生理弯曲的年龄是 3 个月
D. 后囟最晚闭合的年龄是生后 1 个月
E. 脊柱出现第 3 个生理弯曲的年龄是 2 岁

10. 小儿，5 岁，生长发育正常，根据身高公式计算法，身高应为
A. 105cm
B. 120cm
C. 110cm
D. 115cm
E. 100cm

11. 男婴，3 个半月。3 周前曾患肺炎。按计划免疫接种程序，此时应接种
A. 麻疹疫苗第一次
B. 脊髓灰质糖丸第一次
C. 乙肝疫苗第二针
D. 百白破混合制剂第二针
E. 百白破混合制剂第一针

12. 男孩，5 岁。突发高热 4 小时，惊厥 2 次来院。病前可疑不洁饮食史。查体：T 39.5℃，BP 80/50mmHg，热病容，昏睡状，心音尚有力，双肺无异常，腹部稍胀，四肢凉。实验室检查：WBC 19×10^9/L，N 0.78。最可能的诊断是
A. 热性惊厥
B. 化脓性脑膜炎
C. 中毒性细菌性痢疾
D. 病毒性脑炎
E. 流行性脑脊髓膜炎

13. 女婴，5 个月。母乳喂养不足，未及时添加辅食。查体：体重 4.5kg，腹部皮下脂肪 0.3cm，皮肤弹性差，肌肉松弛，双眼角膜外侧可见结膜干燥斑。最可能的诊断是
A. 中度营养不良伴维生素 A 缺乏
B. 轻度营养不良伴维生素 A 缺乏
C. 中度营养不良伴维生素 C 缺乏
D. 重度营养不良伴维生素 C 缺乏
E. 重度营养不良伴维生素 A 缺乏

14. 男婴，2 个月，孕 43 周分娩，出生体重 4000g，生后 48 小时排胎便，喂养困难并常呕吐、便秘。查体：反应迟钝，皮肤中度黄染，心音低钝，腹胀，脐疝。最可能的诊断是
A. 婴儿肝炎综合征
B. 先天性巨结肠
C. 先天性甲状腺功能减低症
D. 21－三体综合征
E. 胃食管反流病

15. 男婴，9 个月。3 天来腹泻，6～8 次/日，为黄色水样便，呕吐 3～5 次/日，为胃内容物，尿量减少，哭时少泪。查体：精神萎靡，口唇干燥，呼吸略深长，皮肤弹性差，眼窝及前囟明显凹陷。血钠 132mmol/L。最可能的诊断是
A. 重度低渗性脱水
B. 中度低渗性脱水
C. 中度等渗性脱水
D. 重度等渗性脱水
E. 轻度等渗性脱水

16. 男孩，2 岁。高热 4 天，发现面部、躯干红色皮疹。出诊后第 3 天突发惊厥一次，伴呕吐 3 次。查体：T 38.5℃，嗜睡，全身皮肤可见红色斑丘疹，疹间皮肤正常，心音有力，肺部无啰音，脑膜刺激征（＋）。最可能的诊断是
A. 麻疹并发热性惊厥
B. 麻疹脑炎
C. 化脓性脑膜炎
D. 风疹脑炎
E. 风疹并发热性惊厥

17. 女婴，7 个月。发热伴轻咳 5 天，近 2 天出现频繁呕吐达 10 余次。查体：T 38.2℃，P 140 次/分，R 32 次/分，嗜睡，前囟饱满，心、肺未见异常，双侧巴氏征（＋），左上臂卡疤（＋）。脑脊液检查：外观混浊 WBC 800×10^6/L，N 0.78，蛋白 2g/L，糖 1.2mmol/L，氯化物 100mmol/L。最可能的诊断是
A. 中毒性脑病
B. 隐球菌性脑病

C. 病毒性脑炎
D. 化脓性脑膜炎
E. 结核性脑膜炎

18. 一新生儿，出生时身体红，四肢青紫，呼吸 24 次/分，不规则，心率 90 次/分，四肢能活动，弹足底有皱眉反应。最可能的诊断是
A. 新生儿轻度缺氧缺血性脑病
B. 新生儿中度缺氧缺血性脑病
C. 新生儿重度窒息
D. 新生儿重度缺氧缺血性脑病
E. 新生儿轻度窒息

19. 男孩，10 岁。半个月前曾患“脓皮病”，近 3 天晨起眼睑水肿，且逐日加重，尿少，尿色深。查体：BP 140/90mmHg，心率 114 次/分，肝肋下 1.5cm，轻压痛。首选的治疗是
A. 卡托普利
B. 吸氧
C. 利尿剂
D. 泼尼松
E. 强心剂

(20～22 题共用题干)

男孩，1 岁。面色苍白 2 个月，生后母乳喂养至今，未规律添加辅食，平日易感冒。查体：发育、营养稍差，皮肤黏膜苍白，无黄疸，浅表淋巴结不大，心前区可闻及 2 级收缩期杂音，肝、脾无肿大。血常规：Hb 85g/L，RBC 3.5×10^9/L，MCV 68fl，MCH 24pg，MCHC 0.28，WBC、Plt 正常。

20. 该患儿最可能的诊断是
A. 营养性巨幼细胞性贫血
B. 感染性贫血
C. 缺铁性贫血
D. 溶血性贫血
E. 再生障碍性贫血

21. 为进一步确诊，首选的检查是
A. 抗碱血红蛋白测定
B. 骨髓检查
C. 叶酸、维生素 B_{12} 测定
D. 铁代谢指标测定
E. 血红蛋白电泳

22. 首选的治疗是
A. 红细胞输注
B. 维生素 C
C. 维生素 B_{12}
D. 琥珀酸亚铁
E. 叶酸

(23～24 题共用备选答案)
A. 二氢生物蝶呤还原酶缺乏
B. 酪氨酸羟化酶缺乏
C. 酪氨酸转氨酶缺乏
D. 苯丙氨酸羟化酶缺乏
E. 苯甲氨转氨酶缺乏

23. 典型苯甲酮尿症的发病原因是
24. 非典型苯丙酮尿症的发病原因是

2012 年儿科学助理真题汇总

1. 足月儿，出生 7 天。近 2 天发现面部及前胸皮肤黄染，手足心不黄。母乳喂养，吃奶好，无发热，大变黄色，每日 2～3 次。化验血清胆红素 200μmol/L (9mg/dl)。最恰当的诊断是
A. 新生儿溶血病　　B. 病理性黄疸
C. 胆红素脑病　　D. 生理性黄疸
E. 新生儿败血病

2. 男，7 岁。因尿少、浮肿入院。体检：两侧眼睑及下肢浮肿，血压 150/90mmHg (200kPa/120kPa)。尿镜检 RBC 20 个/HP，蛋白 (+++)。血浆白蛋白 20g/L。最可能的诊断是
A. 泌尿系感染
B. 肾炎性肾病
C. 急性肾小球肾炎
D. 单纯性肾病
E. 肾结石

3. 患儿，女，5 岁。7 月 10 日因高热 1 天，惊厥 3 次住院。查体：嗜睡，面色苍白，四肢发凉，BP 70/40 mmHg，心率 126 次/分，心音低钝。最可能的诊断是
A. 热性惊厥
B. 流行性脑脊髓膜炎
C. 中毒性细菌性痢疾
D. 结核性脑膜炎
E. 急性风湿热

4. 女，10 个月。诊断“化脓性脑膜炎”，抗生素治疗 10

天，病情好转，体温正常，近2天又出现发热、抽搐，前囟饱满，颅缝分离。应首先考虑并发

A. 脑水肿
B. 脑性低钠血症
C. 硬脑膜下积液
D. 脑室管膜炎
E. 脑积水

5. 男，1岁。出生时体重正常，3个月后皮肤和头发色泽变浅，时有抽搐，不会独站，不会喊“爸、妈”。有助于初步诊断的检查是

A. 脑电图
B. 尿甲苯胺蓝试验
C. 血镁测定
D. 尿三氯化铁试验
E. 血钙测定

6. 小儿，3岁。发热2天，今晨面部出现猩红热样斑疹，随后颈部、躯干和四肢出现类似皮疹，持续3天后，耳后、两侧颈部浅表淋巴结肿大，皮疹消退，体温恢复正常。其最可能的诊断是

A. 水痘　　B. 麻疹
C. 风疹　　D. 幼儿急疹
E. 猩红热

7. 男，17岁。全身水肿1周。BP 125/80mmHg。实验室检查：尿红细胞0～2/HP，尿蛋白6g/24h，血清白蛋白19g/L，血肌酐84μmol/L，补体C_3正常。最可能的病理类型是

A. 微小病变肾病
B. 毛细血管内增生性肾小球肾炎
C. 新月体肾炎
D. 膜性肾炎
E. IgA肾病

8. 女孩，9个月。秋季发病，呕吐伴腹泻2天，每日大便6～8次，为蛋花汤样，无腥臭味，哭时有泪，尿量减少。查体：精神好，心肺无异常，皮肤弹性尚可。最可能的诊断是

A. 假膜性小肠结肠炎
B. 真菌性肠炎
C. 轮状病毒肠炎
D. 大肠杆菌性肠炎
E. 空肠弯曲菌肠炎

（9～10题共用备选答案）

A. O形腿　　B. 方颅
C. 颅骨软化　　D. X形腿
E. 鸡胸

9. 3～6个月儿童患佝偻病，骨骼病变多为

10. 78个月儿童患佝偻病，骨骼病变多为

（11～13题共用题干）

男婴，10个月，食欲减退1个月，低热伴咳嗽14天，2个月前患麻疹。查体：面色差，营养不良状，颈浅表淋巴结约1cm，右眼角有疱疹，肺部无啰音，心脏无杂音，肝右肋下2cm。

11. 最可能的诊断是

A. 呼吸道合胞病毒肺炎
B. 麻疹肺炎
C. 原发性肺结核
D. 肺炎支原体肺炎
E. 金黄色葡萄球菌肺炎

12. 首选辅助检查是

A. 肺炎支原体抗体　　B. 胸部X线
C. 血培养　　D. 麻疹抗体
E. 淋巴结穿刺

13. 主要治疗药物是

A. 异烟肼＋利福平
B. 头孢菌素＋异烟肼
C. 利巴韦林＋地塞米松
D. 红霉素＋地塞米松
E. 利福平＋利巴韦林

第二十篇 传染病学与性传播疾病

2017 年传染病学真题汇总

1. 生殖道感染淋病奈瑟菌最常见的临床表现是

A. 输卵管炎
B. 盆腔腹膜炎
C. 宫颈管黏膜炎
D. 子宫内膜炎
E. 输卵管积脓

2. 疟疾的传播途径是

A. 蚊虫叮咬
B. 蜱虫叮咬
C. 尾蚴叮咬
D. 体虱叮咬
E. 跳蚤叮咬

3. 流行性脑脊髓膜炎的典型体征是

A. 末梢皮肤发凉
B. 克氏征阳性
C. 体温 >40℃
D. 颈强直阳性
E. 皮肤瘀点、瘀斑

4. 男，46 岁。9 年前体检时发现 HBsAg 阳性，ALT 正常，之后未定期复查。近 4 年 ALT 反复升高，未予抗病毒治疗。3 周前过劳后出现食欲下降，尿黄，明显乏力，牙龈出血。经治疗上述症状无缓解，且出现腹胀、尿量减少。近 3 天睡眠颠倒，有时语无伦次。查体：注射部位有瘀斑，腹部移动性浊音阳性，扑翼样震颤阳性。实验室检查：血 ALT 176U/L，TBil 432 μmol/L，凝血酶原活动度 30%。应诊断为

A. 慢性重型乙型肝炎
B. 亚急性重型乙型肝炎
C. 慢性乙型肝炎急性发作
D. 乙肝肝硬化，活动期，失代偿期
E. 慢性乙型肝炎，慢性重度

5. 男，15 岁。发热 3 天，嗜睡 1 天于 2 月 6 日就诊。查体：T 39℃，P 110 次/分，BP 100/70mmHg，下肢皮肤可见少量瘀点，颈抵抗（+）。实验室检查：脑脊液压力 210mmH_2O，细胞总数 5000 × 10^6/L，多核 0.90，糖 2.2mmol/L，蛋白 2g/L，最可能的诊断是

A. 结核性脑膜炎
B. 流行性脑脊髓膜炎
C. 病毒性脑膜炎
D. 流行性乙型脑炎
E. 隐球菌脑膜炎

6. 男，46 岁。持续高热 5 天，伴尿少、腹泻 1 天。查体：皮肤及巩膜轻度黄染，面部及前胸部明显充血，双腋下可见细小的出血点。实验室检查：血 WBC 18.2 × 10^9/L，Plt 60 × 10^9/L，ALT 140U/L，TBil 45μmol/L，尿蛋白（+++）。最可能的诊断是

A. 流行性脑脊髓膜炎
B. 急性黄疸型肝炎
C. 中毒型细菌性痢疾
D. 钩端螺旋体病
E. 肾综合征出血热

7. 女，40 岁。腹痛、腹泻 1 天。共腹泻 10 次，为水样便，呕吐 1 次。查体：T 38.0℃，P 112 次/分，BP 110/70mmHg，轻度脱水貌，腹软，压痛（-）。实验室检查：血 WBC 9.8 × 10^9/L，N 0.84，L 0.16。粪常规：WBC 100 个/高倍视野，RBC 6~8 个/高倍视野。最可能的诊断是

A. 急性肠炎
B. 急性细菌痢疾
C. 溃疡性结肠炎
D. 霍乱
E. 细菌性食物中毒

8. 女，30 岁。自觉发热，阴道分泌物增多 5 天。有不洁性接触史。查体：小阴唇皮肤红肿，有圆形小溃疡，分泌物在暗视野显微镜下检查有运动活跃的苍白密螺旋体。应诊断为

A. 尖锐湿疣
B. 淋病
C. 梅毒
D. 艾滋病
E. 生殖器疱疹

9. 孕早期妇女感染下列哪种病原体易导致胎儿先天性感染
A. 巨细胞病毒
B. 淋病奈瑟菌
C. 沙眼衣原体
D. 白假丝酵母菌
E. 人乳头瘤病毒

2016 年传染病学真题汇总

1. 下列不属于表示疾病流行强度的指标是
A. 短期波动 B. 大流行
C. 流行 D. 暴发
E. 散发

2. 男，35 岁，农民。持续高热，头痛，腰痛，尿少 3 天入院。查体：神志清楚，皮肤及巩膜轻度黄染。面部及前胸部明显充血，双腋下可见"鞭击样"出血点。实验室检查：血 WBC 14.2×10^9/L，Plt 50×10^9/L，ALT 240U/L，TBil 45μmol/L，尿蛋白（++）。最可能的诊断是
A. 急性黄疸型肝炎 B. 肾综合征出血热
C. 钩端螺旋体病 D. 流行性乙型脑炎
E. 疟疾

3. 我国女性最常见的性病是
A. 淋病 B. 梅毒
C. 疱疹 D. 尖锐湿疣
E. 巨细胞病毒感染

4. 我国乙型肝炎的最主要传播途径是
A. 输血 B. 呼吸道飞沫
C. 共用注射器 D. 性传播
E. 母婴传播

5. 关于感染过程中潜伏性感染特点的叙述，正确的是
A. 病原体不断排除体外
B. 病原体侵入人体后，潜伏在各个部位
C. 每种感染性疾病均有潜伏性感染
D. 迅速引起显性感染
E. 一旦免疫功能下降可引起显性感染

6. 男，44 岁。10 年前体检时发现 HBsAg 阳性，当时 ALT 正常，未治疗，未定期复查。近 1 年 ALT 反复升高，未进行抗病毒治疗。3 周前劳累后出现食欲下降，尿黄，明显乏力。现症状逐渐增重，出现腹胀、尿量减少入院。查体：神志清楚，反应迟钝，扑翼样震颤阳性，心肺查体未见异常，腹部膨隆，无压痛及反跳痛，移动性浊音阳性。实验室检查：ALT 176U/L，TBil 432μmol/L，凝血酶原活动度 32%。最可能的诊断是
A. 慢性乙型肝炎
B. 乙型肝炎肝硬化，失代偿期
C. 急性黄疸型肝炎
D. 慢性重型乙型肝炎
E. 急性重型乙型肝炎

2015 年传染病学真题汇总

1. 急性淋病的治疗，首选药物是
A. 红霉素 B. 壮观霉素
C. 头孢曲松 D. 庆大霉素
E. 青霉素

2. 肾综合征出血热的临床分期不包括
A. 少尿期 B. 多尿期
C. 发热期 D. 肾衰期
E. 低血压休克期

3. 成人急性细菌性痢疾病原治疗的首选药物是
A. 环丙沙星 B. 头孢菌素
C. 链霉素 D. 红霉素
E. 青霉素

4. 女，40 岁。体检发现 HBsAg（－），抗 HBs（＋），抗 HBc（＋），肝功能检查正常。最可能的情况是
A. 急性 HBV 感染
B. 感染过 HBV，已产生免疫力

C. 感染过 HBV，已开始恢复
D. 接种过乙肝疫苗
E. 体内有病毒复制

5. 男，40 岁。乏力，低热，腹泻，消瘦 2 个月，3 年前去非洲工作 2 年。查体：颌下及腋下淋巴结肿大，首先考虑的诊断是
A. 慢性肠炎 B. 淋巴结核
C. 淋巴结炎 D. 艾滋病
E. 淋巴瘤

6. 女孩，15 岁。发热、头痛、呕吐、烦躁 2 天，于 1 月 28 日入院。查体：T 39.8℃，BP 130/80mmHg，精神差，神志清，全身散在瘀点、瘀斑，颈抵抗（+），Kernig 征（+），Babinski 征（+）。脑脊液检查：压力 240mmH_2O，外观混浊，WBC 1200 × 10^6/L，蛋白升高，糖、氯化物明显降低。首先考虑的诊断是
A. 流行性乙型脑炎
B. 钩端螺旋体病
C. 结核性脑膜炎
D. 流行性脑脊髓膜炎
E. 中毒型细菌性痢疾

7. 女，24 岁。体检发现右侧外阴大阴唇 1 元钱硬币大、质韧、无痛隆起物。近期有不洁性交史。本例最可能的诊断是
A. 淋病 B. 梅毒
C. 尖锐湿疣 D. 生殖器疱疹
E. 巨细胞病毒感染

8. 男孩，14 岁。1 周前发热，伴乏力、食欲不振，2 天后体温恢复正常，有恶心、厌油，并出现尿黄来诊。既往体健，经常进食街边小摊食物，无输血、服用损肝药物史。查体：神志清楚，皮肤、巩膜黄染，肝肋下 1cm，有触痛。实验室检查：ALT 1200U/L，血清总胆红素 89μmol/L，在病毒学检查结果回报之前最有可能的诊断是
A. 戊型肝炎 B. 乙型肝炎
C. 丙型肝炎 D. 甲型肝炎
E. 丁型肝炎

（9～10 题共用备选答案）
A. 消毒、杀虫
B. 药物预防
C. 个人防护
D. 隔离、留验、医学观察
E. 预防接种

9. 属于针对传播途径的措施是
10. 属于针对传染源的措施是

2014 年传染病学与性传播疾病真题汇总

1. 传染病感染过程中最常见的是
A. 显性感染 B. 隐性感染
C. 潜伏性感染 D. 病原体被清除
E. 病原携带状态

2. 女孩，16 岁。3 天来低热，伴乏力、纳差、恶心、呕吐，来诊当日家长发现眼黄，出生时曾注射乙肝疫苗。实验室检查：ALT 860U/L，TBil 120μmol/L。最可能的诊断是
A. 戊型肝炎 B. 丁型肝炎
C. 丙型肝炎 D. 乙型肝炎
E. 甲型肝炎

3. 男，47 岁，农民。持续高热 3 天，尿少 1 天。查体：神志清楚，皮肤及巩膜轻度黄染，面部及胸部明显充血，双腋下可见“鞭击样”出血点。实验室检查：血 WBC 18.2 × 10^9/L，Plt 60 × 10^9/L，ALT 140U/L，TBil 45 μmol/L，尿蛋白（++）。最可能的诊断是
A. 肾综合征出血热 B. 急性肾小球肾炎
C. 急性黄疸型肝炎 D. 钩端螺旋体病
E. 败血症

4. 早期梅毒的首选治疗药物是
A. 林可霉素 B. 青霉素
C. 红霉素 D. 氯霉素
E. 庆大霉素

5. 女，20 岁。发热、腹痛、腹泻伴里急后重 2 天。查体：T 39℃，BP 120/80mmHg，神志清楚，腹软，脐周压痛（+），无反跳痛。实验室检查：血 WBC 20.0 × 10^9/L，N 0.89，L 0.11。粪常规：WBC 20～30 个/HP，RBC 10～15 个/HP。最可能的诊断是
A. 霍乱 B. 急性肠炎
C. 伤寒 D. 急性细菌性痢疾
E. 肾综合征出血热

6. 初产妇，27 岁。妊娠 34 周，有不洁性交史，出现尿频、尿痛伴阴道分泌物增多 5 天。查体：尿道口及宫

颈口均见脓性分泌物。该患者应首选的治疗药物是
A. 四环素 B. 青霉素
C. 氧氟沙星 D. 头孢曲松
E. 红霉素

7. 男，46 岁。间断发热 2 周，伴寒战、大汗，于 9 月 10 就诊。发病前 10 天曾去美国旅游，有蚊虫叮咬史。查体：T 40.5℃，P 100 次/分，R 23 次/分，BP 125/80mmHg，心肺未见异常，腹软，肝肋下未触及，脾肋下可触及。血常规：Hb 98g/L，RBC 2.4×10^{12}/L，WBC 8.5×10^{9}/L。该患者最可能的诊断是
A. 疟疾 B. 斑疹伤寒
C. 钩端螺旋体病 D. 伤寒
E. 流行性感冒

2013 年传染病学真题汇总

1. 我国女性中居首位的性传播疾病是
A. 淋病 B. 尖锐湿疣
C. 生殖器疱疹 D. 梅毒
E. 艾滋病

2. 血吸虫病病原治疗首选的药物是
A. 利福平
B. 酒石酸锑钾
C. 葡萄酸锑钠
D. 吡喹酮
E. 依米丁

3. 男，25 岁，于 8 月份突然发病，发冷、寒战、高热、大汗，隔日发作，血涂片查到疟原虫。经氯喹治疗后病情缓解。为防止复发，应联合应用的药物是
A. 乙胺嘧啶 B. 奎宁
C. 青蒿素 D. 伯氨喹
E. 甲氟喹

4. 女，24 岁。外阴瘙痒伴阴道分泌物明显增多 1 周。妇科检查：阴唇后联合散在粉色小乳头状突起。最可能的诊断是
A. 淋病 B. 外阴炎
C. 尖锐湿疣 D. 外阴肿瘤
E. 梅毒

5. 男，32 岁。腹泻 3 个月，大便每日 7～10 次，稀便，无脓血、黏液。查体：肛门周围有疱疹。粪便镜检偶可见白细胞。患者 7 年前曾到泰国打工 3 年。为明确诊断，最重要的检查是
A. 纤维结肠镜检查
B. 血清抗 HIV（Ⅰ+Ⅱ）
C. 血清 EBV IgM 抗体
D. 粪便培养
E. 血清 CMV IgM 抗体

6. 男，50 岁。持续高热、头痛、恶心、呕吐、食欲不振伴腹泻 5 天。查体：皮肤及巩膜轻度黄染，面部及前胸部明显充血，双腋下可见细小的出血点。实验室检查：血 WBC 18.2×10^{9}/L，Plt 60×10^{9}/L，ALT 80U/L，TBil 45μmol/L，尿蛋白（+++）。最可能的诊断是
A. 流行性脑脊髓膜炎
B. 中毒型细菌性痢疾
C. 急性黄疸型肝炎
D. 败血症
E. 肾综合征出血热

7. 男，44 岁。3 年前体检时发现 HbsAg 阳性。近 1 年 ALT 反复升高，口服“保肝”药物治疗。3 周前过度劳累后出现食欲下降，尿黄，明显乏力，逐渐出现腹胀、尿量减少入院。查体：神志清楚，反应迟钝，扑翼样震颤阳性，腹部膨隆，无压痛及反跳痛，移动性浊音阳性。实验室检查：ALT 176U/L，TBil 432μmol/L，凝血酶原活动度 32%。该患者最可能的诊断是
A. 慢性乙型肝炎
B. 慢性乙型肝炎急性发作
C. 慢性重型乙型肝炎
D. 急性黄疸型肝炎
E. 乙肝肝硬化，活动期，失代偿期

8. 初孕妇，25 岁。尿痛、尿频伴阴道脓性分泌物 2 天。尿道及宫颈管分泌物涂片查见中性粒细胞内革兰阴性双球菌。首选的治疗药物是
A. 头孢曲松 B. 四环素
C. 阿奇霉素 D. 氧氟沙星
E. 青霉素

2012 年传染病与性传播疾病真题汇总

1. 尖锐湿疣好发的部位是

A. 喉头　　B. 外阴部

C. 肛门周围　　D. 阴道

E. 宫颈

2. 代表乙肝病毒（HBV）复制最重要的血清指标是

A. 抗 HBs（+）　　B. HBeAg（+）

C. 抗 Hbe（+）　　D. 抗 HBc（+）

E. HbsAg（+）

3. 细菌性痢疾的确诊依据是

A. 粪常规　　B. 血常规

C. 粪便细菌培养　　D. 粪隐血

E. 粪便细菌涂片

4. 传染病的基本特征不包括

A. 遗传性　　B. 流行病学特征

C. 传染性　　D. 感染后免疫

E. 病原体

5. 女，26 岁。有不洁性交史，尿频、尿痛伴阴道分泌物增加 1 周。查体：尿道口及宫颈口均见脓性分泌物。本例最有可能的诊断是

A. 淋病　　B. 滴虫阴道炎

C. 生殖器疱疹　　D. 梅毒

E. 尖锐湿疣

6. 女，36 岁，农民。发热 5 天，少尿 1 天，于 1 月 10 日入院。查体：T 39℃，P 100 次/分，BP 80/50mmHg。面部潮红，眼结膜充血水肿，腋下有出血点。检查：血 WBC 19.0×10^9/L，尿蛋白（+++）。该患者应考虑的诊断是

A. 钩端螺旋体病　　B. 流感

C. 流行性出血热　　D. 败血症

E. 斑疹伤寒

7. 男，45 岁，急性黄疸型肝炎患者，经治疗无效，症状渐渐加重。诊断重型肝炎最主要的依据是

A. 血清胆红素明显升高

B. 丙氨酸氨基转移酶升高

C. 凝血酶原活动度小于 40%

D. 细胞升高

E. 血小板降低

第二十一篇　外科总论与其他

2017 年外科总论与其他真题汇总

1. 下列手术属于限期手术的是
A. 十二指肠球部溃肠穿孔修复术
B. 胃癌根治术
C. 可复性腹股沟疝修补术
D. 肠梗阻剖腹探查术
E. 背部脂肪瘤切除术

2. 脓性指头炎最常见的致病菌是
A. 金黄色葡萄球菌
B. 变形杆菌
C. 链球菌
D. 铜绿假单胞菌
E. 拟杆菌

3. 头皮裂伤可在 24 小时内清创缝合的原因是
A. 头皮神经丰富
B. 头皮具有垂直纤维带
C. 头皮血供丰富
D. 头皮坚韧
E. 头皮富有毛囊结构

4. 鼻饲肠内营养时，最易发生的并发症是
A. 急性胰腺炎
B. 肠易激综合征
C. 急性胆管炎
D. 吸入性肺炎
E. 急性胃肠炎

5. 针对糖尿病患者的术前准备，下列正确的是
A. 口服长效降糖药者，应在术前 1 天停药
B. 既往用胰岛素者，手术日晨也需要胰岛素
C. 既往仅饮食控制病情者，改用胰岛素控制
D. 禁食患者需要葡萄糖加胰岛素维持血糖值较低水平
E. 合并酮症酸中毒者，暂不实施择期手术

6. 心电图表现为高尖 T 波的电解质紊乱是
A. 高钙血症
B. 低钙血症
C. 高钾血症
D. 低磷血症
E. 低钾血症

7. 男，26 岁。在工厂被锅炉高温蒸汽烫伤双上肢，伤处红肿明显，有大小不一的水疱形成，内含淡黄的澄清液体，创面红润、潮湿。对该患者病情描述正确的是
A. 患处痛觉迟钝
B. 愈后一般无色素沉着
C. 如不感染，1～2 周内愈合
D. 未伤及皮肤的真皮层
E. 愈后常有瘢痕增生

8. 女，70 岁。吞咽、饮水困难 3 周，现有乏力、尿少、极度口渴。查体：BP 80/60mmHg，烦躁不安，出现躁狂、幻觉、谵妄，唇干，眼窝凹陷。该患者最可能的缺水类型是
A. 重度低渗性缺水
B. 中度低渗性缺水
C. 中度高渗性缺水
D. 重度高渗性缺水
E. 重度等渗性缺水

9. 男，62 岁。背部皮肤红肿 7 天。初起时为小片皮肤硬肿，约 3cm×2cm，有多个脓点，随后皮肤肿胀范围增大，出现浸润性水肿，局部疼痛加重，表面皮肤呈紫褐色，范围约为 6cm×5cm，体温 39.2℃。既往有糖尿病病史。来院就诊，拟手术治疗。下列处理方法不正确的是
A. 清除脓液及失活的组织
B. 切口线应超过病变边缘
C. 切口内可填塞纱条
D. 一期缝合切口
E. 做“++”形切口

10. 女，50岁。右侧乳腺癌行术前化疗4周期，施行右侧乳腺癌根治术后7天，发热1天。既往有糖尿病病史10年。检查手术切口见局部有红、肿、压痛。拆除红肿处切口缝线，取脓液做细菌培养，最可能的病原菌是

A. 铜绿假单胞菌
B. 白色念珠菌
C. 金黄色葡萄球菌
D. 克雷伯杆菌
E. 变形杆菌

11. 女，40岁。因幽门梗阻致反复呕吐7天。查体：BP 95/75mmHg，上腹膨隆，无压痛、反跳痛、肌紧张，肠鸣音减弱。实验室检查：血 Na^+130.2mmol/L，血 K^+2.9mmol/L，血 Cl^-90.1mmol/L，血 pH 7.5。最可能的酸碱失衡是

A. 代谢性碱中毒
B. 代谢性酸中毒
C. 呼吸性碱中毒合并代谢性酸中毒
D. 呼吸性酸中毒
E. 呼吸性碱中毒

（12～13题共用备选答案）

A. 4～5天
B. 6～7天
C. 14天
D. 8～9天
E. 10～12天

12. 一般麦氏切口拆线的时间是术后

13. 一般腹部减张缝线拆线时间是术后

14. 全血在4～6℃保存过程中，活性得到较长时间保存的血液成分是

A. 血小板
B. 凝血因子Ⅷ
C. 凝血因子Ⅴ
D. 红细胞
E. 白细胞

15. 女，42岁。患急性白血病经治疗后已缓解，巩固化疗7天后出现食欲差，疲乏无力，时有恶心。查体：T 37℃，P 85次/分，R 18次/分，BP 105/70mmHg，血常规：Hb 95g/L，RBC 3.2×10^{12}/L，WBC 3.5×10^{9}/L，Plt 85×10^{9}/L。患者要求输血，以恢复体力。此时正确的处理是

A. 不予输血并向患者说明理由
B. 输液机采血小板1个治疗量
C. 输注血浆200ml
D. 输注全血1单位
E. 输注悬浮红细胞1单位

（16～17题共用题干）

女，32岁，哺乳期。左乳房胀痛、发热2天。查体：T 39.4℃，P 106次/分，左乳房外上象限8cm×5cm范围红肿，有明显压痛和波动感，双肺呼吸音清，未闻及干湿性啰音，心律齐，腹软，无压痛，急行切开引流术。

16. 错误的手术措施是

A. 切开后用手指深入脓腔间隔膜
B. 切开扩张的乳腺导管充分引流
C. 行对口引流
D. 按轮辐方向做切口
E. 脓腔最低处引流

17. 术后抗感染治疗针对的主要致病菌是

A. 白假丝酵母菌
B. 金黄色葡萄球菌
C. 表皮葡萄球菌
D. 脓血性链球菌
E. 腐生葡萄球菌

18. 属于有机磷杀虫药中毒的毒蕈碱样症状（M样症状）是

A. 头晕
B. 皮肤水疱
C. 瞳孔缩小
D. 肌纤维颤动
E. 昏迷

19. 男，26岁。在气温34℃时，负重跑步5公里后突发意识不清伴痉挛、抽搐2小时。查体：T 41.5℃，P 166次/分，R 28次/分，BP 100/42mmHg。瞳孔等大等圆，心尖部第一心音低钝。四肢肌张力高。最关键的治疗措施是

A. 氧疗
B. 甘露醇
C. 应用抗癫痫药物
D. 应用镇静药
E. 降温治疗

20. 女，40岁。双侧乳房月经前明显胀痛，月经后可自行缓解。乳腺超声提示双侧乳腺多发小结节，大小约0.4cm，无明显血流信号，双侧腋窝未见肿大淋巴结。最可能的诊断是

A. 乳腺囊性增生病
B. 乳腺结核
C. 乳腺纤维腺瘤
D. 非哺乳期乳腺炎
E. 乳腺癌

2016 年外科总论及其他真题汇总

1. 输注新鲜冰冻血浆的目的是

A. 补充营养　B. 补充凝血因子
C. 提高免疫力　D. 提高血液携氧能力
E. 提高血容量

2. 衰老的红细胞被脾脏吞噬，主要原因是

A. 细胞自身凋亡　B. 细胞体积变大
C. 细胞膜缺陷　D. 酶缺陷
E. 红细胞的变形能力差

3. 血小板输注的禁忌证是

A. 放疗引起的血小板减少
B. 血液稀释引起的血小板减少
C. 血小板功能异常引起的出血
D. 弥散性血管凝血高凝期
E. 化疗引起的血小板减少

4. 男，50 岁。拟行骨髓移植入院。血液不足，需要其亲属献血给患者用，兄妹各献血 400ml，血液检测合格。此时应对这 2 袋血液采取的措施是

A. 反复洗涤　B. γ 射线照射
C. 滤出白细胞　D. 病毒灭活
E. 细菌灭活

5. 男，25 岁，煤矿工人。被困井下 9 天，获救后诉口渴，体重由 70kg 降至 57kg，血钠 155mmol/L，血钾 4.0mmol/L。其水电解质平衡失调的类型是

A. 高钾血症　B. 等渗性脱水
C. 高渗性脱水　D. 低钠血症
E. 低渗性脱水

6. 男，38 岁。反复上腹痛 5 年，加重 1 个月，伴呕吐大量宿食 5 天。该患者最可能出现的电解质紊乱是

A. 低镁血症　B. 低钾血症
C. 低钙血症　D. 高磷血症
E. 高氯血症

7. 上唇部疖和痈的主要危险是导致

A. 上颌骨骨髓炎　B. 眼球感染
C. 大脑脓肿　D. 颈部蜂窝织炎
E. 海绵状静脉窦炎

8. 常引起低渗性缺水的原因是

A. 大量出汗
B. 急性弥漫性腹膜炎
C. 应用排钠利尿剂
D. 急性肠梗阻
E. 尿崩症

9. 长期肠外营养引起的肝脂肪变性的主要原因是

A. 过高的能量供给
B. 输注白蛋白过量
C. 胆汁淤积
D. 糖、氨基酸配比不合理
E. 维生素配比不合理

10. 破伤风患者易发生的并发症不包括

A. 昏迷　B. 窒息
C. 心力衰竭　D. 肺部感染
E. 骨折

11. 男，70 岁。有腹股沟区复性肿物 15 年。糖尿病病史 7 年，口服降糖药控制，空腹血糖近 1 个月来维持 6.2～9.0mmol/L，吸烟 20 余年，20～30 支/天。查体：P 84 次/分钟，R 20 次/分钟，BP 160/100mmHg。拟行右腹股沟无张力疝修补术。其围手术期处理错误的是

A. 术前禁食 12 小时
B. 口服降压药控制血压
C. 练习床上排便
D. 术前戒烟 2 周
E. 手术当日晨起应用胰岛素

12. 女，28 岁。左上肢不慎被开水烫伤 1 小时，疼痛明显。查体：左前壁约患者手掌大小皮肤红肿明显，有大小不一水疱，水疱无破裂，创面无明显异物污染。关于患者的正确治疗是

A. 创面周围注射止痛药物
B. 注射破伤风类毒素
C. 消毒后局部加压包扎
D. 去除水疱皮，消毒包扎
E. 抽去水疱液，消毒包扎

13. 男，50 岁。幽门梗阻持续胃肠解压半个月，每日 10%葡萄糖 2500ml，5%葡萄糖盐水 1000ml，10%氯化钾 30ml，每日尿量 1500ml，2 天前开始出现全腹胀，无压痛及反跳痛，肠鸣音消失，最可能的原因是

A. 低钾血症　B. 低氯血症
C. 低钠血症　D. 低磷血症
E. 低钙血症

14. 男，25 岁。跌倒致左下颌部皮肤裂口 2.5cm，自行

压迫贴敷6小时后，伤口红肿、渗血。其适宜的处理方法是

A. 清创后延期缝合
B. 清洗伤口后加压包扎
C. 一般换药
D. 清创后一期缝合
E. 清创止血包扎

15. 女，74岁。行胃癌根术后7天，咳嗽后腹部切口内有大量淡红色液体流出，最可能的情况是

A. 切口下异物　B. 切口感染
C. 切口皮下积液　D. 伤口裂开
E. 切口内水肿

（16～17题共用备选答案）

A. 直肠癌Miles术后
B. 肺癌根治术后
C. 短肠综合征
D. 长期昏迷病人
E. 冠状动脉搭桥手术后

16. 需接受肠内营养的是

17. 需接受肠外营养的是

18. 女，50岁。右乳头皮肤脱屑、结痂半年。去除痂皮可见糜烂样创面，刮片细胞学检查：颗粒大而异型，胞质透明的肿瘤细胞。这种细胞称为

A. 镜影细胞　B. L/H型细胞
C. 陷窝细胞　D. Paget细胞
E. 多核瘤巨细胞

19. 女，35岁。自然分娩后3周，母乳喂养，右乳外红肿、疼痛伴发热3天。查体：T 39.3℃，右乳外上象限5cm范围皮肤红肿、触痛，波动性明显。实验室检查，WBC $16.6\times10^9/L$。最主要的治疗措施是

A. 应用广谱抗生素
B. 切开引流
C. 局部热敷
D. 脓液穿刺抽吸
E. 停止哺乳

（20～21题共用题干）

女，45岁。左乳房肿块2个月。无疼痛，发热。查体：左乳外上象限5.5cm×3cm肿块，质硬，边界不清楚，无压痛，与皮肤轻度粘连，与胸肌无粘连；左腋窝扪及一枚2cm×1cm质硬淋巴结，孤立，活动，无触痛；颈及锁骨上未扪及肿大淋巴结。胸片及肝脏B超未见异常。

20. 患者初步诊断左乳腺癌，其临床分期是

A. $T_3N_1M_0$　B. $T_2N_1M_0$
C. $T_1N_1M_0$　D. $T_3N_2M_0$
E. $T_4N_2M_0$

21. 为明确诊断并决定新辅助化疗方法，最佳的检查方法是

A. 手术切除活检　B. 乳腺B超
C. 细针针吸细胞学　D. 空心针穿刺活检
E. 血清肿瘤标志物检测

22. 治疗口服中毒时最常见的吸附剂是

A. 树脂　B. 食用油
C. 牛奶　D. 活性炭
A. 鸡蛋清

23. 女，75岁。家中浴室洗澡2小时后，被发现昏迷在浴室内。室内燃气炉取暖，门窗紧闭。查体：呼吸不规律，BP 110/70mmHg。现场急救的首要措施是

A. 保持呼吸道通畅
B. 呼入高浓度氧气
C. 搬离现场
D. 给予气管插管呼吸机辅助呼吸
E. 口对口人工呼吸

2015年外科总论与其他真题汇总

1. 下列疾病的患者中，最易合并疖病的是

A. 消化性溃疡　B. 糖尿病
C. 门静脉高压症　D. 胃癌
E. 肝炎

2. 不需要通过辐照来预防输血相关移植物抗宿主病的血液成分是

A. 新鲜冰冻血浆　B. 浓缩血小板
C. 浓缩白细胞　D. 悬浮红细胞
E. 洗涤红细胞

3. 急性大量失血患者需要输注红细胞时，应首选的品种是（最后冲刺原题）

A. 去除白细胞的红细胞
B. 悬浮红细胞
C. 洗涤红细胞
D. 辐照红细胞
E. 浓缩红细胞

4. 男，35 岁。拟行背部皮脂腺囊肿切除术，手术区皮肤消毒范围要包括手术切开周围（超纲题）

A. 25cm 的区域　　B. 10cm 的区域
C. 30cm 的区域　　D. 15cm 的区域
E. 20cm 的区域

5. 男，60 岁。唇部疖肿 3 天，如脓头被挤破，最可能发生的危险是

A. 脑内脓肿
B. 眼球化脓性感染
C. 面颈部蜂窝织炎
D. 化脓性海绵状静脉窦炎
E. 上颌骨骨髓炎

6. 男，65 岁。患再生障碍性贫血 2 年，多次输血治疗，最近 2 次输血过程中出现发热，最高达 39℃以上，经对症处理症状缓解。此次拟输血改善贫血症状，应输注的血液成分是

A. 辐照红细胞
B. 悬浮红细胞
C. 去除白细胞的红细胞
D. 冰冻红细胞
E. 浓缩红细胞

7. 疑诊中心静脉导管感染时的首要处理措施是

A. 应用抗真菌药物
B. 预防感染性休克
C. 应用广谱抗生素
D. 拔出导管，同时导管尖端送细菌培养
E. 控制高热

8. 对浅Ⅱ°烧伤的描述，正确的是

A. 常有增生性瘢痕
B. 如无感染，需 3 ~ 4 周恢复
C. 伤及真皮层及皮下组织
D. 皮肤有水疱，去疱皮后创面红润、潮湿
E. 创面痛觉较迟钝

9. 男，60 岁，体重 55kg。全胃切除术后 5 天，左上腹疼痛，腹腔引流管内可见少量肠液。查体：T 37.2℃，P 100 次/分钟，R 19 次/分钟，BP 130/80mmHg。左上腹轻压痛，无反跳痛、肌紧张。予禁食，肠外营养。该患者的 REE（实际静息能量消耗）大约是（新增考点）

A. 80%　　B. 200%
C. 140%　　D. 100%
E. 60%

10. 患者，男，39 岁。突然发热，畏寒，左下肢出现片状红疹，微隆起，色鲜红，中间颜色稍淡，边界清楚，伴烧灼疼痛。既往有足癣 10 年史。其最可能感染的病原体是

A. 真菌
B. 腐生葡萄球菌
C. 表皮葡萄球菌
D. 乙型溶血性链球菌
E. 金黄色葡萄球菌

11. 男，40 岁。右上臂刀割伤 16 小时。查体：右上臂外侧纵形切口，长约 4cm，边缘整齐。清创后，应放置的伤口内引流物是

A. 生理盐水纱布　　B. 负压吸引管
C. 乳胶管　　D. 烟卷纱条
E. 凡士林纱条

12. 男，40 岁。田间劳动时，右足底被割破，伤口 2cm，深达肌腱，自行包扎。10 天后出现乏力、畏光、咀嚼无力、下肢痛。无神经系统疾病病史。查体：大汗，苦笑面容，张口困难，角弓反张，阵发性四肢痉挛。心肺无异常，腹肌强直，无压痛。治疗措施最重要的是

A. 应用大剂量青霉素
B. 控制肌肉痉挛
C. 吸氧
D. 中和血中毒素
E. 纠正水电解质失衡

13. 男，36 岁。胃溃疡穿孔修补术后 1 年，近 1 周因粘连性肠梗阻行胃肠减压，每日引流液约 1000ml。测血钠 125mmol/L，血钾 3.54mmol/L，血 pH 7.36。此时静脉补液治疗应首选的液体是（新增考点）

A. 林格液　　B. 高渗盐水
C. 低渗盐水　　D. 碳酸氢钠
E. 高渗葡萄糖

14. 男，20 岁。10000m 长跑后摔倒，眼窝下陷，神志不清。急查：血钾 5.3mmol/L，血钠 155mmol/L。该患者最可能的水电解质平衡紊乱类型是

A. 高渗性脱水　　B. 等渗性脱水
C. 低钠血症　　D. 高钠血症
E. 低渗性脱水

（15 ~ 16 题共用备选答案）

A. 术后 4 ~ 5 天　　B. 术后 6 ~ 7 天
C. 术后 14 天　　D. 术后 7 ~ 9 天
E. 术后 10 ~ 12 天

15. 头、面颈部手术切口拆线的时间应为

16. 减张缝线拆除的时间应为

17. 幽门梗阻长期呕吐患者常易发生的电解质紊乱是

A. 低钾低氯性酸中毒
B. 低钾低氯性碱中毒

C. 高钾高氯性酸中毒
D. 高钾高氯性碱中毒
E. 低钾高氯性碱中毒

18. 女，40 岁。双侧乳腺月经前明显胀痛，月经后可自行缓解。乳腺超声提示双侧乳腺多发小结节，大小约 0.4cm，无明显血流信号，双侧腋窝未见肿大淋巴结。最可能的诊断是
A. 非哺乳期乳腺炎
B. 乳腺纤维腺瘤
C. 乳腺结核
D. 乳腺囊性增生病
E. 乳腺癌

19. 女，60 岁。清晨在家中被发现昏迷，急诊入院。查体：昏迷，皮肤潮红，口唇樱桃红色，双侧瞳孔大小正常，最可能的诊断是
A. 镇静催眠药中毒
B. 有机磷杀虫药中毒
C. 乙醇中毒
D. 阿托品中毒
E. 一氧化碳中毒

（20～21 题共用题干）

女，36 岁。初产，哺乳期间左侧乳房胀痛，发热 3 天。查体：T 39.2℃，P 106 次/分钟。左乳房外上象限 6cm×6cm 红肿，有明显压痛和波动感。

20. 该患者下一步最主要的治疗措施是
A. 止痛对症治疗
B. 穿刺抽脓
C. 局部应用鱼石脂软膏
D. 切开引流
E. 局部热敷

21. 该患者经治后康复，避免再次发生的治疗措施不包括
A. 注意婴儿口腔卫生
B. 防止乳头损伤
C. 预防性应用抗生素
D. 养成定时哺乳习惯
E. 避免乳汁淤积

22. 下列关于中毒的诊治过程的描述，错误的是
A. 了解既往史，药物服用史
B. 待毒物标本检验结果回报治疗
C. 了解工作环境，毒物接触史
D. 进行系统的体格检查
E. 留取可能含毒物的相关标本

2014 年外科总论与其他真题汇总

1. 女，40 岁，月经正常。右乳腺癌根治术后，病理报告为：右乳腺浸润性导管癌，右腋窝淋巴结（4/20）转移。雌激素受体和孕激素受体检测均为阴性。该患者适宜的治疗是
A. 应用芳香化酶抑制剂
B. 卵巢放疗
C. 化疗
D. 应用雌激素受体抑制
E. 卵巢切除

2. 女，60 岁，被家人发现其昏迷在浴室内，使用的是燃气热水器。查体：皮肤潮红，瞳孔大小正常，口唇樱桃红色。最可能的诊断是
A. 一氧化碳中毒
B. 安眠药中毒
C. 有机磷杀虫药中毒
D. 乙醇中毒
E. 阿托品中毒

（3～4 题共用题干）

女，28 岁。哺乳期间左侧乳房胀痛、发热 3 天。查体：T 39.2℃，P 106 次/分，左乳房外上象限 6×4cm 红肿，有明显压痛，无波动感。

3. 最可能的致病菌是
A. 腐生葡萄球菌
B. 金黄色葡萄球菌
C. 溶血性链球菌
D. 表皮葡萄球菌
E. 厌氧菌

4. 治疗康复后措施不包括
A. 防止乳汁淤积
B. 保持乳头清洁
C. 避免乳头损伤
D. 保持婴儿口腔卫生
E. 预防感染

5. 女，60 岁，右乳头脱屑、结痂半年。去除右乳头表面痂皮，可见鲜红色糜烂面，刮片细胞学检查见大而异型、胞质透明细胞。该种细胞称为

A. 浆细胞
B. R－S 细胞
C. 印戒细胞
D. 佩吉特（Paget）细胞
E. 类上皮细胞

6. 属于血小板输注禁忌证的是
A. 肿瘤化疗后的血小板减少
B. 体外循环
C. 血栓性血小板减少性紫癜
D. 肿瘤放疗后的血小板减少
E. 肝移植手术

7. 男，30 岁，右小腿贯穿性枪伤，X 线检查未发现骨折及异物残留。正确的处理是
A. 清创，开放引流 3～5 天，延期缝合伤口
B. 清创，去除异物，缝合伤口
C. 清创，切除伤口周围皮肤 3mm，缝合伤口
D. 清创，充分引流，包扎伤口，直至愈合
E. 切开弹道全程，清创，缝合伤口

8. 女，35 岁，右小腿前部不慎被锄头砸伤 2 小时，右胫前皮肤创口 3cm，未见畸形。清创处理错误的是
A. 清创后置引流片
B. 清洗创口周围皮肤
C. 上下纵形延长切口
D. 清除泥沙等异物
E. 过氧化氢冲洗

9. 临床输注冰冻血浆的目的是补充
A. 凝血因子　　B. 白蛋白
C. 免疫球蛋白　　D. α－球蛋白
E. 电解质

10. 男，35 岁，体重 75kg，因陈旧性股骨干骨折入院行择期手术。查体：P 85 次/分，BP 125/80mmHg，一般状况良好，心肺无异常。实验室检查：Hb 130g/L，凝血功能正常。肝、肾功能正常。手术中因出血可能需要输血，下列治疗方案中不应首选的是
A. 术中回收式自身输血
B. 急性等容血液稀释
C. 术后回收式自身输血
D. 输注异体红细胞和新鲜冰冻血液
E. 术前储存式自身输血

11. 痈最常见的发生部位是
A. 腰部　　B. 臀部
C. 面部　　D. 胸部
E. 背部

12. 外科患者鼻饲肠内营养时，为预防吸入性肺炎，最主要的措施是
A. 尽量减少输液总量
B. 降低输液浓度
C. 输注营养液时采用半卧式
D. 同时给予促胃肠动力药
E. 控制营养液输注速度

13. 腹部手术后切口化脓性感染，错误的处理是
A. 碘伏纱布湿敷
B. 局部理疗
C. 局部应用抗菌药物
D. 拆除缝线，换药
E. 切口清创后立即缝合

14. 腰椎麻醉术后急性尿潴留，最常用的处理方法是
A. 针灸
B. 耻骨上膀胱造瘘
C. 导尿
D. 热敷
E. 耻骨上膀胱穿刺

15. 男 56 岁。上腹部创伤高位肠瘘 5 天，血压 90/60mmHg，血 pH 7.2，HCO_3^- 15mmol/L。该患者酸碱平衡紊乱类型是
A. 呼吸性碱中毒
B. 代谢性碱中毒
C. 呼吸性酸中毒
D. 代谢性酸中毒
E. 呼吸性酸中毒合并代谢性碱中毒

16. 女，49 岁，烧伤后 3 小时入院。双大腿、小腿及足布满大小不等水疱，可见潮红创面，疼痛明显。该患者的烧伤面积是
A. 45%　　B. 20%
C. 40%　　D. 35%
E. 32%

17. 女，20 岁。足癣多年，近 1 周发热，右小腿出现片状红斑，腹股沟淋巴结肿大、疼痛。最有可能的致病菌是
A. 乙型溶血性链球菌
B. 铜绿假单胞菌
C. 梭状芽胞杆菌
D. 金黄色葡萄球菌
E. 表皮葡萄球菌

（18～19 题共用备选答案）
A. 氮平衡试验
B. 三头肌皮褶厚度
C. 血清转铁蛋白
D. 上臂中部周长

E. 肌酐/身高指数

18. 反映机体蛋白质营养状况的是

19. 评价患者营养摄入水平和分解代谢状况的是

2013年外科总论真题汇总

1. 男，30岁。喉结下肿痛1周，肿胀渐至颈中部，能讲话。查体：T 38.7℃，BP 100/60mmHg，右颈部明显肿胀、压痛，皮肤不红、无波动。WBC 15×10⁹/L，血培养阴性。该患者最可能的诊断是

A. 急性颌下腺炎　B. 急性淋巴管炎

C. 颈部蜂窝织炎　D. 急性咽喉炎

E. 急性腮腺炎

2. 男，20岁。右大腿前皮肤烧伤3小时，面积约为8%，布满数个大水疱，创面湿润，痛觉明显。其创面处理应是

A. 新洁尔灭消毒烧伤处，包扎

B. 烧伤处涂碘酒，覆盖敷料

C. 将水疱消毒后穿刺抽液，定时换药

D. 消毒后将水疱全部剪除，包扎

E. 暴露伤口，观察

3. 男，63岁。因小肠穿孔行小肠部分切除吻合术后5天，诉切口疼痛。查体：敷料上少量脓性分泌物，切口下端红肿、压痛，挤压时有少量脓性分泌物。正确的处理是

A. 拆开皮肤缝线，彻底清创后再次缝合

B. 伤口全层拆开，彻底清创后缝合

C. 无需拆开皮肤缝线，直接塞入引物流

D. 无需拆开皮肤缝线，用酒精湿敷伤口

E. 拆开皮肤缝线，清创后放置引流物

4. 女，50岁，体重60kg。因反复呕吐5天入院。血清钠130mmol/L。入院当天应补充的钠量是

A. 25.5g　B. 21g

C. 4.5g　D. 15g

E. 10.5g

5. 男，45岁。因反复腹痛伴腹胀半年入院，入院诊断考虑胃窦癌。近日出现呕吐隔夜宿食。查体：T 37.0℃，P 105次/分，BP 100/70mmHg，唇舌干燥，皮肤失去弹性，眼窝凹陷。该患者除脱水外，最可能出现的酸碱失衡是

A. 低氯高钾性酸中毒

B. 高氯低钾性碱中毒

C. 低氯低钾性碱中毒

D. 低氯低钾性酸中毒

E. 低氯主钾性碱中毒

6. 男，38岁。因胃癌行胃大部切除术，术中估计失血1200ml，术后患者感胸闷、心悸。血常规：Hb 70g/L，Plt 100×10⁹/L。给患者输注的血液成分首选的是

A. 洗涤红细胞

B. 悬浮红细胞

C. 辐照红细胞

D. 冰冻红细胞

E. 浓缩红细胞

7. 男，38岁。脓毒性休克患者。动脉血气分析示代谢性酸中毒、I型呼吸衰竭。下列治疗措施中可能造成组织缺氧加重的是

A. 静脉滴注小剂量多巴胺

B. 静脉滴注糖皮质激素

C. 补充胶体液

D. 快速补充碳酸氢钠

E. 快速补充晶体液

8. 洗涤红细胞的特点是

A. 淋巴细胞含量与全血相同

B. 血浆蛋白的含量很少

C. 红细胞含量与全血相同

D. 血小板含量与全血相同

E. 粒细胞含量与全血相同

9. 为了预防输血相关移植物抗宿主病，输注前需要进行辐照的血液成分是

A. 新鲜冰冻血浆

B. 普通冰冻血浆

C. 冰冻红细胞

D. 浓缩血小板

E. 冷沉淀

10. 葡萄球菌感染灶内主要的炎性细胞是

A. 嗜酸粒细胞

B. 中性粒细胞

C. 单核细胞

D. 嗜碱粒细胞

E. 淋巴细胞

11. 不符合低钾血症临床表现的是

A. 精神萎靡

B. 心律失常
C. 肠鸣音消失
D. 腹胀
E. 腱反射亢进

12. 通过胃管肠内营养时，判断有胃潴留的标准是，在停止输营养液 30 分钟后，回抽量至少大于
A. 100ml
B. 150ml
C. 200ml
D. 50ml
E. 250ml

13. 急性蜂窝织炎最主要的致病菌是
A. 厌氧菌
B. 肺炎链球菌
C. 铜绿假单胞菌
D. 表皮葡萄球菌
E. 溶血性链球菌

14. 相邻多个毛囊及其周围组织的急性化脓性感染称为
A. 痈
B. 疖
C. 丹毒
D. 疖病
E. 蜂窝织炎

15. 腹部手术切口感染，错误的处理是
A. 敞开切口清创后立即再缝合
B. 拆除缝线，敞开切口
C. 酌情应用抗生素
D. 碘伏纱布湿敷
E. 局部理疗

（16～17 题共用备选答案）
A. 急性胃肠炎
B. 吸入性肺炎
C. 急性胰腺炎
D. 急性胆管炎
E. 全身性感染

16. 鼻饲肠内营养时最易发生的并发症是

17. 肠外营养时最易发生的并发症是

18. 北方农村某农户，冬季采用炉灶取暖，家中老人晨起后感到胸闷，呼吸困难，皮肤黏膜呈樱桃红色。引起这些症状的污染物最可能是
A. 二氧化氮
B. 甲醛
C. 一氧化碳
D. 二氧化碳
E. 二氧化硫

19. 女，22 岁。头晕、呕吐伴流涎半小时。查体：P 90 次/分，BP 100/70mmHg，神志清楚，双瞳孔缩小如针尖，皮肤潮湿，双下肺可闻及湿啰音。最可能的诊断是
A. 安眠药中毒
B. 急性有机磷中毒
C. 急性胃肠炎
D. 亚硝酸盐中毒
E. 急性细菌性痢疾

20. 女，45 岁。左乳外上象限扪及 4cm×3cm 质硬肿块，与皮肤、胸肌无粘连，左腋窝扪及肿大孤立的质硬淋巴结，活动。乳房肿块穿刺细胞学检查见癌细胞。其余检查未见异常。该乳腺癌患者按 TNM 分期应是
A. $T_3N_1M_0$
B. $T_4N_1M_0$
C. $T_2N_1M_0$
D. $T_2N_2M_0$
E. $T_1N_1M_0$

（21～22 题共用题干）

女，30 岁，哺乳期。左乳房胀痛、发热 2 天。查体：T 39.4℃，P 106 次/分。左乳房外上象限 6cm×4cm 范围红肿，有明显压痛和波动感。急行切开引流术。

21. 错误的手术措施是
A. 脓腔最低处引流
B. 切开后用手指探入脓腔间隔膜
C. 行对口引流
D. 切开扩张的乳腺导管充分引流
E. 按轮辐方向做切口

22. 术后抗感染治疗针对的主要致病菌是
A. 白色葡萄球菌
B. 金黄色葡萄球菌
C. 表皮葡萄球菌
D. 腐生葡萄球菌
E. 溶血性链球菌

23. 一氧化碳中毒时，最容易损害的组织是
A. 眼睛
B. 外周神经
C. 肝脏
D. 肾脏
E. 脑

24. 女，53 岁。左乳头脱屑、结痂半年。去除左乳头表面痂片，刮片细胞学检查发现有派杰（Paget）细胞。最可能的诊断是
A. 乳腺粉刺癌

B. 乳腺黏液癌
C. 浸润性导管癌
D. 湿疹样乳腺癌
E. 浸润性小叶癌

2012年外科总论与其他真题汇总

1. 休克的根本病因是
A. 血压下降
B. 中心静脉压下降
C. 心排出量下降
D. 有效循环血量下降
E. 微循环障碍

2. 烧伤3~7天，脱屑愈合，无瘢痕，短期有色素沉着，说明烧伤仅累及
A. 全皮层　B. 表皮全层
C. 皮下层　D. 表皮生发层
E. 真皮层

3. 男，40岁，被车轮碾压5小时。查体：P 120次/分，BP 90/60mmHg。股骨干开放性骨折，双下肢多处皮肤撕脱伤。急救过程中密切注意的电解质表现是
A. 低钾血症　B. 高钾血症
C. 低钠血症　D. 高钠血症
E. 高钙血症

4. 男，35岁。因粘连性肠梗阻行粘连松解手术后5天，一直无肛门排气，病人腹胀，全身感乏力。查体：体温正常，腹部无明显压痛，听诊无肠鸣音。白细胞 $8\times10^9/L$，腹部透视可见小的气液平面。最可能的诊断是
A. 粘连性肠梗阻　B. 腹腔出血并感染
C. 肠穿孔并腹膜炎　D. 呼吸性碱中毒
E. 术后低钾血症

(5~6题共用备选答案)
A. HCO_3^- 增高，EB减少，pH降低
B. HCO_3^- 减少，EB增高，pH降低
C. HCO_3^- 减少，EB减少，pH降低
D. HCO_3^- 增高，EB减少，pH增高
E. HCO_3^- 增高，EB增高，pH增高

5. 代谢性酸中毒
6. 代谢性碱中毒

(7~8题共用备选答案)
A. 小肠切除吻合术
B. 化脓性阑尾炎手术
C. 腹腔镜疝修补术
D. 结肠脾曲癌引起的急症肠梗阻手术
E. 胃后壁穿孔手术

7. 属于“Ⅰ”类切口的手术是
8. 属于“Ⅱ”类切口的手术是

9. 下列对放射性治疗低度敏感的肿瘤是
A. 骨肉瘤　B. 肺癌
C. 多发性骨髓瘤　D. 乳腺癌
E. 鼻咽癌

10. 男，42岁，体重60kg。救火时四肢烧伤2小时，皮肤起疱，烧伤部位焦黄伴剧痛。患者神志清楚，生命征尚稳定。烧伤为Ⅱ°~Ⅲ°，总面积40%。第一个24小时补液总量应为
A. 4600ml　B. 5600ml
C. 6600ml　D. 7600ml
E. 3600ml

11. 破伤风病人典型的症状是在肌紧张性收缩的基础上，发生阵发性肌肉强烈痉挛，通常最先受影响的肌群是
A. 面部表情肌　B. 咀嚼肌
C. 颈部肌群　D. 背部肌群
E. 四肢肌

12. 男性，40岁，呕吐胃内容物已月余，血pH值7.5，血钾3.0mmol/L，尿呈弱酸性。应诊断为
A. 呼吸性酸中毒　B. 呼吸性碱中毒
C. 低钾性碱中毒　D. 代谢性酸中毒
E. 呼吸性酸中毒合并代谢性碱中毒

13. 输全血的指征是急性失血量至少超过总量的
A. 10%　B. 20%
C. 30%　D. 40%
E. 50%

(14~15题共用备选答案)
A. 1~2天　B. 3~5天
C. 7~9天　D. 12~14天
E. 18~21天

14. 切口裂开再缝合后拆线的时间是
15. 切口感染常发生在手术后的

(16~17题共用题干)
男性，18岁，腹部损伤脾破裂，血压70/60 mmHg，失血量约1600ml，尿量每小时10ml，皮肤湿冷，呼吸

急促。

16. 应诊断为

A. 冷休克　　B. 轻度休克

C. 中度休克　　D. 重度休克

E. 暖休克

17. 恰当的治疗策略是

A. 以腹带压迫腹部控制出血

B. 用血管收缩剂使血压升至90/70mmHg，再做手术

C. 快速输入代血浆

D. 边扩容，边手术

E. 术前必须输入足量抗生素

18. 初产妇哺乳期预防急性乳腺炎的措施，错误的是

A. 养成定时哺乳习惯

B. 抗生素预防感染

C. 防止乳头皮肤损伤

D. 注意婴儿口腔卫生

E. 避免乳汁淤积

19. 女，34岁。左乳房包块2cm×1cm，质硬，不光滑，可活动，无压痛。钼靶X线片检查示左乳内见2cm×1cm密度增高影，边界不清，有毛刺改变，内有簇状细小钙化灶。患者因系统性红斑狼疮治疗1年，症状已明显好转。术式选择中最不适合的是

A. 全乳房切除术＋前哨淋巴结检查

B. 保留乳房的乳腺癌切除术

C. 乳腺癌根治术

D. 保留胸大、小肌的乳腺癌改良根治术

E. 保留胸大肌、切除胸小肌的乳腺癌改良根治术

第二十二篇　实践综合概述

2017 年实践综合概述真题汇总
（注：本部分真题融入各系统，没有单独摘出来）

2016 年实践综合概述真题汇总
（注：本部分真题融入各系统，没有单独摘出来）

2015 年实践综合概述真题汇总

1. 有关肝细胞性黄疸患者血、尿中胆红素变化的描述，错误的是
A. 血清间接胆红素含量升高
B. 血清总胆红素含量升高
C. 血清直接胆红素含量升高
D. 直接胆红素含量低于间接胆红素
E. 尿胆红素阴性

2. 男，70 岁。因咳嗽、咳痰 30 年，气短 5 年，近期加重前来体检。胸部 X 线片示双肺透光度增加。其胸部查体最可能出现的体征是
A. 三凹征　B. 呼吸音增强
C. 叩诊实音　D. 语颤增强
E. 叩诊过清音

3. 下列最常表现为吸气性呼吸困难的疾病是
A. 慢性阻塞性肺疾病
B. 支气管哮喘
C. 自发性气胸
D. 胸腔积液
E. 气管肿物

4. 蛋白尿的定义是 24 小时尿蛋白超过
A. 150mg　B. 100mg
C. 200mg　D. 250mg
E. 300mg

5. 男，70 岁。咳嗽、咳痰 30 年，劳力性呼吸困难 2 年。加重伴双下肢水肿、尿少 3 天入院。胸部 X 线片检查最可能出现的心脏病特点是
A. 靴形心　B. 梨形心
C. 烧瓶心　D. 心尖上翘
E. 普大型心

（6～7 题共用备选答案）（最后冲刺押题原题）
A. 颗粒管型　B. 蜡样管型
C. 透明管型　D. 白细胞管型
E. 红细胞管型

6. 慢性肾衰竭尿中常见的管型为

7. 急性肾盂肾炎尿中最常见的管型为

8. 男性，22 岁。突发右胸痛 2 天，无发热、咳嗽。查体：T 37.2℃，右胸廓稍饱满，语音震颤减弱，叩诊呈鼓音，呼吸音消失。该患者最可能的诊断是
A. 气胸　B. 胸腔积液
C. 肺炎　D. 肺气肿
E. 肺不张

（9～10 题共用备选答案）
A. $0.2\times10^9/L$　B. $3.0\times10^9/L$
C. $4.0\times10^9/L$　D. $1.5\times10^9/L$
E. $0.5\times10^9/L$

9. 白细胞减少症的诊断标准是指外周血白细胞总数低于

10. 粒细胞缺乏症的诊断标准是指外周血的中性粒细胞绝对低于

2014年实践综合概述真题汇总
（注：本部分真题融入各系统，没有单独摘出来）

2013年实践综合概述真题汇总

1. 下列病变部位叩诊呈实音的情况最常见于

A. 肺炎　　B. 胸膜粘连
C. 胸腔积液　　D. 肺气肿
E. 气胸

2. 二尖瓣关闭不全的特异性体征是

A. 胸骨左缘第2肋间连续性机器样杂音
B. 胸骨右缘第2肋间收缩性喷射样杂音
C. 心尖部全收缩期吹风样杂音
D. 胸骨左缘第3肋间舒张期叹气样杂音
E. 心尖部舒张中晚期隆隆样杂音

2012年症状与体征真题汇总

1. 触诊主动脉瓣狭窄患者心前区震颤的最佳部位是

A. 胸骨左缘第3、4肋间
B. 剑突下
C. 胸骨左缘第2肋间
D. 胸骨右缘第2肋间
E. 心尖部

2. S_4 的产生机制是

A. 二尖瓣突然关闭
B. 三尖瓣突然关闭
C. 血流冲击心室壁
D. 心房收缩
E. 主动脉瓣突然关闭

3. 重叠奔马律常见于

A. 肥厚型心肌病
B. 心力衰竭伴心动过速
C. 病态窦房结综合征
D. 三度房室传导阻滞
E. 房性期前收缩

4. 心尖搏动点向左下移位常见于

A. 右心室增大　　B. 心包积液
C. 右心房增大　　D. 左心房增大
E. 左心室增大

答案与解析

2018年临床助理医师复习前评估测试卷答案与解析

第一单元

A1型选择题

1.【答案】D

【解析】非胰岛素依赖型糖尿病又称2型糖尿病，主要特点是成年发病，起病缓慢，病情较轻，发展较慢，胰岛素数目正常或轻度减少，血中胰岛素可正常、增多或降低，肥胖者多见，不易出现酮症，一般可以不依赖胰岛素治疗。本型病因、发病机制不清楚，认为是与肥胖有关的胰岛素相对不足及组织对胰岛素不敏感所致。

2.【答案】E

【解析】常用的口服降血糖药包括：磺酰脲类，如格列本脲、格列美脲等，主要降糖机制为促进胰岛细胞释放胰岛素；双胍类，如二甲双胍，主要机制为增加外周组织对葡萄糖的摄取和利用；胰岛素增敏药，如罗格列酮、吡格列酮等，主要通过激活过氧化物酶增殖体受体增强组织对胰岛素的敏感性，抑制胰岛素抵抗；餐时血糖调节药，如瑞格列奈，主要机制也为促进胰岛素释放，但其促进作用较符合生理规律，主要促进餐后胰岛素的释放；α糖苷酶抑制剂，如阿卡波糖，主要通过抑制胃肠道α糖苷酶抑制糖在胃肠道的吸收而降低餐后血糖。

3.【答案】D

【解析】^{131}I治疗的适应证为：①甲状腺肿大Ⅱ度以上；②ATD过敏；③ATD治疗或甲亢手术后复发；④甲亢合并心脏病；⑤甲亢合并白细胞和/或血小板减少或全血细胞减少；⑥甲亢合并肝、肾等脏器功能损害；⑦拒绝手术治疗或手术治疗禁忌证者；⑧浸润性突眼。甲状腺毒症心脏病经ATD控制甲状腺毒症症状后，尽早给予大剂量的^{131}I破坏甲状腺组织。为防止放射性损伤后引起的一过性高甲状腺激素血症加重心脏病变，给予^{131}I的同时需要给予β受体阻断药保护心脏；^{131}I治疗后2周继续给予ATD治疗，等待^{131}I发挥其完全破坏作用；^{131}I治疗后12个月内，调整ATD的剂量，严格控制甲状腺功能在正常范围。

4.【答案】A

【解析】1型糖尿病，胰岛β细胞严重受损，细胞数目明显减少，胰岛素分泌绝对不足，血中胰岛素降低，引起糖尿病，其病理变化早期为非特异性胰岛炎，继而胰岛β细胞颗粒脱失、空泡变性、坏死、消失，胰岛变小、数目减少，纤维组织增生、玻璃样变性。不会出现胰岛细胞增生。

【解题思路】1型糖尿病患者，胰岛细胞严重受损，肯定不会出现胰岛细胞增生。

5.【答案】C

【解析】正常人胆汁中的胆汁酸按其结构分为游离胆汁酸和结合胆汁酸两大类。游离胆汁酸包括胆酸、鹅脱氧胆酸、脱氧胆酸和少量石胆酸；上述游离胆汁酸的24位羧基分别与甘氨酸或牛磺酸结合生成各种相应的结合胆汁酸，如甘氨胆酸、牛磺胆酸、甘氨鹅脱氧胆酸和牛磺鹅脱氧胆酸。胆汁酸按其来源分为初级胆汁酸和次级胆汁酸两类，在肝细胞以胆固醇为原料直接合成的胆汁酸为初级胆汁酸，包括胆酸、鹅脱氧胆酸及其与甘氨酸或牛磺酸的结合产物；次级胆汁酸为初级胆汁酸在肠细菌作用下，第7位α羟基脱氧生成的胆汁酸，主要包括脱氧胆酸和石胆酸及其在肝中分别与甘氨酸或牛磺酸结合生成的结合产物。初级结合胆汁酸只能是胆酸、鹅脱氧胆酸与甘氨酸或牛磺酸的结合产物了，如甘氨胆酸、牛磺胆酸、甘氨鹅脱氧胆酸和牛磺鹅脱氧胆酸，而甘氨脱氧胆酸属于次级结合胆汁酸。

6.【答案】B

【解析】标准正态分布又称为u分布，是以0为均数、1为标准差的正态分布，记为N（0，1）。

7.【答案】C

【解析】核苷酸C－3′原子的羟基能够与另一个核苷酸的5位磷酸基团缩合，生成一个含有3′，5′－磷酸二酯键的核酸分子。这个分子仍保留着C－5′原子的磷酸基团和C－3′原子的羟基。这个C－3′原子的羟基可以继续与第三个核苷酸分子的5位磷酸基团反应，生成含有2个3′，5′－磷酸二酯键的核酸短链。

8.【答案】B

【解析】第一级预防也称病因预防，是在无病期针对病因或致病因素所采取的预防措施，主要是消除或减少控制各种危害健康的因素，并采取增进健康的各种措施，以防止健康人群发病。第二级预防也称临床前期预防，即在疾病的临床前期做好早期发现、早期诊断、早期治疗的“三早”预防措施，以预防疾病的发展和恶化，防止复发和转为慢性病等。第三级预防又称临床期预防，主要是对已患病者采取各种积极有效的治疗和康复措施，及时治疗，以防止病情恶化，预防并发症和伤残，促进康复，恢复劳动和生活能力。

9.【答案】C

【解析】本题是道记忆性题，但也有方法进行记忆：无论是二尖瓣还是主动脉瓣狭窄均是“151”。

程度	瓣口面积（cm^2）
轻度	>1.5
中度	1~1.5
重度	<1.0

10.【答案】C

【解析】癞皮病是缺乏维生素PP，脚气病缺乏维生素B，坏血病缺乏维生素C，佝偻病缺乏维生素D。

11.【答案】A

【解析】有的同学题都没有看就直接选C，等到对答案的时候才想起来这题怎么能错呢，等仔细读完题之后才发现C是完右。真是枉费郭老师的心电口诀“左支R波顶平钝，右支1、2两R波”。

12.【答案】C

【解析】原发性高血压功能紊乱期为高血压的早期阶段，全身细小动脉间歇性痉挛收缩，血压升高，因动脉无器质性病变，痉挛缓解后血压可恢复正常。

13.【答案】B

【解析】假设检验里建立假设有两种。一是无效假设，符号为H_0，假设两总体均数相等（$\mu=\mu_0$），即样本均数x所代表的总体均数μ与假设的总体均数μ_0相等。x和μ_0差别仅仅由抽样误差所致；二是备择假设，符号为H_1，二者都是根据推断的目的提出的对总体特征的假设。这里还有双侧检验和单侧检验之分，需根据研究目的和专业知识而定。

【解题思路】此类问题是医学统计学中最常见，也是最基本的问题，但很多考生绕不过来弯，记住两条即可“统计中假设检验的目的就是以样本推断整体，假设的情况就是两样本总体是否是一个整体”，如果还不明白，请登录颐恒网校官网（http://www.yihengwangxiao.com/），课件专区浏览预防医学课件。

14.【答案】A

【解析】溶血性链球菌分泌的透明质酸酶，能降解疏松结缔组织中的透明质酸；分泌的链激酶，可溶解纤维素，因此细菌易于通过组织间隙和淋巴管扩散，表现为疏松结缔组织内大量中性粒细胞弥漫性浸润，为蜂窝织炎。

15.【答案】B

16.【答案】B

【解析】血管外破坏是指90%的衰老红细胞由于变形能力减退，脆性增高，难以通过微小的孔隙，而滞留在脾和骨髓中被巨噬细胞吞噬。巨噬细胞主要存在于脾，因此血管外溶血时红细胞破坏最主要的场所是脾。

17.【答案】A

【解析】传染病感染过程的五种表现包括：①潜伏性感染，一般不排出病原体，因此与病原携带状态不同；②隐性感染，是最常见的类型；③显性感染，又称临床型感染，五种表现中发生率最低；④病原携带者，由于携带者持续排出病原体无明显临床症状，而不引起人们注意，成为许多传染病的重要传染源；⑤病原体被清除。

18.【答案】C

【解析】导管内原位癌分为粉刺癌和非粉刺型导管内原位癌。粉刺癌是指导管内可见灰黄色软膏样坏死物质，挤压时可由导管内溢出，状如皮肤粉刺，故称为粉刺癌。

19.【答案】E

【解析】血吸虫发育的不同阶段尾蚴、幼虫、成虫、虫卵对宿主均可引起一系列免疫反应，其中虫卵是引起宿主免疫反应和病理变化的主要因素。

20.【答案】D

【解析】公民临床用血时不是不用交费，根据《献血法》第十四条公民临床用血时只交付用于血液的采集、储存、分离、检验等费用；具体收费标准由国务院卫生行政部门会同国务院价格主管部门制定。

21.【答案】E

【解析】心身疾病就是指心理社会因素在发病、发展过程中起重要作用的躯体器质性疾病和躯体功能性障碍。

22.【答案】A

【解析】根据《抗菌药物临床应用管理办法》第二条 本办法所称抗菌药物是指治疗细菌、支原体、衣原体、立克次体、螺旋体、真菌等病原微生物所致感染性疾病病原的药物，不包括治疗结核病、寄生虫病和各种病毒所致感染性疾病的药物以及具有抗菌作用的中药制剂。（颐恒网校 www.yihengwangxiao.com QQ 4006865291）

23.【答案】B

【解析】医患沟通的技巧包括言语沟通和非言语沟通。选项B、C、D不难记住属于非言语沟通的技巧。A语调表情，B注意倾听是如何分类的呢？

注意倾听，是要积极的去听，患者向医生的“倾诉”也可以缓解紧张情绪，给予患者关注，同时注意患者说话的内容，不要有遗漏，还要归纳总结。语调表情，是通过语音的高低、缓急去表达关注、同情等信息，也可以根据患者的语调表情来判断对方的心理状态。注意倾听属于言语沟通的技巧，语调表情属于非言语沟通的技巧。

24.**【答案】**C

【解析】根据《麻醉药品和精神药品》第四十一条，医疗机构应当对麻醉药品和精神药品处方进行专册登记，加强管理。**麻醉药品处方至少保存3年，精神药品处方至少保存2年。**

25.**【答案】**D

【解析】医学科研伦理的要求：①动机纯正；②诚实严谨；③敢于怀疑；④公正无私；⑤团结协作；⑥知识公开。

26.**【答案】**A

【解析】应激源是指引起应激的刺激，也就是应激的原因。常见的应激源有：

（1）社会文化性应激源：生活事件、日常困扰、重大变故和文化冲突等。

（2）职业性应激源：指与工作有关的应激源，常常由于人与工作岗位的要求不相适应而造成。当然，不良的作业环境、人际关系障碍、组织的激励机制、组织结构也是重要的应激源。

（3）环境应激源：各种特殊环境、理化和生物学刺激物。

（4）心理性应激源：如挫折与心理冲突。挫折是由于各种障碍造成行为不能达到目的或趋向目标的进程受阻而延搁时产生的紧张状态和情绪反应。

27.**【答案】**C

【解析】医学人道观是指在医学活动中，特别是在医患关系中表现出来的同情和关心患者、尊重患者的人格与权利、维护患者利益、珍视人的生命价值和质量的伦理思想和权利观念。

医学人道观人权观的核心内容：尊重患者生命、尊重患者的人格、尊重患者平等的医疗权利、尊重患者的生命价值。

28.**【答案】**E

【解析】很多同学对心理学的术语根本看不明白，其实常考的就那么几个，记住关键词可以帮助提高做题的正确率。例如：恐怖——系统脱敏、满贯（冲击）疗法，不良习惯——厌恶疗法，强迫——森田疗法，自由联想/本能、欲望/本我、自我、超我/意识、潜意识——精神分析，以人为本/倾听——人本主义，系统脱敏、满贯（冲击）、厌恶疗法——行为主义治疗。

29.**【答案】**D

【解析】D项说法片面，在医疗实践活动中，医患双方应当履行好各自的义务，并享有相应的权利。

30.**【答案】**C

31.**【答案】**E

【解析】这道解剖题迷惑了多少人呢？又让多少人为之伤脑筋呢？最后还是选择蒙一个是吗？我们来看，直肠上、下动脉供应齿状线以上的血液，肛管动脉供应齿状线以下的血液。直肠上静脉供应齿状线以上的血液，直肠下静脉、肛管静脉供应齿状线以下的血液。注意：“直肠上静脉、直肠下静脉与肛管静脉”和“直肠上静脉与直肠下静脉、肛管静脉”这两种描述是有区别的。假如，E选项变更为“直肠上静脉与直肠下静脉、肛管静脉”这种表述，则符合以齿状线为分界原则。

32.**【答案】**E

【解析】白蛋白有维持胶体渗透压的作用，当白蛋白丢失后由于血浆胶体渗透压低下，易发生水潴留，从而导致组织间隙水肿。当及时补充白蛋白时，血浆胶体渗透压恢复，促使组织液水分移至毛细血管内，水肿改善，潴留的水将通过肾脏过滤产生尿液而排出，此时尿量有一定增加。此外，临床上常用白蛋白与利尿剂联合使用，治疗门静脉高压、肾病综合征的疾病，目的为减少水在组织间的潴留。

33.**【答案】**A

【解析】本题主要区分单纯性胰腺炎与急性出血坏死性胰腺炎，后几项均是单纯性胰腺炎表现；当出现出血坏死性胰腺炎时，可出现呼吸、循环衰竭，出现休克等表现，选项A，就是提示患者呼吸窘迫综合征，提示为出血坏死型胰腺炎。血尿淀粉酶、血清脂肪酶与急性胰腺炎的严重程度不成正比，而血WBC没有特异性。

34.**【答案】**C

【解析】神经冲动传到轴突末梢时，由于局部膜去极化的影响，引起电压门控Ca^{2+}通道开放，Ca^{2+}内流，促进ACh递质释放。所以Ca^{2+}是递质释放有关的兴奋－分泌偶联的偶联因子，后面的传递过程是ACh扩散至终板膜，与N－ACh门控通道亚单位结合，通道开放，允许Na^+、K^+跨膜流动，使终板膜去极化形成终板电位。随之该电位以电紧张性方式扩布，引起与之相邻的普通肌细胞膜去极化达到阈电位，激活电压门控Na^+通道而爆发动作电位。

35.**【答案】**A

【解析】由于我们对于“腹部压痛、腹肌紧张和反跳痛”太熟悉啦，看到“腹膜炎”就迫不及待的选它了。但是，这道题的关键词是“病情恶化”而不是“腹膜炎”，而“腹胀加重是腹膜炎病情恶化的重要标志”!

36.【答案】E

【解析】早期胃癌根治术后原则上不必辅助化疗，下列情况者应进行化疗：①病理组织分化差；②癌灶面积 > 5cm^2；③进展期胃癌无论淋巴结有无转移者；④多发癌灶；⑤周围淋巴结有转移；⑥年龄低于40岁。

37.【答案】B

【解析】急性胰腺炎：腹痛为主要表现和首发症状，突然起病，程度轻重不一，可为刀割样痛、钝痛、钻痛或绞痛，呈持续性，可有阵发性加剧，不能为胃肠解痉药缓解，进食可加重。疼痛部位多位于中上腹，可向腰背部呈带状放射，取弯腰抱膝位可缓解疼痛。轻症腹痛3～5天即缓解。重症病情发展较快，腹部剧痛持续较长，因为渗液扩散，可引起全腹痛。少数年老体弱患者可无腹痛或轻微腹痛。

38.【答案】A

【解析】成年人每日吸收铁约1mg，主要在小肠上部被吸收。

39.【答案】D

【解析】倾倒综合征：胃大部切除术后，由于失去了幽门的节律功能，导致胃内容物排空过快，产生一系列临床症状。早期倾倒综合征：是由于高渗性食物过快进入空肠，将大量细胞外液吸入到肠腔，使循环血容量骤减所致，表现为进食后半小时出现心悸、恶心、呕吐、乏力、出汗、腹泻等。晚期倾倒综合征：是由于食物过快进入空肠，血糖一时性增高，致胰岛素分泌增多，而发生反应性低血糖所致，又称为低血糖综合征，多发生在进食后2～4小时。2年以上治疗仍未改善症状，应手术治疗。

40.【答案】B

【解析】胃大部切除术后晚期并发症①倾倒综合征：胃大部切除术后，由于失去了幽门的节制功能，导致胃内容物排空过快，产生一系列临床症状。早期倾倒综合征：是由于高渗性食物过快进入空肠，将大量细胞外液吸入到肠腔，使循环血容量骤减所致，表现为心悸、恶心、呕吐、乏力、出汗、腹泻等。晚期倾倒综合征：是由于食物过快进入空肠，血糖一时性增高，致胰岛素分泌增多，而发生反应性低血糖所致，又称为低血糖综合征。2年以上治疗仍未改善症状，应手术治疗。②碱性反流性胃炎：临床表现三联征：剑突下持续烧灼痛、胆汁性呕吐、体重减轻。严重时应手术治疗。③溃疡复发：应先进行正规的非手术治疗。如出现并发症则选用适当的处置方法。④营养性并发症：营养不足，体重减轻：应针对病因，调节饮食。贫血：胃大部切除使壁细胞减少，壁细胞可分泌盐酸和抗贫血因子，胃酸不足可致缺铁性贫血，可给予铁剂治疗；抗贫血因子缺乏可致巨幼红细胞性贫血，可给予维生素 B_{12}、叶酸等治疗，严重的可给予输血；腹泻与脂肪泻：粪便中排出的脂肪超过摄入的7%则称为脂肪泻。可进少渣易消化高蛋白饮食，应用考来烯胺（消胆胺）和抗生素；骨病：多发生于术后5～10年，女性多见，可分为隐性骨质软化、骨质疏松和混合型，可补充钙和维生素D。⑤残胃癌：指因良性病变施行胃大部切除术至少5年后发生在残胃的原发性癌，需再次手术做根治切除。

【解题思路】以上解析内容帮大家复习了胃大部切除术后的并发症。本题易误选A，掌握各并发症的发病机制是解题关键。

41.【答案】D

【解析】此题考查红细胞的生理特性。可塑变形性：指正常红细胞在外力作用下具有变形能力的特性。红细胞必须经过变形才能通过口径比它小的毛细血管和血窦孔隙，是红细胞生存所需的重要特性。衰老红细胞变形能力降低。

42.【答案】E

【解析】支气管镜对于肺癌的诊断、确定病变范围、明确手术指征与方式很有价值。本题易混淆的是没有认清题干中的意义，本题中明确给出胸部CT诊断中心型肺癌时，最有诊断价值的检查，在其CT检查的基础上，此时最有诊断价值的检查毫无疑问为支气管镜。

43.【答案】A

【解析】正常情况下尿中几乎不含葡萄糖，表明葡萄糖被全部重吸收。微穿刺试验表明，滤过的葡萄糖均在近端小管，特别是在近端小管的前半段被重吸收。小管液中的葡萄糖通过 Na^+ - 葡萄糖同向转运体，以继发性主动转运的方式转入细胞内；进入细胞内的葡萄糖由葡萄糖转运体以易化扩散的方式转运入细胞间液。正常人的肾糖阈为8.9～10mmol/L。

44.【答案】B

【解析】肺炎链球菌肺炎主要表现为肺组织充血水肿，肺泡内浆液渗出及红、白细胞浸润，白细胞吞噬细菌，继而纤维蛋白渗出物溶解、吸收，肺泡重新充气。在肝变期病理阶段实际上并无确切分界，经早期应用抗菌药物治疗。病变消散后肺组织结构多无破坏，不留纤维瘢痕。

45.【答案】D

【解析】排尿反射是一种脊髓反射，其初级中枢在骶髓，但正常情况下，排尿反射受中脑和大脑皮层的高位中枢的控制。可有意识地抑制或加强其反射过程。当膀胱尿量充盈到一定程度时（400～500ml），膀胱壁的牵张感受器受到刺激而兴奋，冲动传到脊髓的排尿反射初级中枢；同时冲动也到达脑干和大脑皮层的排尿反射高位中枢，并产生尿意。当高位截瘫时排尿的初级中枢失去了高位中枢的控制，将导致排尿异常，出现尿失禁。如果支配膀胱的传出神经（盆神经）或骶段脊髓受损，排尿反射也不能完成，膀胱变得松弛扩张，大量尿液滞留在膀胱内，导致尿潴留。

46.【答案】C

【解析】最常并发Ⅰ型呼吸衰竭的为ARDS，慢性阻塞性肺疾病最常并发Ⅱ型呼吸衰竭。

47.【答案】E

【解析】此题考查血栓的结局，主要是对一些概念的理解。①软化、溶解、吸收：纤维蛋白溶解酶的激活和白细胞释放溶蛋白酶，使血栓软化并被溶解。②机化、再通：由肉芽组织逐渐取代血栓的过程称为血栓机化；在血栓机化过程中，由于水分被吸收，血栓干燥收缩或部分溶解而出现裂隙，周围新生的血管内皮细胞长入并被覆于裂隙表面形成新的血管，使被阻塞的血管部分地重建血流，称为再通。③钙化：若血栓未能软化又未完全机化，可发生钙盐的沉着，称为钙化。表现为静脉石和动脉石。没有硬化。答案选E。

48.【答案】B

【解析】Kronig峡即肺尖的宽度，正常人为4～6cm，变小提示肺尖有肺结核、肺炎、肺肿瘤、胸膜增厚等。肺上界增宽见于肺气肿、气胸、肺尖部的肺大疱等。

49.【答案】B

【解析】急性肺淤血的特征是肺泡壁毛细血管扩张充血，肺泡壁变厚，可伴肺泡间隔水肿，部分肺泡腔内充满水肿液，可见出血；慢性肺淤血还可见大量含有含铁血黄素颗粒的巨噬细胞。成人呼吸窘迫综合征的病理变化是透明膜形成。

【解题思路】本题用排除法解题，更易快而准地得出答案。

50.【答案】C

【解析】吸入性肺脓肿 病原体**经口、鼻、咽腔**吸入致病。当全身免疫力与气道防御清除功能降低，吸入的病原菌可致病。另外，还可由于**鼻窦炎、牙槽脓肿**等脓性分泌物被吸入致病。脓肿常为单发，其部位与支气管解剖和体位有关。由于右主支气管较陡直，且管径较粗大，吸入物易进入右肺，仰卧位时，好发于上叶后段或下叶背段；坐位时好发于下叶后基底段；右侧卧位时，则好发于右上叶前段或后段。病原体多为**厌氧菌**。

【口诀】仰后背、坐基底、侧前后。

51.【答案】B

【解析】急性右心室梗死主要为右冠状动脉动脉闭塞所引起，窦房结及房室结多由右冠脉血液供应。当右冠脉病变时，发生右室梗死，可出现血压降低、心率减慢。此时再使用呋塞米，可使血压进一步降低，有可能出现休克等情况。

52.【答案】A

【解析】坏疽是指局部组织大块坏死并继发腐败菌感染。坏疽类型及表现见下表：

三种坏疽类型的比较

坏疽类型	常见部位	坏疽部位表现
干性坏疽	动脉阻塞但静脉回流尚畅通的四肢末端	坏死区干燥皱缩呈黑色，与正常组织界限清楚，腐败变化较轻
湿性坏疽	与外界相通的内脏，如肺、肠、子宫、阑尾及胆囊等，也可发生于动脉阻塞且静脉回流受阻的四肢末端	肿胀区呈蓝绿色，且与周围界限不清
气性坏疽	特殊类型的湿性坏疽，系深达肌肉的开放性创伤，合并产气荚膜杆菌等厌氧菌感染	坏死区按之有捻发感

53.【答案】C

【解析】这样的题大家做起来很费劲，全英文，记不住，下面我来说一下我们颐恒网校的记忆方法，很好记忆。静脉曲张需做3个重要的试验：①**大隐**静脉瓣膜功能试验（Trendelenburg试验）——**八格（日本）**；②**深静脉**通畅试验（Perthes试验）——**S试验**；③**交通**静脉瓣膜功能试验（Pratt试验）——**T试验**。总结为：大隐——八格、深静脉——S、交通——T。

54.【答案】E

55.【答案】C

【解析】肥厚型心肌病是一种遗传性心肌病，以室间隔非对称性肥厚为特点。根据左心室流出道有无梗阻可分为梗阻性和非梗阻性肥厚型心肌病。超声心动图明确诊断：室间隔厚度≥15mm，或与左室后壁厚度之比≥1.3。

56.【答案】A

57.【答案】A

【解析】心脏骤停的生存率很低，抢救成功的关键是尽早进行心肺复苏和尽早进行复律治疗。首先识别心脏骤停是关键，以最短时间判断患者有无大动脉搏动（颈动脉和股动脉，10 秒内完成），如患者无大动脉搏动或听诊心音消失，应立即开始心肺复苏。本题考生容易出错的是误选桡动脉搏动消失，桡动脉为周围动脉，不属于大动脉，故不作为心脏骤停的诊断依据。

58.【答案】C

【解析】β 受体阻滞剂通过阻断心脏 β_1 受体而产生抑制心肌收缩力，降低心率和减慢房室传导作用，可加重房室传导阻滞。因此不宜用于高血压伴有房室传导阻滞患者。

59.【答案】A

【解析】一级结构：氨基酸的排列顺序，主要化学键是肽键。

二级结构：多肽链的局部主链构象，包括 α－螺旋、β－折叠、β－转角、无规卷曲。

三级结构：蛋白质的多肽链在各种二级结构的基础上再进一步盘曲或折叠形成具有一定规律的三维空间结构，如结构域。

四级结构：含有 2 条以上肽链的蛋白质才有，如亚基。

蛋白质的二级结构以氢键维系局部主链构象稳定，三、四级结构主要依赖于氨基酸残基侧链之间的相互作用，从而保持蛋白质的天然构象。一般认为蛋白质变性主要发生在二硫键和非共价键的破坏，不涉及一级结构中氨基酸序列的改变。

60.【答案】C

【解析】本题中患者为高血压伴有心绞痛，备选答案中只有硝苯地平和普萘洛尔同时对高血压和心绞痛有治疗作用，而普萘洛尔禁用于哮喘患者，因此答案选择 C。硝苯地平为钙拮抗剂，对于轻、中、重度高血压均有降压作用，亦适用于合并有心绞痛或肾脏疾病、糖尿病、哮喘、高脂血症及恶性高血压患者。ACEI 在肾功能受损或者心梗等高血压病人疗效显著，但是它能导致刺激性干咳，因此对于合并哮喘者，不建议用 ACEI。

61.【答案】B

【解析】成熟红细胞无线粒体，不能进行有氧氧化。血糖是其唯一的能源，成熟红细胞保留的代谢通路主要是葡萄糖的酵解和磷酸戊糖通路以及 2，3－二磷酸甘油酸支路，通过这些代谢提供能量和还原物（NADH，NADPH）以及一些重要的代谢物，对维持成熟红细胞在循环中约 120 天的生命过程及正常生理功能均有重要作用。而此题考查的是主要代谢途径，所以此题的答案为 B。

62 .【答案】A

【解析】利尿剂为一线抗高血压药，也是改善心力衰竭症状的主要药物，因此高血压伴心力衰竭患者比较适合选用。由于利尿药降压作用较弱，单独应用于轻度高血压，严重高血压可与其他药物联合应用。利尿药对血糖和血脂具有不良影响，其可升高血尿酸水平，因此高血糖、高血脂及痛风患者不宜使用；而肥胖患者和老年患者并不是利尿药的禁忌证。

63 .【答案】B

【解析】有机磷中毒引起的肺水肿是因为胆碱酯酶与有机磷结合，不能灭活乙酰胆碱，体内生成的乙酰胆碱累积过多，副交感神经过度兴奋，出现类似毒蕈碱样作用，出现支气管平滑肌痉挛、腺体分泌增加、气道分泌增多，导致肺水肿。阿托品是胆碱受体阻断药，可阻断副交感神经，因此用于治疗有机磷中毒引起的肺水肿。

64.【答案】A

【解析】Graves 病（简称 GD）是器官特异性自身免疫病之一。GD 的主要特征是血清中存在针对甲状腺细胞 TSH 受体特异性自身抗体，称为 TSH 受体抗体（TRAb）。TRAb 有两种类型，即 TSH 受体刺激性抗体（TSAb）和 TSH 受体刺激阻断性抗体（TSBAb）。TSAb 与 TSH 受体结合，激活腺苷酸环化酶信号系统，导致甲状腺细胞增生和甲状腺激素合成、分泌增加。TSH 对 TSH 受体（TSHR）的刺激受下丘脑－垂体－甲状腺轴的负反馈调节，保持甲状腺激素产生的平衡。但是 TSAb 对 TSHR 的刺激没有这种调节机制，导致甲状腺激素过度产生。所以，TSAb 是甲亢的致病性抗体。TSBAb 与甲状腺细胞表面的 TSH 受体结合，占据了 TSH 的位置，使 TSH 无法与 TSHR 结合，所以产生抑制效应，使甲状腺细胞萎缩，甲状腺激素产生减少。

【解题思路】TSAb 导致甲亢；TSBAb 导致甲减。

65.【答案】C

【解析】有机磷农药中毒的烟碱样症状，是由于横纹肌神经肌肉接头处 ACh 蓄积过多，出现肌肉纤维颤动、全身肌强直性痉挛，也可出现肌力减退或痉挛，呼吸肌麻痹引起呼吸衰竭或停止，这是造成患者死亡的常见原因。

A2 型选择题

66.【答案】E

【解析】本题错选原因为没有掌握甲状腺术后并发症的发病机制，只能靠蒙。

患者甲亢术后呼吸困难，颈部肿胀，多为切口内出血压迫气管所致，若发生此种情况，必须立即行床旁抢救，及时剪开缝线，敞开切口，迅速去除血肿。手术切除甲状腺肿块后，受压迫而软化的气管失去支撑作用或因搬动、牵拉肿物使软化气管扭曲、受压，造成气管塌陷，可立即出现窒息，而不是在术后 1 小时；甲状腺危象主要表现为高热、脉快，同时合并神经、循环及消化系统严重功能紊乱；喉上神经内支损伤，可致喉部黏膜感觉丧失，饮食时易发生呛咳，喉上神经外支支配环甲肌，损伤后使甲肌瘫痪，声带松弛，声音变低；双侧喉返神经损伤可导致失音或严重的呼吸困难，甚至窒息，但无颈部肿大。

67.【答案】A

【解析】这道题看起来并不难，但是为何还丢分呢？原因就是一些细节注意不到，比如这道题涉及患者的年龄，正是没有注意到“患者 80 岁”这一信息，或者就根本没有考虑年龄因素，就与正确答案擦肩而过。腹股沟疝的处理原则中有一条是“年老体弱或伴有其他严重疾病而估计肠袢尚未绞窄坏死者可先试行手法复位”。

68.【答案】D

【解析】①算术均数，简称均数，适用于对称分布或近似对称分布的资料。②对于数值变量值呈倍数关系或呈对数正态分布（正偏态分布），如抗体效价及抗体滴度、某些传染病的潜伏期、细菌计数等，宜用几何均数（简记为 G）表示其平均水平。

69.【答案】E

【解析】患者有便秘史，根据排便时疼痛、出血（鲜血），最可能的可诊断为肛裂。

70.【答案】D

【解析】吞咽困难，胃镜检查见食管中段隆起伴溃疡，管腔狭窄，管壁僵硬，考虑食管癌，食管癌中最常见的组织学类型是鳞癌，所以选 D。

71.【答案】E

【解析】评价试验真实性的指标有灵敏度、特异度、假阳性率、假阴性率、约登指数和粗一致性。

（1）灵敏度：指“金标准”确诊的病例中被评试验也判断为阳性者所占的百分比。

（2）特异度：指“金标准”确诊的非病例中被评试验也判断为阴性者所占的百分比。

（3）假阳性率：指“金标准”确诊的非病例中被评试验错判为阳性者所占的百分比。

（4）假阴性率：指“金标准”确诊的病例中被评试验错判为阴性者所占的百分比。

（5）约登指数：是灵敏度和特异度之和减 1。

（6）粗一致性：是试验所检出的真阳性和真阴性例数之和占受试人数的百分比。

72.【答案】D

【解析】此题容易误选 C（骨髓），一是因为对于此病的病理特点不熟悉，二是不熟悉各种系统的组织结构。此患者高热、玫瑰疹和脾大怀疑伤寒，伤寒的主要病理特点是单核巨噬细胞系统的增生性反应，以肠道为最显著，其次为肝、脾、骨髓等。肾脏不属于单核巨噬细胞系统，所以很少累及。

73.【答案】B

【解析】肾综合征出血热又称流行性出血热，是由汉坦病毒属的各型病毒引起的，以鼠类为主要传染源的一种自然疫源性疾病。临床表现分发热期、低血压休克期、少尿期、多尿期、恢复期，其中发热期表现为头痛、腰痛、眼眶痛一般称为“三痛”，皮肤充血潮红主要见于颜面、颈胸部等部位，重者呈酒醉貌。

血常规检查病程第三日后白细胞计数可达（15 ~ 30）$\times 10^9/L$，早期中性粒细胞增多，核左移，有中毒颗粒；血小板从病程第二日起开始减少。流脑常见于 5 岁以下儿童，以畏寒高热、头痛呕吐、黏膜瘀斑及脑膜刺激征为主要临床表现；中毒型细菌性痢疾常表现为中毒症状明显而肠道症状轻微；急性黄疸型肝炎临床表现为全身乏力、食欲减退、腹胀、肝区痛、尿色加深等；败血症感染中毒症状严重，大量蛋白尿少见。

74.【答案】C

【解析】《医疗机构管理条例》第三十二条规定，未经医师（士）亲自诊查病人，医疗机构不得出具疾病诊断书、健康证明书或者死亡证明书等证明文件；未经医师（士）、助产人员亲自接产，医疗机构不得出具出生证明书或者死产报告书。

75.【答案】A

【解析】流行性脑脊髓膜炎简称流脑，是由脑膜炎奈瑟菌引起的急性化脓性脑膜炎，其主要临床表现为突发高热、剧烈头痛、频繁呕吐，皮肤黏膜瘀点、瘀斑及脑膜炎刺激征，严重者可有败血症休克和脑实质损害，常可危及生命，部分患者暴发起病，可迅速致死。本例患者诊断为流行性脑脊髓膜炎，首选青霉素治疗，氯霉素较易透过血脑屏障，对脑膜炎球菌有良好的抗菌活性，故用于不能使用青霉素的患者。

76.【答案】B

【解析】《医疗事故处理条例》第八条：医疗机构应当按照国务院卫生行政部门规定的要求，书写并妥善保管病历资料。因抢救急危患者，未能及时书写病历的，有关医务人员应当在抢救结束后 6 小时内据实补记，并加以注明。题干中医疗机构未在规定时间内补记抢救工作病历内容，违反本条例的规定，由卫生行政部门责令改正；情节严重的，对负有责任的主管人员和其他直接责任人员依法给予行政处分或者纪律处分。

77.【答案】E

【解析】医务人员在选择和确定疾病的诊疗方案时要取得患者的知情和自由选择与决定，对于一些特殊检查、特殊治疗和手术以患者或患者家属（无家属者由监护人）在知情同意书上签字为据。患者曾患妄想型分裂症，目前处于稳定期，患者的丈夫、父母、公婆都没有代理决定权，最终决定权在于患者本人。

78.【答案】A

【解析】（1）角色行为缺如：即患者未能进入角色。虽然医生诊断为有病，但本人否认自己有病，根本没有或不愿意识到自己是患者。

（2）角色冲突：同一个体常常承担着多种社会角色。当患病并需要从其他角色转化为患者角色时，患者一时难以实现角色适应。

（3）角色行为减退：已进入角色的患者，由于更强烈的情感需要，不顾病情而从事力所不及的活动，表现出对病、伤的考虑不充分或不够重视，而影响到疾病的治疗。

（4）角色行为强化：由于依赖性加强和自信心减弱，患者对自己的能力表示怀疑，对承担原来的社会角色恐慌不安，安心于已适应的患者角色现状。或者自觉病情严重程度超过实际情况，小病大养。

（5）角色行为异常：患者受病痛折磨感到悲观、失望等不良心境的影响导致行为异常，如对医务人员的攻击性言行，病态固执、抑郁、厌世、以至自杀等。

不难看出，角色冲突时多个角色对患者来说都很重要，患者无法权衡；缺如是指患者不认为、没有意识到自己有病，忽略了患者的角色。注意区别。

79.【答案】A

【解析】消化性溃疡急性穿孔型患者的典型表现为腹痛突然发生或加重，腹肌紧张，肝浊音界减小或消失，立位X线平片检查可发现膈下游离气体。十二指肠溃疡合并胃肠穿孔者，可有腹膜感染，甚至感染性休克的表现。急性穿孔典型的腹部体征为：肝浊音界消失或缩小；腹膜刺激征，即压痛、反跳痛和肌紧张。

80.【答案】D

【解析】本题为典型阵发性室上速表现。其特点为：①突发突止；②心率150～250次/分钟，节律规则；③QRS波群形态与时限正常；④逆行P波；⑤刺激迷走神经立即终止（按摩颈动脉窦）。房扑特点为：心房呈规律的锯齿状扑动波（F波），扑动波之间的等电线消失，频率为250～300bpm。窦速特点为：窦性心律（P波规律出现），心率大于100次/分钟。房颤特点为：P波消失，代之以f波，频率在300～600次/分钟，心室率绝对不齐，脉短绌。阵发室速特点为：QRS波群提前出现，宽大畸形，T波与主波方向相反的心动过速。以上四种无突发突止特点，且按摩颈动脉窦无效。

81.【答案】A

【解析】本题上腹剧痛和外伤史恰恰说明外伤的位置——肝脏？脾脏？都错了，而是肠管破裂！4个小时外伤后，如果是肝或脾脏破裂，血压还会正常吗？更有被口诀和关键词误导者选胰腺破裂，请问：胰腺破裂会有腹部叩诊移动性浊音（+）吗？故本题只有肠管破裂符合！

82.【答案】D

【解析】考生最容易选E，想当然认为这一类题就是洋地黄。禁用洋地黄口诀：急死肥鱼价格低（急性心梗、肥厚、预激综合征、低钾）。本题解题要点为：卡托普利可引起干咳，加重肺水肿，在急性左心衰（双肺底湿啰音）时禁用。

83.【答案】D

【解析】医师考试的题干越来越长，很多考生不适应，要求我们必须抓住重点信息。本题有助于诊断的关键信息是CEA，因CEA（癌胚抗原）正常值$<5\mu g/L$，而本例患者CEA为$20\mu g/L$，故最可能诊断为消化道肿瘤。结合患者触及包块的位置“右下腹”，故考虑回盲部肿瘤。

84.【答案】E

【解析】胰岛素治疗的适应证是：①T1DM；②各种严重的糖尿病急性或慢性并发症；③手术、妊娠和分娩；④新发病且与T1DM鉴别困难的消瘦糖尿病患者；⑤新诊断的T2DM伴有明显高血糖，或在糖尿病病程中无明显诱因出现体重显著下降者；⑥T2DM β细胞功能明显减退者；⑦某些特殊类型糖尿病。本题妊娠期糖尿病的治疗应选用胰岛素。

85.【答案】A

【解析】凡是施行肠切除吻合术的患者，因手术区污染，不应做疝修补术以免感染。因该患者已行坏死回肠切除、肠吻合术，故应首选单纯疝囊高位结扎术。

86.【答案】A

【解析】有一条很重要的原则：只要急性阑尾炎是局限在某一区域内而非弥漫性，原则上是禁止做腹腔冲洗以免使炎症扩散。故本题选A。

87.【答案】A

【解析】患病率也称现患率，指某特定时间内，总人口中现患某病者（包括新、旧病例）所占的比例。患病率＝某特定时间内一定人群中现患某病的新旧病例数/同期的平均人口数（被观察人口数）×k，k＝100%，1000‰，或10000/万或100 000/10万。

88.【答案】B

【解析】根据患者便血以及“排便时疼痛－间歇期－再次剧痛”的疼痛规律，可诊断为肛裂。肛裂患者排便后肛门括约肌痉挛，故出现便后肛门疼痛加重的现象。

89.【答案】E

90.【答案】E

91.【答案】A

【解析】肛周皮下脓肿是肛门周围脓肿中最常见的，常位于肛门后方或侧方皮下部，一般不大，病变处明显红肿，有硬结和压痛。该患者有发热，肛周胀痛以及肛门周围皮肤发红，明显压痛，显然为局部的非特异性炎症，故最可能诊断为肛周皮下脓肿。

92.【答案】B

【解析】患者为口服阿司匹林引起的急性胃黏膜病变造成的上消化道出血，治疗首选**抑制胃酸分泌的药物**。血小板聚集及血浆凝血功能所诱导的止血作用需要在 $pH>6.0$ 时才能有效发挥，而且新形成的凝血块在 $pH<5.0$ 的胃液中会迅速被消化。所以，抑制胃酸分泌，提高胃内pH值具有止血作用。临床上，对消化性溃疡和急性胃黏膜损害所引起的出血，**常规给予 H_2 受体拮抗剂或质子泵抑制剂**，但**质子泵抑制剂**对提高及维持胃内pH值的作用优于 **H_2 受体拮抗剂**。故首选**质子泵抑制剂（奥美拉唑）**。

93.【答案】A

【解析】该患者的局部症状和全身症状均很重，故考虑坐骨肛管间隙脓肿（早期就有全身中毒症状，如发热、乏力、恶心、食欲不振等；局部表现为持续性跳痛逐渐加重，直肠指诊患侧有压痛性包块，甚至有波动感，易形成肛瘘。

94.【答案】A

【解析】慢性胃炎上皮内瘤变患者：有明确病灶，均应行内镜下切除；未发现明确病灶的，低级别者建议12个月内随访胃镜，高级别者需要立即行内镜下切除大块病灶活检并于6～12个月内复查。本患者为高级别内瘤变，并且有明确病灶，故应行胃镜下黏膜切除术。

95.【答案】C

【解析】很多误选A或B，其原因是认为“直肠肛门指检”是直肠癌最具诊断意义的检查，但该患者在右侧腹部“可触及肿物”，说明不是直肠癌，因直肠癌位置很低。普查大肠癌最常用大便潜血试验，但只用于筛查。电子结肠镜检查可直接看到大肠病变情况并可作活检，得出一个明确的诊断结果，包括纤维结肠镜检查和乙状结肠镜检查，该患者肿物位于右侧，故只能行纤维结肠镜检查。

96.【答案】A

【解析】溃疡性结肠炎可有脓血便或黏液便伴里急后重感，抗生素治疗无效；而慢性细菌性痢疾，抗生素治疗有效；肠结核、Crohn病一般无脓血便。

97.【答案】B

【解析】本题答案很多考生认为应选C（剖腹探查），理由是诊断性腹腔穿刺抽出血性液体，说明肠梗阻都已经发生绞窄了。但是请仔细审题，问题“首选的处理”是什么意思？在血压已经100/80mmHg（脉压已经是20mmHg），说明已经发生休克了，是不是应该先快速补液、扩容，再实施手术。

【解题思路】选C是缺乏临床思维的表现。现在的很多考题答案在书上都找不到原话，必须学懂学透。

98.【答案】E

【解析】丢分的原因是没有正确地将该疾病分度。溃疡性结肠炎大便次数及便血的程度与病情轻重有关，轻者排便2～4次/d，便血轻或无；重者>10次/d，脓血显见，甚至大量便血。本患者每日腹泻2～3次，无便血，无发热、脉速，贫血。结肠镜检查见直肠、降结肠和横结肠充血、水肿，有少数散在浅溃疡，故考虑患者属于轻度溃疡性结肠炎，治疗自然应首选氨基水杨酸制剂。

99.【答案】E

【解析】在正常情况下，当窦房结产生的每一次兴奋传到心房肌和心室肌时，心房肌和心室肌前一次兴奋的不应期均已结束，因此能不断产生新的兴奋，于是，整个心脏就能按照窦房结的节律进行活动。如果在心室肌的有效不应期后、下一次窦房结兴奋到达前，心室受到一次外来刺激，则可提前产生一次兴奋和收缩，分别称为期前兴奋和期前收缩。提前发生的宽大畸形QRS波群出现在有效不应期后的超常期。

100.【答案】A

【解析】该患者连续2年于冬季感冒后，出现咳嗽咳痰持续1个月余，发作伴有憋气，抗感染治疗有效，结合其吸烟史30年，高度怀疑诊断为慢性支气管炎，而慢支的患者在早期无异常发现，故为明确慢支诊断，首先应做肺功能检查，以明确其通气及气道梗阻状况。

101.【答案】D

【解析】关于呼吸系统的检查手段，临床上有很多种，其中胸部影像学检查是最重要的方法之一，操作简单、快捷、费用低廉。尤其是X线胸片更是常规的检查方法。本题中通过发热、咳黄痰以间断咳嗽、咳痰5年的病史，可以初步考虑是慢性阻塞性肺疾病患者急性肺部感染发作，应用 X 线片可以鉴别肺部感染、COPD 或肿瘤、结核等表现，应为首选。其他选项如肺功能和血气分析则是对呼吸功能受损的程度作出分级，以判断是否有呼吸衰竭；痰培养 + 药敏尽管可以查出病原菌，但是耗时长，且本例病人曾自行口服抗生素，其阳性率必然受到影响；支气管镜操作复杂，病人痛苦难耐，不作首选。本题很多考生误选肺功能检查，主要是因为误认为本病为 COPD。

102.【答案】A

【解析】该患者出现巩膜黄染，胆红素升高，表明出现了肝损伤，应停用利福平。

103.【答案】B

【解析】根据患者有喘息、咳嗽症状，而胸片未见异常，则可除外 A、C、D 三项。因心源性哮喘为急性左心衰竭的临床表现，其病理基础是肺水肿（肺瘀血），胸片可有典型表现。嗜酸细胞性肺炎胸片可见淡薄的斑片状浸润阴影。COPD 患者胸片常有慢支、肺气肿征象。支气管舒张试验阳性是诊断支气管哮喘较特异性呼吸功能检查方法。结合患者的临床表现，可诊断为支气管哮喘。

104.【答案】A

【解析】军团菌肺炎起病初期感乏力、肌痛、头痛，24～48 小时后体温升高至 39～40℃，呈稽留热，伴反复寒战。咳嗽有少量黏痰，有时见脓痰或血痰。部分患者有胸痛、呼吸困难，或伴有恶心、呕吐、水样腹泻和消化道出血，重症患者有呼吸、循环或肾衰竭；X 线表现为斑片状影或肺段实变，偶有空洞形成或胸腔积液。大环内酯类抗生素治疗有效。本患者呼吸困难，咳嗽，咳少量黄痰，腹泻两次。自服“先锋霉素”无效；胸片示：左上肺前段、左下肺及右上肺前段、右中肺见斑片状阴影高度提示军团菌肺炎。自服“先锋霉素”无效排除金黄色葡萄球菌肺炎；肺栓塞表现为突发呼吸困难，胸骨后疼痛，晕厥，大汗淋漓，发绀等，故排除肺栓塞；患者 $PaO_2<60mmHg$，$PaCO_2<50mmHg$ 属于Ⅰ型呼衰，且没有 ARDS 的高危因素，无证据显示患者出现进行性的低氧血症，故排除 ARDS；支原体肺炎以干咳为主，胸部 X 线表现为**肺间质性改变**，故排除支原体肺炎。

105.【答案】C

【解析】老年患者，有慢性咳嗽咳痰病史 20 年，查体呼吸音减弱，语音震颤减弱，过清音提示肺气肿，T 38.8℃提示有感染，故本患者最可能的诊断为 COPD。

106.【答案】A

【解析】老年女性，有慢性咳嗽、咳痰、咯血病史 30 年，发热、肺部闻及湿啰音提示感染，注射头孢菌素效果不佳、咳脓痰，排除肺脓肿、慢支，杵状指再次证明长期慢性缺氧，故最可能的诊断为支扩。

107.【答案】D

【解析】此题并不难，要注意诊断的完整性。

108.【答案】B

【解析】突发胸痛，伴呼吸困难，右胸部叩诊鼓音，为气胸的典型表现。

109.【答案】C

【解析】患者为青壮年，急性起病，发热、咳嗽、胸痛。查体右下肺语音震颤增强，呼吸音略减弱，符合肺炎病史及体征。

110.【答案】C

【解析】患者发热 2 周且为低热，考虑为结核中毒症状，右下胸语音震颤减弱，叩诊浊音，呼吸音消失提示胸腔积液，胸痛为胸膜性疼痛，综上可诊断为结核性胸膜炎；浸润性肺结核也会出现结核中毒症状，但一般很少出现胸水和胸痛。

111.【答案】B

【解析】有些考生一看到考题中的小于 6 小时，就先溶栓，直接就选了 E。对什么情况该溶栓，什么情况该做支架还是没有掌握。在 12 小时内的急性心梗，如有介入条件首选介入治疗，即冠状动脉造影及支架植入术。

112.【答案】A

【解析】房性期前收缩通常无须治疗。吸烟、饮酒、喝咖啡均可诱发房性期前收缩，应劝导患者戒除或减量。当有明显症状或因房性期前收缩触发室上速时，应给予治疗。治疗药物有：普罗帕酮、莫雷西嗪、β 受体阻滞剂。本例患者无自觉症状，心室率在正常范围内，主要处理为寻找病因，定期随访。

113.【答案】D

【解析】本例患者间断胸闷，休息缓解，近日无发作，考虑心绞痛的可能性大，活动为诱发因素，适用心电图运动负荷试验。心电图运动负荷试验，通过增加心脏负担以激发心肌缺血。心电图改变主要以 ST 段水平型或下斜型压低≥0.1mV 持续 2 分钟作为阳性标准，适用于稳定型心绞痛或胸痛原因未明者。运动中出现步态不稳、室性心动过速或血压下降时，应立即停止运动。心肌梗死急性期、不稳定型心绞痛、心力衰竭、严重心律失常或急性疾病者禁做运动负荷试验。放射性核素运动显像也可明确诊断，本患者为活动诱发，休息时缓解，此时静态心肌显像对确诊意义不大。

114.【答案】B

【解析】本题主要考点为各种降压药物的适应证及禁忌证。噻嗪类利尿剂禁忌证：痛风。α 受体阻滞剂主要适应证：伴有前列腺增生的老年男性高血压。β 受体阻滞剂禁忌证：急性心力衰竭、支气管哮喘、缓慢型心律失常和外周血管病。ACEI禁忌证：高钾血症、妊娠妇女和双侧肾动脉狭窄。使用排除法：本例患者血钾偏高，禁用ACEI；有痛风病史，禁用利尿剂；有周围血管征，禁用β受体阻滞剂；为女性患者不宜选用α受体阻滞剂。故本患者首选钙通道阻滞剂。其主要适应证为：高血压合并糖尿病、冠心病或外周血管病。不宜在心力衰竭、窦房结功能低下或心脏传导阻滞患者中应用。

115.【答案】B

【解析】本题容易混淆地方为主动脉瓣关闭不全和二尖瓣狭窄均可在心尖部闻及舒张期隆隆样杂音。其区别为二尖瓣狭窄杂音只局限在心尖部，而主动脉瓣关闭不全杂音可出现在主动脉瓣区（胸骨左缘第3、4肋间）及心尖部，即Austin－Flint杂音，这是因为主动脉瓣关闭不全→左心室增大→二尖瓣乳头肌向下牵拉→舒张期相对性二尖瓣狭窄。记忆要点：二尖瓣狭窄：心尖部杂音；主动脉瓣关闭不全：心尖部及主动脉瓣区均有杂音。

116.【答案】E

【解析】急性心力衰竭的常见原因有：心率过快、心室前负荷过重、心室后负荷过重、心肌收缩力显著减弱。本题为血压突然升高所致急性左心衰。考生很容易将卡托普利及硝普钠排除在外，那就掉坑里了。卡托普利有增加肺水肿的副作用，加重左心衰，故卡托普利不能用于急性左心衰。其余各项均为治疗急性左心衰的适应证。

A3/A4型选择题

117.【答案】D

118.【答案】C

【解析】患者老年男性，反复咳嗽、痰中带血、低热，胸片示右肺门肿块，抗炎治疗不吸收，高度怀疑肺癌，为明确诊断应首先纤维支气管镜检查，一旦确诊为肺癌，该患者应首选手术切除肿瘤治疗。

119.【答案】D

120.【答案】E

【解析】①大炮音是三度房室传导阻滞的典型表现。三度房室传导阻滞时，心房及心室各自保持自己的节律，当心室收缩正好出现在心房收缩之后，心室在相对未完全舒张和未被血液充分充盈的情况下，二尖瓣位置较低，急速的心室收缩使二尖瓣迅速和有力地关闭使第一心音增强，称为“大炮音”。② 本患者心率慢，出现晕厥，为安装起搏器的绝对指征。阿托品可提高房室阻滞的心率，适用于阻滞位于房室结的患者，目前仅用于无心脏起搏条件的应急情况。

121.【答案】A

122.【答案】A

【解析】欲调查某乡镇某年40岁以上健康成年男性的血压情况，则该乡镇年满40岁的每个健康成年男性就是观察单位，血压就是研究指标（变量），测得的血压值就是观察值（变量值）。影响血压高低的因素包含年龄、性别、区域、身体状况等。由于规定了观察单位“同乡镇、40岁以上、男性、身体健康”这几个因素要相同，因此测得的血压值就会表现为大同小异的同质特点。

123.【答案】D

124.【答案】B

125.【答案】D

【解析】急性重症胰腺炎的临床表现包括上腹持续性疼痛、脐周及背部可见大片青紫瘀斑（Turner征和Cullen征）、休克等；十二指肠乳头肿瘤病情进展缓慢，可表现为黄疸、十二指肠梗阻症状；消化性溃疡穿孔常表现为突发上腹痛，后扩散至右下腹甚至全腹，板状腹，肠鸣音消失；急性肝脓肿常表现畏寒发热、右上腹胀痛、肝大等；急性梗阻性化脓性胆管炎常表现为Reynolds五联征，即腹痛＋寒战、高热＋黄疸＋休克＋神经精神症状。故本题患者诊断为重症急性胰腺炎。腹部超声：经济简便易行，但由于上腹部胃肠气体的干扰，可影响诊断的准确性，可发现胰腺肿大和胰周液体积聚。胰腺水肿时刻显示为均匀低回声，出现粗大的强回声提示有出血、坏死的可能。患者重症急性胰腺炎治疗措施为纠正手术后急诊手术。

126.【答案】B

127.【答案】A

128.【答案】D

【解析】支气管哮喘（简称哮喘）是由多种细胞（如嗜酸性粒细胞、肥大细胞、T淋巴细胞、中性粒细胞、气道上皮细胞等）和细胞组分参与的气道慢性炎症性疾病。这种慢性炎症被认为是哮喘的本质，其与气道高反应性相关，通常出现广泛多变的可逆性气流受限，并引起反复发作性的喘息、气急、胸闷或咳嗽等症状，常在夜间和/或清晨发作、加剧，多数患者可自行缓解或经治疗缓解。支气管哮喘如诊治不及时，随病程的延长，可产生气道不可逆性缩窄和气道重塑；而当哮喘得到控制后，多数患者很少出现哮喘发作，严重哮喘发作则更少见。诊断标准（1）反复发作性喘息、气急、胸闷或咳嗽，多与接触变应原、冷空气、物理、化学性刺激、病毒性上呼吸道感染、运动等有关。（2）发作时在双肺可闻及散在或弥漫性，以呼气相为主的哮鸣音，呼气相延长。（3）上述症状可经治疗缓解或自行缓解。（4）除外其他疾病所引起的喘息、气急、胸闷和咳嗽。

（5）临床表现不典型者（如无明显喘息或体征）应有下列三项中至少一项阳性：①支气管激发试验或运动试验阳性；②支气管舒张试验阳性；③昼夜 PEF 变异率≥20%。符合（1）~（4）条或（4）、（5）条者，可以诊断为支气管哮喘。

本例患者由于上感后出现呼吸困难，夜间尤甚，可自行缓解，有过敏性鼻炎史 5 年，胸部 X 线未见异常。首先考虑为支气管哮喘。为明确诊断首选肺功能检查，哮喘发作期间主要观察其心肺体征变化，以免其急性发作，危及生命。故应对病情作出正确评估并进行及时治疗。

B1 型选择题

129.【答案】B

130.【答案】D

【解析】腺垂体分泌的激素包括：生长激素（GH）、催乳素（PRL）——直接作用于靶组织或靶细胞；促甲状腺激素（TSH）、促肾上腺皮质激素（ACTH）、卵泡刺激素（FSH）、黄体生成素（LH）、MSH（黑素细胞刺激素）。下丘脑视上核与室旁核合成的血管升压素（VP）又称抗利尿激素，和缩宫素（OT）又称催产素经长轴突运输终止于神经垂体末梢并储存，机体需要时由此释放入血。很多考生将催乳素与催产素弄混，在此应该区分清楚，以防考场上摸不到头脑。

131.【答案】B

132.【答案】C

【解析】游离胆红素脂溶性强，很难溶于水，进入血液后与白蛋白（清蛋白）结合，生成胆红素白蛋白复合物，此为未结合胆红素，是胆红素在血液中的运输形式。血中胆红素以胆红素 - 清蛋白复合体的形式运输到肝后，与清蛋白分离，进入肝细胞后，与胞质中的 Y 蛋白和 Z 蛋白两种配体蛋白结合，以胆红素 - Y 蛋白或胆红素 - Z 蛋白形式运输至肝细胞滑面内质网，进一步进行生物转化。运至内质网的胆红素与葡萄糖醛酸结合，生成葡萄糖醛酸胆红素即为结合胆红素。结合胆红素水溶性强，被肝细胞分泌进入胆管系统，随胆汁排入小肠。

133.【答案】A

134.【答案】D

【解析】直条图：适用于按质分组或量分组资料比较大小。圆形图或百分条图：适用于按质分组或量分组资料比较各部分构成比。线图：适用于连续性资料，表示某现象随另一现象的变动趋势。半对数线图：用于表示事物的发展速度。直方图：适用于连续性资料，表示频数分布情况。散点图：表示两种事物变化的相关性和趋势。

135.【答案】A

136.【答案】B

【解析】常见脑、脑膜疾病的脑脊液特点见下表。

	压力（kPa）	外观	蛋白质定性	蛋白质定量（g/L）	葡萄糖（mmol/L）	氯化物（mmol/L）	细胞计数及分类（$\times10^6$/L）	细菌
正常人	0.69~1.76	透明	（-）	0.2~0.4	2.5~4.5	120~130	（0~8），多为淋巴细胞	（-）
流行性脑脊髓膜炎（化脓性）	↑↑↑	混浊，脓性，可有脓块	+++以上	↑↑↑	↓↓↓	↓	显著增加，数千，多以中性粒细胞为主	（+）
结核性脑膜炎	↑↑	微混，呈毛玻璃样，静置后有薄膜形成	+~+++	↑↑	↓↓	↓↓	增加，数十或数百，以淋巴细胞为主	抗酸染色，可以看到抗酸杆菌
病毒性脑膜炎	↑	清晰或微混	+~++	↑	正常或稍高	正常	增加，数十或数百，以淋巴细胞为主	（-）
流行性乙型脑炎	↑	多清晰或微混	+	↑↑	正常或稍高	正常	增加，数十或数百，早期以中性粒细胞为主，其后则以淋巴细胞为主	（-）

137.【答案】C

138.【答案】A

【解析】《抗菌药物临床应用管理办法》第五十二条规定：医师有下列情形之一的，由县级以上卫生行政部门按照《执业医师法》第三十七条的有关规定，给予警告或者责令暂停六个月以上一年以下执业活动；情节严重的，吊销其执业证书；构成犯罪的，依法追究刑事责任：

（一）未按照本办法规定开具抗菌药物处方，造成严重后果的；

（二）使用未经国家药品监督管理部门批准的抗菌药物的；

（三）使用本机构抗菌药物供应目录以外的品种、品规，造成严重后果的；

（四）违反本办法其他规定，造成严重后果的。

乡村医生有前款规定情形之一的，由县级卫生行政部门按照《乡村医师从业管理条例》第三十八条有关规定处理。

139. **【答案】** B

140. **【答案】** C

【解析】 肝脏血液供应丰富，破裂后可造成腹腔内出血，引起外伤性血腹症；小肠损伤后腹穿多抽到稀薄的肠内容物；结肠破裂后出现腹膜炎晚但较严重。

141. **【答案】** E

142. **【答案】** D

【解析】 甲状腺癌的放射性核素扫描多为冷结节，即无功能的甲状腺结节；而功能亢进性甲状腺腺瘤的放射性核素扫描多表现为热结节，即有功能的结节，能够分泌甲状腺激素，临床可有甲状腺功能亢进的症状。

143. **【答案】** D

144. **【答案】** C

【解析】 格列齐特为磺酰脲类降血糖药，可通过促进胰岛素分泌降低血糖，对胰岛功能尚存的2型糖尿病具有降低血糖作用。其他选项中罗格列酮和匹格列酮为胰岛素增敏药；阿卡波糖为α葡萄糖苷酶，可抑制碳水化合物在肠道吸收而降低餐后血糖；二甲双胍可促进脂肪组织对糖的摄取，降低葡萄糖在肠的吸收和糖异生，抑制胰高血糖素释放等。

145. **【答案】** E

【解析】 美托洛尔为β受体拮抗剂，具有负性频率、负性肌力作用，故可减慢心率、降低血压。故高血压伴房室传导阻滞时禁用。

146. **【答案】** C

【解析】 氢氯噻嗪为排钾利尿剂，通过减少血容量降低血压，其主要副作用为低钾血症。故高血压伴低钾血症时禁用。

147. **【答案】** E

148. **【答案】** D

【解析】 红霉素属于大环内酯类抗生素，主要对革兰阳性菌有效，首选用于支原体肺炎、军团菌肺炎等；利福平为一线抗结核药，不仅对结核杆菌具有强大的杀菌作用，同时也对其他细菌具有很好的作用，属于广谱抗菌药。

149. **【答案】** A

150. **【答案】** C

【解析】 见下表。

分类	发病机制	临床表现	痰液	X线检查	治疗
肺炎链球菌肺炎	荚膜，毒力的大小与荚膜中的多糖结构及含量有关	症状：发病前常有受凉、淋雨、疲劳、醉酒、病毒感染史。可有胃肠道症状，易误诊为急腹症。体征：口角及鼻周有单纯疱疹	铁锈色	早期仅见肺纹理增粗，或受累的肺段、肺叶稍模糊。渗出期典型表现为大片炎症浸润阴影或实变影，消散期可出现“假空洞”。病变消散后肺组织结构多无损坏，不留纤维瘢痕	首选青霉素G，对青霉素过敏者或者耐药者可用氟喹诺酮类、头孢噻肟、头孢曲松等
肺炎支原体肺炎	不侵入肺实质，通过细胞膜上神经氨酸受体位点，吸附于宿主呼吸道上皮细胞表面，抑制纤毛活动与破坏上皮细胞	青少年、儿童好发。可有小流行。潜伏期2~3周，症状主要为乏力、咽痛、头痛、咳嗽、发热、食欲不振、腹泻、肌痛、耳痛等。突出症状为阵发性刺激性呛咳。肺外表现更为常见，如皮炎（斑丘疹和多形红斑）等。儿童偶可并发鼓膜炎或中耳炎	少量黏液痰	X线显示肺部多种形态的浸润影，呈节段性分布，以肺下野为多见，病变常经3~4周后自行消失	首选红霉素，也可选用多西环素或克拉霉素
克雷伯菌肺炎		起病急，病前上呼吸道感染症状，发热39℃左右	红棕色胶冻痰是其特征性病变	肺大叶实变，蜂窝状肺脓肿，叶间隙弧形下坠	首选氨基糖苷类+第二或第三代头孢

续表

分类	发病机制	临床表现	痰液	X线检查	治疗
军团菌肺炎		亚急性起病，前驱症状：头痛、全身酸痛、疲乏，发热，39～40℃、稽留热	少量黏痰，或脓痰、血痰	肺下叶斑片状浸润、无空洞	首选红霉素，其次也可用利福平、四环素、SMZ
病毒性肺炎		起病较急、症状轻，多有头痛、全身酸痛、倦怠等前驱症状，中、低热	少量白色黏液痰	双肺弥漫性结节性浸润	首选利巴韦林、阿昔洛韦均可，此外还可用阿糖胞苷、金刚烷胺等

第二单元

A1 型选择题

1.【答案】C

【解析】本题易误选X线，故选为易错题相关视频课程。

2.【答案】A

【解析】本题易在A和D之间徘徊，根本原因是没理解所谓正细胞、大细胞或小细胞的含义——主要根据血常规中MCV（红细胞体积）值的大小，可以判断红细胞形态大小是否正常？不正常的话，是偏大还是偏小？可参见网校笔试讲义的表格如下：

按红细胞形态分类	正细胞性贫血	MCV 80～100fl MCH 26～32pg MCHC 32%～35%	均在正常范围内	AA、HA、失血贫
	大细胞性贫血		MCV↑、MCH↑、MCHC正常	MA、MDS
	小细胞正色素性贫血		MCV↓、MCH↓、MCHC正常	ACD
	小细胞低色素性贫血		MCV↓、MCH↓、MCHC↓	IDA、铁粒幼贫、海洋贫

看过表格后再来比较：D选项慢性失血，导致体内红细胞逐渐丢失，贮存铁逐渐消耗，血红蛋白生成减少而表现为小细胞性贫血，即缺铁性贫血；A选项急性失血，由于时间短，并未消耗贮存铁，故红细胞的形态还没有发生明显变化，表现为正常细胞体积贫血。

3.【答案】E

【解析】缺铁性贫血的病因包括需铁增多而摄入不足、铁吸收障碍、铁丢失过多。长期慢性失血（男性消化道慢性失血，女性月经过多等）可造成长期慢性铁丢失，是缺铁性贫血的常见原因。

4.【答案】B

【解析】法洛四联症的症状有发育落后、乏力、青紫（吃奶及哭闹时重），蹲踞可有阵发时的晕厥。

5.【答案】E

【解析】室间隔缺损X线检查表现为左右心室大，左心房可大，肺野充血，肺动脉扩张。

6.【答案】D

【解析】尿三杯试验：对诊断下尿路血尿特别有帮助。用3个清洁玻璃杯分别留起始段、中段和终末段尿观察，如起始段血尿提示病变在尿道；终末段血尿提示出血部位在膀胱颈部、三角区或后尿道的前列腺和精囊腺；三段尿均呈红色即全程血尿，提示血尿来自肾脏或输尿管。

7.【答案】D

【解析】因肺动脉狭窄，进入肺血管的血流减少，故法洛四联症胸部X线片显示肺野清晰。

8.【答案】B

9.【答案】B

【解析】此题易误选C痰菌检。忽视了早期发现，粗心大意，误以为是确诊。下一题同理。

10.【答案】B

【解析】此题易误选C。抗结核治疗有效不一定痰菌消失，因为闭合和阴影消失要一段时间，红细胞沉降率影响因素太多，而血清结核抗体转阴性需要时间太长。

11.【答案】D

【解析】复方短效口服避孕药的副反应：①类早孕反应：雌激素刺激胃黏膜所致。②月经影响：一般服药后月经变规则，经期缩短，经血量减少，痛经减轻或消失。③体重增加：因雌激素成分使水钠潴留引起。④色素沉着。

12.【答案】E

【解析】心功能Ⅰ、Ⅱ级者，一般可以妊娠；心功能Ⅲ级及以上，或有心衰史者，均不宜妊娠。心脏听诊如果有舒张期杂音、Ⅲ级或者Ⅲ级以上收缩期杂音、严重的心律失常，提示有心脏病，结合心电图、超声心动图等检查可作出诊断。心脏病一般不影响受孕，但可因心力衰竭缺氧而引起早产、胎儿窘迫、宫内发育迟缓、死胎、死产等。

13.【答案】D

【解析】协调性宫缩乏力的一般处理为：首先消除产妇的分娩顾虑和紧张情绪，指导其休息、饮食及大小便，注意补充营养与水分。不能进食者静脉补充营养，可静脉滴注10%葡萄糖500～1000ml，内加维生素C 2g，伴有酸中毒应补充5%碳酸氢钠。低钾者给予氯化钾缓慢静脉滴注。排尿困难者应及时导尿，因排空膀胱能增宽产道，且有促进子宫收缩的作用。破膜12小时以上者应给予抗生素预防感染。

产妇过度疲劳可给予安定（地西泮）缓慢静注或哌替啶肌内注射，可使子宫收缩力转强——《妇产科学》8版教材中在第一产程一般处理中未提及。而是在第一产程加强子宫收缩中提及，地西泮因能使宫颈平滑肌松弛，软化宫颈，促进宫口扩张，用于宫口扩张缓慢及宫颈水肿时，用量为10mg，缓慢静脉推注。

14.【答案】E

【解析】急性胎儿窘迫时胎心率高于160次/分钟或低于110次/分钟，均提示胎儿窘迫。胎心率不规则，胎心音减弱，是胎儿严重缺氧的征象，最终胎心音消失，胎儿死亡。缺氧早期，表现为胎动频繁，如缺氧继续加重，引起迷走神经兴奋，肠蠕动增强，肛门括约肌松弛，胎粪排于羊水中。破膜后取胎儿头皮血测定pH值，进行血气分析，如果其pH值低于7.20提示胎儿有酸中毒，可诊断为胎儿窘迫。

15.【答案】B

【解析】临产前宫颈管长2～3cm，临产后规律宫缩牵拉作用，使宫颈管形成如漏斗状。初产妇多时宫颈管先缩短消失，继之宫口扩张，经产妇多是宫颈管缩短消失与宫口扩张同时进行。

16.【答案】A

【解析】胎儿娩出后，随即阴道大量出血，考虑宫缩乏力，应尽快将胎盘娩出，并注射宫缩剂，加强宫缩。

17.【答案】D

【解析】葡萄胎刮宫后必须定期随访、复查，尽早发现滋养细胞肿瘤并及时处理。主要是定期复查血hCG，葡萄胎清宫后每周1次，直至连续3次阴性，以后每个月1次共6个月，然后每2个月1次共6个月，自第1次阴性后共计1年。

18.【答案】E

【解析】下丘脑性闭经是由于下丘脑发生了功能或者器质性疾病而引起的闭经，其特点是下丘脑合成分泌的GnRH缺陷或者下降导致垂体促性腺激素，即FSH、LH的分泌功能低下。常见疾病如精神应激、体重下降和神经性厌食、运动性闭经、药物性闭经、颅咽鼓管瘤等。空蝶鞍综合征是由于蝶鞍隔先天发育不全、肿瘤或者是手术破坏，脑脊液流入蝶鞍的垂体窝，使蝶鞍扩大，垂体受压缩小，从而出现闭经和催乳素血症。因此空蝶鞍综合征引起的闭经属于垂体性闭经。

19.【答案】B

【解析】胎盘早剥的并发症有：①凝血功能障碍与DIC：重型患者，由于胎盘及蜕膜组织缺血、缺氧坏死，而产生大量的组织凝血活酶进入母血循环，诱发弥漫性血管内凝血（DIC）；②产后出血：产后子宫收缩乏力或凝血功能障碍，均可发生产后大出血；③急性肾衰：失血过多、休克时间长及DIC，均可影响肾脏的血液灌注量；④席恩综合征（Sheehan syndrome）：由于失血过多、休克时间过长，导致脑垂体前叶缺血及功能障碍，表现为产后乏力、嗜睡、闭经、性欲减退、血压低、生殖器官萎缩等远期并发症；⑤羊水栓塞：羊水经胎盘剥离面，开放的子宫血管进入母血循环，羊水中的有形成分栓塞肺血管，引起肺动脉高压。

20.【答案】C

【解析】血、尿淀粉酶及血清脂肪酶的升高幅度与病变的严重程度不呈正相关；腹部B超，经济简便易行，但由于上腹部胃肠气体的干扰，可影响诊断的准确性；增强CT扫描：是最具有诊断价值的影像学检查，不仅能诊断急性胰腺炎，而且能鉴别是否合并胰腺组织坏死。

21.【答案】B

【解析】多数认为风湿热与A组乙型溶血性链球菌感染后的两种免疫反应相关。

22.【答案】E

【解析】这道题考查了考生对维生素D缺乏性佝偻病的预防，现在母婴保健已经得到了重视，希望考生在复习的时候不要只盯着临床。首先来看预防措施：①适当多晒太阳的目的是让充足的日光照射保证体内的25－(OH) D_3和1，25－(OH)$_2$$D_3$的浓度维持正常。②孕母多吃富含维生素D、钙、磷、蛋白质等营养物质的饮食，防止胎儿在母体内维生素D储存不足；并提倡母乳喂养，因为母乳中的钙磷比例适中，有利于钙的吸收。③正在生长高峰期的婴幼儿也要保证户外活动和给予预防剂量的维生素D和钙，并且及时添加各种辅食。④新

生儿在出生后2周内给予预防剂量的维生素D，一直维持到2岁。早产儿、低出生体重儿或双胎出生后的胎儿，应该立即给予维生素D。

23.【答案】A

【解析】佝偻病所致骨骼变化见下表。

部位	骨骼改变	出现时间
头颅	颅骨软化	3~6个月
	方型、鞍型、十字颅	7~8个月
	前囟闭迟	1岁半后仍不闭合
	乳牙萌出延迟	>12个月仍未出牙
胸部	鸡胸/漏斗胸	1岁左右
	串珠肋	6~7个月
	肋膈沟	1岁左右
脊柱	后突或侧弯	6个月后学坐后
四肢	手镯征、脚镯征	6个月以后
	“O”型或“X”型腿	1岁左右开始行走负重后

注：上述改变中由于骨样组织堆积而膨大形成的有：方颅，手、足镯，肋骨串珠

24.【答案】D

【解析】这道题其实不难，稍微有点常识就能知道小儿呼吸系统最常见的疾病是急性上呼吸道感染，也就是“上感”。很多考生做错是因为没有认真审题，一扫而过，将题目理解为小儿呼吸系统最常见的肺炎，导致粗心大意丢分。小儿因为呼吸道的解剖特点，以及免疫防御弱，很容易因为各种病原菌的侵入而导致肺炎，按病因分类常见的有病毒性肺炎、细菌性肺炎、支原体肺炎、衣原体肺炎等等；按照病理分类常见的有支气管肺炎、大叶性肺炎、间质性肺炎、毛细支气管炎等等，其中以支气管肺炎最常见。所以希望考生仔细审题，区别“最常见的疾病”和“最常见的肺炎”。

25.【答案】C

【解析】特异性感染为感染病情与感染菌有一一对应的关系，常见：真菌感染，破伤风感染，结核感染，气性坏疽，口诀记忆：真伤和（核）气。

26.【答案】D

【解析】

手术类型	体位
全麻未清醒	平卧，头偏向一侧
蛛网膜下腔麻醉	去枕平卧或头低卧位12小时，防止脑脊液外渗致头痛
颅脑手术，无休克或昏迷	15°~30°头高脚低，根据需要安置卧位
颈胸手术	高坡卧位，便于呼吸及有效引流
腹部手术	低半坐位，或斜坡卧位，以减少腹部张力。腹腔污染宜尽早改为半坐位或头高脚低位
脊柱、臀部手术	仰卧位，或俯卧位
休克病人	下肢抬高15°~20°，头和躯干抬高20°~30°的特殊体位；肥胖患者可取侧卧位，有利于呼吸和静脉回流

27.【答案】C

【解析】破伤风是由破伤风杆菌引起的特异性感染，其治疗措施中彻底清创，引流伤口，消除毒素来源是预防破伤风发生的关键措施；使用破伤风抗毒素中和游离的毒素是早期有效的措施。但是要知道破伤风外毒素可以引起全身肌肉持续性的痉挛，最严重的是引起持续性的呼吸肌群和膈肌的痉挛，可以造成呼吸停止，导致患者死亡！因此，在破伤风的治疗措施中，唯有控制和解除痉挛，预防窒息，才是最关键的，这里要和彻底清创，引流伤口的预防措施相区别。一个是“预防措施”，

一个是“整个治疗过程的措施”。

28.【答案】B

【解析】休克是机体有效循环血量减少，组织灌注不足，细胞代谢紊乱和功能受损的病理过程，其本质就是氧供给不足和需求增加，故补充血容量是纠正休克所致组织低灌注和缺氧的关键。

29.【答案】E

【解析】清除伤口内异物和切除失去活力的组织是清创术最重要的原则，细菌与异物或坏死组织并存时，感染发生率显著增高；伤口应彻底止血，以免术后继续出血，形成血肿影响愈合；清创完成后应根据情况缝合伤口，若受伤时间已超过 8 ~ 12 小时，伤口污染较重时，可行延期缝合；感染伤口需引流，但并非所有伤口都必须放置引流。

30.【答案】E

【解析】有没有化脓，是区分乙级与丙级愈合鉴别点。参见《临床执业医师综合笔试辅导讲义》一书外总——围手术期处理的表 15 - 4 - 4“手术室切开记录方式”。详述如下：

表 15 - 4 - 4 手术切口记录方式

切口	伤口分类
Ⅰ类切口	清洁切口：缝合的无菌切口，如甲状腺大部切除术可能污染伤口
Ⅱ类切口	可能污染切口：手术时可能带有污染的缝合切口，如胃大部切除术等。6 小时内的伤口经过清创术缝合、新缝合的切口再度切开者，也属此类
Ⅲ类切口	污染切口：邻近感染区或组织直接暴露于污染或感染物的切口，如阑尾穿孔的阑尾切除术、肠梗阻坏死的手术等
甲级愈合	愈合优良，无不良反应
乙级愈合	愈合处有炎症反应，如红肿、硬结、血肿、积液等，但未化脓
丙级愈合	切口已化脓，需做切开引流

31.【答案】E

【解析】参见《临床执业医师综合笔试辅导讲义》一书表格，详述如下：

急症手术	需在最短时间内进行必要的准备，即迅速实施手术和病情十分急迫的情况下，必须争分夺秒地进行紧急手术，抢救患者生命	外伤性肠破裂、胸腹腔内大血管破裂等
限期手术	手术时间有一定限度，应在尽可能短的时间内做好术前准备	各种恶性肿瘤根除术
择期手术	可在充分的术前准备后选择合适的时机进行手术	良性肿瘤切除术、腹股沟疝修补术

32.【答案】D

33.【答案】C

【解析】按幻觉体验的来源分为真性幻觉和假性幻觉：真性幻觉是通过感觉器官而获得的，但缺乏相应的客观刺激于感官。假性幻觉产生于患者的主观空间如脑内、体内，而不是通过感觉器官而获得。

按幻觉产生的条件可分为功能性幻觉、反射性幻觉、入睡前幻觉和心因性幻觉。

功能性幻觉：是一种伴随现实刺激而出现的幻觉。例如，患者在听到脚步声的同时听到议论自己的声音。前者是真实存在的声音，后者是幻觉。

反射性幻觉：当某一感官处于功能活动状态时，出现涉及另一感官的幻觉。例如，听到广播声音的同时就看到播音员的人像站在面前等。

题目中患者听到电话铃声是真实的，听到辱骂自己的声音是幻觉，符合功能性幻觉的定义。

34.【答案】B

【解析】首发症状是记忆力减退，早期变化是人格改变。

35.【答案】C

【解析】感觉传导通路，是由三个向心的感觉神经元相连而成。感受器接受刺激一后根神经节（第 1 级神经元）一脊髓后角细胞（浅感觉）及延髓薄束核、楔束核（深感觉）（第 2 级神经元）一丘脑外侧核（第 3 级神经元）。由此再发出纤维经内囊后肢丘脑辐射至大脑皮层中央后回。感觉传导通路的第 3 级神经元位于丘脑。

36.【答案】E

【解析】皮质脑干束属于上运动神经元，支配脑干的运动神经核，脑干运动神经核属于下运动神经元

37. 【答案】B

【解析】脊髓横贯性损害：损害平面所支配的肌肉因前角受损，呈现下运动神经元性瘫痪，损害平面以下肢体因皮质脊髓束受损，呈现上运动神经元性瘫痪。颈膨大支配上肢，所以双上肢周围性瘫，双下肢中枢性瘫。

38. 【答案】D

【解析】病理反射的出现是由于锥体束受损。

39. 【答案】E

【解析】对判断系统性红斑狼疮活动性最有价值的自身抗体是抗 dsDNA 抗体；对诊断系统性红斑狼疮特异性最高的自身抗体为抗 Sm 抗体。

40. 【答案】C

【解析】凝血过程的启动环节分为 2 个：外源性凝血以 FⅢ（组织因子）为起点，内源性凝血以 FⅫ（接触因子）为起点；但在 FⅩa（活化因子）之后，进入共同通路：凝血酶生成→纤维蛋白生成。

41. 【答案】D

【解析】肾小球蛋白尿是由于肾小球毛细血管壁屏障的损伤，足细胞的细胞骨架结构和它们的裂隙膜或肾小球基底膜（GBM）的损伤，使得血浆中大量蛋白尿滤过并超过肾小管的重吸收能力，而出现于尿中。如果病变较轻，则仅有白蛋白滤过，称之为选择性蛋白尿；如果病变较重，大分子蛋白如 IgG 无选择性地滤出，则称之为非选择性蛋白尿。故肾小管性蛋白尿中不会出现的是免疫球蛋白 G。

42. 【答案】B

【解析】确诊急性肾盂肾炎的最主要依据是脓尿和菌尿，取中段尿做培养和菌落计数，一般菌数 $>10^5$/ml 为阳性。在此基础上，出现 C 选项高热、寒战、腰痛，即可诊断急性肾盂肾炎。

43. 【答案】B

【解析】经抗生素治疗无效，故不考虑炎症；结石疼痛明显，伴感染或输尿管膀胱壁段结石时才会有尿频、尿急、尿痛，上尿路结石的可能性不大；而尿频、尿急、尿痛是泌尿系结核的典型症状，故应考虑为泌尿系结核。

44. 【答案】C

【解析】肾蒂或肾段血管的部分或全部撕裂，可引起大出血、休克，故为最严重的肾损伤类型。

45. 【答案】B

【解析】肩关节脱位的主要体征是杜加（Dugas）征阳性，Dugas 征是指在正常情况下将手搭到对侧肩部，肘部可以贴近胸膛，称为 Dugas 征阴性。有脱位时，将患侧肘紧贴胸壁时，手掌搭不到健侧肩部；或手掌搭在健侧肩部时，肘部无法贴近胸壁，称为 Dugas 征阳性。肱骨外上髁炎主要体征是伸肌腱牵拉试验（Mills 征）阳性。Finkelstein 试验：患者拇指屈曲握拳，将拇指握于掌心内然后使腕关节被动尺偏，引起桡骨茎突处明显疼痛为阳性征，见于桡骨茎突狭窄性腱鞘炎。Thomas 征又称髋关节屈曲挛缩试验。患者仰卧，将健侧髋关节尽量屈曲，大腿贴近腹壁，使腰部接触床面，以消除腰前凸增加的代偿作用。再让其伸直患侧下肢，若患肢随之跷起而不能伸直平放于床面，即为阳性征。说明患者有屈曲挛缩畸形，多见于髋关节结核。Lasegue 试验又称直腿抬高试验，用于坐骨神经的检查，患者双下肢伸直仰卧，检查者一手托于一侧腿踝部的后方，另一手压于膝前方，在保持膝关节伸直的同时，用托于踝部的手将下肢徐徐抬高，直至患者感到下肢有放射性疼痛及检查者感到有明显阻力，此时下肢与床间所形成的角度即为直腿抬高角度。抬高在 60°以内即可出现坐骨神经痛，称为直腿抬高试验阳性。

46. 【答案】C

【解析】闭合性成人股骨干骨折因为是闭合性，骨折处髓腔内血肿张力较大，当过大时，骨髓被破坏，脂肪滴进入破裂的静脉窦而发生脂肪栓塞。至于肾挫伤可与骨折同时存在，但不是骨折引起。

47. 【答案】B

48. 【答案】B

A2 型选择题

49. 【答案】A

【解析】钩虫病可导致消化道慢性失血，进而导致缺铁性贫血。

50. 【答案】A

【解析】Ⅱ度重型子宫脱垂，患者年龄较大，可行经阴道子宫全切术。Manchester 手术适用于年龄较轻的、宫颈较长的患者。

51. 【答案】A

52. 【答案】E

53. 【答案】E

【解析】本题为心脏扩大，首先考虑为扩心病心衰或心包积液。那么，扩心病心衰与心包积液的主要区别为：X 线，扩心病心衰——肺水肿＋心影增大；心包积液——肺野清晰＋心影增大。心包疾患或其他病因累及心包可以造成心包渗出和心包积液。主要特点为：①呼吸困难；②心尖搏动减弱，心界向两侧增大，心音低而遥远。故本患者诊断为心包积液。

54. 【答案】B

【解析】此题为传染病与儿科疾病的鉴别诊断的考查。相似的临床表现下，实验室检查有助于诊断，粪镜检 WBC 30～40个/HP，RBC 4～8个/HP，吞噬细胞1～2个/HP 最可能的是急性细菌性痢疾。

55.【答案】A

【解析】关于这道题，很多考生看到洋地黄中毒频发室早，马上想到利多卡因，可惜这是完全错误的。该病例因左心衰先应用洋地黄后出现室早，再停用洋地黄2周，现在肺底又出现啰音，则提示心衰复发，说明洋地黄的使用疗程不够，应继续处理左心衰。再有一个，停用洋地黄后再次出现的频发室早，初步考虑也是心衰以后出现的电生理紊乱，与洋地黄无直接关系。所以综合考虑，这道题应该是继续处理左心衰，使用洋地黄药物。

56.【答案】C

【解析】尖锐湿疣近年居性病第二位，仅次于淋病。是由人乳头瘤病毒感染，引起鳞状上皮疣状增生病变的性传播疾病。常与多种性传播疾病同时存在。临床症状不明显，可有外阴瘙痒，灼痛或性交后疼痛不适。病灶特征：多发性鳞状上皮增生，初为散在或呈簇状增生的粉色或白色小乳头状疣，柔软又细的指样突起。病灶增大后互相融合，呈鸡冠状、菜花状或桑葚状。病变多发生在外阴性交时易受损部位，如阴唇后联合大阴唇内侧、阴道前庭、尿道口等部位。

57.【答案】A

【解析】关于乳腺癌的分期考题中经常出现，考生对此很难记忆，不过记住网校的口诀："T看25，N看动不动，不管M不M，"这个问题也就迎刃而解了。

58.【答案】C

【解析】肺动脉瓣区听到3/6级收缩期杂音，同时听到不受呼吸影响的明显第二心音分裂是房间隔缺损的特点。

59.【答案】B

【解析】动脉导管未闭有心脏震颤，而房间隔缺损无心脏震颤。

60.【答案】E

【解析】胸骨左缘第2～3肋间闻及3/6级左右连续机器样杂音，向颈部、锁骨下传导，可触及震颤，肺动脉段突出，这些都是动脉导管未闭的表现。

61.【答案】D

【解析】我国根据患者平卧用力向下屏气时子宫下降最低点将子宫脱垂分为：Ⅰ度：轻型——宫颈外口距离处女膜缘小于4cm；重型——宫颈外口已达处女膜缘，阴道口见到宫颈。Ⅱ度：轻型——宫颈已脱出阴道口，宫体仍在阴道内；重型——宫颈或部分宫体已脱出阴道口外。Ⅲ度：宫颈和宫体全部脱出至阴道口外。该例患者用力时宫颈及部分宫体脱出阴道口外符合Ⅱ度重型诊断。

62.【答案】D

【解析】宫颈癌临床分期为：0期：原位癌。Ⅰ期指癌灶局限于子宫颈。Ⅰa期：肉眼未见癌灶，仅在显微镜下可见浸润癌；Ⅰb期：临床可见癌灶局限于子宫颈。Ⅱ期指癌灶已超出宫颈，但未达盆壁，癌累及阴道，但未达阴道下1/3。Ⅱa期：无子宫旁浸润；Ⅱb期有宫旁浸润。Ⅲ期指癌灶扩散盆腔和/或累及阴道下1/3，导致肾盂积水或无功能肾。Ⅳ期指癌组织播散超出骨盆，或癌组织已经浸润膀胱及直肠黏膜。该例患者宫颈呈菜花状，阴道穹隆消失，宫体大小、质地正常，欠活动，双侧主韧带增厚，说明有宫旁浸润，但未达到盆壁，应诊断为Ⅱb期。

63.【答案】A

【解析】无排卵性功能失调性子宫出血多见于青春期和围绝经期，由于子宫内膜受雌激素持续作用，而无孕激素拮抗，可发生不同程度增生性改变，包括单纯型增生、复杂型增生、不典型增生等。临床最常见症状是子宫不规则出血。该例患者有月经失调，诊刮病理学检查为子宫内膜复杂型增生，应诊断为无排卵性功能失调性子宫出血。

64.【答案】C

【解析】子宫内膜异位症最易侵犯卵巢，其次是宫骶韧带、直肠子宫陷凹和子宫后壁下段，继发性痛经，进行性加重是内异症的典型症状。子宫腺肌病是子宫内膜侵入子宫肌层，故子宫呈均匀增大，临床亦可出现经量过多、经期延长和进行性加重的痛经。该例患者有进行性加重的痛经，又有子宫后轻屈妊娠8周大小，质硬，活动差，子宫后壁及直肠子宫陷凹处扪及2个质硬结节，触痛明显，应诊断为C。

65.【答案】C

【解析】子宫颈癌最早出现的临床症状为接触性出血，发生在性交后或妇检后出血，以后可能有月经间期或绝经后少量断续出血，晚期流血量增多。白带最初量少，随病情进展，癌组织坏死、感染，产生大量米汤样恶臭白带。晚期患者病变累及盆壁、神经，可出现腰骶、下腹部或坐骨神经痛。长期或大量出血，可发生贫血、恶液质；侵犯膀胱可出现尿频、排尿困难，侵犯直肠可有腹泻、里急后重等症状。检查发现宫颈赘生物。

66.【答案】B

【解析】甲胎蛋白AFP升高常见于肝癌（肝胆管细胞癌除外）、慢性肝炎、肝硬化、正常妊娠孕妇12～38周，急性失血后偶可升高。在卵巢肿瘤中内胚窦瘤与人胚的卵黄囊相似，又名卵黄囊瘤，产生甲胎蛋白 AFP。故患者血清 AFP 浓度较高，是诊断及治疗监测时的重要标志物。故本题应选 B。

67. 【答案】C

【解析】滴虫性阴道炎主要是稀薄的泡沫状白带增多及外阴瘙痒，若有细菌混合感染则呈脓性，有臭味。念珠菌阴道炎典型白带呈白色稠厚豆渣样。细菌性阴道炎白带呈灰白色、均匀一致的稀薄白带，黏度很低，有时有泡沫。老年性阴道炎分泌物增多，呈淡黄色，严重者可有血样脓性白带。阿米巴性阴道炎阴道分泌物呈浆液性或黏液性，从中可找到大滋养体。当阴道黏膜形成溃疡、出血时，则分泌物可转成脓性或血性。故本题应选 C。

68. 【答案】D

【解析】妊娠满 28 周至不满 37 周期间分娩者为早产。本题是 2013 年考题，涉及到七版和八版教材之间的细微变化。当年参考教材是第七版，答案是 A。今年考试参考教材是第八版，对早产临产的概念有一些变化。我们讲义是按照最新八版教材为参考的，因此，如果今年再次出现这样的考题就该按照最新教材选择早产临产。

69. 【答案】C

【解析】先天性巨结肠出生后即开始便秘、腹胀，常有脐疝，但其面容、精神反应及哭声等均正常。故本例患儿为先天性甲减。21－三体综合征患儿不会出现心音低钝、腹胀、脐疝等生理功能低下的症状。

70. 【答案】C

【解析】本例患儿突发高热、惊厥，有不洁饮食史，查体：高热，血压降低伴休克，白细胞升高，最可能诊断为毒痢。

对于毒痢的诊断：2～7 岁健壮儿童，夏秋季节突起高热，伴反复惊厥、脑病和/或休克者，应考虑本病。诊断应注意以下几点：

（1）夏秋季节，遇到小儿急性高热，而一时找不到原因，就应考虑到急性细菌性痢疾的可能；

（2）家庭中或密切接触者中有菌痢患者，更应警惕；

（3）发病初期有高热和神经症状，尚未排便，可用普通凉开水或冷盐水灌肠，取其排泄物的沉淀物做显微镜检，若见有大量脓细胞或红细胞可初步确诊，有时需要多次复查大便常规才能确定。

71. 【答案】A

【解析】不同程度营养不良的临床表现见下表：

营养不良程度	Ⅰ度（轻）	Ⅱ度（中）	Ⅲ度（重）
体重低于正常均值	15%～25%	25%～40%	40%以上
腹部皮褶厚度	0.8～0.4cm	0.4cm 以下	消失
身长	尚正常	低于正常	明显低于正常
消瘦	不明显	明显	皮包骨样
皮肤	尚正常	稍苍白、松弛	苍白，干皱，弹性消失
肌张力	基本正常	弹性差、松弛	肌肉萎缩，肌张力低下
精神状态	稍不活泼	萎靡或烦躁不安	呆滞，反应低下，抑制与烦躁交替

72. 【答案】E

【解析】本例患儿智力低下、愚笨面容（眼裂小、眼外眦上斜、眼距宽、外耳小、鼻梁低平）、发育迟缓，皮肤细腻，为 21－三体综合征的典型临床表现。故此时染色体核型分析检查对于该患儿最有意义。

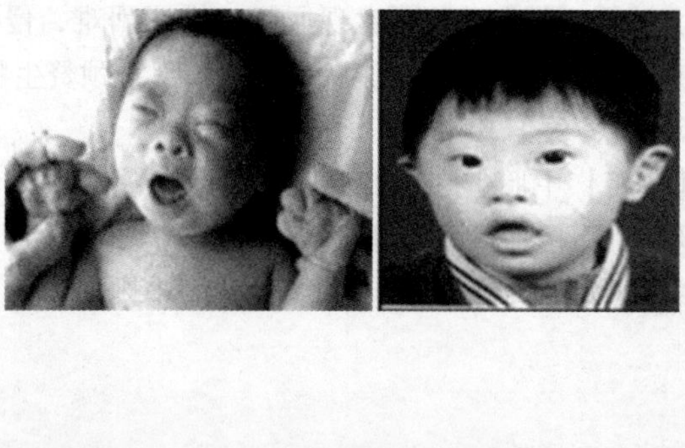

73. 【答案】C

【解析】这道题相对来说不难，考生容易误选 D 选项的原因是看到“子血型 O，母血型 A”，想当然的认为就是新生儿 ABO 溶血病。实际上来说 ABO 溶血病多发生在出生后 2～3 天，且血清胆红素以间接胆红素为主，更主要的是 ABO 溶血病多发生在母亲 O 型血而胎儿 A 型或 B 型血，本题干给出的血型情况恰恰相反。对于新生儿来说，早期的败血症症状常常不典型，可有“五不”即精神食欲欠佳、哭声低、体温不稳定等，发展较快，迅速出现精神萎靡、嗜睡、不吃、不哭、不动、面色欠佳。体壮儿常有发热，体弱儿、早产儿则体温不升。出现以下特殊表现时，常提示败血症：①病理性黄疸；②肝脾大；③出血倾向；④休克征象；⑤轻易并发脑膜炎、骨髓炎、化脓性关节炎、中毒性肠麻痹等。本例患儿生后8天症状和体征符合败血症的表现，而且脐部有脓性分泌物则高度提示感染因素，且血清直接胆红素升高。

74. 【答案】E

【解析】肾病综合征患出现腰痛、尿呈洗肉水样考虑并发肾静脉栓塞。

75. 【答案】A

【解析】很多考生对这道题一错再错，并且每次都错在不同的答案。其原因是没有好好分析错题。本题难度并不大，患者极度口渴，为高渗脱水，烦躁不安，出现幻觉躁狂，有时昏迷等精神神经症状说明重度脱水。

76. 【答案】B

【解析】根据患者的手术史，以及术中失血1200ml的病情，结合血常规，考虑首选输入的血液成分为悬浮红细胞。因悬浮红细胞是目前最常用的血液成分，适用于外伤、手术、内出血等急性失血需要输血者。

77. 【答案】B

【解析】CVP正常，BP低，处理原则：补液试验；如CVP升高，血压不变，提示心功能不全；如血压升高，CVP不变，则提示血容量不足。参见《临床执业医师综合笔试辅导讲义》一书表格，详述如下：

中心静脉压与补液的关系

中心静脉压	血压	原因	处理原则
低	低	血容量严重不足	充分补液
低	正常	血容量不足	适当补液
高	低	心功能不全或血容量相对过多	给强心药物，纠正酸中毒，舒张血管
高	正常	容量血管过度收缩	舒张血管
正常	低	心功能不全或血容量不足	补液试验

78. 【答案】A

【解析】患者出现休克，救伤先救命的原则，故先补充血容量，防治休克。备血属于手术过程中的措施，属于后一步的操作。

79. 【答案】E

【解析】该患者腹部手术术后5天，发生切口疼痛，切口下端红肿，压痛，挤压有脓性分泌物，故应考虑切口感染积脓。正确的处理原则为拆开缝线，清创后敞开（为防止脓液、渗液积聚，故不宜立即缝合），放置引流物以利于通畅引流。

80. 【答案】B

【解析】术前维持血糖轻度升高状态（5.6~11.2mmol/L），对机体的应激有好处，其余ACDE都是糖尿病病人手术前的正确处理。

81. 【答案】C

【解析】精神分裂症单纯型多以青少年起病，病情进展缓慢，以阴性症状为主。早期多类似“神经衰弱”，治疗效果较差。

82. 【答案】B

83. 【答案】B

【解析】广泛性焦虑又称为慢性焦虑状态，以缺乏明确对象和具体内容的提心吊胆，及紧张不安为主的焦虑症，并有显著的植物神经症状、肌肉紧张及运动性不安。躯体形式障碍和疑病障碍均应有明确的诱因。

84. 【答案】D

【解析】意识消失，摔倒在地，约1分钟自行苏醒，没有遗留意识或肢体功能障碍，考虑为TIA（短暂性脑缺血发作）。

85. 【答案】C

【解析】临床表现符合面神经受损导致的周围性面瘫。

86. 【答案】A

【解析】该年轻男性患者急性起病，主要表现是四肢对称性无力，肌力低，腱反射弱，无病理反射，同时有四肢远端感觉减退，均符合吉兰-巴雷综合征的表现。因为病史才4天，所以腰穿正常，典型者应该是常有脑脊液蛋白——细胞分离现象，多在病程1~2周时出现，在第3周时最明显。所以该患者首先考虑的疾病是吉兰-巴雷综合征。

87. 【答案】B

【解析】凹陷性骨折手术指征：深度大于1cm，位于重要功能区，骨折片刺入脑内，骨折引起定位体征。本病例深度2cm，且有定位体征，考虑手术摘除。

88. 【答案】E

【解析】风湿性关节炎好发于儿童，以大关节游走性红肿热痛为主；而类风湿关节炎多为慢性过程，以对称性关节受累为主，多为小关节，伴晨僵。

89.【答案】E

【解析】本例患者骨髓中原始细胞60%（>30%），POX阳性（过氧化物酶染色阳性）该患为急性粒细胞白血病。

90.【答案】A

【解析】患者有慢性失血病史及贫血表现，血常规提示小细胞低色素贫血，红细胞淡染区扩大，诊断为缺铁性贫血。缺铁性贫血实验室检查血清铁减低，铁蛋白减低，总铁结合力增高。

91.【答案】E

【解析】急性肾小球肾炎的患者出现的一过性轻、中度血压升高，常与钠水潴留有关，故治疗时首选利尿剂。

92.【答案】A

【解析】庆大霉素具有肾毒性，应用庆大霉素数天后出现急性肾损伤表现，少尿、消化道症状、肾功能异常、尿钠增高、尿比重低、蛋白（+）、红细胞0~2个/HP、白细胞3~5个/HP,可诊断为急性肾小管坏死。

93.【答案】D

【解析】肾病综合征的主要合并症包括：感染、血栓、栓塞、急性肾衰竭、蛋白质及脂肪代谢紊乱，该患者有腰痛、血尿，但无尿路刺激症状、发热等感染表现，不符合急性肾盂肾炎；肾结核也属泌尿系统感染性疾病，多表现尿路刺激症状显著，与该患者表现不符合；B超双肾、输尿管未见异常不支持肾肿瘤。故首先考虑肾静脉血栓形成。

94.【答案】A

【解析】本题患者有前驱感染史，有全身症状（除外急性），局部症状除了尿路刺激征外，尚有排尿困难，尤其“会阴部痛”提示为急性前列腺炎。急性细菌性前列腺炎的感染途径有三：①由尿道上行感染所致，多在经尿道的器械操作后出现。②疖、痈等皮肤感染，扁桃体、龋齿以及呼吸道感染灶，均可经血行途径感染前列腺。③急性膀胱炎、急性淋菌后尿道炎等的带菌尿液，可经前列腺管逆流而感染前列腺。

95.【答案】C

【解析】①血尿分为镜下血尿和肉眼血尿，前者为离心后尿沉渣镜检每高倍镜视野红细胞超过3个；后者为1L尿中含1ml血。②血尿可分为单纯性血尿，也可伴蛋白尿、管型尿，如血尿患者伴较大量蛋白尿和/或管型尿（特别是红细胞管型），多提示肾小球源性血尿。③为明确诊断，可采用新鲜尿沉渣相差显微镜检查：变形红细胞尿为肾小球源性，均一形态正常红细胞尿为非肾小球源性。

96.【答案】A

【解析】男性前尿道损伤多发生在球部，因这段尿道固定在会阴部，故会阴部骑跨伤时，将尿道挤向耻骨联合下方，引起尿道球部损伤。根据该患者的受伤史及会阴部疼痛、青紫的表现，应考虑为尿道球部损伤。如图所示：

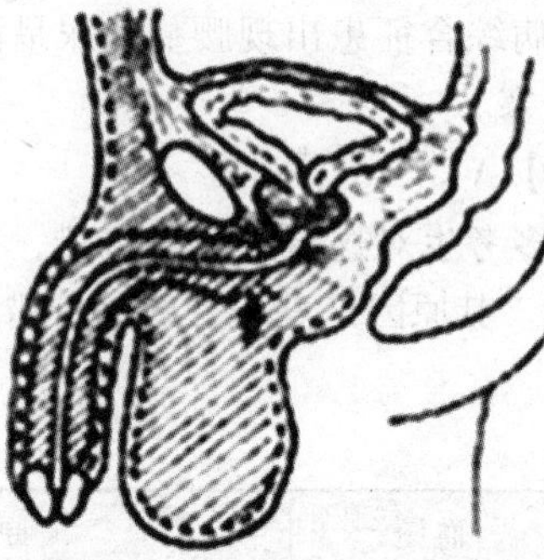

97.【答案】B

【解析】本题主要是前列腺增生和前列腺癌的鉴别。题干中的尿痛、排尿困难、尿潴留的特异性差。相比较而言，PSA（前列腺特异抗原）特异性要强一些。PSA正常值为4ng/ml，敏感性高，可以作为前列腺癌与前列腺有结节或质地较硬的筛查试验。

98.【答案】B

【解析】骨折处皮肤黏膜及筋膜或骨膜完整，骨折处与外界不通，属于闭合性骨折。骨折处皮肤黏膜及筋膜或骨膜破裂不完整，骨折处与外界交通，属于开放性骨折，如伴膀胱或尿道破裂的耻骨骨折、伴直肠破裂的尾骨骨折，均属于开放性骨折。

99.【答案】D

【解析】手外伤治疗原则包括止血、创口包扎、局部固定和迅速转运。局部加压包扎是简便而有效的止血方法。

（1）早期彻底清创：争取在伤后6~8小时内进行，按照从浅层到深层的顺序彻底清除异物，切除被污染和遭严重破坏失去活力的组织，使污染创口变成清洁创口，避免感染，达到一期愈合。

（2）正确处理深部组织损伤：影响手部血循环的血管损伤应立即修复，骨折和脱位均必须立即复位固定，为软组织修复和功能恢复创造有利条件。重要组织如肌腱、神经应尽早修复，污染严重，损伤广泛且超过12小时，或者缺乏必要条件，可仅做清创后闭合创口，待创口愈合后再行二期修复（C错）。张力过大的创口或有皮肤缺损，可采用自体游离皮肤移植修复。

100.【答案】A

【解析】股骨颈基底部骨折的治疗包括手术和非手

术治疗。无明显移位的外展型或嵌入型等稳定性骨折，年龄过大，全身情况差，或合并有严重心、肺、肾、肝等功能障碍者，选择非手术方法治疗。青少年股骨颈骨折应尽量达到解剖复位，应采用手术方法治疗。Pauwells 角 55°属于内收型稳定性骨折，内收型骨折和有移位的骨折应采用闭合复位内固定术治疗；对无移位骨折，也应尽早采用内固定治疗，以防转变为移位骨折，而增加治疗难度。

101.【答案】E

【解析】本题解题的关键点为：先了解患者所患疾病，胸骨左缘第3肋间（主动脉瓣第二听诊区）舒张期杂音，为主动脉瓣关闭不全表现。主动脉瓣关闭不全时，左心室舒张末容量和压力显著增加，致动脉收缩压增高；但主动脉内血流反流入左心室，周围血管血流量减少，舒张压降低，脉压增大，可出现周围血管征，如点头征、水冲脉、股动脉枪击音等。

A3/A4 型选择题

102.【答案】E

103.【答案】B

【解析】颅内出血聚积在硬脑膜下腔，是最常见的颅内血肿。临床中根据血肿出现症状的时间分为急性（<3天）、亚急性（3天~3周）和慢性血肿（>3周）三种。患者3个月前外伤史，故诊断为慢性硬膜下血肿，选择E。其鉴别主要通过脑CT，选择B。

104.【答案】D

【解析】维生素D缺乏性佝偻病头部骨骼改变：①颅骨软化：主要见于3~6个月婴儿，检查者用手指轻压颞部或枕骨中央，可出现乒乓球样的感觉；②方颅：多见于7~8个月患儿，即额骨和顶骨双侧骨样组织增生，呈对称性隆起，严重时呈鞍状或十字状颅形；③前囟增宽及闭合延迟：重者可延迟至2~3岁才闭合；④出牙延迟，牙釉质缺乏并易患龋齿。

105.【答案】C

【解析】近期有腹泻病史，钙流失多，应为低钙惊厥，故首选查血钙、磷和镁。

106.【答案】C

107.【答案】D

【解析】患者，女，明知不该为而为之，典型的强迫症表现。强迫症首选氯米帕明治疗。利培酮、奥氮平为抗精神病药。阿普唑仑和丁螺环酮为镇静和抗焦虑药。强迫症治疗的理想模式是同时提供药物治疗和心理治疗。最宜联合使用的方法是认知行为治疗。目前认为，**暴露与反应预防及认知重组是对强迫症的有效治疗方法。暴露于患者所担心的情景中，然后阻止患者安全性行为的出现。同时对患者的认知缺陷或错误的病理信念进行纠正。其他选项均不是针对强迫症的治疗。**

108.【答案】D

109.【答案】D

110.【答案】D

111.【答案】B

【解析】(1) 轮状病毒肠炎是秋、冬季小儿腹泻最常见的病原。呈散发或小流行，经粪-口传播，也可通过气溶胶形式经呼吸道感染而致病。潜伏期1~3天，多发生在6~24个月婴幼儿，4岁以上者少见。起病急，常伴发热和上呼吸道感染症状，无明显感染中毒症状。病初1~2天常发生呕吐，随后出现腹泻，大便次数多、量多、水分多，黄色水样或蛋花样便带少量黏液，无腥臭味。常并发脱水、酸中毒及电解质紊乱。近年报道，轮状病毒感染亦可侵犯多个脏器，可产生神经系统症状，如惊厥等。故D为正确选项。(2) 脱水：①轻度脱水：患儿精神稍差，略有烦躁不安；查体时见皮肤稍干燥，弹性尚可，眼窝和前囟稍凹陷；哭时有泪，口唇黏膜略干，尿量稍减少。②中度脱水：患儿精神萎靡或烦躁不安；皮肤苍白、干燥、弹性较差，眼窝和前囟明显凹陷；哭时泪少，口唇黏膜干燥；四肢稍凉，尿量明显减少。③重度脱水：患儿呈重病容，精神极度萎靡，表情淡漠，昏睡甚至昏迷；皮肤发灰或有花纹、弹性极差；眼窝和前囟深凹陷，眼闭不合，两眼凝视，哭时无泪；口唇黏膜极干燥。因血容量明显减少可出现休克症状，如心音低钝、脉搏细速、血压下降、四肢厥冷、尿极少甚至无尿。故该患儿为重度脱水，血钠135mmol/L为等渗脱水。(3) 补充累积损失量根据脱水程度及性质补充：即轻度脱水为30~50ml/kg；中度为50~100ml/kg；重度为100~150ml/kg。通常对低渗性脱水补2/3张含钠液；等渗性脱水补1/2张含钠液；高渗性脱水补1/3~1/5张含钠液，如临床上判断脱水性质有困难，可先按等渗性脱水处理。补液的速度取决于脱水程度，原则上应先快后慢。对伴有循环不良和休克的重度脱水患儿，开始应快速输入等渗含钠液（生理盐水或2:1液）按20ml/kg于0.5~1小时输入。其余累积损失量补充常在8~12小时内完成。该患儿为重度低渗性脱水应补充150~180ml液体，故D为正确选项。(4) 该患儿有补液史，尿量增加，但精神仍差，腹胀加重，肌张力低下，首先需考虑是低钾血症。低钾血症患儿有腹胀，乏力，膝反射减弱，心音低钝，心电图出现U波，为典型低钾血症表现。有尿或来院前6小时内有尿即应及时补钾；浓度不应超过0.3%；每日静脉补钾时间，不应少于8小时；切忌将钾盐静脉推入，否则将导致高钾血症，危及生命。细胞内的钾浓度恢复正常要有一个过程，因此纠正低钾血症需要有一定时间，一般静脉补钾要持续4~6天。能口服时可改为口服补充。故B为正确选项。

112.【答案】D

【解析】丹毒为乙型溶血性链球菌侵袭所致，典型临床表现为片状皮肤红疹、微隆起、色鲜红、中间色淡、边界清楚；痈的致病菌以金葡菌为主，表现为皮肤肿痛，病变部位中心处可化脓破溃，疮呈蜂窝状，全身症状重，唇痈易引起颅内化脓性海绵状静脉窦炎；气性坏疽是厌氧菌梭状芽胞杆菌所致的肌坏死或肌炎。临床表现为伤肢感如胀裂，病情发展迅速，伤口有大量血性渗出物，有恶臭，皮下可触及捻发音；疖的致病菌以金葡菌为主，局部皮肤有红、肿、热、痛的小硬结，“危险三角区”的疖易引起化脓性海绵状静脉窦炎；急性蜂窝织炎的致病菌多为溶血性链球菌、金葡菌及大肠埃希菌等，临床表现为皮肤红肿、边界不清伴疼痛，可起水疱或破溃出脓。

113.【答案】A

114.【答案】E

【解析】卧床休息，抬高患肢。局部可以50%硫酸镁液湿热敷。全身应用抗菌药物。局部及全身症状消失后，继续用药3~5天，以防复发。。丹毒不需要引流。

115.【答案】A

【解析】妊娠高血压疾病发生在妊娠20周以后，临床表现为高血压、蛋白尿、水肿，严重时出现头痛、眼花、恶心、呕吐，继而出现抽搐、昏迷，甚至死亡。该孕妇妊娠周数大于20周，出现头痛加剧、视力模糊、呕吐，若检查血压升高则考虑为妊高征。故本题应选A。

116.【答案】A

【解析】妊娠高血压疾病发生在妊娠20周以后，既往无高血压病史，临床表现为高血压、蛋白尿、水肿，严重时出现头痛、眼花、恶心、呕吐，甚至抽搐、昏迷，母婴死亡。所以该孕妇最有价值的病史应为既往血压正常。故本题应选A。

117.【答案】E

【解析】慢性肾炎患者既往有蛋白尿史。妊娠高血压疾病的患者在妊娠20周以后出现高血压、蛋白尿、水肿，故与慢性肾炎患者最有利的鉴别点应为既往有无蛋白尿史。若无蛋白尿史可考虑妊娠高血压疾病引起的蛋白尿。故本题应选E。

118.【答案】A

119.【答案】E

【解析】①该患者出现全血细胞减少1年，白细胞分类中淋巴细胞比例增高，中性粒细胞碱性磷酸酶积分增高不支持慢粒白血病；脾不大不支持脾功能亢进；Hams试验阴性不支持阵发性睡眠性血红蛋白尿；特发性血小板减少性紫癜仅有血小板减少，一般不出现白细胞减少和贫血。其骨髓虽增生活跃，但巨核细胞明显减少，均提示最可能诊断是慢性再生障碍性贫血。②治疗上应首选雄性激素配合中医中药，可取得较好疗效，而其余4种均不是首选治疗。

120.【答案】C

121.【答案】E

122.【答案】A

【解析】肠梗阻按梗阻的部位分为高位（如空肠上段）和低位（如回肠末段和结肠）两种；根据梗阻的程度，又可分为完全性和不完全性肠梗阻；此外，按发展过程的快慢还可分为急性和慢性肠梗阻。其共同表现是腹痛、呕吐、腹胀及停止自肛门排气排便，即痛、吐、胀、闭。该患者近3天，无肛门排气、排便，且呕吐物有粪便臭味，故考虑为低位完全性肠梗阻。左下腹痛，结合感乏力和低热，考虑乙状结肠癌。克罗恩病为右侧腹部疼痛。

123.【答案】A

【解析】脊髓型颈椎病占颈椎病的10%~15%。脊髓受到中央后突的髓核、椎体后缘骨赘、增生肥厚的黄韧带及钙化的后纵韧带等压迫，出现脊髓损害，病人表现为上肢或下肢麻木无力、僵硬，双足踩棉花感，足尖不敢离地，触觉障碍、束胸感，夹持东西无力。后期出现排尿、排便困难等障碍。检查时有感觉障碍平面，肌力减退，四肢腱反射亢进或活跃。霍夫曼征、髌阵挛、踝阵挛及巴宾斯基征等阳性病理改变。

124.【答案】B

125.【答案】B

【解析】脊髓型颈椎病因为脊髓受压，症状逐渐发展加重，确诊后应该及时手术治疗。而非手术治疗适用于神经根型、椎动脉型和交感神经型颈椎病，包括牵引、理疗、改善不良工作体位和睡眠姿势等。

B1型选择题

126.【答案】C

127.【答案】B

【解析】各型皮疹表现见下表。

发疹类型	皮疹表现
麻疹	出疹顺序：耳后—发际—额面—颈部—躯干—四肢（包括手足心）。为充血性斑丘疹，疹间皮肤正常。病情严重者皮疹常融合，皮肤水肿，面部浮肿变形。皮疹发作时发热、全身不适及各种炎性症状也达极点。疹退后，皮肤留有糠麸状脱屑及**棕色色素沉着**，7～10天痊愈
风疹	发热后半天至1天出疹。出疹顺序：面部—躯干—四肢，为多形性斑丘疹，疹间皮肤正常。常是面部皮疹消退而下肢皮疹出现，一般历时3天，出疹后脱皮极少。典型临床表现还有耳后、枕部及颈后淋巴结肿大伴有触痛，持续1个月左右
幼儿急疹	起病急，热退9～12小时出现皮疹，皮疹呈红色斑疹或斑丘疹，散布在躯干、颈部及上肢，皮疹间有正常皮肤，1天内出齐，一般在1～3天内消失，无色素沉着、无脱屑
水痘	①成批出现红色斑疹或斑丘疹，迅速发展为清亮、卵圆型、泪滴状小水疱，周围有红晕，无脐眼，即水疱—混浊—干瘪—结痂，新旧水疱和结痂同时存在，这是水痘皮疹的重要特征；②出疹次序：皮疹分布呈向心性，开始为头皮、面部、躯干和腰部，四肢远端较少，有痒感
猩红热	起病12～48小时内出疹，其特点为在弥漫性充血发红的基础上，广泛存在密集而均匀的红色细小丘疹，压之暂呈苍白，触之似砂纸感。面部潮红，不见皮疹，口唇周围发白，形成口周苍白圈。皮疹在腋窝、肘窝、腹股沟等皮肤皱褶易受摩擦部位更密集，可有皮下出血点形成紫红色线条，称帕氏（Pastia）线。退疹时同样有糠麸样脱皮，**无色素沉着**

128.【答案】B

129.【答案】E

【解析】吸入性肺炎为鼻饲肠内营养时最易发生的并发症，常见于幼儿、老年病人及意识障碍病人；而肠外营养时最易发生的并发症是全身性感染。

130.【答案】B

131.【答案】D

【解析】此题易错选A赘述症。赘述是指患者说话啰嗦，但最后总能回答出问题。

持续言语是与病理性赘述症状比较近似的一种思维联想障碍，是在某一概念上停滞不前。病人单调地重复某一概念，对于某些不同的问题，总是用第一次回答的话来回答。

重复言语是指病人常重复他所说的一句话的最末几个字或词。此时病人意识到这样是不必要的，但自己却不能克服，也不因当时环境影响而产生变化。例如：病人说："这是一个什么问题，问题，问题"。多见于脑器质性及癫痫性精神障碍。

刻板言语是指患者不断地、机械地、无目的地重复某些无意义的词或句子。如病人老重复"给我做手术吧！给我做手术吧……"。

模仿言语是指病人模仿周围人的话，周围人说什么，病人就重复说什么。医生问："你叫什么名字?"病人同样说："你叫什么名字?"又问："你今年多大?"病人说："你今年多大?"

上述症状常与刻板动作、模仿动作同时存在。常见于精神分裂症紧张型。

132.【答案】B

133.【答案】B

【解析】本组题两例患者均是骨髓炎，男性患儿为慢性骨髓炎急性发作，女性患儿为急性骨髓炎，本次出现寒战高热等全身中毒症状均已4天，应当已经尽早给予足量抗菌治疗；目前全身中毒症状未明显控制，且局部有"积脓"表现，故均选择切开引流。注意：慢性骨髓炎急性发作时，不宜行死骨摘除术。

134.【答案】C

135.【答案】E

【解析】浸润性肺结核是临床上成人最常见的活动性、继发性肺结核；慢性纤维空洞型肺结核的病变空洞与支气管相通，成为肺结核的最重要的传染源，故又称为开放性肺结核；原发性肺结核是儿童最常见的肺结核类型。

136.【答案】D

137.【答案】C

【解析】内异症的治疗中，期待疗法仅适用于轻度内异症患者。药物治疗适用于有慢性盆腔痛、经期痛经症状明显，有生育要求及无卵巢囊肿形成的患者。手术治疗适用于药物治疗后症状不缓解、局部病变加重或生育功能未恢复者，较大的卵巢内膜异位囊肿者。其中保留生育功能的手术适用于药物治疗无效、年轻有生育要求的患者；保留卵巢功能手术适用于Ⅱ、Ⅲ期患者，症状明显且无生育要求的45岁以下患者；根治性手术适用于45岁以上重症患者。腺肌病的治疗根据患者症状、年龄及生育要求而定。对于症状严重、无生育要求或药物治疗无效者，应行全子宫切除术。136题根据患者临床表现诊断为子宫内异症，结合题意应选择的治疗方法为保留生育功能的手术；137题根据题意诊断为子宫腺肌病，结合题意应选择的治疗方法为全子宫切除术。

138.【答案】D

139.【答案】B

【解析】如下表所示：

临床类型	定义
易复性疝	疝内容物很容易回纳入腹腔
难复性疝	疝内容物不能回纳或不能完全回纳入腹腔内；若疝内容物为部分肠壁，称为滑动疝
嵌顿性疝	疝内容物脱出被卡住不能还纳
绞窄性疝	肠管嵌顿如未及时解除，肠壁及其系膜受压导致缺血坏死

140.【答案】B

141.【答案】A

142.【答案】D

143.【答案】C

【解析】肝硬化腹水多为漏出液；肝硬化自发性腹膜炎的腹水外观混浊，生化及镜检提示为渗出性，腹水可培养出致病菌，腹水细胞以多核细胞为主；肝癌腹水为血性腹水；结核性腹膜炎腹水比重一般超过1.018，白蛋白>30g/L，白细胞计数超过500×10^6/L，以淋巴细胞或单核细胞为主。

漏出液与渗出液的鉴别见下表。

漏出液及渗出液鉴别要点

鉴别要点	漏出液	渗出液
原因	非炎症所致	炎症、肿瘤、化学或物理性刺激
外观	淡黄色，浆液性	不定，可为血性、脓性、乳糜性等
透明度	透明或微混	多混浊
比重	低于1.018	高于1.018
凝固	不自凝	能自凝
黏蛋白定性	阴性	阳性
蛋白定量（g/L）	<25	>30
葡萄糖定量	与血糖相近	常低于血糖水平
细胞计数（$\times10^6$/L）	常<100	常>500
细胞分类	以淋巴细胞、间皮细胞为主	根据不同病因
细菌学检测	阴性	可找到病原菌
积液/血清总蛋白	<0.5	>0.5
积液/血清LDH比值	<0.6	>0.6
LDH（IU）	<200	>200

144.【答案】A

145.【答案】D

146.【答案】C

【解析】稽留流产由于妊娠物在宫腔内稽留时间过长，可发生凝血功能障碍，导致DIC，造成严重出血；人流术中由于由于疼痛及局部刺激，可引起迷走神经兴奋症状，如恶心、呕吐、面色苍白、大汗淋漓、血压下降、抽搐等表现，称为迷走神经综合征；人流术后由于操作不善或者继发感染易并发宫颈粘连、宫腔粘连等远期并发症。

147.【答案】A

148.【答案】B

【解析】胎儿期动脉导管被动开放是血液循环的重要通道，出生后，大约 15 小时即发生功能性关闭。80% 在生后 3 个月解剖关闭。

149.【答案】C

150.【答案】D

【解析】①**激素敏感（完全效应）：足量泼尼松治疗≤8 周尿蛋白转阴**；②激素耐药（无效应）：足量泼尼松治疗满 8 周尿蛋白仍阳性；③激素依赖：对激素敏感，但减量或停药 4 周内复发，恢复用量或再次用药又缓解，并重复 2 次以上者；④肾病复发（包括反复）：指尿蛋白由阴转阳，并持续 >2 周；⑤肾病频复发：指肾病病程中半年内复发≥2 次；或 1 年内复发≥3 次。特别提示：目前没有部分敏感之理论！

第一部分 基础医学

第一篇 生理学

2017 年生理学真题汇总答案解析

1. 【答案】C

【解析】CO_2呼出量反映的是肺内气体的更新率。肺泡通气量是指每分钟吸入肺泡能与血液进行气体交换的新鲜空气量，肺泡通气量 =（潮气量 - 无效腔气量）× 呼吸频率，它代表的是肺泡内气体的更新率，能够较好地反映 CO_2呼出量。所以答案选 C。肺活量、用力呼气量、肺通气量和最大通气量都没有考虑无效腔，不能反映肺泡内气体的更新率。

2. 【答案】A

3. 【答案】E

4. 【答案】B

【解析】（1）重症急性胰腺炎患者出现血压下降，主要因为有效血容量不足，缓激肽类物质分泌增多（相当于感染性休克），导致周围血管扩张所致。此时肾小球过滤率降低，尿路减少。给予快速补液后，有效循环血量得到补充，肾小球滤过率增加，尿量自然增加。

（2）重度失血患者失代偿时，进入休克抑制期，患者神情淡漠、反应迟钝，意识模糊或昏迷；出冷汗、口唇肢端发绀；脉搏细速、血压进行性下降。严重时，全身皮肤、黏膜明显发绀，四肢厥冷，脉搏摸不清、血压测不出，尿少甚至无尿。

（3）肾动脉狭窄常引起肾血管性高血压和缺血性肾脏病，是由于肾缺血刺激肾素分泌，体内肾素 - 血管紧张素 - 醛固酮系统（RAAS）活化，外周血管收缩，水钠潴留而形成。动脉粥样硬化及大动脉炎所致肾动脉狭窄还能引起缺血性肾脏病，患侧肾脏缺血导致肾小球硬化、肾小管萎缩及肾间质纤维化。缺血性肾脏病，主要表现为肾功能缓慢进行性减退，由于肾小管对缺血敏感，其功能减退常在先（出现夜尿多，尿比重及渗透压减低等远端肾小管浓缩功能障碍表现），而后肾小球功能才受损，患者出现肾小球滤过率下降，进而血清肌酐增高。

5. 【答案】C

【解析】窦房结的自律性主要取决于 4 期自动去极化，其机制是 K^+外流逐渐衰减及 Na^+和 Ca^{2+}内流增加。A、E 可以使心率加快，所以排除。B、D 影响的是传导性，所以也不选。答案选 C，T 型钙通道激活减少，Ca^{2+}内流减少，导致 4 期自动去极化减慢，心率变慢。

6. 【答案】B

7. 【答案】D

【解析】下丘脑神经垂体系统：下丘脑视上核、室旁核分泌血管加压素、催产素经神经轴突进入神经垂体并储存；下丘脑腺垂体系统：促垂体区的神经分泌细胞分泌激素（9 种）经垂体门脉系统进入腺垂体，腺垂体分泌 7 种激素，分别为：TSH（促甲状腺激素）、ACTH（促肾上腺皮质激素）LH（黄体生成素）、FSH（卵泡刺激素）、GH（生长激素）、PRL（泌乳素）、MSH（促黑素细胞激素）。

2016 年生理学真题汇总答案解析

1. 【答案】E

【解析】此题考查体温的生理波动。育龄期女性的基础体温随月经周期而发生规律性的波动，体温在月经期和排卵前期较低，排卵日最低，排卵后体温升高。排卵后体温升高与黄体生成的孕激素水平升高有关。

2. 【答案】E

【解析】此题考查红细胞的生理特性。红细胞具有可塑变形性、悬浮稳定性和渗透脆性。①可塑变形性：指正常红细胞在外力作用下具有变形能力的特性。红细胞必须经过变形才能通过口径比它小的毛细血管和血窦孔隙，是红细胞生存所需的重要的特性。衰老红细胞变形能力降低。②悬浮稳定性：指红细胞能相对稳定地悬浮于血浆中的特性。通常以红细胞在第 1 小时末下沉的距离来表示红细胞的沉降速度，称为红细胞沉降率（ESR）。测定 ESR 有助于某些疾病的诊断，也可作为病情变化判断的参考。③渗透脆性：指红细胞在低渗盐溶液中发生膨胀破裂的特性。测定红细胞脆性也有助于一些疾病的诊断。

3. 【答案】C

【解析】此题考查的是神经生理。帕金森病的病因是双侧黑质病变多巴胺能神经元变性受损，导致黑质－纹状体系统对大脑皮层的易化作用丧失，对运动的发动受到抑制，从而出现运动减少和动作缓慢的症状。临床上给予左旋多巴能明显改善帕金森病人的症状。应用 M 受体拮抗剂东莨菪碱或安坦也能治疗此病。纹状体受损出现舞蹈症，大脑皮层运动区受损可以出现对侧偏瘫。丘脑底核受损和大脑皮层－纹状体回路受损不考查。

4. 【答案】E

扫描二维码查看本题考点更多讲解微视频——1－5 心室肌细胞兴奋性的周期性变化。

5. 【答案】A

【解析】体位性低血压是由于体位的改变，如从平卧位突然转为直立，或长时间站立发生的脑供血不足引起的低血压，这种快速变化的血压启动减压反射，导致窦神经的传入减少，心交感神经兴奋，心迷走神经的活动抑制，交感缩血管纤维冲动增加，此题选导致心率加快的原因，应该选 A。

6. 【答案】C

【解析】按颈动脉窦治疗阵发性室上性心动过速也是通过减压反射，窦神经冲动增多，心交感神经抑制，心迷走神经的活动增强，此题选直接作用，应该是 C。

7. 【答案】D

【解析】颈动脉窦灌注压升高，颈动脉窦压力感受器兴奋，窦神经兴奋从而诱发减压反射。

8. 【答案】D

【解析】内分泌器官主要包括：下丘脑、腺垂体、甲状腺、肾上腺、性腺（卵巢、睾丸）、甲状旁腺、胰腺、脂肪细胞等。不包括前列腺。

9. 【答案】C

10. 【答案】B

【解析】腺垂体分泌的激素有：促甲状腺激素（TSH）、促肾上腺皮质激素（ACTH）、促性腺激素（FSH、LH）、生长激素（GH）、泌乳素（PRL）、黑色素细胞刺激素（MSH）。神经垂体不具备分泌功能，储存下丘脑室上核和室旁核分泌的血管加压素（也叫抗利尿剂激素）和催产素。皮质醇（A 项）是肾上腺皮质产生的激素，促甲状腺激素释放激素（D 项）是下丘脑产生的激素，肾上腺素（E 项）是肾上腺髓质产生的激素。

2015 年生理学真题汇总答案解析

1. 【答案】A

2. 【答案】B

3. 【答案】E

扫描二维码查看本题考点更多讲解微视频——1-6 不同人群的血压特点。	

4. 【答案】D

【解析】进食后即感上腹饱胀，无法进食，是容受性舒张功能不好的表现。容受性舒张是指当咀嚼与吞咽食物时，由于食团对咽和食管等处感受器的刺激，反射地引起胃贲门舒张，使食团进入胃中，由于迷走神经的兴奋，可反射性地引起胃底、胃体部肌肉发生一定程度的舒张。

5. 【答案】E

【解析】此题主要考查胃液的主要成分和功能，成分包括盐酸、胃蛋白酶原、黏液和碳酸氢盐、内因子等。胃蛋白酶原被盐酸激活后消化蛋白质，胃酸促进铁的吸收，内因子促进维生素 B_{12} 的吸收，所以胃大部切除的患者胃蛋白酶原的分泌减少，铁的吸收减少，维生素 B_{12} 的吸收减少。此题易误选 C，认为胰液中 HCO_3^- 的分泌与胃无关，事实上胰液分泌 HCO_3^- 的主要作用是中和进入十二指肠的胃酸，保护肠黏膜免受强酸的侵蚀；同时 HCO_3^- 可为小肠内多种消化酶发挥作用提供最适宜的 pH 环境。所以当胃大部切除时胰液中 HCO_3^- 的分泌减少是存在的。所以答案选择 E，食物蛋白的消化减弱，很多人肯定反驳，因为很多人认为胃蛋白酶原减少了，势必使食物蛋白的消化减弱，事实上胃蛋白酶的作用只是将蛋白质分解为脲和胨，分解不彻底，更关键的是胰液中蛋白酶是蛋白质消化的主要酶，所以行胃大部切除的患者食物蛋白的消化在胰酶的作用下能够充分消化，不会出现消化减弱。

6. 【答案】E

【解析】水冲脉是指脉骤起骤降，急促而有力，犹如潮水涨落，故名水冲脉，臂上举时尤为明显。是周围血管扩张或存在分流所致，前者常见于甲状腺功能亢进、情绪激动及其他使末稍血管扩张的疾病。后者主要见于主动脉瓣关闭不全、动脉导管未闭者等。此患者主动脉瓣第 2 听诊区可闻及叹气样舒张期杂音考虑主动脉瓣关闭不全，心室收缩期向主动脉排血，舒张期血液倒流入左心室，而使收缩压增高，舒张压降低，脉压差增大所致。

2014 年生理学真题汇总答案解析

1. 【答案】B

【解析】组织液是由血浆通过毛细血管壁的滤过作用形成的，组织液的生成取决于有效滤过压。**有效滤过压 =（毛细血管血压 + 组织液胶体渗透压）-（血浆胶体渗透压 + 组织液静水压）**，90% 的组织液在静脉端回流（因为动脉端血压较高），10% 的组织液则通过毛细淋巴管进入淋巴循环，最后进入血液循环。所以多余的部分经毛细淋巴管回流是维持组织液生成量与回流量平衡的主要机制。

2. 【答案】E

【解析】细胞静息时位于膜两侧的外正内负的电荷分布状态称为极化，此时为静息电位水平。**当膜电位负值增大时，称为超极化；反之，称为去极化；细胞在发生去极化后，膜电位再向静息电位方向恢复的过程，称为复极化**。从静息电位 -90mV 增大到 -100mv，称为超极化。

3. 【答案】E

【解析】调节呼吸的化学感受器分为外周化学感受器和中枢化学感受器：前者位于颈动脉体和主动脉体；后者位于延髓腹外侧浅表部位。动脉血中 H^+ 浓度升高，兴奋呼吸；**H^+ 对呼吸的调节作用主要通过刺激外周化学感受器所实现**，因血液中的 H^+ 通过血脑屏障进入脑脊液的速度慢，限制了它对中枢化学感受器的作用。

4. 【答案】B

5.【答案】C

6.【答案】C

【解析】胃液的主要成分有盐酸、胃蛋白酶原、黏液和HCO_3^-、内因子等。其中已激活的胃蛋白酶对能正反馈激活胃蛋白酶原。盐酸分泌过多时对自身分泌有负反馈作用，一般pH值降到1.2～1.5时胃酸分泌受到抑制。盐酸进入小肠后，可促进促胰液素和缩胆囊素的分泌，进而引起胰液、胆汁和小肠液的分泌。

7.【答案】D

【解析】**体液是体内液体的总称，约占体重的60%**，包括细胞外液和细胞内液，其中细胞外液占体液的1/3（体重的20%）。

8.【答案】C

【解析】腺垂体是体内最重要的内分泌腺，腺垂体可分泌7种激素，其中，促甲状腺激素（TSH）、促肾上腺皮质激素（ACTH）、促卵泡激素（FSH）与黄体生成素（LH）均有各自的靶腺，分别构成下丘脑－垂体－甲状腺轴、下丘脑－垂体－肾上腺皮质轴和下丘脑－垂体－性腺轴。**TSH、ACTH、FSH和LH均可特异性地作用于各自的靶腺而发挥调节作用，故称为促激素**。而生长激素（GH）、催乳素（PRL）与促黑激素（MSH）是直接作用于靶组织和靶细胞，调节物质代谢、个体生长、乳腺发育与泌乳，以及黑色素代谢等调节过程。胰腺不属于腺垂体的靶腺。

9.【答案】A

【解析】成年人每日吸收铁约1mg，主要在小肠上部被吸收。

2013年生理学真题汇总答案解析

1.【答案】B

【解析】神经－骨骼肌接头处兴奋传递特点：①单向性传递；②时间延搁：递质的合成释放与受体结合等需耗费较多；③保持一对一的传递关系：每一次动作电位所诱发的Ach释放量足以引起一次肌肉兴奋，随后被胆碱酯酶水解清除；④易受环境因素和药物影响。神经与骨骼肌细胞之间的信息传递，是通过神经末梢释放乙酰胆碱这种化学物质进行的，所以是一种化学传递。神经兴奋时神经末梢释放递质是量子式释放，释放量超过引起肌细胞动作电位需要量的3～4倍，所以神经兴奋一定引起肌肉收缩。答案B错误。这与神经元之间兴奋传递不同。

2.【答案】A

【解析】CO_2是调节呼吸运动最重要的生理性刺激物。当PCO_2在40～60mmHg范围内升高时，主要通过刺激中枢化学感受器，使呼吸加深加快，答案选A。但如果过高，易出现呼吸困难、头痛、头晕，甚至昏迷，为CO_2麻醉。

3.【答案】E

【解析】构成血浆胶体渗透压的主要是白蛋白，可以促使血管外的水分进入血管内。

4.【答案】E

【解析】面部浸于冰水刺激迷走神经，从而使心动过速终止。B、C、D都可以使心率加快，所以排除。右侧迷走神经对窦房结支配占优势，左侧迷走神经对房室结支配占优势。迷走神经兴奋时可以使心率变慢、房室延搁延长（D错）。影响心率的主要是4期自动去极化，所以答案选E。

5.【答案】C

【解析】窦房结的自律性主要取决于4期自动去极化，其机制是K^+外流逐渐衰减及Na^+和Ca^{2+}内流增加。A、E可以使心率加快，所以排除。B、D影响的是传导性，所以也不选。答案选C，T型钙通道激活减少，Ca^{2+}内流减少，导致4期自动去极化减慢，心率变慢。

6.【答案】B

【解析】小肠成为吸收主要部位，具备多方面的有利条件：①吸收面积大（E）。正常成年人的小肠长4～5m，其黏膜具有许多环状皱褶，皱褶上有大量绒毛，在绒毛的每个柱状上皮细胞顶端又有1700条左右微绒毛。这样的结构可使小肠黏膜的总面积增加600倍，达到200～250m^2。②绒毛内富含毛细血管（A）、毛细淋巴管、平滑肌纤维和神经纤维网等结构。淋巴管纵贯绒毛中央，称为中央乳糜管。消化期内，小肠绒毛产生节律性的伸缩和摆动，可促进绒毛内毛细血管网和中央乳糜管内的血液和淋巴向小静脉和淋巴管流动，有利于吸收。③营养物质在小肠内已被消化为结构简单的可吸收的物质。④食物在小肠内停留时间较长（C），一般为3～8小时。没有选项B，所以答案选B。

7.【答案】A

【解析】**肾脏对葡萄糖重吸收是继发性主动转运，其他选项均正确**。重吸收的部位仅限近端小管需要转运蛋白，Na^+的转运密切相关，肾糖阈正常值接近于

10mmol/L。

8.【答案】B

9.【答案】D

【解析】下丘脑神经垂体系统：下丘脑视上核、室旁核分泌血管加压素、催产素经神经轴突进入神经垂体并储存；下丘脑腺垂体系统：促垂体区的神经分泌细胞分泌激素（9种）经垂体门脉系统进入腺垂体，腺垂体分泌7种激素，分别为：TSH（促甲状腺激素）、ACTH（促肾上腺皮质激素）LH（黄体生成素）、FSH（卵泡刺激素）、GH（生长激素）、PRL（泌乳素）、MSH（促黑素细胞激素）。

2012年生理学真题汇总答案解析

1.【答案】E

扫描二维码查看本题考点更多讲解微视频——1-7影响胃排空的因素。

【解析】影响胃排空的因素：（1）胃内促进排空的因素：胃内的食物，对胃壁的扩张刺激，通过壁内神经丛反射和迷走-迷走反射，可使胃的运动加强，从而促进排空；另一方面，食物（主要是蛋白质消化产物）可通过促进G细胞释放胃泌素，间接促进胃运动，但由于它同时也增强幽门括约肌的收缩，所以其净作用不是促进而是延缓排空。（2）十二指肠内抑制胃排空的因素：①肠-胃反射。进入小肠的酸、脂肪、脂肪酸、高渗溶液以及食糜本身的体积等，均可刺激十二指肠壁上的化学感受器和机械感受器，通过肠-胃反射而抑制胃的运动，使胃排空减慢。肠-胃反射对胃酸的刺激尤其敏感，当小肠内的pH降低到3.5~4.0时，反射即可发生，因而可延缓酸性食糜进入十二指肠。②胃肠激素。当大量食糜，特别是酸或脂肪进入十二指肠后，可引起小肠黏膜释放促胰液素、缩胆囊素、抑胃肽等，这些激素可抑制胃的运动，从而延缓胃的排空。

2.【答案】C

【解析】肺内压与外界环境之间的压力差是肺通气的直接动力，而呼吸肌的收缩和舒张引起的节律性呼吸运动则是肺通气的原动力。

3.【答案】A

【解析】尽力吸气后，从肺内所能呼出的最大气体量称为肺活量。肺活量是潮气量、补吸气量与补呼气量之和。

4.【答案】A

5.【答案】B

6.【答案】D

【解析】动脉血压是动脉内的血液对动脉管壁的侧压力。动脉血压在收缩期达到最高值称为收缩压。在心舒末期动脉血压的最低值称为舒张压。收缩压和舒张压的差值称为脉搏压，简称脉压。一个心动周期中每一瞬间动脉血压的平均值，称为平均动脉压，大约等于舒张压加1/3脉压。

第二篇　生物化学

2017 年生物化学真题汇总答案解析

1. 【答案】D

【解析】：氨基酸脱氨基以后生成的α-酮酸经氨基化可以生成非必需氨基酸，还可通过TCA循环和氧化磷酸化彻底氧化为 H_2O 和 CO_2，生成ATP，另外α-酮酸还可以转变成糖及脂类。

2. 【答案】A

【解析】：DNA变性是指核酸双螺旋碱基对的氢键断裂，双链变成单链，从而使核酸的天然构象和性质发生改变。变性时维持双螺旋稳定性的氢键断裂，碱基间的堆积力遭到破坏，但不涉及到其一级结构的改变。凡能破坏双螺旋稳定性的因素，如加热、极端的pH、有机试剂甲醇、乙醇、尿素及甲酰胺等，均可引起核酸分子变性。变性DNA常发生一些理化及生物学性质的改变：①溶液黏度降低。DNA双螺旋是紧密的刚性结构，变性后代之以柔软而松散的无规则单股线性结构，DNA黏度因此而明显下降。②溶液旋光性发生改变。变性后整个DNA分子的对称性及分子局部的构性改变，使DNA溶液的旋光性发生变化。③增色效应（hyperchromic effect）。指变性后DNA溶液的紫外吸收作用增强的效应。DNA分子中碱基间电子的相互作用使DNA分子具有吸收260nm波长紫外光的特性。在DNA双螺旋结构中碱基藏入内侧，变性时DNA双螺旋解开，于是碱基外露，碱基中电子的相互作用更有利于紫外吸收，故而产生增色效应。

3. 【答案】A

【解析】：DNA碱基由嘌呤和嘧啶组成，嘌呤与嘧啶分子相等。

4. 【答案】E

【解析】：磷酸戊糖途径的主要产物之一是NADPH和核糖5-磷酸

5. 【答案】C

【解析】人体可利用甘油、糖、脂肪酸和甘油一酯为原料，经过磷脂酸途径和甘油一酯途径合成甘油三酯。

6. 【答案】E

【解析】：肽键是由一分子氨基酸的α-羧基和一分子氨基酸的α-氨基脱水缩合形成的酰胺键，即-CO-NH-。氨基酸借肽键联结成多肽链，是蛋白质分子中的主要共价键，性质比较稳定。它虽是单键，但具有部分双键的性质，难以自由旋转而有一定的刚性，因此形成肽键平面，则包括连接肽键两端的C═O、N-H和2个Cα共6个原子的空间位置处在一个相对接近的平面上，而相邻2个氨基酸的侧链R又形成反式构型，从而形成肽键与肽链复杂的空间结构。

7. 【答案】C

【解析】：同工酶是指催化相同的化学反应，但其蛋白质分子结构、理化性质和免疫性能等方面都存在明显差异的一组酶。常由几个亚基构成，并且不同器官同工酶常不同。所以此题答案为C。

2016 年生物化学真题汇总答案解析

1. 【答案】B

【解析】成熟红细胞也无线粒体，不能进行有氧氧化。血糖是其唯一的能源，成熟红细胞保留的代谢通路主要是葡萄糖的酵解和磷酸戊糖通路以及2，3-二磷酸甘油酸旁路，通过这些代谢提供能量和还原力（NADH，NADPH）以及一些重要的代谢物，对维持成熟红细胞在循环中约120天的生命过程及正常生理功能均有重要作用。而此题考查的是主要代谢途径，所以此题的答案为B。

2. 【答案】C

【解析】食物蛋白的营养互补作用是指营养价值较低的蛋白质混合食用，其必需氨基酸可以互相补充而提高营养价值的作用。

3. 【答案】C

【解析】酶促反应调节中，温度对酶促反应的影响是双重效应，并不是温度越高反应速度越快，高温可能引起酶变性失活，反应速度会降低，所以 A 错误；在一定的酶浓度下，反应速度随底物浓度增加而增加，直到酶完全被饱和，达到最大反应速度；底物饱和时，反应速度随酶浓度增加而增加，在最适 pH 下，反应速度仍然会受酶浓度影响。此题正确答案为 C。

4. 【答案】B

【解析】体内甘油酯类正常生理功能在此题选项中除了 B 之外都具有。

5. 【答案】A

【解析】体内氨的去路是合成尿素、生成谷氨酰胺、生成其他含氮化合物如嘌呤等，但是最主要的去路是在肝脏中合成尿素，其中选项 C 三羧酸循环不是氨的去路，有氧氧化也不是氨的去路。所以此题正确答案为 A。

6. 【答案】D

【解析】维系蛋白质二级结构形式主要有 α - 螺旋、β - 折叠、β - 转角、无规则卷曲。但是稳定二级结构的主要化学键是氢键。

2015 年生物化学真题汇总答案解析

1. 【答案】D

【解析】人体含有的蛋白质分子由 20 种氨基酸组成，它们是丙氨酸、精氨酸、天冬氨酸、半胱氨酸、谷氨酰胺、谷氨酸、组氨酸、异亮氨酸、甘氨酸、天冬酰胺、亮氨酸、赖氨酸、甲硫氨酸、苯丙氨酸、脯氨酸、丝氨酸、苏氨酸、色氨酸、酪氨酸、缬氨酸，其中不包括鸟氨酸。

2. 【答案】E

【解析】磷酸吡哆醛与磷酸吡哆胺是由维生素 B_6 磷酸化形成的，是氨基酸分解代谢的重要辅酶，是转氨酶、脱羧酶和消旋酶的辅酶。

3. 【答案】D

【解析】酮体是在肝脏中脂肪酸氧化分解的中间产物，包括乙酰乙酸、β - 羟基丁酸及丙酮，肝脏具有较强的合成酮体的酶系，但却缺乏利用酮体的酶系。酮体是饥饿时脂肪分解的产物。

4. 【答案】C

【解析】血糖是血液中的糖，绝大多数情况下都是葡萄糖，一般空腹全血血糖为 3.9 ~ 6.1mmol/L（70 ~ 110mg/dl），血浆血糖为 3.9 ~ 6.9 mmol/L（70 ~ 125mg/dl）。血糖的主要来源有三个：①饭后食物中的糖消化成葡萄糖，吸收入血循环，为血糖的主要来源。②空腹时血糖来自肝脏，肝脏储有肝糖原，空腹时肝糖原分解成葡萄糖进入血液。③蛋白质、脂肪及从肌肉生成的乳酸可通过糖异生过程变成葡萄糖。由于葡萄糖 - 6 - 磷酸酶只存在于肝肾中，不存在于肌肉组织，因此肌糖原不能分解为葡萄糖，不能补充血糖。所以此题答案为 C。

5. 【答案】A

【解析】生物的遗传信息是储存在核酸中的，即核酸中的特定核苷酸排列顺序，由于核苷酸的不同主要是碱基的不同，故也以核酸中碱基的排列顺序代表遗传信息，也就是基因，生物的遗传信息绝大部分是储存在 DNA 分子中，少部分是存在于 RNA 分子中，所以此题的答案为 A。

6. 【答案】C

【解析】体内酶促反应特点有：酶促反应具有极高的效率（因为酶能极大幅降低反应活化能，能催化热力学上允许进行的反应）、酶促反应具有高度的特异性、酶活性的可调节性、酶活性的不稳定性（因为酶绝大部分是蛋白质，所以温度、pH 对酶活性都有影响。酶对温度的变化极为敏感，温度对酶促反应速率有双重影响，最适温度下，酶促反应速率最大，高温和低温都会降低反应速度）。此题答案为 C。

2014 年生物化学真题汇总答案解析

1. 【答案】C

【解析】蛋白质的二级机构主要为四种：α - 螺旋、β - 折叠、β - 转角、无规转曲。右手螺旋是 DNA 二级结构的主要形式。

2.【答案】E

【解析】营养价值低的蛋白质混合食用，彼此间必需氨基酸可以得到互补，从而提高蛋白质的营养价值，这种作用称为食物蛋白质的互补作用。例如谷类蛋白质含赖氨酸较少而色氨酸较多，而豆类蛋白质含赖氨酸较多而色氨酸较少，两者混合食用即可提高蛋白质的营养价值。

3.【答案】C

【解析】RNA 通常以单链形式存在，主要有信使 RNA（mRNA）、转运 RNA（tRNA）和核糖（核蛋白）体 RNA（rRNA）三类。rRNA 是细胞内含量最多的 RNA，约占 RNA 总量的 80% 以上。rRNA 与核糖体蛋白共同构成核糖体，可作为蛋白质合成的场所。

4.【答案】D

【解析】肝内糖异生的生理意义主要为三个方面：

（1）空腹或饥饿时肝脏可将非糖物质（氨基酸、甘油等）经糖异生途径生成葡萄糖，以维持血糖浓度的恒定。

（2）通过糖异生作用，可以补充糖原储备。

（3）肾脏糖异生增强有利于乳酸循环，调节酸碱平衡。

因此，在空腹或饥饿情况下，糖异生作用对保障大脑等重要组织器官的能量供应具有重要意义。

5.【答案】C

【解析】在饥饿早期，机体最先动用储存的糖。

6.【答案】A

【解析】正常人血清胆红素浓度：1 ~ 17.1μmol/L，4/5 为未结合胆红素。血清胆红素浓度高时，可扩散入组织，组织被染黄，称为黄疸。在滑面内质网 UDP - 葡萄醛酸基转移酶（UGT）的催化下，由 UDPGA 提供葡萄糖醛酸基，胆红素分子的丙酸基与葡萄糖醛酸以酯键结合，生成葡糖醛酸胆红素。对 UDP - 葡萄醛酸基转移酶具有诱导作用的苯巴比妥等药物对结合胆红素从肝细胞到胆汁的分泌也同样具有诱导作用，从而减轻黄疸。

7.【答案】A

【解析】高脂蛋白血症分型见下表。

分型	脂蛋白变化	血脂变化
Ⅰ	CM 增加	甘油三酯↑↑↑，胆固醇↑↑
Ⅱa	LDL 增加	胆固醇↑↑
Ⅱb	LDL 和 VLDL 增加	胆固醇↑↑，甘油三酯↑↑
Ⅲ	中间密度脂蛋白增加	胆固醇↑↑，甘油三酯↑↑
Ⅳ	VLDL 增加	甘油三酯↑↑
Ⅴ	VLDL 和 CM 增加	甘油三酯↑↑↑，胆固醇↑

8.【答案】A

【解析】NAD 即酰胺腺嘌呤二核苷酸，它是一种辅酶，既可以做氧化剂，也可以做还原剂，作用是在氧化还原反应中电子传递，携带 NAD^+ 是氧化剂形态，NADH 是还原剂形态，$FADH_2$ 是其在呼吸作用中 NADH 携带 H^+ 的形态，NADH 和 NADPH 功能可以认为是一样的，区别是后者多参与新陈代谢中的合成代谢。NAD^+ 是大多数脱氢酶的辅酶。

9.【答案】C

【解析】维生素是生物体必需的一类小分子物质，**分水溶性（维生素 B 族和维生素 C 等）和脂溶性维生素（维生素 A、D、E、K 等）两大类**。脂溶性维生素在体内容易产生富集作用，摄入过多代谢不了容易出现中毒，而水溶性维生素因为是水溶性的，在体内很容易代谢排出体外，一般不会引起中毒，但也不可以无限制地摄入，多了对肝肾也是没好处的。

2013 年生物化学真题汇总答案解析

1.【答案】D

【解析】血红蛋白直接分解产物的物质是血红素和珠蛋白。

2.【答案】A

【解析】细胞色素 c（Cytc）是单电子传递体，是呼吸链的组成成分之一，能直接参与生物氧化过程。脂肪酸合成过程与 Cytc 无关；肽键形成为氨基酸的缩合过程，也无需 Cytc 参与；二氢叶酸在二氢叶酸还原酶的作用下生成四氢叶酸。

3.【答案】A

【解析】酶与催化反应的特点是催化活性的可调节性，反应前后质量不变，催化效率高，不改变反应平衡点，只催化热力学上允许的反应。其中反应前后质量不变，催化效率高，不改变反应平衡点，只催化热力学上允许的反应是与无机催化剂共同具有的特点，所以此题答案为 A。体内许多酶的活性受到代谢物和激素的调节作用可以改变酶的活性。

4.【答案】D

【解析】6-磷酸葡萄糖加速糖的氧化分解，抑制糖异生。

5.【答案】D

【解析】蛋白质变性后一级结构不受破坏，去除变性因素后仍然能够恢复原有的空间构象，所以A正确；蛋白质中一级结构是由基因决定的，可提供重要的生物进化信息，可以通过一级机构的对比了解生物进化的关系，所以B对；蛋白质折叠错误可以引起某些疾病，如朊病毒，所以C对；人血红蛋白β亚基第6个氨基酸的突变导致镰刀型细胞贫血，可产生溶血性贫血，所以E对。

6.【答案】C

【解析】mRNA的5′帽子结构和3′多聚腺苷酸尾结构都是负责从细胞核向细胞质转移的结构，维持mRNA的稳定性和翻译起始的调控，所以C对；内含子是在mRNA成熟过程中切除的部分，成熟的mRNA只含有外显子部分；三叶草结构和茎环结构是tRNA的结构，所以D、E是错的。

7.【答案】E

【解析】长期饥饿时体内能量的主要来源是甘油三酯，释放的脂肪酸在肝内氧化生成大量的酮体，供给肌肉和脑组织能量的需求；短期饥饿时靠糖原供给，而其他三项都不是能量物质，不能供给能量需求，所以此题答案为E。

2012年生物化学真题汇总答案解析

1.【答案】E

【解析】tRNA分子含有多种稀有碱基，包括双氢尿嘧啶（DHU）、假尿嘧啶核苷、次黄嘌呤和甲基化的嘌呤（m7G，m7A）等。tRNA中的稀有碱基均是转录后修饰而成的。

2.【答案】C

【解析】维生素的主要生理功能和缺乏症参见下表。

维生素名称	活性形式	主要生理功能	缺乏症
维生素A	视黄醛，视黄酸	1. 构成视紫红质；2. 维持上皮组织结构的完整，增强免疫力；3. 促进生长发育；4. 抗氧化作用	夜盲症、干眼病、皮肤干燥、毛囊丘疹
维生素D	1，25-$(OH)_2$-D_3	1. 调节钙磷代谢：促进小肠钙、磷吸收；促进肾小管对钙、磷的重吸收。增加血钙、血磷。 2. 促进骨的生长 3. 调节组织细胞分化	佝偻病（儿童） 软骨病（成人）
维生素E（生育酚）	生育酚	1. 抗氧化作用，保护生物膜 2. 维持生殖功能 3. 促进血红素合成 4. 调节基因表达作用	动物缺乏可导致不孕症，人类一般不缺乏。
维生素K（凝血维生素）		1. 促进凝血 2. 维持骨盐含量 3. 减少动脉钙化	出血
维生素B_1（硫胺素）	TPP（焦磷酸硫胺素）	1. α-酮酸氧化脱羧酶的辅酶，参与糖代谢 2. 抑制胆碱酯酶活性	脚气病 末梢神经炎
维生素B_2（核黄素）	FAD、FMN	黄素酶的辅酶，参与生物氧化	口角炎、舌炎、唇炎、阴囊炎
维生素B_6（吡哆醛、吡哆胺、吡哆醇）	磷酸吡哆醛 磷酸吡哆胺	1. 是多种酶的辅酶：转氨酶和氨基酸脱羧酶的辅酶，ALA合酶的辅酶 2. 可终止类固醇激素的作用	缺乏症少见，与动脉硬化、血栓形成、高血压有关
维生素B_{12}（钴胺素）	甲基钴胺素 脱氧腺苷钴胺素	1. 转甲基酶的辅酶、促进甲基的转移 2. 促进DNA合成 3. 促进红细胞成熟	1. 巨幼红细胞性贫血 2. 高同型半胱氨酸血症 3. 神经脱髓鞘

续表

维生素名称	活性形式	主要生理功能	缺乏症
维生素 PP（烟酸，烟酰胺）	NAD^+ $NADP^+$	多种脱氢酶的辅酶，参与生物氧化	癞皮病（表现皮炎、腹泻、痴呆）
叶酸	四氢叶酸（FH_4）	一碳单位的载体	1. 巨幼红细胞性贫血 2. 高同型半胱氨酸血症
生物素	生物素	构成羧化酶的辅酶	人类未发现缺乏症
泛酸	辅酶 A（CoA） ACP	1. 参与酰基转移 2. 参与脂肪酸合成	人类未发现缺乏症
维生素 C（抗坏血酸）	抗坏血酸	1. 参与体内羟化反应 2. 抗氧化作用 3. 增强免疫力 4. 促进铁吸收	坏血病

细胞色素 C 为一类以铁卟啉（或血红素）作为辅基的电子传递蛋白，不是维生素。

3.【答案】C

【解析】DNA 和 RNA 的比较见下表。

	DNA	RNA
结构特点	双螺旋结构	单螺旋结构
基本单位	脱氧核苷酸	核糖核苷酸
碱基	鸟嘌呤，腺嘌呤 胞嘧啶，胸腺嘧啶	鸟嘌呤，腺嘌呤 胞嘧啶，尿嘧啶
五碳糖	脱氧核糖	核糖
无机酸	脱氧核糖核酸	核糖核酸
存在场所	主要分布在细胞核中	主要分布在细胞质中
主要功能	遗传物质的载体	遗传物质的载体

所以答案为 C。

4.【答案】B

【解析】维系蛋白质各种一级结构稳定的化学键是肽键。维系蛋白质各种二级结构稳定的化学键均是氢键。维系三级结构是多种次级键，其中主要是疏水键。四级结构稳定因素是多种非共价键。

5.【答案】B

【解析】糖原分解的限速酶是糖原磷酸化酶；肝糖原的非还原端在糖原磷酸化酶作用下，分解下一个葡萄糖，即 1－磷酸葡萄糖，后者转变成 6－磷酸葡萄糖。6－磷酸葡萄糖再由葡萄糖－6－磷酸酶催化水解成游离葡萄糖，释放入血。葡萄糖－6－磷酸酶只存在于肝、肾中，肌肉内没有。

6.【答案】D

【解析】氨基酸编码的密码子具有方向性（5′端至 3′端）、连续性（密码子之间无核苷酸间隔）、简并性（一种氨基酸可有多种密码子）、通用性（所有生物使用同一套密码子）和摆动性（密码子与反密码子之间可以不严格配对）特点。

7.【答案】E

【解析】胆固醇在肝内转变为胆汁酸的限速步骤是 7α－羟化酶催化的羟化作用。7α－羟化酶受产物——胆汁酸的负反馈调节。因此，临床口服某些药物（如阴离子交换树脂考来烯胺），可减少肠道胆汁酸的吸收，则可促进肝内胆汁酸的生成，从而降低血胆固醇。

8.【答案】C

【解析】血浆脂蛋白分为高密度脂蛋白（HDL）、低密度脂蛋白（LDL）、极低密度脂蛋白（VLDL）和乳糜微粒（CM）。其功能如下

CM 的功能：转运外源性甘油三酯和胆固醇。

VLDL 的功能：转运内源性甘油三酯和胆固醇。

LDL 的功能：转运内源性胆固醇到肝外组织。

HDL 的功能：逆向转运胆固醇回肝。

第三篇 病理学

2017年病理学真题汇总答案解析

1.【答案】C

【解析】在活体的心脏和血管内，血液发生凝固或血液中某些有形成分凝集形成固体质块的过程，称为血栓形成。所形成的固体质块称为血栓。脱离后才成为栓子。不溶于血液的异常物质随血流运行阻塞血管腔的现象称为栓塞。

2.【答案】C

【解析】肉芽肿性炎是以肉芽肿形成为特点。肉芽肿是由巨噬细胞局部增生构成的境界清楚的结节状病灶。肉芽肿性炎的常见病因（1）细菌感染：结核杆菌——结核病，麻风杆菌——麻风，革兰阴性杆菌——猫抓病。（2）螺旋体感染：梅毒。（3）真菌和寄生虫感染。（4）异物：手术缝线、石棉和滑石粉等。（5）原因不明：如结节病。伤寒属于急性肉芽肿性炎症。细菌性痢疾属于纤维素性炎症。

3.【答案】B

扫描二维码查看本题考点更多讲解微视频——3－1 角化上皮或胎粪小体。

4.【答案】C

【解析】周围型肺癌发生于段以下支气管，常在近胸膜的肺周边组织形成孤立的癌结节。病理类型常为腺癌。中央型肺癌常为鳞状细胞癌和小细胞肺癌。

5.【答案】A

【解析】乙肝病史20年，脾大，腹水等门静脉高压表现，加上B超肝脏回声不均，诊断为肝硬化，假小叶形成为特征性发现。

6.【答案】D

【解析】肝癌肉眼观分为：（1）早期肝癌，也叫小肝癌，指单个癌结节最大直径 <3cm 或者两个癌结节合计最大直径 <3cm 的原发肝癌。（2）晚期肝癌：①巨块型，肿瘤体积巨大，不合并或仅合并轻度肝硬化。②多结节型，最常见，通常合并肝硬化。癌结节散在，圆形或椭圆形，大小不等。③弥漫性，癌组织弥散于肝内，结节不明显。B超肝内3个实性结节，最大径分别为0.5cm，0.7cm和1.2cm，且有明显的肝硬化改变，所以分型属于结节型肝癌。

2016年病理学真题汇总答案解析

1.【答案】C

【解析】浸润型肺结核是临床上最常见的活动性、继发性肺结核。多为局灶型肺结核发展的结果。病变常位于肺尖部或锁骨下肺组织。X线片示锁骨下可见边缘模糊的云絮状阴影。

2.【答案】C

【解析】此题考查原发性高血压的病理变化，分为功能紊乱期、动脉病变期、内脏病变期；功能紊乱期为高血压的早期阶段，全身细小动脉间歇性痉挛收缩，痉挛缓解后血压可恢复正常。其他为血管病变期的改变，为不可逆性病理改变。

3.【答案】E

【解析】肉芽肿性炎是以肉芽肿形成为特点。肉芽肿是由巨噬细胞局部增生构成的境界清楚的结节状病灶。肉芽肿可分为异物性肉芽肿和感染性肉芽肿，异物肉芽肿是因外来异物引起的肉芽肿病变；感染肉芽肿常见结核性肉芽肿、伤寒性肉芽肿，麻风杆菌和梅毒螺旋体也可以形成肉芽肿。痢疾杆菌引起的炎症是纤维素性炎症。所以选 E。

4.【答案】B

扫描二维码查看本题考点更多讲解微视频——3－2 血栓结局。

5.【答案】B

【解析】肾小球肾炎的病理分型是每年考查的重点。急性弥漫性增生性肾小球肾炎多见于儿童，链球菌感染后，也称为感染后肾炎，临床常表现为急性肾小球肾炎，病理为弥漫性双侧肾小球广泛受累，肾小球体积增大，细胞数量增多，毛细血管内皮细胞和系膜细胞的增生。答案选 B。

6.【答案】C

扫描二维码查看本题考点更多讲解微视频——3－3 审清题意，不要想当然。

7.【答案】D

【解析】乳腺癌中，伴或不伴有间质浸润的导管内癌的癌细胞沿乳腺导管向上扩散，累及乳头和乳晕，在表皮内可见大而异型、胞质透明的肿瘤细胞，称为 Paget 细胞。镜影细胞、L/H 型细胞（也称为“爆米花”细胞）、陷窝细胞均见于淋巴瘤。

8.【答案】B

【解析】患者高热，心率并不太快，为相对缓脉，皮疹，白细胞降低，诊断为伤寒，是由伤寒杆菌引起的急性传染病，病变特征是全身单核巨噬细胞系统增生，以回肠末端淋巴组织的病变最为突出。

9.【答案】A

【解析】甲状腺癌病理分 4 型：乳头状癌、滤泡癌、髓样癌和未分化癌。乳头状癌是甲状腺癌中最常见类型，约占 60%。恶性程度度，预后较好，10 年生存率达 80% 以上，肿瘤大小及是否有远处转移与生存率有关，而局部淋巴结是否转移与生存率无关。部分病例有囊形成，囊内乳头形成，称为乳头状囊腺癌，此病例没有提到囊形成，只提到细小钙化灶，即砂粒体，这是乳头状癌的典型特点，所以答案选 A。其他类型的甲状腺癌的病理特点如下表。

类型	病理特点
乳头状癌	乳头分支多，乳头中心有纤维间质血管，间质内常见同心圆状钙化小体（即砂粒体），癌细胞分化程度不一，核染色质少，常呈毛玻璃状
滤泡癌	大量分化程度不同的滤泡
髓样癌（滤泡旁细胞发生的恶性肿瘤）	瘤细胞呈实体片巢状或乳头状、滤泡状排列，间质内常有淀粉样物质沉着
未分化癌	癌细胞大小、形态、染色深浅不一，核分裂象多，组织学上可分为小细胞型、梭形细胞型、巨细胞型和混合细胞型

10.【答案】E

【解析】患者乙肝病史及间断肝功能异常十余年，出现肝掌、蜘蛛痣、低蛋白血症等肝功能异常表现，考虑出现肝硬化，而肝硬化的特征性肝脏组织学假小叶形成，所以答案选 E。

11.【答案】D

12.【答案】B

【解析】小叶性肺炎是化脓性炎症，以中性粒细胞渗出为主。大叶性肺炎是纤维素性炎症，以纤维素渗出为主。二者区别见下表。

	大叶性肺炎	小叶性肺炎
病因	肺炎球菌 3 型占 90%	肺炎球菌 4、6、10 型，葡萄球菌等
人群	青壮年	幼儿、儿童、年老体弱者、卧床病人
诱因	受寒、醉酒、感冒、麻醉、疲劳	传染病、营养不良、恶病质、昏迷
部位	大叶、单侧肺	小叶、双侧肺
病变	纤维素性炎	化脓性炎
X 线	大片状阴影	散在分布的小灶状阴影
表现	咳铁锈色痰	咳脓痰
结局	完全痊愈	瘢痕修复

2015年病理学真题汇总答案解析

1.【答案】A

【解析】组胺主要存在于肥大细胞和嗜碱粒细胞。

2.【答案】B

【解析】大肠癌好发部位以直肠为主（50%），以后依次是乙状结肠（20%）、盲肠及升结肠（16%）、横结肠（8%）、降结肠（6%）。

3.【答案】C

【解析】肺癌的大体类型分为中央型、周围型和弥漫型。中央型肺癌发生于主支气管或叶支气管，在肺门部形成肿块，此型最常见，占肺癌总数的60%～70%。组织学类型主要包括鳞癌、腺癌、小细胞癌、大细胞癌等。鳞癌最常见，其中80%～85%为中央型肺癌。所以中央型肺癌中最常见的是鳞癌。

4.【答案】B

【解析】绒毛膜癌也称绒毛膜上皮癌，简称绒癌，是滋养层细胞的高度恶性肿瘤。癌的转移早期以淋巴转移为主，但是绒毛膜癌侵袭破坏血管能力很强，除在局部破坏蔓延外，极易经血道转移，以肺和阴道壁最常见，其次为脑、肝、脾、肾和肠等。

5.【答案】E

【解析】细胞浆内三酰甘油（中性脂肪）的蓄积称为脂肪变性。正常情况下，除脂肪细胞外，一般细胞很少见脂滴或仅见少量脂滴，如这些细胞中出现脂滴明显增多，则称为脂肪变性。脂肪变性多发生于代谢旺盛、耗氧较大的器官如肝脏、心脏和肾脏，以肝最为常见，因为肝是脂肪代谢的重要场所。

6.【答案】B

【解析】炎症局部以巨噬细胞及其衍生细胞增生形成边界清楚的结节状病灶，称为肉芽肿性炎。肉芽肿的类型包括①感染性肉芽肿：由生物病原体如结核杆菌、伤寒杆菌、麻风杆菌、梅毒螺旋体、霉菌和寄生虫等引起。②异物性肉芽肿：由外科缝线、粉尘、滑石粉、木刺等异物引起。病变以异物为中心，围以数量不等的巨噬细胞、异物巨细胞、纤维母细胞和淋巴细胞等，形成结节状病灶。淋病属于化脓性炎症。所以答案选B。

7.【答案】D

【解析】此患者肝功能异常10余年，查体：肝掌及蜘蛛痣（+），移动性浊音（+），另外实验室检查ALT高，总胆红素高，PTA低，说明有肝功能障碍和门脉高压，提示肝硬化形成，最典型的变化是肝细胞灶状坏死，假小叶形成。凝血酶原活动度（PTA）是判断重症肝炎和肝硬化的主要指标，它的正常活动度为75%～100%。凝血酶原的活动度<40%，为肝细胞坏死的肯定界限。

2014年病理学真题汇总答案解析

1.【答案】A

【解析】鳞状细胞癌为肺癌中最常见的类型。其中80%～85%为中央型肺癌。患者绝大多数为中老年人，且大多有吸烟史。该型多发生于段以上大支气管，纤支镜检查易被发现。根据分化程度，可分为高分化、中分化、低分化鳞癌。通常经淋巴转移，血行转移发生较晚。

2.【答案】A

扫描二维码查看本题考点更多讲解微视频——3-4各型肾炎肉眼表现。

3.【答案】E

4.【答案】A

【解析】肿瘤性增生与生理状态或炎症损伤修复时细胞增生有本质的区别：①与机体不协调，对机体有害；②**单克隆性增生**；③形态、代谢和功能均有异常，不同程度失去分化成熟的能力；④肿瘤细胞生长旺盛，失去控制，具有相对自主性，即使致瘤因素已消除，仍能继续生长，并可将异常传递给子代细胞。

5.【答案】B

【解析】各种炎症的比较，见下表。

各种炎症的比较

类型	主要渗出物	好发于
变质性炎	变质为主	病毒性肝炎、流行性乙型脑炎、阿米巴肝脓肿等
浆液性炎	浆液渗出	卡他性炎
纤维素性炎	纤维蛋白	伪膜性炎、绒毛心、痢疾、大叶性肺炎、白喉
化脓性炎	中性粒细胞	蜂窝织炎、脓肿和表面化脓
出血性炎	红细胞	流行性出血热、钩端螺旋体病和鼠疫
增生性炎	增生为主	急性肾小球肾炎、伤寒病

6. 【答案】C

7. 【答案】D

8. 【答案】C

【解析】**典型小细胞癌位于肺中心部，早期多已转移到肺门和纵隔淋巴结，由于其易侵犯血管，在诊断时大多已有肺外转移**。鳞癌以中央型肺癌多见，并有向管腔内生长的倾向，早期常引起支气管狭窄导致肺不张或阻塞性肺炎。**癌组织易变性、坏死，形成空洞或癌性肺脓肿**。鳞癌最易发生于主要支气管内，发展成息肉或无蒂肿块，阻塞管腔引起阻塞性肺炎。有时也可发展成周围型，倾向于形成中央性坏死和空洞。

9. 【答案】A

【解析】本例患者根据临床表现诊断为细菌性痢疾，以大量纤维素渗出形成假膜为特征，假膜脱落伴有浅表溃疡形成。

【解题思路】此题为典型的基础和临床相结合的题目，为体现这一命题思路，我们的讲义将病理学各论部分安排到各系统之前，我们网校的视频课程亦是如此，有兴趣的同学可以登陆网校官方网站 WWW. yihengwangxiao. com，观看免费视频。

10. 【答案】D

【解析】佩吉特病是乳腺癌的特殊类型。佩吉特病伴有或不伴有间质浸润的导管内癌的癌细胞沿乳腺导管向上扩散，累及乳头和乳晕，在表皮内可见**大而异型、胞质透明的肿瘤细胞**，这些细胞可孤立散在，或成簇分布。在病变下方可查见导管内癌，或伴有浸润，其细胞形态和表皮内的肿瘤细胞相似。

2013 年病理学真题汇总答案解析

1. 【答案】E

扫描二维码查看本题考点更多讲解微视频——3－5 理解概念是掌握病理学的基础。

2. 【答案】A

【解析】良、恶性肿瘤的区别见下表。其中最主要的依据为核分裂象多见。

	良性肿瘤	恶性肿瘤
大体形态	边界清楚，常有完整包膜，切面色泽、质地与发源组织相似	边界不清，一般无包膜，偶有假包膜。色泽质地与发源组织差别较大
分化程度	分化好，异型性小	分化不好，异型性大
核分裂象	无或稀少，不见病理核分裂	多见，并可见病理核分裂
生长速度	缓慢	较快

续表

	良性肿瘤	恶性肿瘤
生长方式生长	膨胀性或外生性生长	浸润性或外生性
继发改变	少见	常见，如出血、坏死、溃疡形成等
转移	不转移	可转移
复发	不复发或很少复发	易复发
对机体的影响	较小，主要局部压迫或阻塞	较大，破坏原发部位和转移部位的组织；坏死、出血，合并感染；恶病质

2012 年病理学真题汇总答案解析

1. 【答案】C

【解析】炎症反应主要是血管反应和白细胞反应，其中血管反应包括血流动力学改变和血管通透性增加。白细胞反应包括白细胞渗出、激活、组织损伤作用和白细胞功能缺陷。而血管反应为中心环节。

2. 【答案】C

【解析】肾病综合征为肾脏疾病的临床分型。

3. 【答案】A

【解析】**蜂窝织炎**：是指**疏松**结缔组织的**弥漫性**化脓性炎，常发生于**皮肤、肌肉和阑尾**。主要由**溶血性链球菌**引起，链球菌能分泌透明质酸酶和链激酶，分别溶解透明质酸和纤维素，细菌易于扩散。

浆液性炎：以浆液渗出为主要特征。浆液渗出物以血浆成分为主；**纤维素性炎**：以**纤维蛋白原渗出**为主，继而形成纤维蛋白，即纤维素。HE 切片中纤维素呈红染、相互交织的网状、条状或颗粒状，常混有中性粒细胞和坏死细胞碎片。**脓肿**：为**局限性**化脓性炎，其主要特征是组织发生溶解坏死，形成充满脓液的腔。可发生于皮下和内脏，主要由**金黄色葡萄球菌**引起。如疖、痈。卡他性炎常发生于黏膜、浆膜和疏松结缔组织。一般较轻，炎症易于减退。浆液渗出物过多时也有不利影响，甚至导致严重后果。如喉头浆液性炎造成的喉头水肿可引起窒息。

4. 【答案】E

5. 【答案】B

【解析】各种炎症的比较见下表。

各种炎症的比较

类型	主要渗出物	好发于
变质性炎	变质为主	病毒性肝炎、流行性乙型脑炎、阿米巴肝脓肿等
浆液性炎	浆液渗出	卡他性炎
纤维素性炎	纤维蛋白	伪膜性炎，绒毛心，痢疾、大叶性肺炎、白喉
化脓性炎	中性粒细胞	蜂窝织炎、脓肿和表面化脓
出血性炎	红细胞	流行性出血热、钩端螺旋体病和鼠疫
增生性炎	增生为主	急性肾小球肾炎、伤寒病

小叶性肺炎是化脓性炎症，以中性粒细胞渗出为主。大叶性肺炎是纤维素性炎症，以纤维素渗出为主。

第四篇 药理学

2017 年药理学真题汇总答案解析

1. 【答案】A

扫描二维码查看本题考点更多讲解微视频——4－1 他汀类药物作用。

2. 【答案】C

【解析】吗啡对各种疼痛都有效，但久用易成瘾，所以除癌症剧痛可长期应用外，一般仅短期用于其他镇痛药无效时的急性锐痛，如严重创伤、烧伤等。

禁忌证：吗啡能通过胎盘或乳汁抑制胎儿或新生儿呼吸，同时能对抗催产素对子宫的兴奋作用而延长产程，故禁用于分娩止痛及哺乳妇女止痛。由于抑制呼吸及抑制咳嗽反射以及释放组胺而致支气管收缩，故禁用于支气管哮喘及肺心病患者。吗啡可引起脑血管扩张，使颅内压升高，颅脑损伤所致颅内压增高的患者禁用。

3. 【答案】E

【解析】变异型心绞痛发生的原因是由于冠状动脉痉挛引起的，而钙离子拮抗药具有较强的扩张冠脉作用，因此更适合用于变异型心绞痛。普萘洛尔为β受体阻断药，可通过阻断冠脉 β_2 受体而对冠脉产生收缩作用，因此不宜用于变异型心绞痛。

4. 【答案】A

扫描二维码查看本题考点更多讲解微视频——4－2 氢氯噻嗪降压机制。

5. 【答案】A

6. 【答案】E

【解析】华法林为口服抗凝药，用于防治血栓栓塞性疾病，如房颤和心脏瓣膜病所致血栓栓塞；普萘洛尔为β受体阻断药；乙胺丁醇为抗结核药；阿托品为M型胆碱受体阻断药；环丙沙星为喹诺酮类抗菌药，对革兰阴性菌作用强，主要用于革兰阴性菌所致呼吸道、泌尿生殖道、消化道、骨与关节和皮肤软组织感染。

2016 年药理学真题汇总答案解析

1. 【答案】E

【解析】阿司匹林可以抑制血小板血栓素 A2（TXA2）产生，抑制血小板黏附和聚集而产生抗血栓作用。因此对于稳定性心绞痛可抑制冠脉血栓的形成，改善稳定性心绞痛患者预后。其他选项为改善心绞痛症状的药物，是对症治疗，对于改善预后并无作用。

【错误思路分析】本题易误选 B 和 C。误选的原因为想当然的认为改善心绞痛的主要药物就是硝酸酯类，能明显改善心绞痛的症状。但本题是问改善临床预后的药物，而不是改善症状。

2. 【答案】A

3. 【答案】C

【解析】氯丙嗪的临床应用包括：精神分裂症，主要用于阳性症状为主的Ⅰ型精神病；呕吐和顽固性呃逆，对于各种疾病及药物导致的呕吐均有镇吐作用，但对于晕动症导致的呕吐无效。氯丙嗪也可用于低温麻醉和人工冬眠。氯丙嗪并非抗癫痫药，故无抗癫痫作用。

4. 【答案】E

扫描二维码查看本题考点更多讲解微视频——4－3 抗胆碱药的作用。

【解析】阿托品为M胆碱受体阻断药，可阻断副交感神经对胃肠道平滑肌的兴奋作用，故可缓解胃肠痉挛，治疗胃肠绞痛。筒箭毒碱为 N_2 胆碱受体阻断药，而 N_2 受体存在于骨骼肌，因此筒箭毒碱可产生肌肉松弛作用，而对胃肠道平滑肌并无作用；酚妥拉明为α受体阻断药，影响交感神经，主要作用于心血管系统；毛果芸香碱为M受体激动药，新斯的明为胆碱酯酶抑制药，二者均为拟胆碱药，可增强副交感神经对胃肠道平滑肌的兴奋作用，促进胃肠痉挛。

【错误思路分析】本题容易选错的主要原因为不清楚自主神经的相应受体及受体激动的效应，选项中筒箭毒碱也属于肌肉松弛药，但其只能阻断骨骼肌上的 N_2 受体，导致骨骼肌松弛，而对胃肠道平滑肌无松弛作用。

5.【答案】E

【解析】抗结核药种类较多，一般把疗效高、不良反应较少、患者较易耐受的药物称为一线抗结核药，包括异烟肼、利福平、乙胺丁醇、链霉素、吡嗪酰胺等；而将毒性较大、疗效较差，主要用于对一线抗结核药产生耐药性或用于与其他抗结核药配伍使用的称为二线抗结核药，包括对氨基水杨酸、氨硫脲、卡那霉素、阿米卡星、乙硫异烟胺、卷曲霉素、环丝氨酸等。

6.【答案】B

7.【答案】C

8.【答案】E

【解析】左氧氟沙星为喹诺酮类抗菌药，具有软骨损害等不良反应，影响骨骼发育，因此喹诺酮类不常规用于儿童，且孕妇和哺乳期妇女禁用。本例患者为孕妇，不宜选择左氧氟沙星。

2015年药理学真题汇总答案解析

1.【答案】E

扫描二维码查看本题考点更多讲解微视频——4－4 糖皮质激素抗休克机制。

【解析】糖皮质激素常用于严重休克，尤其是感染中毒性休克，其抗休克机制为：抑制某些炎症因子的产生，减轻全身炎症反应综合征及组织损伤；稳定溶酶体膜，减少心肌抑制因子的形成；扩张痉挛收缩的血管和兴奋心脏、加强心肌收缩力；提高机体对细菌内毒素的耐受力。激素本身并不能中和细菌毒素，仅通过增强机体对毒素的耐受力而产生抗毒作用。

【错误思路分析】本题容易误选C。因为激素具有允许作用，可以增强儿茶酚胺的收缩血管作用，因此认为激素的作用应该是收缩血管。但此作用并非激素的直接作用，而是使其他物质的作用增强而已，其直接作用为舒张血管。

2.【答案】B

扫描二维码查看本题考点更多讲解微视频——4－5 普萘洛尔与硝酸酯类合用的优点。

【解析】硝酸甘油与β受体阻滞剂均可降低心肌耗氧量，联合应用可协同降低心脏耗氧量；同时由于硝酸甘油扩张血管，反射性兴奋交感神经，导致的心率加快等不利作用，普萘洛尔可抵消硝酸甘油这一缺点；而普萘洛尔抑制心肌收缩力导致心脏射血抑制而使心室容积增大，导致心肌耗氧增加，硝酸甘油可抵消普萘洛尔这一不利作用。因此，两药可互相取长补短，联合应用具有协同增效作用。

3.【答案】A

【解析】多巴胺可激动肾上腺素α、β和外周多巴胺受体，低剂量时可激动肾脏、肠系膜等的多巴胺受体，导致血管扩张，可增加肾脏血流量和肾小球滤过率，与利尿药联合应用于急性肾衰竭；高剂量时激动心脏 $β_1$ 受体，使心肌收缩力增强，增加心排出量，对于心源性休克，可通过增加心脏射血而改善血流动力学。

4.【答案】E

【解析】氯丙嗪具有抗精神病作用，是治疗精神分裂症的经典药物，同时其还可抑制下丘脑体温调节中枢，使体温随外界环境温度而变化，配合物理降温可降低患者体温，用于低温麻醉。氯丙嗪配合其他中枢抑制药（哌替啶、异丙嗪）可使患者体温、基础代谢及组织耗氧量均降低，增强患者对缺氧的耐受力，减轻伤害性刺激，称为人工冬眠。

5.【答案】E

【解析】本题备选答案中的药物均为非典型抗精神病药，其锥体外系反应发生率均较第一代药物明显降低。但利培酮在小或中剂量时其锥体外系反应发生率低，较高剂量可引起锥体外系反应，而其他第二代药物很少发生锥体外系反应，因此利培酮较其他第二代药物锥体外系反应发生率仍较高。

6.【答案】A

【解析】氯氮平为新型抗精神病药，为选择型 D_4 亚型受体拮抗药，其优点为几乎无锥体外系和内分泌紊乱等不良反应，但可引起粒细胞减少，严重者可导致粒细胞缺乏。

2014 年药理学真题汇总答案解析

1.【答案】D

【解析】急性心源性肺水肿是由于左心衰导致的肺循环回流受阻，肺静脉血液增多，导致肺水肿。静脉注射呋塞米能迅速扩张容量血管，使回心血量减少，在利尿作用发生之前即可缓解急性肺水肿，是急性肺水肿迅速有效的治疗手段之一。

2.【答案】A

扫描二维码查看本题考点更多讲解微视频——4-6 呋塞米不良反应。

【解析】呋塞米为高效能利尿药，主要影响水盐代谢，长期应用可导致水电解质紊乱，包括低血钠、低血氯、低血钾等。长期应用需监测电解质水平。

3.【答案】C

【解析】病人冠心病，血脂异常，甘油三酯血症，临床上首选辛伐他汀，不仅有降脂作用，还能稳定动脉粥样硬化斑块。

4.【答案】E

【解析】奥美拉唑为质子泵抑制药，通过抑制 H^+-K^+-ATP 酶抑制胃酸分泌，是抑制胃酸作用最强的药物，主要用于胃和十二指肠溃疡的治疗。

5.【答案】B

【解析】毒蕈碱样作用即为 M 样作用，类似副交感神经兴奋过度的表现，表现为体内多种腺体分泌增加和平滑肌收缩所产生的症状和体征，如多汗，流涎，流泪，流鼻涕和肺部干湿啰音，支气管平滑肌痉挛导致呼吸困难，恶心呕吐，腹痛腹泻，肠鸣音亢进，尿频尿急，大小便失禁；瞳孔缩小，视力模糊，心脏抑制，血压下降。骨骼肌分布的为 N 受体，所以涉及肌肉的均可排除，而昏迷、抽搐为中枢症状，与 M 受体无关。

6.【答案】C

【解析】枸橼酸铋钾在胃液 pH 条件下，在溃疡表面或溃疡基底肉芽组织形成一种坚固的氧化铋胶体沉淀，成为保护性薄膜，从而隔绝胃酸、酶及食物对溃疡黏膜的侵蚀作用。

7.【答案】D

8.【答案】E

【解析】经典的抗精神病药物主要为多巴胺受体拮抗剂，如氯丙嗪等。但自从提出了精神分裂症的 DA 和 5-HT 平衡障碍的病因学说后，阻断 5-HT 和 DA 受体、协调 5-HT 与 DA 系统的相互作用和平衡的药物成为新型的抗精神病药，如氯氮平。

9.【答案】A

【解析】目前临床使用的抗抑郁药包括三环类抗抑郁症药（抑制 NA、5-HT 再摄取药物）、NA 再摄取抑制药、5-HT 再摄取抑制药。

10.【答案】A

【解析】苯二氮䓬类药物具有中枢性肌肉松弛作用，可用于中枢损伤导致的肌肉强直症状。

11.【答案】B

【解析】氯丙嗪能抑制催吐化学感受区的 D_2 受体和呕吐中枢，产生镇吐作用。同时也可抑制位于延髓与催吐化学感受区旁呃逆的中枢调节部分，产生抑制呃逆的作用，对顽固性呃逆有效。

2013年药理学真题汇总答案解析

1. 【答案】A

【解析】氨茶碱为茶碱类平喘药，具有舒张支气管作用，可用于支气管哮喘患者。同时，氨茶碱还具有强心和利尿作用，还可用于心源性哮喘。乙酰唑胺为碳酸酐酶抑制药，具有弱的利尿作用；呋塞米为高效能利尿药；甘露醇为脱水药，可用于脑水肿；氢氯噻嗪为中效能利尿药。这些药物均无强心作用。

2. 【答案】D

【解析】甘露醇由肾小球滤过后极少被肾小管吸收，可提高肾小管中的渗透压，减少原尿中水的重吸收，因此为渗透性利尿。

3. 【答案】E

【解析】大环内酯类药物红霉素抗菌谱与青霉素类似，但对于支原体肺炎、军团菌肺炎等可作为首选。

4. 【答案】D

【解析】利福平为抗结核药，对结核分枝杆菌和部分非结核分枝杆菌（包括麻风分枝杆菌等）在宿主细胞内外均有明显的杀菌作用。还具有广谱杀菌作用，对多种革兰阳性菌和阴性菌有效。

5. 【答案】B

【解析】心迷走神经属于副交感神经，其节后纤维为胆碱能神经，通过激动器官上的M受体产生迷走神经兴奋的效应。阿托品为M受体阻断药，可阻断迷走神经对心脏的作用。

6. 【答案】E

【解析】交感缩血管神经为节后纤维释放的递质为去甲肾上腺素，通过激动血管平滑肌的α_1受体而发挥缩血管作用。酚妥拉明为α受体阻断药，可拮抗交感缩血管神经的缩血管效应，产生扩血管效应。

7. 【答案】D

【解析】去甲肾上腺素为α肾上腺素受体激动药，可通过激动血管平滑肌的α_1受体产生强烈的缩血管效应。

2012年药理学真题汇总答案解析

1. 【答案】C

【解析】氨茶碱可解除支气管平滑肌痉挛。其解痉作用机制为抑制磷酸二酯酶的活性，减少环腺苷酸的分解，增加细胞内环腺苷酸的浓度。

2. 【答案】A

【解析】乙琥胺首选用于小发作，对大发作无效。苯妥英钠首选用于大发作，对小发作无效。苯巴比妥和扑米酮对大发作有效，但不作为首选。硫酸镁主要用于抗惊厥。

3. 【答案】B

【解析】利多卡因为ⅠB类抗心律失常药，适度阻滞Na通道，属于窄谱抗心律失常药，只对室性心律失常有效。其他选项中，地高辛、维拉帕米主要用于室上性心律失常；普萘洛尔和奎尼丁室性和室上性均可用。

4. 【答案】E

【解析】抗心绞痛的作用机制是降低氧耗和增加氧供。降低氧耗可通过降低前后负荷实现，增加氧供可以直接扩冠脉。硝酸甘油相对其他降压药，直接扩冠脉，从而广泛用于冠心病。释放NO是硝酸甘油药效的机制。

5. 【答案】E

【解析】新斯的明为易逆性胆碱酯酶抑制药，通过抑制胆碱酯酶而减少乙酰胆碱水解，使乙酰胆碱持续激动受体而产生拟胆碱作用。新斯的明除了抑制胆碱酯酶外，还可直接激动骨骼肌N_2受体，因此对骨骼肌作用最强。

6. 【答案】D

7. 【答案】B

8. 【答案】A

9. 【答案】D

10. 【答案】E

【解析】肾上腺素能激动α、β受体，单独应用能升高血压。若应用肾上腺素前先应用了α受体阻断药，如酚妥拉明、氯丙嗪等，其能阻断与血管收缩有关的α受体，留下与血管舒张有关的β受体，此时肾上腺素的血管收缩作用被取消，而血管舒张作用得以充分地表现出来，导致其升压作用被翻转为降压作用。

11.【答案】A

【解析】抗胆碱药可阻断迷走神经对胃的作用，导致胃蠕动减弱，同时可导致幽门括约肌收缩，加重梗阻症状。

12.【答案】B

【解析】地西泮的主要作用包括抗焦虑、镇静催眠、抗癫痫、中枢性肌肉松弛作用。由于地西泮对快波睡眠影响较小，长期应用停药时不容易引起快波睡眠反跳性延长，因此不易产生对药物的依赖。同时，地西泮随着剂量的增加不会导致麻醉作用，安全性较高。

13.【答案】A

14.【答案】D

【解析】胰岛素为促进合成的药物，可促进糖原的合成和储存，加速葡萄糖的氧化和酵解，并抑制糖原的分解和异生；促进蛋白质的合成，抑制其降解；促进脂肪合成，抑制脂肪分解，减少游离脂肪酸和酮体的生成。此外，还可激活 Na^+-K^+-ATP 酶，促进钾离子进入细胞。

15.【答案】A

16.【答案】E

【解析】苯妥英钠具有膜稳定性，可降低细胞膜对 Na^+、Ca^{2+} 的通透性，抑制其内流导致动作电位不易产生。

17.【答案】C

【解析】阿托品大剂量对血管平滑肌具有直接舒张作用，能缓解小血管痉挛而改善微循环，故可纠正组织缺氧状态，增加有效循环血量，使血压回升而症状改善，起到抗休克作用。

18.【答案】D

【解析】不协调性子宫收缩乏力的处理，主要是调节子宫收缩，使之恢复协调性。停止一切刺激，精神上给予安慰；使用镇静剂，如哌替啶肌注，使产妇充分休息后可恢复协调性宫缩。

19.【答案】A

20.【答案】D

21.【答案】E

22.【答案】A

23.【答案】D

24.【答案】E

25.【答案】C

【解析】双香豆素可抑制维生素 K 在肝脏的循环利用，导致维生素 K 缺乏而使肝脏合成凝血因子发生障碍，因此补充维生素 K 可拮抗双香豆素作用。

26.【答案】D

【解析】维生素 C 具有还原性，可使铁离子保持二价状态，有利于铁的吸收。

27.【答案】B

【解析】ACE 抑制剂具有抑制心肌肥厚，防止和逆转心室重构的作用，可保护高血压患者的靶器官，适用于高血压伴有左心室肥厚患者。其他选项均为 ACE 抑制剂禁用的情况。

第二部分 人文医学

第五篇 医学心理学

2017 年医学心理学真题汇总答案解析

1. **【答案】** A

【解析】 青少年阶段心理健康的常见问题包括：(1) 学习问题；(2) 情绪情感问题；(3) 恋爱与性的问题。其中，由于情感丰富，情绪不稳定，容易冲动，情绪心境化，长时间郁闷不乐等。

2. **【答案】** D

【解析】 **投射法**是受试者根据自己的理解和感受对一些意义不明的图像、墨迹等作出回答，借以诱导出受试者的经验、情绪或内心冲突，如**罗夏测验、主题统觉试验**（TAT）等。

问卷法，多采用结构式问题的方式，让被试者以“是”或“否”或在有限的几种选择上作出回答，如MMPI、EPQ及评定量表等。作业法，非文字的，让受试者进行实际操作，如测量感知觉和运动的测验，用于婴幼儿及受文化教育受限制者（如文盲、语言不通或语残等）。调查法和观察法在心理测验中不常用。

3. **【答案】** B

【解析】 心理应激是指个体面临或察觉到环境变化对机体有威胁或挑战时做出的适应性和应对性反应的过程。应激导致的心理反应主要有情绪反应、行为反应、认知反应和心理防御反应。

(1) 自我防御反应：借助于自我防御机制，个体面对环境的挑战时，对自己的应对效果做出新的解释，以减轻应激所引起的紧张和内心痛苦。

(2) 行为反应：表现积极和消极，即“战”或“逃”两种类型。“战”，即接近应激源，分析现实，研究问题，寻求解决途径；“逃”，即远离应激源。还有一种不战也不逃的行为，称为退缩性反应，表现为顺从、依附和讨好。本例患者的应对措施就是逃离应激源。

(3) 认知反应：应激情境中，个体心理的内稳态受到破坏，应激源可以直接或间接地降低认知能力。认知能力下降又会促使个体产生动机冲突，并使挫折增多，激发不良情绪，形成不良情绪产生与认知能力下降的恶性循环。

(4) 情绪反应：有焦虑、恐惧、愤怒、敌意、抑郁、无助等。

2016 年医学心理学真题汇总答案解析

1. **【答案】** E

【解析】 原发性高血压、冠心病、支气管哮喘属于内科心身疾病，神经性皮炎属于皮肤科心身疾病，而腹股沟直疝不属于心身疾病。心身疾病的诊断标准包括以下三点：①有明确的临床症状、体征和病理学改变；②有明确的心理社会因素，并且与上述改变构成因果关系：如时间紧迫感与血压波动有关；③排除神经症、精神病及理化、生物学因素引起的疾病：神经症以心理症状为主，无实质性病理生理过程和组织损害，临床检查多无阳性结果。

2.【答案】A

【解析】精神分裂症急性发作期不适合接受心理治疗，应用药物治疗，稳定病情后再予心理治疗。

3.【答案】A

【解析】客观性原则：指对测验结果的解释要符合受试者的实际情况，评价应结合受试者的生活经历、家庭、社会环境以及通过会谈、观察获得的其他资料全面参考，也就是“实事求是”。

2015 年医学心理学真题汇总答案解析

1.【答案】E

【解析】此题易错选功能固着。医学人文学科一般以考查基础知识为主。

功能固着是一种思维定势，是指人们以其主观经验与习惯方式处理问题，即某一物品原来用来做什么，以后也一直用来做什么，没有创新。

迁移是指根据已经获得的知识、技能和方法解决新问题。可以产生积极、有用的作用，叫做正迁移，如举一反三、触类旁通；产生消极、不利影响的叫做负迁移，比如方言太浓影响普通话发音。

2.【答案】B

【解析】医患沟通包括言语形式的沟通以及非言语形式的沟通。两种沟通方式均有其特殊技巧：

（1）言语形式的沟通

沟通的原则：交谈过程中要尊重患者，谈话有针对性，对患者的谈话要及时反馈。

交谈技巧：注意倾听；体会患者的感受；善用问句，引导谈话；及时和恰当的反应；抓住主要问题。

（2）非语言形式的沟通

面部表情：医生要善于表达，也要善于观察。

身段表情：即身体各部分的姿势动作。

目光接触：真诚。

人际距离：医患之间的距离一般在 0.5～1.2m。

语调表情：了解对方心理状态，传达关注、同情等信息。

3.【答案】B

扫描二维码查看本题考点更多讲解微视频——7－1 心理行为规范判定。

4.【答案】E

5.【答案】C

【解析】冲击疗法是指将患者持续一段时间暴露在现实引起强烈焦虑或恐惧的情境中。

习惯转换法是先教会患者辨认每一种不良习惯出现的情况（识别训练），然后依据不良习惯出现或可能出现的情况使用对抗反应（对抗反应训练）。比如，患者习惯性咬手指，那么在患者意识到自己马上就要咬手指的时候，双手紧握拳头 3 分钟，以对抗咬手指的习惯。

系统脱敏疗法与冲击疗法恰恰相反，是首先教会焦虑或是恐怖患者放松技巧，然后把引起患者焦虑或恐惧的事物或情境从轻到重按等级划分，最后让患者在发生焦虑或恐惧的同时（由轻到重）做放松训练。

代币疗法也是行为主义治疗的一种方法。是在患者做出某种好的行为时，及时给予奖励，从而强化这种行为，使其得到形成和巩固，同时使不良行为消除。

厌恶疗法就是用惩罚措施来改善患者的不良行为的治疗方法。每当患者有不好的想法时，用力拉弹橡皮筋就会产生疼痛，从而产生厌恶的主观体验。

2014 年医学心理学真题汇总答案解析

1.【答案】D

2.【答案】E

【解析】潜意识属于精神分析学派，弗洛伊德将心理活动分为三个层次，潜意识，前意识，意识。

首先明确潜意识的定义：人的心理活动的深层结构，不能被人意识到。正常人的大部分心理活动是在潜意识里进行的，大部分日常行为受到潜意识的驱使。潜意识里的心理活动包括人的原始的盲目冲动，各种本能活动和被压抑的愿望，这些心理活动为道德、现实和社会文明所不容，所以被压抑到潜意识领域中而得不到满足。潜意识总是在寻找出路，试图进入意识之中寻求满足，这种冲突是出现各种症状的根源。

此题很多人会误选A，警觉状态，处于这个状态的是意识活动，注意感知外界各种刺激的心理活动遵循“现实原则”，即符合社会规范和道德标准的观念才能进入意识。

B缓冲状态，指的是前意识，其作用是保持对欲望和需求的控制，尽可能按照外界现实要求和个人道德来调节，是意识和前意识之前的缓冲。

3. 【答案】E

【解析】应对方式：应对或应付，是个体针对生活事件（针对问题应对）和针对事件对自身的影响（针对情绪应对）的各种认知和行为策略。

“钻牛角尖”指的是费力研究不值得研究或无法解决的问题，或思维狭窄，属于认知过程（包括感觉、知觉、记忆、想象、思维等）。

自我防御机制是自我为了对抗来自本能的冲动及其所诱发的焦虑，保护自身不受潜意识冲突困扰，而形成一些无意识的、自动起作用的心理手段。

4. 【答案】A

5. 【答案】C

6. 【答案】D

扫描二维码查看本题考点更多讲解微视频——7-2患者角色行为改变。

2013年医学心理学真题汇总答案解析

1. 【答案】D

【解析】（1）角色行为适应：患者基本上已与患者角色的“指定心理活动和行为模式”相符合。

（2）角色行为缺如：即患者未能进入角色。虽然医生诊断为有病，但本人否认自己有病，根本没有或不愿意识到自己是患者。

（3）角色行为冲突：同一个体常常承担着多种社会角色。当患病并需要从其他角色转化为患者角色时，患者一时难以实现角色适应。

（4）角色行为减退：已进入角色的患者，由于更强烈的情感需要，不顾病情而从事力所不及的活动，表现出对病、伤的考虑不充分或不够重视，而影响到疾病的治疗。

（5）角色行为强化：由于依赖性加强和自信心减弱，患者对自己的能力表示怀疑，对承担原来的社会角色恐慌不安，安心于已适应的患者角色现状。或者自觉病情严重程度超过实际情况，小病大养。

（6）角色行为异常：患者受病痛折磨感到悲观、失望等不良心境的影响导致行为异常，如对医务人员的攻击性言行，病态固执、抑郁、厌世以至自杀等。本例符合。

2. 【答案】A

【解析】应激源是指引起应激的刺激，也就是应激的原因。常见的应激源有：

①社会文化性应激源：生活事件、日常困扰、重大变故和文化冲突等。

②职业性应激源：指与工作有关的应激源，常常由于人与工作岗位的要求不相适应而造成。当然，不良的作业环境、人际关系障碍、组织的激励机制、组织结构也是重要的应激源。

③环境应激源：各种特殊环境、理化和生物学刺激物。

④心理性应激源：如挫折与心理冲突。挫折是由于各种障碍造成动机行为不能达到目的或趋向目标的进程受阻而延搁时产生的紧张状态和情绪反应。

3. 【答案】A

【解析】非言语沟通方式包括

（1）面部表情：医生要善于表达，也要善于观察。

（2）身段表情：即身体各部分的姿势动作。

（3）目光接触。

（4）人际距离：医患之间的距离一般在0.5~1.2m。

（5）语调表情：通过语音的高低快慢等了解对方心理状态，传达关注、同情等信息。

4. 【答案】A

扫描二维码查看本题考点更多讲解微视频——7-3精神分析法释义。

2012 年医学心理学真题汇总答案解析

1.【答案】C

【解析】感觉是指客观事物直接作用于人的感觉器官（A），在人脑中所产生的对事物个别属性的反映（D）。感觉是认知的初级阶段，感觉剥夺会对心理活动造成一定影响。但并不是任何刺激都会引起相应的感觉。当外部刺激作用于感觉器官可引起外感觉，由机体内部的刺激所引起的感觉为内感觉。

2.【答案】B

3.【答案】A

【解析】保密原则指心理治疗往往涉及患者的各种隐私，为保证材料的真实，保证患者得到正确及时的指导，同时也为了维护心理治疗本身的声誉及权威性，必须在心理治疗工作中坚持保密原则。医生不得将患者的具体材料公布于众。即使在学术交流中不得不详细介绍患者的材料时，也应隐去其真实姓名。

“中立”原则指在心理治疗过程中，不能替患者作任何选择，而应保持某种程度的“中立”。“回避”原则指不宜在熟人之间做此项工作，亲人与熟人均应在治疗中回避。“信任真诚”原则指医患双方互信。

第六篇 医学伦理学

2017 年医学伦理学真题汇总答案解析

1. 【答案】D

扫描二维码查看本题考点更多讲解微视频——8－1 医生的义务。	

2. 【答案】A

扫描二维码查看本题考点更多讲解微视频——8－2 公共卫生伦理原则。	

3. 【答案】A

4. 【答案】B

2016 年医学伦理学真题汇总答案解析

1. 【答案】A

【解析】《医疗机构从业人员行为规范》近三年来，每年都出了考点，前两年是共用备选答案的试题，去年是一道A型题。在今年的复习过程中，要求考生熟读该规范，篇幅不长，对我们行医和考试都大有裨益。

2. 【答案】E

扫描二维码查看本题考点更多讲解微视频——8－3 人体实验的原则。	

3. 【答案】A

【解析】最优化原则指在选择诊疗方案时以最小的代价获得最大效果的决策。具体地说，医务人员在选择诊疗方案时，在当时的医学科学发展水平和允许的客观条件下，而采取的诊疗措施使患者痛苦最小、耗费最少、安全度最高和效果最好。不包括患者的地位这一项。

4. 【答案】B

【解析】尊重原则指对患者的人格尊严和自主性的尊重。人格尊严是与生俱有的，首先必须得到保护。而自主性指患者对有关自己的医护问题，经过深思熟虑后做出的理性决定，如知情同意、知情选择、要求保密等。当然，患者的自主性不是绝对的，而是有前提条件的。

5. 【答案】A

【解析】知情同意原则，也是近年考试的一个热点，可能与我国现在比较紧张的医患关系有关。在此要提醒各位医务工作者，在实际工作中要谨记知情同意原则，有特殊检查或者治疗方案时，一定要有“签字”的环节，而非口头协议。

2015年医学伦理学真题汇总答案解析

1.【答案】C

扫描二维码查看本题考点更多讲解微视频——8-4《医疗机构从业人员行为规范》。

2.【答案】E

【解析】医学道德评价是以医学道德原则和相应的医学道德规范或准则的要求作为标准。一般来说，医学道德评价可参考以下标准：①是否有利于患者疾病的缓解和康复；②是否有利于人类生存和环境的保护和改善；③是否有利于优生和人群的健康、长寿；④是否有利于医学科学的发展和社会进步。其中①是医学道德评价的首要、至上标准。

3.【答案】A

4.【答案】D

5.【答案】E

【解析】A项是手术前的指征；B项是药物治疗的伦理要求；C项是临床急救的伦理要求。

2014年医学伦理学真题汇总答案解析

1.【答案】E

扫描二维码查看本题考点更多讲解微视频——8-5伦理学分类。

2.【答案】D

【解析】本题考查涉及到保密原则和知情同意原则。医务人员就医疗行为进行说明的对象首先应是患者本人，且不能告知其朋友、同事、领导等此为保密原则。如患者无行为能力，或者对于病情严重对病人说出后会影响病情发展的可以先告知家属或监护人。

3.【答案】A

【解析】本题和下一题考查的都是知情同意原则，手术治疗方案要求患方知情同意的形式是要签署知情同意书，在手术过程中如有其他问题同样要知情同意。

4.【答案】E

5.【答案】D

【解析】公共卫生伦理原则包括：①全社会参与原则：公共卫生是全民参与的医学，以关注人群为宗旨，为达到预防疾病、促进健康和提高生活质量的目的，不能只靠医疗保健人员的孤军奋战，必须依靠政府、社会、团体和公众的广泛参与才能实现。②社会公益原则：在公共卫生工作中，为了维护人群健康，公共卫生从业人员常常会遇到公民个人权利、健康福利以及经济利益与社会或集体利益冲突的问题。如本题对甲类传染病患者实施强制隔离，限制了公民的自由，但从社会角度而言，隔离传染源可以达到控制传染病传播的目的。③社会公正原则：公共卫生工作与政策是为了改善公众的整体健康，但其并非不强调个人的健康，而是从整个人群的视点上进行判断和分析。④互助协同原则：公共卫生工作涉及的范围非常广泛，所有公共健康相关的内容都可以被囊括其中。如本题对甲类传染病患者实施强制隔离，必要时需要公安部门协助，即：公共卫生机构及其工作人员要注重相互协作，与政府、媒体、社区、医疗保健机构等协同工作。⑤信息公开原则：公共卫生工作中，遇到突发公共卫生事件时，及时公开相关信息是非常必要和重要的，信息及时发布不仅可以增强群众的防范意识、提高自我保护能力，还可以取得群众对政府所采取的某些处理措施的理解、支持和配合以及提高政府的公信力等。不包括D选项以病人为中心原则。

6.【答案】A

【解析】《人类辅助生殖技术和人类精子库的伦理原则》中提出：医务人员不得对近亲间及任何不符合伦理、道德原则的精子和卵子实施人类辅助生殖技术。此外，医务人员不得实施代孕技术。

7.【答案】D

8.【答案】E

9.【答案】B

【解析】《医疗机构从业人员行为规范》第四条提出了医疗机构从业人员的形象、目标与手段等：“为人民健康服务”是医疗机构从业人员的职业价值目标；“救死扶伤，防病治病”是医疗机构从业人员的职业道德手段；“以人为本、人道行医、以患者为中心、全心全意”是根本性的职业道德要求，“全心全意”是“为人民健康服务”的最高医院道德要求和最高职业道德境界；“大医精诚”是医疗机构从业人员理想的人格形象。

2013年医学伦理学真题汇总答案解析

1.【答案】D

【解析】权利与义务是密不可分的，马克思说“没有无权利的义务，也没有无义务的权利”，而患者也有其相应的权利和义务，D选项认为患者处于弱势便只有权利没有义务是错误的，而E选项是正确的，医患双方都应履行各自的义务。A项是医方的权利，BC是维护患者的权利。

4.【答案】B

扫描二维码查看本题考点更多讲解微视频——8－6医学伦理学文献。	

5.【答案】B

【解析】初诊医生因粗枝大叶造成漏诊宫外孕，违背了体格检查的伦理要求中的全面系统，认真细致。体格检查过程中，医生应遵循的伦理要求除B项外还有A、D两项。C、E两项属于询问病史的伦理要求。

6.【答案】A

【解析】**公正的形式原则**是类似的个案以同样的准则处理，不同的个案以不同的准则处理，在我国仅限于**基本的医疗和护理**；而**公正的实质原则**是指根据某些方面来分配负担和收益，如人们提出公正分配时可根据需要、个人能力、对社会的贡献、在家族中的角色地位等分配收益和负担，现阶段我国**稀有卫生资源**的分配，根据公正的实质原则。因此分配医疗卫生资源时，我国施行的是公正原则，答案选择A。

7.【答案】E

【解析】在患者充分知情并同意后实施医疗决策体现的伦理原则是尊重原则；不伤害原则强调医师不应当有愿意伤害患者的行为，其强调的是医务人员行为的动机，必须是出于善意的；而有利原则要求医务人员的行为对患者确有助益，而在利害共存的情况下进行权衡。

2012年医学伦理学真题汇总答案解析

1.【答案】A

【解析】尊重原则指对患者的人格尊严和自主性的尊重。患者有人格权，包括生命权、健康权、身体权、姓名权、肖像权、名誉权、隐私权、遗体权等。该医患纠纷最可能的伦理原则是医生没有尊重患者的隐私权。

第七篇　卫生法规

2017 年卫生法规真题汇总答案解析

1. **【答案】** D

【解析】 根据《突发公共卫生事件应急条例》第二十五条　国家建立突发事件的信息发布制度：

国务院卫生行政主管部门负责向社会发布突发事件的信息。必要时，可以授权省、自治区、直辖市人民政府卫生行政主管部门向社会发布本行政区域内突发事件的信息。信息发布应当及时、准确、全面。

2. **【答案】** C

【解析】 根据《中华人民共和国精神卫生法》第七十五条　医疗机构及其工作人员有下列行为之一的，由县级以上人民政府卫生行政部门责令改正，对直接负责的主管人员和其他直接责任人员依法给予或者责令给予降低岗位等级或者撤职的处分；**对有关医务人员，暂停六个月以上一年以下执业活动；情节严重的，给予或者责令给予开除的处分，并吊销有关医务人员的执业证书：**

（一）违反本法规定实施约束、隔离等保护性医疗措施的；

（二）违反本法规定，强迫精神障碍患者劳动的；

（三）违反本法规定对精神障碍患者实施外科手术或者实验性临床医疗的；

（四）违反本法规定，侵害精神障碍患者的通讯和会见探访者等权利的；

（五）违反精神障碍诊断标准，将非精神障碍患者诊断为精神障碍患者的。

3. **【答案】** E

【解析】 第十六条　医师注册后有下列情形之一的，其所在的医疗、预防、保健机构应当在三十日内报告准予注册的卫生行政部门，卫生行政部门应当**注销注册**，收回医师执业证书：

（一）死亡或者被宣告失踪的；

（二）受刑事处罚的；

（三）受吊销医师执业证书行政处罚的；

（四）依照本法第三十一条规定暂停执业活动期满，再次考核仍不合格的；

（五）中止医师执业活动满二年的；

（六）有国务院卫生行政部门规定不宜从事医疗、预防、保健业务的其他情形的。

被注销注册的当事人有异议的，可以自收到注销注册通知之日起十五日内，依法申请复议或者向人民法院提起诉讼。

4. **【答案】** C

【解析】 根据《处方管理办法》第五十条 处方由调剂处方药品的医疗机构妥善保存。普通处方、急诊处方、儿科处方保存期限为 1 年，医疗用毒性药品、第二类精神药品处方保存期限为 2 年，麻醉药品和第一类精神药品处方保存期限为 3 年。

处方保存期满后，经医疗机构主要负责人批准、登记备案，方可销毁。

2016 年卫生法规真题汇总答案解析

1. 【答案】E

扫描二维码查看本题考点更多讲解微视频——9-6 传染病的防治。

2. 【答案】A

【解析】根据《医疗机构管理条例实施细则》第五十三条：医疗机构的门诊病历的保存期不得少于十五年；住院病历的保存期不得少于三十年。

3. 【答案】A

【解析】根据《执业医师法》第十六条：医师注册后有下列情形之一的，其所在的医疗、预防、保健机构应当在三十日内报告准予注册的卫生行政部门，卫生行政部门应当注销注册，收回医师执业证书：

①死亡或者被宣告失踪的；②受刑事处罚的；③受吊销医师执业证书行政处罚的；④依照本法第三十一条规定暂停执业活动期满，再次考核仍不合格的；⑤中止医师执业活动满二年的；⑥有国务院卫生行政部门规定不宜从事医疗、预防、保健业务的其他情形的。

被注销注册的当事人有异议的，可以自收到注销注册通知之日起十五日内，依法申请复议或者向人民法院提起诉讼。

4. 【答案】E

5. 【答案】C

【解析】根据《处方管理办法》第十八条：**处方开具当日有效。特殊情况下需延长有效期的，由开具处方的医师注明有效期限，但有效期最长不得超过 3 天。**

第十九条：**处方一般不得超过 7 日用量；急诊处方一般不得超过 3 日用量**；对于某些慢性病、老年病或特殊情况，处方用量可适当延长，但医师应当注明理由。

医疗用毒性药品、放射性药品的处方用量应当严格按照国家有关规定执行。

此两条法规常考，记住：**有效期普通 1 天，最长 3 天，用药量普通 7 天，急诊 3 天。**

2015 年卫生法规真题汇总答案解析

1. 【答案】E

扫描二维码查看本题考点更多讲解微视频——9-10 违反规章制度的处罚。

2. 【答案】A

扫描二维码查看本题考点更多讲解微视频——9-4 突发公共卫生事件报告。

3. 【答案】C

扫描二维码查看本题考点更多讲解微视频——9-1 假药与劣药。

4. 【答案】C

5. 【答案】E

【解析】《抗菌药物临床应用管理办法》第四十五条：医疗机构应当对出现抗菌药物超常处方 3 次以上且无正当理由的医师提出警告，限制其特殊使用级和限制使用级抗菌药物处方权。

第四十六条 医师出现下列情形之一的，医疗机构应当取消其处方权：

①抗菌药物考核不合格的；②限制处方权后，仍出现超常处方且无正当理由的；③未按照规定开具抗菌药

物处方，造成严重后果的；④未按照规定使用抗菌药物，造成严重后果的；⑤开具抗菌药物处方牟取不正当利益的。

2014 年卫生法规真题汇总答案解析

1. 【答案】E

扫描二维码查看本题考点更多讲解微视频——9－3 传染病的管理。	

2. 【答案】E

【解析】根据《传染病信息报告管理规范》要求，责任报告单位和责任疫情报告人发现甲类传染病和乙类传染病中的肺炭疽、传染性非典型肺炎的病人或疑似病人时，或发现其他传染病和不明原因疾病暴发时，应于2 小时内将传染病报告卡通过网络报告。

【解题思路】未纳入管理的传染病，如果题干中提到了数名，有暴发的可能性，应于2 小时内报告。

3. 【答案】E

【解析】《药品管理办法》第七十一条　国家实行药品不良反应报告制度。药品生产企业、药品经营企业和医疗机构必须经常考查本单位所生产、经营、使用的药品质量、疗效和反应。发现可能与用药有关的严重不良反应，必须及时向当地省、自治区、直辖市人民政府**药品监督管理部门和卫生计生行政部门**报告。具体办法由国务院药品监督管理部门会同国务院卫生行政部门制定。

4. 【答案】C

5. 【答案】A

【解析】根据《执业医师法》第三十七条　医师在执业活动中，违反本法规定，有下列行为之一的，由县级以上人民政府卫生行政部门给予**警告或者责令暂停六个月以上一年以下执业活动；情节严重的，吊销其执业证书；构成犯罪的，依法追究刑事责任：**

（一）违反卫生行政规章制度或者技术操作规范，造成严重后果的；（二）由于不负责任延误急危患者的抢救和诊治，造成严重后果的；（三）造成医疗责任事故的；（四）未经亲自诊查、调查，签署诊断、治疗、流行病学等证明文件或者有关出生、死亡等证明文件的；（五）隐匿、伪造或者擅自销毁医学文书及有关资料的；（六）使用未经批准使用的药品、消毒药剂和医疗器械的；（七）不按照规定使用麻醉药品、医疗用毒性药品、精神药品和放射性药品的；（八）未经患者或者其家属同意，对患者进行实验性临床医疗的；（九）泄露患者隐私，造成严重后果的；（十）利用职务之便，索取、非法收受患者财物或者牟取其他不正当利益的；（十一）发生自然灾害、传染病流行、突发重大伤亡事故以及其他严重威胁人民生命健康的紧急情况时，不服从卫生行政部门调遣的；（十二）发生医疗事故或者发现传染病疫情，患者涉嫌伤害事件或者非正常死亡，不按照规定报告的。

2013 年卫生法规真题汇总答案解析

1. 【答案】E

【解析】根据《处方管理办法》第十八条：**处方开具当日有效。特殊情况下需延长有效期的，由开具处方的医师注明有效期限，但有效期最长不得超过3 天。**

2. 【答案】D

【解析】根据《突发公共卫生事件应急条例》第五十条：医疗卫生机构有下列行为之一的，由卫生行政主管部门**责令改正、通报批评、给予警告**；情节严重的，**吊销《医疗机构执业许可证》**；对主要负责人、负有责任的主管人员和其他直接责任人员依法给予降级或者撤职的纪律处分；造成传染病传播、流行或者对社会公众健康造成其他严重危害后果，构成犯罪的，依法追究**刑事责任：**

（一）未依照本条例的规定履行报告职责，隐瞒、缓报或者谎报的；

（二）未依照本条例的规定及时采取控制措施的；

（三）未依照本条例的规定履行突发事件监测职责的；

（四）拒绝接诊病人的；

（五）拒不服从突发事件应急处理指挥部调度的。

3.【答案】C

【解析】根据《执业医师法》第十五条：有下列情形之一的，不予注册：

（一）不具有完全民事行为能力的；

（二）因受刑事处罚，自刑罚执行完毕之日起至申请注册之日止不满二年的；

（三）受吊销医师执业证书行政处罚，自处罚决定之日起至申请注册之日止不满二年的；

（四）有国务院卫生行政部门规定不宜从事医疗、预防、保健业务的其他情形的。

4.【答案】D

5.【答案】B

【解析】根据《传染病防治法》第三条　本法规定的传染病分为甲类、乙类和丙类。最新法规为乙类传染病中传染性非典型肺炎、炭疽中的肺炭疽，采取本法所称甲类传染病的预防、控制措施。

传染病的分类管理每年要考两分，第三、四两条法律要求必须掌握。颐恒老师记忆：甲类——鼠疫、霍乱；乙类记非典　肺炭疽按甲类管理；丙类：麻包丝感腮腺风，结膜黑伤手足口。

2012 年卫生法规真题汇总答案解析

1.【答案】C

【解析】根据《执业医师法》第二十二条　医师在执业活动中履行下列义务：（一）遵守法律、法规，遵守技术操作规范；（二）树立敬业精神，遵守职业道德，履行医师职责，尽职尽责为患者服务；（三）关心、爱护、尊重患者，保护患者的隐私；（四）努力钻研业务，更新知识，提高专业技术水平；（五）宣传卫生保健知识，对患者进行健康教育。

【解题思路】2012 年执业考查的是医师的权利，助理考查的是医师的义务。复习的时候多读几遍医师的权利与义务，并注意权利与义务的第四条都是关于教育的，即医师有参加培训继续教育的权利，也要努力钻研业务，提高自己的专业技术水平。

2.【答案】C

【解析】此题需要鉴别的名词有：假药、按假药论处、劣药、按劣药论处。具体内容见下表。

假药	按假药论处	劣药	按劣药论处
（1）药品所含成份与国家药品标准规定的成份不符的； （2）以非药品冒充药品或者以他种药品冒充此种药品的。	（1）国务院药品监督管理部门规定禁止使用的； （2）依照本法必须批准而未经批准生产、进口，或者依照本法必须检验而未经检验即销售的； （3）变质的； （4）被污染的； （5）使用依照本法必须取得批准文号而未取得批准文号的原料药生产的； （6）所标明的适应证或者功能主治超出规定范围的。	药品成分的含量不符合国家药品标准的	（1）未标明有效期或者更改有效期的； （2）不注明或者更改生产批号的； （3）超过有效期的； （4）直接接触药品的包装材料和容器未经批准的； （5）擅自添加着色剂、防腐剂、香料、矫味剂及辅料的； （6）其他不符合药品标准规定的。

【解题思路】关于假药、劣药是常考点，要求必须掌握，简单记为：张冠李戴为假药，缺斤短两为劣药。

3.【答案】C

【解析】E 选项鼠疫为甲类传染病，A、B、D 选项属于丙类传染病，C 肺结核为乙类传染病。

甲类传染病是指：鼠疫、霍乱。

乙类传染病是指：传染性非典型肺炎、艾滋病、病毒性肝炎、脊髓灰质炎、人感染高致病性禽流感、麻疹、流行性出血热、狂犬病、流行性乙型脑炎、登革热、炭疽、细菌性和阿米巴性痢疾、肺结核、伤寒和副伤寒、流行性脑脊髓膜炎、百日咳、白喉、新生儿破伤风、猩红热、布鲁菌病、淋病、梅毒、钩端螺旋体病、血吸虫病、疟疾。

丙类传染病是指：流行性感冒、流行性腮腺炎、风疹、急性出血性结膜炎、麻风病、流行性和地方性斑疹伤寒、黑热病、包虫病、丝虫病，除霍乱、细菌性和阿米巴性痢疾、伤寒和副伤寒以外的感染性腹泻病。

第三部分 预防医学

第八篇 预防医学

2017 年预防医学真题汇总答案解析

1. 【答案】E

2. 【答案】C

【解析】由于燃料大量的燃烧，产生出大量 CO_2，使大气中 CO_2 含量增加，CO_2 能吸收红外线等长波辐射，使气温变暖，并在空间起到温室保护层的作用，直接妨碍地面热量向大气中放散，致使地球表面气温上升，这种现象称为温室效应。一些与温度和湿度变化关系密切的传染病疟疾、登革热、乙型脑炎、麻疹和黄热病等的发病率会增加。

3. 【答案】D

【解析】有毒动植物食物中毒指一些动植物本身含有某种天然有毒成分，或由于贮存条件不当形成某种有毒物质被人食用后引起的中毒。常见的有河豚中毒、含高组胺鱼类中毒、毒蕈中毒、含氰苷植物中毒、发芽马铃薯中毒、四季豆中毒、生豆浆中毒等。

4. 【答案】A

【解析】**单纯随机抽样**：即先将被研究的对象编号，再用随机数字表或抽签、摸球、计算机抽取等进行抽样。重要原则是总体中每个对象被抽到的概率相等。

系统抽样：按照一定顺序，机械地每隔一定数量的单位抽取一个单位，又称间隔抽样或机械抽样。

分层抽样：先将研究对象按主要特征（性别、年龄、职业、教育程度、疾病严重程度等）分为几层，然后再在各层中进行随机抽样，用以组成调查的样本。

整群抽样：可抽到的不是个体，而是由个体组成的集体（即群体）。将总体分为若干“群”，每一群中包括若干观察对象，如班级、连队、居民小组等，这些群体是从相同类型的群体中随机抽出的，被抽取的群中的所有观察单位都是调查对象。样本量比其他方法要增加1/2。

多级抽样：在大型流行病学调查中，常结合使用几种抽样方法。

5. 【答案】D

【解析】**第一级预防：也称病因预防，是在无病期针对病因或致病因素所采取的预防措施。**

第二级预防：也称临床前期预防，即在疾病的临床前期做好早期发现、早期诊断、早期治疗的“三早”预防措施，以预防疾病的发展和恶化，防止复发和转为慢性病等。

6. 【答案】A

【解析】患病率主要用来描述病程较长的慢性病的发生或流行情况，如冠心病、高血压、糖尿病、肺结核等。普查经常是要得到患病率指标。

患病率与发病率的区别：①患病率的分子为特定时间内所调查人群中某病新旧病例的总和，而发病率的分子则为一定时期内暴露人群中某病的新发病例数；②患病率是由横断面调查获得的疾病频率，是衡量疾病的存在或流行情况的静态指标，而发病率是由发病报告或队列研究获得的疾病频率，是衡量疾病发生情况的动态指标。

与发病率相比，罹患率适用于小范围、短时间内疾病频率的测量，**以月、周、日或一个流行期为时间单位，如传染病、食物中毒及职业中毒。**

7. 【答案】D

【解析】 早年真题重复。

【答案】 8. D 9. A

【解析】 直条图适用于不同事物间某个指标进行比较。比较组标志为相互独立（有单式条图和复式条图两种）。

圆图**适用于构成比资料，表达各组成部分在全体中的比重**。

直方图**适用于表示连续变量频数分布情况**。

线图是用**线段的升降来表示指标（变量）的连续变化情况（趋势与速率）**。

散点图**适用于描述两个变量间的相互关系**。

10. **【答案】** B

【解析】 脑卒中第一级预防首先应从健康的生活方式开始，包括两个方面：一是合理饮食（低盐、低脂肪、低热量）；限制饮酒，严格戒烟；控制体重，增加运动；合理安排生活和工作，劳逸结合；保持良好的思想情绪。二是积极治疗相关疾病：长期坚持且有效地控制和治疗高血压，定期监测空腹血糖浓度和血脂，定期做身体检查。

11. **【答案】** A

【解析】 预防接种的种类包括以下三种。

（1）人工自动免疫：通过人工免疫方法，使宿主对相应传染病产生特异免疫抵抗力的方法，称为人工自动免疫或人工主动免疫。

（2）人工被动免疫：将含有抗体的血清或其制剂直接注入机体，使机体立即获得抵抗某种传染病的能力的方法，称为人工被动免疫。

（3）被动自动免疫：在实施被动免疫的同时，进行疫苗接种，使机体迅速获得自身特异性抗体，产生持久的免疫力。

12. **【答案】** D

【解析】 现况研究，**又称横断面研究**，它是在某一人群中应用普查或抽样调查的方法**收集特定时间**内、特定人群中疾病、健康状况及有关因素的资料，并对资料的分布状况、疾病与因素的关系加以描述。又因它得到的率是特定时间、特定人群中的患病率，故**又称为患病率研究**。描述流行病学和临床实验流行病学最大的不同就是不需要设立对照组。

13. **【答案】** C

扫描二维码查看本题考点更多讲解微视频——10－1 戒烟策略。

14. **【答案】** B

【解析】 见4题解析。

15. **【答案】** E

【解析】 为评价临床药物效果，常采用临床实验研究，要施加干预措施，以评价干预措施对病人的干预效果为目的，如药物、手术方法、护理条件、理疗等对病人预后的影响，必须有平行对照，不仅要求设立对照组，而且还要求是平行随访的对照组。即在同一时点划分实验组与对照组，目的是为了通过比较两组结局的差异，说明措施的效果。本例中未设置对照组，无法做出新药疗效好坏的结论。

2016年预防医学真题汇总答案解析

1. **【答案】** C

2. **【答案】** E

【解析】 A、B、C、D项均是初级保健的内容，而E项不是。

3. **【答案】** B

【解析】 第一级预防也称病因预防，是在无病期针对病因或致病因素所采取的预防措施，主要是消除或减少控制各种危害健康的因素，并采取增进健康的各种措施，以防止健康人群发病。包括针对环境（自然环境、社会环境、心理环境）和针对机体的措施，并以此为依据，加强对生活环境和生产环境等的保护、监督、监测和管理。如果疾病因子还没有进入环境之前就采取预防性措施，称为根本性预防。而病因不明确的疾病不适合采取一级预防。

4. **【答案】** C

【解析】 疾病的分布即疾病的群体现象，指疾病在时间、空间和人群的存在方式及其发生、发展规律，又称疾病的三间分布。研究三间分布是研究流行病学的起点和基础。

5. **【答案】** A

【解析】 疾病的流行强度是指某疾病在某地区、某人群中，一定时期内发病数量的变化及各病例间联系的程度。分为：散发，流行，大流行，暴发。而短期波动不属于疾病的流行强度。

6. 【答案】C

7. 【答案】C

【解析】在生产过程中形成的呼吸性粉尘是指直径小于 5μm 的粉尘。

8. 【答案】B

【解析】疾病分布常用的指标包括发病率、罹患率、患病率。

9. 【答案】D

【解析】健康管理是指对服务对象的健康危险因素进行全面、系统和针对性的评估并对整个生命全程进行干预，减少健康危险因素的威胁，早期发现并及时治疗疾病，对所患的疾病进行有效的治疗和预防并发症的发生，从而经济有效地避免早亡和提高生活质量的过程。健康管理既针对个体，也针对群体；服务提供者主要是健康管理师。其基本策略是通过评估和控制健康风险，达到维护健康的目的。首要的步骤是收集健康信息，也是临床预防服务的第一步。

10. 【答案】B

11. 【答案】C

【解析】试验研究需有对照组和试验组，该医师的试验只有试验组，而无对照组，所以结论不能肯定。如果结论是肯定的，那么他的对照组应该是常规用药的治疗效果与试验组某新药进行对比。

12. 【答案】A

13. 【答案】B

14. 【答案】D

扫描二维码查看本题考点更多讲解微视频——10－2 流行病学统计指标。

2015 年预防医学真题汇总答案解析

1. 【答案】E

【解析】现况研究是在某一人群中应用普查或抽样调查的方法**收集特定时间**内、特定人群中疾病、健康状况及有关因素的资料，并对资料的分布状况、疾病与因素的关系加以描述。因调查方法不能确定因果关联，只能提供病因线索，故不需特设对照组。而队列研究、病例对照研究和试验研究等方法中需要设置对照组和病例组，D 项为分组原则之一，C 项为对病例组实施的干预措施，B 项为病例对照研究和队列研究的研究目的，A 项为队列研究的研究方法。

2. 【答案】E

【解析】本题超纲，详见《预防医学》第 6 版 P150 原文。健康管理是指对服务对象的健康危险因素进行全面、系统和针对性的评估并对整个生命全程进行干预，减少健康危险因素的威胁、早期发现并及时治疗疾病，对所患的疾病进行有效的治疗和预防并发症的发生，从而经济有效地避免早亡和提高生活质量的过程。健康管理既针对个体，也针对群体；服务提供者主要是健康管理师。其基本策略是通过评估和控制健康风险，达到维护健康的目的。首要的步骤是收集健康信息，也是临床预防服务的第一步。

3. 【答案】B

【解析】**第二级预防即在疾病的临床前期做好早期发现、早期诊断、早期治疗的"三早"预防措施**，以预防疾病的发展和恶化，防止复发和转为慢性病等。措施有普查、筛检、定期健康检查、高危人群重点项目检查以及设立专科门诊等。接种疫苗和遗传咨询属于一级预防措施。病后康复属于三级预防。

4. 【答案】E

扫描二维码查看本题考点更多讲解微视频——10－3 倾向因素、促进因素、强化因素。

5. 【答案】D

【解析】职业病特点为：①病因明确；②病因与疾病之间一般存在接触水平（剂量）—效应（反应）关系，所接触的病因大多是可检测和识别的；③群体发病，在接触同种职业性有害因素的人群中常有一定的发病率，很少只出现个别患者；④早期诊断、及时合理处理，预后康复效果较好。职业中毒进行诊断时，劳动者本人或用人单位必须提供详细的职业接触史和现场劳动卫生学资料，诊断小组应遵循职业病诊断原则进行诊断。

6.【答案】B

7.【答案】D

【解析】心脑血管患者的预防及健康教育针对危险因素而展开。包括以下6个方面：①限制钠盐摄入量。WHO建议每人每日摄入量应在6g以下，从我国居民饮食习惯考虑，应努力控制在10g以下，可以通过少食较咸食品、改善烹调方法、改变饮食习惯（如只吃面不喝面汤）来限制钠盐的摄入。②增加新鲜蔬菜、瓜果的摄入，补充钾、镁离子。有调查表明，素食者血压通常比一般人低。③限制饮酒及戒酒。一般建议将饮酒量控制在30ml/d以下（相当于1瓶啤酒或100g 40度白酒）。④减轻体重。⑤适度的体力活动和体育运动。⑥其他：戒烟及保持良好的心理状态。本题患者45岁，可以考虑服用阿司匹林，起到预防作用。

8.【答案】E

【解析】直条图：适用于按质分组或量分组资料比较大小。圆形图或百分条图：适用于按质分组或量分组资料比较各部分构成比。线图：适用于连续性资料，表示某现象随另一现象的变动趋势。半对数线图：用于表示事物的发展速度。直方图：适用于连续性资料，表示频数分布情况。散点图：表示两种事物变化的相关性和趋势。

9.【答案】E

【解析】大豆类富含蛋白质。

10.【答案】A

【解析】分层抽样先将研究对象按主要特征（性别、年龄、职业、教育程度、疾病严重程度等）分为几层，然后再在各层中进行随机抽样，用以组成调查的样本。本例将婴儿按照地区差异分类再随机抽样，符合分层抽样。

11.【答案】E

【解析】医务人员职业暴露环境中的危险因素主要有物理因素、化学因素、生物因素、社会心理因素和与工作有关的因素。**锐器伤属于与工作相关因素。**

2014年预防医学真题汇总答案解析

1.【答案】D

【解析】普查常得到患病率指标，为历年必考知识点。

2.【答案】E

【解析】样本均数的标准差也称均数的标准误，它反映样本均数间的离散程度（变异程度），也反映样本均数与相应总体均数间的差异，说明了均数抽样误差的大小。标准误越小，样本均数与总体均数越接近，即样本均数的可信度越高。

3.【答案】E

【解析】本题易误选A大流行。

（1）散发指某病发病率维持历年的一般水平，各病例间无明显的时、空联系和相互传播关系，表现为散在发生，数量不多，这样的流行强度称为散发。

（2）流行指某病在某地区的发病率显著超过历年（散发）的发病率水平。疾病流行时，各病例间有明显的时、空联系，发病率高于当地散发发病水平的3～10倍。本题正好为10倍。

（3）大流行指当疾病迅速蔓延，涉及地域广，短时间内可跨越省界、国界或洲界，发病率超过该地一定历史条件下的流行水平。

（4）暴发指在一个局部地区或集体单位中，短时间内，突然出现大量相同患者的现象。

4.【答案】B

【解析】卫生人员通过测定接种后人群抗体阳转率、抗体平均滴度和抗体持续时间来评价疫苗效果。接种某疫苗后的转阳率 = 产生阳性抗体人数/疫苗接种人数。接种的对象为某地区为无免疫人群，没有干预因素存在。而其他选项统计结果不够客观。

5.【答案】C

扫描二维码查看本题考点更多讲解微视频——10-4队列研究与病例对照研究鉴别。

6.【答案】A

【解析】参见第5题。通过选择有病和无病的两组患者对比，探索病因。

7.【答案】A

【解析】变量分为定量数据、定性数据和有序数据[与7版之前的内容分类不同，7版分为数值变量（如身高、体重、血压等）和分类变量（表现为互不相容的类别，如性别、血型、民族、职称等）]。

（1）定量数据：也称计量数据。其特点是能够用数值大小衡量其水平的高低，一般有计量单位。根据其特征分为连续型数据和离散型数据。连续型数据具有无限可能的值，例如身高、体重、血压、温度等。离散型数据通常只能取正整数，例如家庭成员数、脉搏、白细胞计数等。如本题 B、D、E 项。

（2）定性数据：也称计数资料。变量的观测值是定性的，表现为互不相容的类别或属性。有时可以进一步分为两类，如性别可以分为男或女，血型可分为 A、B、O、AB 等。如本题 C 项。

（3）有序数据：也称半定量数据或等级资料。变量的观测值是定性的，但各类别（属性）之间有程度或顺序上的差别，如尿糖的化验结果分为－、＋、＋＋、＋＋＋，药物的治疗效果按照显效、有效、好转、无效分类等。

8.【答案】C

【解析】“人人享有卫生保健”的涵义是全球所有人民都能享有基本的卫生保健服务，并且通过消除和控制影响健康的各种有害因素，使人们都能享有在社会和经济生活方面都富有成效的那种健康水平，达到身体、精神和社会幸福的完好状态。初级卫生保健是实现“2000 年人人享有卫生保健”全球卫生战略目标的疾病策略和途径。

9.【答案】E

【解析】实施职业卫生服务的原则：①保护职工健康，预防工作中的危害（保护和预防原则）；②使工作和环境适应于人的能力（适应原则）；③增进职工的躯体和心理健康以及社会适应能力（健康促进原则）；④使职业危害、事故损伤、职业病和工作有关疾病的影响减少到最小程度（治疗与康复原则）；⑤为职工和家属提供全面的卫生保健服务（全面的初级卫生保健原则）。

10.【答案】A

【解析】吸烟危害主要是引发疾病和死亡，包括心脏病发作、脑卒中、阿尔茨海默症、肺癌和其他癌症（喉、口腔、咽、食管、胰腺、膀胱、子宫颈、白血病）及慢性阻塞性肺部疾患。吸烟对女性有特殊危害，吸烟的妇女如果正使用口服避孕药，会增加心脏疾病发作和下肢静脉血栓形成的机会；引起男性功能障碍；吸烟孕妇的胎儿易发生早产和体重不足。二手烟暴露能增加冠心病风险和肺癌风险，二手烟可以导致新生儿猝死综合征、中耳炎、低出生体重等。而糖尿病主要与不良饮食行为有关（编者注：本题设计欠妥，根据 WHO 最新观点，糖尿病控制的首要并非降糖而是戒烟）。

11.【答案】B

【解析】对职业人群进行医学检查和医学实验以确定其处在职业危害中是否出现职业性疾患，称为医学监护。包括：就业前健康检查、定期健康检查、离岗或转岗时体格检查、职业病的健康筛检。就业前健康检查主要目的是便于安排工人从事特殊作业，减少因工作给工人带来的伤害。本题易误选 A。

12.【答案】C

【解析】患者铁蛋白数据正常，白蛋白低，而且临床症状是浮肿（未蛋白明显缺乏症状），山区吃不起蛋白食品，但是青菜有的是，所以诊断为蛋白摄入不足，因此应补充蛋白。大豆蛋白属优质蛋白，又含有丰富的磷脂与赖氨酸，因此该妇女应多吃大豆及其制品。

13.【答案】D

【解析】由污染源直接排入环境，其物理和化学性状都未发生改变的污染物，称为一次污染物，如汞、SO_2、可吸入颗粒物、NOx、CO、CO_2 等。由一次污染物造成的环境污染称一次污染。如果一次污染物在物理、化学、生物等因素作用下发生变化，或与环境中的其他物质发生反应，形成物理、化学性状与一次污染物不同的新污染物称为二次污染物，也称继发性污染物，如光化学烟雾、酸雨、甲基汞、过氧乙酰硝酸酯等。由二次污染物造成的环境污染称为二次污染。二次污染物对健康的危害通常比一次污染物严重。

14.【答案】C

【解析】食品污染定义是指非食品本身的有害物质在食品种植、养殖到生产、加工、贮存、运输、销售、烹调直至餐桌的整个过程的各个环节进入食品的状态。常见的食品污染有黄曲霉毒素、农药、有毒重金属、N－亚硝基化合物、多环芳烃化合物等。河豚中本身含有河豚毒素（并非食品污染），如果食用可能引起食物中毒。

15.【答案】A

16.【答案】B

【解析】把疾病按照等级分类称为三级预防策略。

（1）第一级预防：也称病因预防，是在无病期针对病因或致病因素所采取的预防措施，主要是消除或减少控制各种危害健康的因素，并采取增进健康的各种措施，以防止健康人群发病。

（2）第二级预防：也称临床前期预防，即在疾病的临床前期做好早期发现、早期诊断、早期治疗的“三早”预防措施，以预防疾病的发展和恶化，防止复发和转为慢性病等。

（3）第三级预防：又称临床期预防，主要是对已患病者采取各种积极有效的治疗和康复措施，终止疾病的发展、以防止病情恶化，预防并发症和伤残；对已丧失劳动力或残疾者，主要促使功能恢复、心理康复，进行家庭护理指导，使病人尽早恢复生活和劳动能力，能参加社会活动并延长寿命。

孕期妇女补充叶酸降低神经管缺陷婴儿出生的危险，属于一级预防；COPD 患者的康复护理指导是一种康复措施，目的是防止病情恶化；糖尿病的筛查、乳腺癌的筛查和高血压患者的早期诊断属于二级预防。

2013 年预防医学真题汇总答案解析

1.【答案】D

【解析】流行病学方法总体分为观察法（包括描述流行病学和分析流行病学）、实验法（也称实验流行病学）、数理法（也称理论流行病学）。

2.【答案】C

扫描二维码查看本题考点更多讲解微视频——10－5 食物中毒。

3.【答案】B

【解析】突发公共卫生事件指突然发生，造成或者可能造成社会公众健康严重损害的重大传染病疫情、群体性不明原因疾病、重大食物和职业中毒以及其他严重影响公众健康的事件。B 选项严重大气污染造成居民肺癌死亡率上升，没有必然因果关系，不符合突发公共卫生事件。

4.【答案】D

【解析】疫苗的效果评价是通过测定接种后人群抗体阳转率、抗体平均滴度和抗体持续时间来评价疫苗的效果。人群抗体阳转率分子为转阳者的人数（A），分母为疫苗接种人数。B、C、E 选项中有一部分人由于没有接受接种，故不能作为分母纳入统计。

5.【答案】B

6.【答案】C

【解析】临床试验中必须有平行对照，不仅要求设立对照组，而且还要求是平行随访的对照组。即在同一时点划分试验组与对照组，目的是为了通过比较两组结局的差异，说明措施的效果；随机分组的目的是通过随机，均衡干扰因素的影响，使对照组和试验组具有可比性，避免主观安排带来的偏性。

7.【答案】B

8.【答案】B

【解析】三查：操作前、操作中、操作后。七对：床号、姓名、药名、浓度、剂量、用法、时间。

9.【答案】C

【解析】本题超出助理考试范围。相对危险度（RR）是反映暴露与发病（死亡）关联强度的最有用的指标，RR 表明暴露组发病或死亡的危险是非暴露组的多少倍。本例计算步骤为：

病例组/暴露组发病率：45/500 = 0.09

对照组发病率：10/500 = 0.02

RR = 0.09/0.02 = 4.5

10.【答案】A

【解析】平均率也称总率或合计率，对观察单位数不等的几个率，不能直接相加求其平均率，应由各类合计的数据来计算。故计算本例统计患病率时应用甲、乙两村调查人群中患该病总人数除以调查总人数。其他方法都不对。尤其是 E 选项容易误选。

11.【答案】D

【解析】对于目前还有没有戒烟想法的人群而言，根据健康信念模式理论，首先应让患者认识烟草对疾病的严重性，对疾病引起的社会后果的判断，如工作烦恼、失业、家庭矛盾、社会关系受影响等。然后才有后面的步骤。吸烟相关疾病的易感性对该类人群几乎无效。提高自信的重要性则属于提高自我效果阶段。

12.【答案】A

13.【答案】C

【解析】缺乏维生素 B_1 会出现先天性脚气病。维生素 C 严重摄入不足可导致坏血病，表现为牙龈出血、结膜出血、毛囊角化、皮下瘀斑、紫癜和关节痛。婴幼儿维生素 D 缺乏可导致佝偻病，成人可发生骨质疏松和骨质软化症。体内缺乏维生素 A，可导致暗适应能力下降，严重可致夜盲症。

2012 年预防医学真题汇总答案解析

1. 【答案】C

【解析】按照随机的原则是保证总体中每个单位都有同等机会被抽中。B 项无代表性；D 项，要求保证一定的样本含量；E 项最容易误选，属于错误的理解随机的含义。

2. 【答案】A

【解析】临床试验的盲法：单盲、双盲和三盲。双盲：研究对象和观察者均不知患者分组情况和接受治疗措施的具体内容。单盲为研究对象不清；三盲为研究对象、观察者和设计者均不知情。

3. 【答案】D

【解析】实施临床预防服务的原则包括：①重视危险因素的收集；②医患双方共同决策；③注重连续性；④以健康咨询与教育为先导；⑤合理选择健康筛检的内容；⑥根据不同年龄阶段的特点开展针对性的临床预防服务。

4. 【答案】E

【解析】患病率是指在特定时间内，一定人群中某病新旧病例数所占的比例。对某个社区所有居民进行高血压检测，必须调查全部高血压患者的情况后进行分析。发病率为新增病例出现的频率，属于衡量疾病发生情况的动态指标。罹患率和发病率相似。续发率指某传染病易感接触者中，在最短潜伏期与最长潜伏期之间发病的人数占所有易感接触者总数的百分率，与本例无关。

5. 【答案】A

【解析】直方图**适用于表示连续变量频数分布情况，本例符合**。

普通线图和半对数线图适用于描述一个变量随另一个变量变化的趋势。直条图和复式直条图适用于不同事物间某个指标进行比较。

6. 【答案】E

【解析】**第三级预防：又称临床期预防，主要是对已患病者采取各种积极有效的治疗和康复措施，终止疾病的发展，以防止病情恶化**，预防并发症和伤残；对已丧失劳动力或残疾者，主要促使功能恢复、心理康复，进行家庭护理指导，使病人尽早恢复生活和劳动能力，能参加社会活动并延长寿命。本例患者已发生过脑卒中，但仍然抽烟，医生劝其戒烟以预防再发脑卒中。属于预防并发症和伤残。

第二级预防：也称临床前期预防，即在疾病的临床前期做好早期发现、早期诊断、早期治疗的“三早”预防措施，以预防疾病的发展和恶化，防止复发和转为慢性病等。

第一级预防：也称病因预防，是在无病期针对病因或致病因素所采取的预防措施，主要是消除或减少控制各种危害健康的因素，并采取增进健康的各种措施，以防止健康人群发病。

7. 【答案】D

【解析】所谓“普查”，即是要了解该疾病的全部患者情况，无论新增病例还是旧病例，故需要采用患病率进行指标进行调查全部患者。而发病率和罹患率只能了解一年或一段时间内新增病例的情况。累积发病率指已知无某种疾病的人群，经过一段特定的观察期（超过一年）之后，发生某病的频率。同理，也是统计新增病例数的指标。感染率指在某个时间内被检查的人群中，某病现有感染者人数所占的比例，由于有一段时间的概念，并非统计全部患者。

8. 【答案】A

【解析】探索病因时，对照组选择的是无风疹病毒感染史的孕妇，病例组选择的是有风疹病毒感染史的孕妇，符合队列研究的方法。追踪两组孕妇的胎儿出生的情况，属于探索未来的情况，属于队列研究的范畴。病例对照研究属于追踪过去的研究范畴，与本例不符。分组设计的方法也不同：病例组为患病者，对照组为未患病者。临床试验用于对比某种疗法的效果。

9. 【答案】C

【解析】**系统抽样**指按照一定顺序，机械地每隔一定数量的单位抽取一个单位，又称间隔抽样或机械抽样。如有 1000 人，欲抽取 1 人了解某情况，即每 10 个人中抽取 1 人。从随机数字表上抽取一个随机数字（或用纸币编号），例如所得数字为 5，然后将其编号为 1 ~ 1000，则 5、15、25……995 号为所抽的观察对象，组成 100 名调查对象的样本。本例符合。

分层抽样是先将研究对象按主要特征（性别、年龄、职业、教育程度、疾病严重程度等）分为几层，然后再在各层中进行随机抽样。**整群抽样**是将总体分为若干“群”，每一群中包括若干观察对象，如班级、连队、居民小组等，这些群体是从相同类型的群体中随机抽出的，被抽取的群中的所有观察单位都是调查对象。**单纯**

随机抽样是先将被研究的对象编号，再用随机数字表或抽签、摸球、计算机抽取等进行抽样。**多级抽样**用于大型流行病学调查中，常结合使用几种抽样方法。

10.【答案】E

【解析】本例患者 BMI 指数达到 29.76（体重/身高的平方），属于典型的肥胖，血脂高，故减肥为保持身体健康的第一要素。通过身体锻炼和节食可以降低胆固醇，故降低胆固醇药物并无必要使用；血压正常，无须使用降压药物治疗；尼古丁替代疗法为戒烟的方法；心理调节对减肥并无直接效果。

11.【答案】A

【解析】常见几种细菌性和非细菌食物中毒的病原体特点、好发食品、临床表现见下表。

食物中毒	好发食品	临床表现
沙门菌	动物性食品	急性胃肠炎症、黄绿色水样便，体温高致病性大肠杆菌加热不彻底，生熟交叉
副溶血弧菌	海产品	洗肉水样
葡萄球菌	奶制品、肉制品、剩饭	潜伏期短，剧烈呕吐，喷射状
肉毒素	自制发酵食品	运动神经麻痹
河豚毒素 TTX	河豚卵巢肝毒最强	先胃肠道症状，后运动神经麻痹

第四部分 临床医学

第九篇 呼吸系统

2017 年呼吸系统真题汇总答案解析

1.【答案】C

【解析】CT：横断面上显示扩张的支气管。**高分辨CT（HRCT）**较常规CT具有更高的空间和密度分辨力，它能够显示次级肺小叶为基本单位的肺内细微结构。由于兼具无创、易重复、易接受的特点，**现已成为支气管扩张的主要诊断方法**。

支气管造影：主要用于准备外科手术的患者，可明确支气管扩张的部位、形态、范围和病变严重程度。由于该检查为创伤性，现被CT取代。

纤维支气管镜（纤支镜）：可发现弹坑样改变，**可明确出血、扩张或阻塞的部位**。

2.【答案】C

【解析】杵状指（clubbing digits）亦称鼓槌指，表现为手指或足趾末端增生、肥厚，呈杵状膨大。其特点为末端指（趾）节明显增宽增厚，指（趾）甲从根部到末端呈拱形隆起，使指（趾）端背面的皮肤与指（趾）甲所构成的基底角≥180°。少数肺癌病例，由于癌肿产生内分泌物质，临床上呈现非转移性的全身症状，如肺性肥大性骨关节病（杵状指、骨关节痛、骨膜增生等）、Cushing综合征、重症肌无力、男性乳腺增大、多发性肌肉神经痛，这些症状在切除肺癌后可能消失。

3.【答案】E

【解析】张力性气胸也称高压性气胸，由于气体只进不出，最为危险。多因肺裂伤、较大支气管破裂或胸壁穿透伤所致。病理变化：①裂口呈单向活瓣状与胸膜腔相通；②吸气时活瓣开放，空气由裂口进入胸膜腔；③呼气时活瓣关闭，空气不能排出；④胸膜腔内气体积聚，压力持续升高。

临床表现与诊断：呼吸困难：呈进行性加重；烦躁、发绀；重者呈端坐呼吸。循环障碍：血压下降，心率加快；重者出现休克。查体：胸廓饱满，呼吸运动减弱。气胸体征（皮下气肿、纵隔气肿）。

X线检查：胸腔积气，肺受压。气管、纵隔移位。

4.【答案】E

【解析】心影呈水滴状的主要原因是肺气肿，由于肺气肿引起的膈肌降低，使心影呈水滴状。心尖上翘见于右心室增大，而左心室增大才会出现心脏向左下扩大。

5.【答案】D

【解析】支气管哮喘急性发作时，需要立即缓解支气管痉挛，首选的为吸入短效 β_2 受体激动剂。

6.【答案】C

【解析】正常人平静呼吸时，在锁骨中线、腋中线和肩胛线上，肺下界分别是第6、8、10肋间隙。病理情况下，肺下界降低见于肺气肿、肺大疱、腹腔内脏下垂、气胸等；肺下界上升见于肺不张和胸腔积液，也可见于腹内压升高等原因使横膈上升，如鼓肠、腹水、气腹等。

7.【答案】D

【解析】咯血是指气管、支气管或肺组织出血，血液随咳嗽从口腔排出或痰中带血。支气管黏膜和肺脏充血时咯血量少。肺癌多为痰中带血或少量咯血。支气管扩张、支气管黏膜溃疡、支气管动脉病变和肺结核空洞壁动脉瘤破裂等可引起大咯血。

8.【答案】D

【解析】COPD、肺心病患者，由于肺换气功能障碍导致机体慢性缺氧和 CO_2 潴留，长时间的 CO_2 潴留使中枢化学感受器对 CO_2 的刺激产生适应，而外周化学感受器对低 O_2 刺激的适应很慢，在这种情况下，低 O_2 对外周化学感受器的刺激成为驱动呼吸运动的主要因素。所以给予 COPD、肺心病、Ⅱ型呼吸衰竭患者病人高浓度吸氧的，则可能解除了低 O_2 的刺激作用而使呼吸中枢抑制，导致二氧分压增加，严重者引起肺性脑病。

9.【答案】E

扫描二维码查看本题考点更多讲解微视频——11－1 肺炎的分类。

10.【答案】C

【解析】患者诊断肺炎不难，根据痰涂片阳性球菌排除 A、D、E，可见多个透亮区，为金黄色葡萄球菌的特点。而从微生物的角度来说肺炎链球菌菌体似矛头状，为成双或成短链状排列的双球菌。

11.【答案】B

【解析】类肺炎性胸腔积液指肺炎、肺脓肿和支气管扩张感染引起的胸腔积液，如积液呈脓性则称脓胸。患者多有发热、咳嗽、咳痰、胸痛等症状，本患者肺炎同时出现胸痛且呼吸音消失，最可能并发了类肺炎性胸腔积液。

12.【答案】D

【解析】患者诊断肺结核，对于肺结核的治疗方案如下。

初治涂阳肺结核	每日用药方案 2HRZE/4HR	间歇用药方案	$2H_3R_3Z_3E_3/4H_3R_3$
复治涂阳肺结核	每日用药方案 2HRZSE/6～10HRE	间歇用药方案	$2H_3R_3Z_3S_3E_3/6～10H_3R_3E_3$
初治涂阴肺结核	每日用药方案 2HRZ/4HR	间歇用药方案	$2H_3R_3Z_3/4H_3R_3$

本患者为初治，故选择利福平＋异烟肼＋乙胺丁醇＋吡嗪酰胺强化治疗 2 个月，后 4 个月利福平＋异烟肼巩固治疗

13.【答案】C

扫描二维码查看本题考点更多讲解微视频——11－2 哮喘的治疗。

14.【答案】A

15.【答案】B

扫描二维码查看本题考点更多讲解微视频——11－3 易错题。

16.【答案】A

17.【答案】D

18.【答案】C

【解析】慢性咳嗽，咳痰 20 余年，每年持续 3～4 个月，近 2～3 年出现活动后气短，典型的 COPD，在 COPD 基础上患者出现胸痛、呼吸困难，说明其出现了自发性气胸的并发症，气胸典型体征为叩诊呈鼓音，X 线检查是诊断气胸的重要方法。胸片作为气胸诊断的常规手段，若临床高度怀疑气胸而后前位胸片正常时，应该进行侧位胸片或者侧卧位胸片检查。气胸胸片上大多有明确的气胸线，为萎缩肺组织与胸膜腔内气体交界线，呈外凸线条影，气胸线外为无肺纹理的透光区，线内为压缩的肺组织。大量气胸时可见纵隔、心脏向健侧移位。

19.【答案】D

20.【答案】B

扫描二维码查看本题考点更多讲解微视频——11－4 胸水性质的判断。

21.【答案】B

扫描二维码查看本题考点更多讲解微视频——11－5 限制性通气功能障碍或阻塞性通气功能障碍。

2016 年呼吸系统真题汇总答案解析

1.【答案】C

【解析】张力性气胸也称高压性气胸，由于气体只进不出，其病理变化：①裂口呈单向活瓣状与胸膜腔相通；②吸气时活瓣开放，空气由裂口进入胸膜腔；③呼气时活瓣关闭，空气不能排出；④胸膜腔内气体积聚，压力持续升高。

临床表现与诊断：①呼吸困难：呈进行性加重，烦躁、发绀。重者呈端坐呼吸。②循环障碍：血压下降，心率加快。重者出现休克。③查体：胸廓饱满，呼吸运动减弱。气胸体征（皮下气肿、纵隔气肿）。④X 线检查：胸腔积气，肺受压。气管、纵隔向健侧移位。

2.【答案】D

【解析】慢性阻塞性肺疾病主要根据吸烟等高危因素史、临床症状、体征及肺功能检查等可确定诊断。**不完全可逆的气流受限是 COPD 诊断的必备条件。吸入支气管舒张药后 $FEV_1/FVC < 70\%$ 及 $FEV_1\% < 80\%$ 预计值可确定为不完全可逆性气流受限。**

3.【答案】C

4.【答案】C

【解析】支气管哮喘的典型临床表现为**发作性哮鸣音伴呼气性呼吸困难或发作性胸闷、咳嗽为主要症状。在夜间及凌晨发作和加重常是哮喘的特征之一。用支气管舒张药或自行缓解**。夜间阵发性呼吸困难、劳力性呼吸困难都为左心衰竭引起，吸气性呼吸困难见于喉部、气管、大支气管的狭窄与阻塞，如急性喉炎、喉头水肿、喉癌等；混合性呼吸困难：主要是由于肺或胸膜腔病变使肺呼吸面积减少导致换气功能障碍所致。体检时常有呼吸浅快、呼吸音异常和病理性呼吸音。常见于肺实变（如重症肺炎、重症肺结核、肺不张、ARDS 等）、肺血管病变（如大面积肺栓塞、特发性肺动脉高压）、肺间质病变（弥漫性肺间质疾病、尘肺）以及胸膜病变（大量胸腔积液、气胸、广泛性胸膜增厚等）。

5.【答案】C

扫描二维码查看本题考点更多讲解微视频——11-6 审清题意，不要想当然。

6.【答案】A

【解析】呼吸音减低，叩诊呈鼓音确定气胸的诊断。

7.【答案】B

【解析】类肺炎性胸腔积液指肺炎、肺脓肿和支气管扩张感染引起的胸腔积液，如积液呈脓性则称脓胸。患者多有发热、咳嗽、咳痰、胸痛等症状，本患者肺炎同时出现胸痛且呼吸音消失最可能并发了**类肺炎性胸腔积液**。

【错误解题思路】看到呼吸音消失，就选择了自发性气胸，没有考虑患者的基础疾病以及胸腔积液患者也会出现呼吸音消失。

8.【答案】E

【解析】**①异烟肼（INH）：全效杀菌，对巨噬细胞内外的结核分枝杆菌均具有杀菌作用；②利福平（RFP）：全效杀菌，对巨噬细胞内外的结核分枝杆菌均具有快速杀菌作用，特别是对 C 菌群有独特的杀灭作用；③吡嗪酰胺（PZA）：半杀菌剂，主要是杀灭巨噬细胞内酸性环境中的 B 群，能杀灭巨噬细胞内、酸性环境中的结核杆菌；④乙胺丁醇（EMB）：抑菌药。上述都可作为抗结核的一线用药，而左氧氟沙星不宜作为一**线的抗结核治疗药物。

9.【答案】A

【解析】呋塞米可引起低钾血症，应用时应注意复查血钾、血钠等电解质。

10.【答案】D

【解析】从胸水性质来看，细胞计数 $> 500 \times 10^6/L$，提示为渗出性，且以单核细胞为主，见于肿瘤或者结核，血性亦提示见于肿瘤或者结核；但是结核性胸膜炎时间皮细胞 $< 5\%$，此患者为 6%，且老年男性，故考虑肿瘤引起即**肺癌胸膜转移**。

【错误解题思路】**恶性肿瘤** LDH > 500 U/L，良性时 LDH > 200 U/L，此患者为 342U/L，就直接选择了结核性胸膜炎，没有综合考虑患者的年龄及其他指标。在实际工作中也要注意病人患病情况复杂绝不会单纯地照着课本得病，要综合分析，得出结论。

11.【答案】A

【解析】患者咳嗽、咳痰多年提示 COPD 病史，现呼吸困难，最可能的原因为阻塞性通气功能导致 $PaCO_2$ 升高及 PaO_2 降低。

12.【答案】D

【解析】本例年轻患者，发热、咳嗽、头痛，胸部X线片示“右下肺浅淡的渗出影”，首先考虑为支原体肺炎，**首选大环内酯类抗生素（阿奇霉素）**。

13.【答案】D

扫描二维码查看本题考点更多讲解微视频——11－7 支气管扩张的治疗。	

14.【答案】A

15.【答案】A

16.【答案】B

【解析】患者间断咳嗽多年，受凉后加重，且出现右心衰竭症状，考虑为COPD急性加重期，且已并发了肺源性心脏病，**动脉血气分析可测得氧分压和二氧化碳分压，从而更好地评估病情。COPD引起的为阻塞性通气功能障碍，引起二氧化碳潴留，故需低流量吸氧，以避免吸入氧浓度过高，以防引起二氧化碳潴留，导致二氧化碳麻醉，加重缺氧。**

17.【答案】E

18.【答案】B

【解析】。①葡萄球菌肺炎X线检查显示肺叶或肺段实变，或呈多发性、周围性肺浸润，可伴有肺脓肿、肺气囊肿、脓胸和脓气胸等征象。病变发展极为迅速。可形成空洞，或小叶状浸润，其中有单个或多发的液气囊腔。②肺炎链球菌肺炎X线征象肺叶或肺段实变，无空洞，可伴胸腔积液。③肺炎克雷伯菌肺炎胸部X线表现有肺叶实变，多为右肺上叶、双肺下叶，可有多发性蜂窝状脓肿，可见叶间隙下坠。

19.【答案】B

扫描二维码查看本题考点更多讲解微视频——11－8 通气血流比例失调你学会了吗？	

2015年呼吸系统真题汇总答案解析

1.【答案】A

【解析】第4～7肋骨长，位置固定，最易骨折。第1～3肋骨短，受锁骨、肩胛骨、肌肉保护，出现骨折较少；第8～10肋软骨连接长，弹性大，不易骨折；第11～12肋前端游离，更不易骨折。

2.【答案】A

【解析】周围型肺癌X线表现最常见的是肺野周围孤立性圆形或椭圆形块影，直径从1～2cm到5～6cm或更大。块影轮廓不规则，常呈现小的分叶或切迹，边缘模糊毛糙，常显示细短的毛刺影。周围型肺癌长大阻塞支气管管腔后，可出现节段性肺炎或肺不张。癌肿中心部分坏死液化，可见厚壁偏心性空洞，内壁凹凸不平，很少有明显的液平面。近胸膜处可见胸膜凹陷症及兔耳征。薄壁空洞，内见液平，为肺结核征象。

3.【答案】C

【解析】氧流量计算公式：吸氧浓度＝21＋4×氧流量（L/min）。即29＝21＋4×氧流量，氧流量＝2.0L/min。

4.【答案】E

【解析】慢性阻塞性肺疾病的病理生理变化是持续性气流受限致肺通气功能障碍。慢阻肺急性加重是指咳嗽、咳痰、呼吸困难比平时加重或痰量增多，或咯黄痰。最多见的急性加重原因是细菌或病毒感染。

5.【答案】C

【解析】慢性阻塞性肺疾病简称慢阻肺，是以持续性气流受限为特征的，可以预防和治疗的疾病，其气道受限多呈进行性发展，与气道和肺组织对香烟烟雾等有害气体或有害颗粒的异常慢性炎症反应有关。吸烟为重要的发病因素，由于烟草中含焦油、尼古丁和氢氰酸等物质，可损伤气道上皮细胞，使纤毛运动减退和巨噬细胞吞噬功能降低等；同时，烟草可使氧自由基产生过多，诱导中性粒细胞释放蛋白酶，抑制抗蛋白酶系统，破坏肺弹力纤维，诱发肺气肿形成。

6.【答案】A

【解析】乙胺丁醇能影响结核杆菌核糖核酸的合成而具有抑菌作用，主要用于对链霉素和氨水杨酸钠有反应或禁忌的患者。

7.【答案】B

【解析】痰结核分枝杆菌检查是确诊结核病的主要方法，也是制定化疗方案和考核治疗效果的主要依据，可作为结核病诊断的金标准。

8.【答案】B

【解析】本例患者慢性咳嗽、咳痰 10 年，气短 2 年，双肺呼吸音减弱，双下肺纹理增粗，是诊断为慢性肺疾病的基础。血气分析：PaO_2 75mmHg，$PaCO_2$ 45mmHg，均正常，不存在呼吸衰竭。故本题的最佳诊断为慢性阻塞性肺疾病。

9.【答案】C

【解析】本患者老年男性，有长期吸烟史，间断咳嗽、咳痰 5 年，考虑为慢性肺部疾患，胸部 X 线片示双肺透亮度略增加，考虑为肺气肿可能性大。首选的检查是肺功能。肺功能检查是判断气流持续性受阻的主要客观指标。

10.【答案】E

扫描二维码查看本题考点更多讲解微视频——11－9 哮喘禁用药。

11.【答案】C

【解析】患者老年女性，有慢性阻塞性肺疾病病史，双下肺可闻及湿啰音，提示慢性肺部疾病急性发作；患者近 1 周来嗜睡，突然意识不清，昏迷，球结膜水肿，口唇发绀，考虑呼吸衰竭、肺性脑病。肺性脑病是由于呼吸功能衰竭所致缺氧、二氧化碳潴留而引起的中枢神经系统病变，治疗时必须增加呼吸中枢的兴奋性，加快二氧化碳的排出。

12.【答案】E

【解析】患者为年轻女性，发热、咳嗽首先考虑为呼吸系统疾病；低热、右上肺叩诊呈浊音，白细胞及中性粒细胞不升高，胸部 X 线片示右上肺斑片状阴影，其内可见不规则透亮区，为典型浸润性肺结核表现。①金葡菌感染为高热、寒战、胸痛、咳脓性痰；②肺炎克雷伯菌肺炎为高热、咳嗽、胸痛、咳砖红色胶冻状痰；③肺脓肿为高热、咳嗽和咳大量脓臭痰。

13.【答案】C

【解析】本例为年轻男性，淋雨受凉后出现寒战、高热、咳嗽，右肺呼吸音减弱，语音共振增强；胸部 X 线片示右下肺大片状模糊阴影，最可能的诊断是肺炎链球菌肺炎。其特点为：①发病前常有受凉、淋雨、疲劳、醉酒、病毒感染的诱因；②起病急骤，高热、寒战，数小时内体温升至 39～40℃；③胸痛；④咳嗽、咳痰，但痰少；⑤查体：肺实变时叩诊呈浊音、病变部位呼吸音减弱、语音震颤增强；⑥胸部 X 线可见大片炎症浸润阴影或实变影。肺炎克雷伯菌肺炎多见于老年、营养不良、慢阻肺及全身衰竭患者，胸部 X 线表现为右上肺、双肺下叶肺实变，可有多发性蜂窝状脓肿。肺炎支原体肺炎为间质性改变，胸部 X 线表现为肺部多种形态的浸润影。金黄色葡萄球菌肺炎的胸部 X 线表现为肺段或肺叶实变，可形成空洞，或呈小叶状浸润，其中有单个或多个的液气囊腔是其重要特征。

14.【答案】E

【解析】本例年轻男性，发作性喘息，夜间咳醒伴憋气，可自行缓解，双肺散在哮鸣音，为典型支气管哮喘表现。为控制患者夜间症状，首选缓释茶碱。茶碱类药物通过抑制磷酸二酯酶，拮抗腺苷受体，增强呼吸肌的力量及增强气道纤毛清除功能等，从而起到舒张支气管和气道抗炎作用，主要用于轻－中度哮喘急性发作以及哮喘的维持治疗；茶碱控释片可以稳定持久的预防哮喘发作，作为长期预防用药，控制夜间发作。

15.【答案】D

【解析】小细胞肺癌包括燕麦细胞型、中间细胞型、复合燕麦细胞型。在其发生发展的早期多已转移到肺门和纵隔淋巴结，并由于其易侵犯血管，在诊断时大多已有肺外转移。治疗上推荐以化疗为主的综合治疗以延长患者生存期。

16.【答案】C

【解析】根据病史老年男性，痰中带血，右肺门影增大，右肺可见不规则分叶状团块影，右上纵隔明显增宽，考虑为肺癌。患者头面部及双上肢肿胀，考虑为上腔静脉阻塞综合征，由于上腔静脉被右上肺的原发性肺癌侵犯，阻塞静脉回流引起。

17.【答案】C

【解析】患者为老年男性，胸痛 2 个月，胸部 X 线片发现右上肺外周有一阴影，首先考虑为肺部占位性病变。对确诊最有价值的是 CT 或超声引导下经胸壁活检。

18.【答案】D

【解析】备选答案所列各项均为急症，但重中之重为张力性气胸。张力性气胸又称高压性气胸，吸气时气体由伤口进入胸膜腔，呼气时胸膜腔压力升高，压迫活瓣使之关闭，气体不能排出，胸膜腔气体越积越多，影响心脏血液回流，迅速出现严重呼吸循环障碍，必须紧急抢救处理。

19.【答案】E

20.【答案】A

21.【答案】E

【解析】①支气管哮喘的临床特点为反复喘息、胸闷或咳嗽，发作时散在呼气相为主的哮鸣音。常在夜间及凌晨发作或加重。根据病史典型症状、体征，可诊断为支气管哮喘。多数患者可自行缓解，其余疾病均不能自行缓解。②明确支气管哮喘的诊断，最有价值的检查是肺功能检查。哮喘发作时呈阻塞性通气功能障碍。③患者哮喘急性发作，为迅速缓解症状，首选吸入短效 β_2 受体激动剂。β_2 受体激动剂分为短效及长效制剂。短效制剂又分为快速起效（数分钟起效）和缓慢起效(30 分钟起效)。有吸入、口服和静脉三种制剂，首选吸入给药，是治疗哮喘发作的首选药物。

22.【答案】D

23.【答案】B

【解析】①咳铁锈色痰是肺炎链球菌肺炎的典型表现。当肺炎链球菌感染时，肺组织有红细胞渗出，红细胞破坏后，产生三价铁离子呈深红色，随痰液咳出来，所以咳铁锈色痰。②咳砖红色胶冻样痰是肺炎克雷伯菌肺炎的典型表现。本病常为内源性感染，当机体防御免疫功能降低时，吸入口咽部带菌分泌物而致病。在炎症过程中有肺泡壁广泛坏死和纤维组织增生，并有空洞和脓肿形成，咳嗽、咳较多黏稠浓痰，痰中带血，典型病例咳出由血液和黏液混合的砖红色胶冻状痰，为本病的重要特征。

2014 年呼吸系统真题汇总答案解析

1.【答案】D

【解析】社区获得性肺炎即医院外感染，是指在医院外罹患的感染性肺实质炎症，包括具有明确潜伏期的病原体感染而在入院后平均潜伏期内发病的肺炎，致病菌仍以肺炎链球菌最为常见，约占40%。其次为流感嗜血杆菌、肺炎支原体、葡萄球菌、肺炎克雷伯杆菌、肺炎军团菌等。

2.【答案】B

【解析】Ⅰ型和Ⅱ型呼吸衰竭的比较见下表。

Ⅰ型和Ⅱ型呼吸衰竭的比较

	Ⅰ型呼衰	Ⅱ型呼衰
别称	缺氧性呼吸衰竭	高碳酸型呼吸衰竭
定义	缺氧而无 CO_2 潴留	缺氧而伴有 CO_2 潴留
血气结果	$PaO_2<60mmHg$，$PaCO_2$ 正常或下降	$PaO_2<60mmHg$，$PaCO_2>50mmHg$
原因	肺换气功能障碍	肺通气功能障碍（肺泡通气不足）
常见疾病	间质性肺疾病（ARDS）、急性肺栓塞、严重肺部感染、哮喘	COPD

3.【答案】E

【解析】**痰结核分枝杆菌检查是确诊肺结核的主要方法**，也是制定化疗方案和考核治疗效果的主要依据。其中的痰涂片抗酸染色检查是简单、快速、易行和可靠的方法。而 PPD 试验强阳性的成年人只是可以考虑活动性肺结核的可能。除非表明儿童强阳性有诊断价值。

【解题思路】本题中倘若出现了痰培养出结核分枝杆菌则为最佳选项，由于非结核分枝杆菌亦可出现痰涂片抗酸染色阳性结果，故痰培养出结核分枝杆菌常作为结核病诊断的“金标准”。

4.【答案】A

【解析】肺炎克雷伯杆菌肺炎与金黄色葡萄球菌肺炎为中**最易产生空洞**的肺炎类型，病毒性肺炎与支原体肺炎较少产生空洞，而肺炎链球菌不产生毒素，不引起原发性组织坏死或形成空洞。

5.【答案】C

【解析】结核性胸膜炎的治疗：分为一般治疗和对症治疗。一般治疗包括休息、营养支持和对症治疗。对症治疗包括：①抽液治疗，目的是减轻中毒症状、减轻肺及心脏、血管的受压而改善呼吸，使被压迫的肺迅速复张。大量胸腔积液者每周抽液 2 ~ 3 次，直至胸液全部消失。②抗结核治疗。③糖皮质激素，使用糖皮质激素不是结核性胸膜炎的常规治疗方案，只有在全身严重中毒症状、大量胸腔积液致呼吸困难时，方考虑在抗结核药物治疗的同时加用。

【解题思路】由于抗结核药物的疗程较长，且大多数抗结核药物有肝脏毒性，血细胞改变，故定期检测肝功能和血常规必不可少。

6.【答案】B

【解析】哮喘最主要的症状为发作性伴有哮鸣音的

呼气性呼吸困难或发作性胸闷和咳嗽是其主要症状。症状的重要特点是常在夜间及凌晨发作和加重，可在数分钟内发作，经数小时或数天，用支气管舒张药后缓解或自行缓解。其余选项均为心源性哮喘的表现。

7.【答案】B

【解析】青年女性咳嗽、咳痰、咯血10余年，再发入院，此次咯血量600ml，抗感染治疗咯血停止，初步考虑支扩，行胸部CT检查示右下叶多发囊状及柱状影，部分囊腔内可见液平，余肺未见异常，支扩诊断确凿。

支扩的外科治疗原则：对于反复呼吸道急性感染或大咯血，病变局限在一叶或一侧肺组织，经充分内科治疗无效者，可考虑外科手术治疗；大出血多见于支气管动脉破裂，经药物治疗不能缓解、反复发生威胁生命的大咯血，可考虑外科手术或支气管动脉栓塞治疗。而该患者反复发作10余年，此次再一次大量咯血，且病变局限在右下叶，虽然内科治疗咯血缓解，但是仍应外科手术切除病变肺叶，以防后患无穷。

【解题思路】本题考查的知识点较细，所以在复习时不要拘泥于内科治疗，外科手术治疗同样很重要，考生可以在 www. yihengwangxiao. com 中寻找其中的奥秘。

8.【答案】A

【解析】青年女性，咳嗽、咯血、低热、进行性消瘦，且胸片示右上肺虫蚀样空洞，符合肺结核诊断，结合胸片判断肺结核类型为浸润性肺结核。

9.【答案】B

【解析】糖皮质激素是当前控制哮喘最有效的药物，吸入治疗是目前推荐长期抗炎治疗哮喘的最常用方法，故规律使用吸入糖皮质激素是哮喘患者控制不佳时最主要的治疗措施。

【解题思路】青年女性哮喘病史2年，但间断口服糖皮质激素及氨茶碱，时有发作，表明控制不佳。

10.【答案】A

【解析】青年男性，有受凉史，继而出现寒战、高热、咳嗽、咳脓痰，伴有右侧胸痛，急性病容，口角与疱疹，白细胞升高，最可能诊断为肺炎链球菌肺炎。

分类	发病机制	临床表现	痰液	X线检查	治疗
肺炎链球菌肺炎	荚膜，毒力的大小与荚膜中的多糖结构及含量有关	症状：发病前常有受凉、淋雨、疲劳、醉酒、病毒感染史。可有胃肠道症状，易误诊为急腹症。体征：口角及鼻周有单纯疱疹	铁锈色	早期仅见肺纹理增粗，或受累的肺段、肺叶稍模糊。渗出期典型表现为大片炎症浸润阴影或实变影，消散期可出现“假空洞”。病变消散后肺组织结构多无损坏，不留纤维瘢痕	首选青霉素G，对青霉素过敏者或者耐药者可用氟喹诺酮类、头孢噻肟、头孢曲松等
葡萄球菌肺炎	细菌的毒力可用血浆凝固酶来测定，阳性者致病力较强	症状：起病急，高热、胸痛，毒血症状明显，全身肌肉、关节酸痛，早期出现周围循环衰竭	痰脓性，量多，带血丝或呈脓血状	肺段或肺叶实变，可形成空洞，或呈小叶状浸润，其中有单个或多个的液气囊腔。X阴影易变性	耐青霉素酶的半合成青霉素或头孢菌素，如苯唑西林钠、氯唑西林、头孢呋辛钠等。也可联合氨基糖苷类如阿米卡星等
肺炎支原体肺炎	不侵入肺实质，通过细胞膜上神经氨酸受体位点，吸附于宿主呼吸道上皮细胞表面，抑制纤毛活动与破坏上皮细胞	青少年、儿童好发。可引起散发感染或小流行。潜伏期2~3周，症状主要为乏力、咽痛、头痛、咳嗽、发热、食欲不振、腹泻、肌痛、耳痛等。突出症状为阵发性刺激性呛咳。肺外表现更为常见，如皮炎（斑丘疹和多形红斑）等。儿童偶可并发鼓膜炎或中耳炎	少量黏液痰	X线显示肺部多种形态的浸润影，呈节段性分布，以肺下野为多见，病变常经3~4周后自行消失	首选红霉素，也可选用多西环素或克拉霉素

续表

分类	发病机制	临床表现	痰液	X线检查	治疗
克雷伯杆菌肺炎		起病急，病前上呼吸道感染症状，发热39℃左右	红棕色胶冻痰是其特征性病变	肺大叶实变，蜂窝状肺脓肿	首选氨基糖苷类+2、3代头孢
军团菌肺炎		亚急性起病，前驱症状：头痛、全身酸痛、疲乏，发热，39～40℃，稽留热	少量黏痰，或脓痰、血痰	肺下叶斑片状浸润，无空洞	首选红霉素，其次也可用利福平、四环素、SMZ
干酪性肺炎		临床症状极为严重，有高热、盗汗、虚脱等严重的结核中毒症状和咳嗽、咳脓痰	咳脓痰并咳出干酪样物质，痰内可查到大量结核杆菌，团块样干酪坏死和纤维干酪病灶可无明显临床症状	①整个肺叶或肺段肺实变，早期密度可均匀，见坏死溶解成不规则的虫蚀样空洞。②肺叶体积常因肺组织广泛破坏而缩小。③其他肺野可有支气管播散病灶。④短期复查无明显变化	抗结核治疗。原则为：早期、联合、规律、适量、全程
病毒性肺炎		起病较急、症状轻，多有头痛、全身酸痛、倦怠等前驱症状，中、低热	少量白色黏液痰	双肺弥漫性结节性浸润	首选利巴韦林、阿昔洛韦均可，此外还可用阿糖胞苷、金刚烷胺等

【解题思路】 肺炎类型为历年考试的重点，故掌握各型肺炎的重点、高频考点为解决此类题目的关键，包括痰夜的性质、影像学的特点、首选药物，及其相关的发病机制。

11. **【答案】** E

12. **【答案】** D

13. **【答案】** D

【解析】 老年男性，慢性咳嗽、咳痰病史10年，查体：血压偏高，口唇略发绀，颈静脉怒张，双侧肺下界叩诊呈过清音（肺气肿体征），双肺呼吸音降低，呼气相延长，可闻及散在干湿性啰音。结合吸烟史30年，多于秋冬季发病，最可能的诊断为COPD；确诊COPD最有价值的检查为肺功能检查；该患者血压150/90mmHg，颈静脉怒张，且双下肢轻度水肿，考虑COPD进展出现了循环充血体征，此为导致呼吸困难的根本原因，因此为缓解呼吸困难，应首选呋塞米利尿治疗，缓解循环充血，从而改善呼吸。

【解题思路】 掌握COPD体征为解决本题的首要。COPD体征：早期可无异常体征，随疾病进展出现以下肺气肿体征：①视诊：可见桶状胸，部分患者呼吸变浅，频率增快，严重者可有缩唇呼吸等；②触诊：双侧语音震颤减弱；③叩诊：肺部过清音，心浊音界缩小，肺下界和肝浊音界下降；④听诊：两肺呼吸音减弱，呼气延长，部分患者可闻及干性啰音和（或）湿性啰音。此外，本题第二问**容易混淆的是**C选项，很多考生由于看到题干中出现了循环充血（右心衰）体征，立即想起了超声心动图，而恰恰没有看到本题与第一问的联系，上一问最可能的诊断为COPD，第二问中的对明确诊断的对象当然为COPD，而不是想当然的心力衰竭。

14. **【答案】** E

扫描二维码查看本题考点更多讲解微视频——11－10临床思维＋排除。

2013年呼吸系统真题汇总答案解析

1. **【答案】** D

【解析】 参见2014年第2题解析。

2.【答案】E

【解析】**纤维支气管镜检查　对中心型肺癌诊断的阳性率较高**，可在支气管腔内直接看到肿瘤，并可采取小块组织（或穿刺病变组织）作病理切片检查，亦可经支气管刷取肿瘤表面组织或吸取支气管内分泌物进行细胞学检查。

经胸壁穿刺活组织检查　对周围型肺癌阳性率较高，常可得到定性诊断。

3.【答案】E

【解析】参见 2017 年第 1 题。

4.【答案】A

5.【答案】C

6.【答案】D

【解析】**纵隔扑动**：软化区广泛，呼吸时两侧胸腔压力不等，引起纵隔扑动严重影响呼吸和循环。纵隔向负压高一侧偏移，见于开放性气胸，其余参见 2017 年第 3 题。

7.【答案】D

扫描二维码查看本题考点更多讲解微视频——11 - 11 选择最优答案。

8.【答案】E

【解析】**吸入支气管扩张药后一秒率（FEV_1/FVC）<70% 及 FEV_1% <80% 预计值者，可确定为不能完全可逆的气流受限，是诊断 COPD 的必备条件。**

COPD 严重程度分级：根据 FEV_1/FVC、FEV_1 预计值和症状可对 COPD 的严重程度作出分级，具体见下表。

COPD 的严重程度分级

分级	分级标准
GOLD 1 级：轻度	$FEV_1/FVC<70\%$ $FEV_1\geq80\%$ 预计值有或无慢性咳嗽、咳痰症状
GOLD 2 级：中度	$FEV_1/FVC<70\%$ $50\%\leq FEV_1<80\%$ 预计值有或无慢性咳嗽、咳痰症状
GOLD 3 级：重度	$FEV_1/FVC<70\%$ $30\%\leq FEV_1<50\%$ 预计值有或无慢性咳嗽、咳痰症状
GOLD 4 级：极重度	$FEV_1/FVC<70\%$ $FEV_1<30\%$ 预计值或 $FEV_1<50\%$ 预计值，伴慢性呼吸衰竭

9.【答案】D

【解析】过度通气后 $PaCO_2$ 降低，导致呼吸暂停。

10.【答案】A

【解析】**发作性哮鸣音伴呼气性呼吸困难或发作性胸闷、咳嗽为主要症状。在夜间及凌晨发作和加重常是哮喘的特征之一。用支气管舒张药或自行缓解。发作时呼气相延长。**

11.【答案】C

【解析】

叩诊音	机制	病理	生理
实音	不含气	大量胸腔积液或肺实变	心脏、肝脏
浊音	少量气体	肺组织含气量减少（如肺炎）	叩击被肺的边缘所覆盖的心脏或肝脏部分
清音	含气量适中	—	正常肺组织
过清音	含气量过多	肺气肿	—
鼓音	含大量气体	肺空洞、气胸或气腹等	左下胸的胃泡区及腹部

12.【答案】A

13.【答案】A

扫描二维码查看本题考点更多讲解微视频——11－12 肺心病病因。

14.【答案】B

【解析】老年男性，痰中带血，肺部占位性病变高度怀疑肺癌。

15.【答案】C

【解析】语颤增强提示肺实变，结合白细胞数增高、高热初步诊断为肺炎链球菌肺炎。支气管扩张表现为咳嗽、咳痰、咯血；病毒性肺炎、肺炎支原体肺炎一般白细胞不高；干酪性肺炎为肺结核的一种，一般白细胞不高且会有结核中毒症状，如低热、盗汗。

16.【答案】B

17.【答案】E

扫描二维码查看本题考点更多讲解微视频——11－13 支气管哮喘用药，每年必考。

18.【答案】B

【解析】气胸发生缓慢且积气量少的病人，不需要特殊处理，可给予吸氧、面罩通气等，胸腔内的积气一般可在1～2周内自行吸收。大量气胸需进行胸膜腔穿刺或行胸腔闭式引流术，排除积气，促使肺尽早膨胀。

19.【答案】E

【解析】胸部X线片示右下肺大片致密音，上缘呈外高内低弧形，为胸腔积液的典型表现，明确诊断需要进行胸腔穿刺。

20.【答案】E

扫描二维码查看本题考点更多讲解微视频——11－14 有创通气或无创通气。

21.【答案】B

22.【答案】A

23.【答案】D

【解析】本患者老年男性，基础疾病多，需要仔细鉴别，门诊心肺检查及胸部X线片未见异常，结合过敏性鼻炎病史，及呼吸困难夜间显著，可自行缓解的特点初步诊断为支气管哮喘。患者虽然有吸烟史，但是心肺检查及胸部X线片未见异常，且呼吸困难可自行缓解故初步诊断不考虑COPD。虽然有高血压病史10年，但超声心动图检查未见异常，故初步诊断不考虑心力衰竭。因此，本患者初步诊断为支气管哮喘，但是需要和COPD、心力衰竭进行鉴别。确诊支气管哮喘以及与COPD鉴别需要行肺功能检查，支气管哮喘为可逆性呼气气流受限，COPD为不可逆性呼气气流受限。该患者入院后仍间断发作憋气需要考虑是否存在COPD或者心力衰竭，故需要观察发作时的心肺体征，其他意义不大。

24.【答案】D

25.【答案】B

26.【答案】A

27.【答案】E

【解析】咳大量脓痰或反复咯血、发热、咳嗽，肺部固定性细湿啰音为支气管扩张的临床表现。

2012年呼吸系统真题汇总答案解析

1.【答案】E

【解析】肺炎链球菌是寄居在口腔及鼻咽部的一种正常菌群，为革兰染色阳性球菌，多成双或短链排列。有荚膜，其毒力大小与荚膜中的多糖结构及含量有关。

2.【答案】D

【解析】第一秒用力呼气容积（FEV_1）占用力肺活量（FVC）百分比（FEV_1/FVC）简称一秒率，是评价气流受限的一项敏感指标，第一秒用力呼气容积占预计值百分比（FEV_1%预计值），是评估COPD严重程度的良好指标，其变异性小，易于操作。吸入支气管扩张药后一秒率（FEV_1/FVC）<70%及FEV_1%<80%预计值者，可确定为不能完全可逆的气流受限，是诊断COPD的必备条件。而FEV_1%预计值是判断慢阻肺患者气流受限严重程度的肺功能分级的重要指标。

3.【答案】B

【解析】原发综合征为原发肺结核的类型之一。多见于少年儿童，无症状或症状轻微，多有结核病家庭接触史，结核菌素试验多为强阳性，X 线胸片表现为哑铃形阴影，即原发病灶、引流淋巴管炎和肿大的肺门淋巴结，形成典型的原发综合征。

4. 【答案】E

【解析】结核性胸腔积液是渗出液，关于渗出液和漏出液的区别见下表。

漏出性胸水和渗出性胸水的鉴别

鉴别要点	漏出性胸水	渗出性胸水
原因	液体漏出所致	炎症所致液体渗出
外观	透明清亮，静止后不凝固	草黄色，稍混浊，易有凝块
比重	<1.016～1.018	>1.018
Rivalta 试验	阴性	阳性
蛋白定性（定量）	阴性（<30g/L）	阳性（>30g/L）
细胞计数	细胞数<100×10^6/L（以淋巴细胞和间皮细胞为主）	白细胞数>500×10^6/L
胸水蛋白/血清蛋白	<0.5	>0.5
胸水 LDH/血清 LDH	<0.6	>0.6
LDH（IU/L）	<200	>200

5. 【答案】E

【解析】语音共振（vocal resonance）的产生方式和检查方法与语音震颤基本相同。嘱被检查者用一般面谈的声音强度重复“yi”（“衣”）长音，或重复发“一、二、三”，喉部发音产生的振动经气管、支气管、肺泡传至胸壁，与语音震颤不同的是并非用手触胸壁震动，而是用听诊器听声音。由听诊器听及即为语音共振。正常情况下，听到的语音共振并非响亮清晰，音节亦含糊难辨。语音共振一般在气管和大支气管附近听到的声音最强，在肺底则较弱。语音共振减弱见于支气管阻塞、胸腔积液、胸膜增厚、胸壁水肿、肥胖及肺气肿等疾病。语音共振增强常见于肺实变如大叶性肺炎。

6. 【答案】B

【解析】阻塞性肺不张为支气管腔内完全阻塞，腔外压迫或肺内瘢痕组织收缩引起，以前者最多见。当支气管突然完全阻塞后（如支气管异物或血块），肺泡内气体多在 18～24 小时内被吸收，相应的肺组织萎陷。一侧性肺不张：患侧肺野均匀致密；肋间隙变窄，纵隔向患侧移位，横膈升高；健侧有代偿性肺气肿表现。体格检查可有胸廓塌陷、触觉震颤减弱、病变部位叩诊为浊音或实音、呼吸音减弱、气管向患侧移位。所以本题答案为 B。

7. 【答案】E

【解析】目前用于临床的抗结核病种类很多，通常把疗效高、不良反应较少、患者较易耐受的称为一线抗结核病药，包括异烟肼、利福平、乙胺丁醇、链霉素、吡嗪酰胺等；而将毒性较大、疗效差，主要用于对一线抗结核药产生耐药性或用于与其他抗结核药配伍使用的称为二线抗结核药，包括对氨基水杨酸、氨硫脲、卡那霉素、阿米卡星、乙硫异烟胺等。此外近几年又开发出一些疗效较好、毒副作用相对较小的新一代的抗结核药如利福喷汀、利福定、司帕沙星等。左氧氟沙星为喹诺酮类抗生素。

8. 【答案】D

【解析】胸部 X 线影像学检查是发现肿瘤最重要的方法之一。

9. 【答案】C

【解析】见下表。

疾病类型	咯血
心力衰竭	急性左心衰时可出现粉红色泡沫样痰；支气管黏膜下侧支一旦破裂为大咯血
支气管扩张	50%～70%的病例可发生咯血，大出血常为小动脉被侵蚀或增生的血管被破坏所致
肺癌	持续的痰中带血
肺炎，	不同类型的肺炎痰液的性质不同，如肺炎链球菌肺炎为铁锈色痰
肺血栓栓塞	常为小量咯血，大咯血少见

10. 【答案】C

【解析】排除法可得出答案，A、B、E 选项均有 X 线改变。心力衰竭一般咳血痰而非干咳。

11. 【答案】B

【解析】本例患者青少年，发热、干咳 3 天，同班同学中有多数人出现类似症状（小流行），X 线片示右下肺纹理增粗、模糊不难诊断出为支原体肺炎，而支原体肺炎的首先药物为大环内酯类抗生素，即首选阿奇霉素，故本题答案为 B。各类肺炎比较见下表。

分类	发病机制	临床表现	痰液	X线检查	治疗
肺炎链球菌肺炎	荚膜，毒力的大小与荚膜中的多糖结构及含量有关	症状：发病前常有受凉、淋雨、疲劳、醉酒、病毒感染史。可有胃肠道症状，易误诊为急腹症。体征：口角及鼻周有单纯疱疹	铁锈色	早期仅见肺纹理增粗，或受累的肺段、肺叶稍模糊。渗出期典型表现为大片炎症浸润阴影或实变影，消散期可出现“假空洞”。病变消散后肺组织结构多无损坏，不留纤维瘢痕	首选青霉素G，对青霉素过敏者或者耐药者可用氟喹诺酮类、头孢噻肟、头孢曲松等
葡萄球菌肺炎	细菌的毒力可用血浆凝固酶来测定，阳性者致病力较强	症状：起病急，高热、胸痛，毒血症状明显，全身肌肉、关节酸痛，早期出现周围循环衰竭	痰脓性，量多，带血丝或呈脓血状	肺段或肺叶实变，可形成空洞，或呈小叶状浸润，其中有单个或多个的液气囊腔。X阴影易变性	耐青霉素酶的半合成青霉素或头孢菌素，如：苯唑西林钠、氯唑西林、头孢呋辛钠等。也可联合氨基糖苷类如阿米卡星等
肺炎支原体肺炎	不侵入肺实质，通过细胞膜上神经氨酸受体位点，吸附于宿主呼吸道上皮细胞表面，抑制纤毛活动与破坏上皮细胞	青少年、儿童好发。可引起散发感染或小流行。潜伏期2~3周，症状主要为乏力、咽痛、头痛、咳嗽、发热、食欲不振、腹泻、肌痛、耳痛等。突出症状为阵发性刺激性呛咳。肺外表现更为常见，如皮炎（斑丘疹和多形红斑）等。儿童偶可并发鼓膜炎或中耳炎	少量黏液痰	X线显示肺部多种形态的浸润影，呈节段性分布，以肺下野为多见，病变常经3~4周后自行消失	首选红霉素，也可选用多西环素或克拉霉素
克雷伯杆菌肺炎		起病急，病前上呼吸道感染症状，发热39℃左右	红棕色胶冻痰是其特征性病变	肺大叶实变，叶间隙下坠，蜂窝状肺脓肿	首选氨基糖苷类+2、3代头孢
军团菌肺炎		亚急性起病，前驱症状：头痛、全身酸痛、疲乏，发热，39~40℃、稽留热	少量黏痰，或脓痰、血痰	肺下叶斑片状浸润，无空洞	首选红霉素，其次也可用利福平、四环素、SMZ
干酪性肺炎		临床症状极为严重，有高热、盗汗、虚脱等严重的结核中毒症状和咳嗽、咳脓痰	咳脓痰并咳出干酪样物质，痰内可查到大量结核杆菌，团块样干酪坏死和纤维干酪病灶可无明显临床症状	①整个肺叶或肺段肺实变，早期密度可均匀，见坏死溶解成不规则的虫蚀样空洞。②肺叶体积常因肺组织广泛破坏而缩小。③其他肺野可有支气管播散病灶。④短期复查无明显变化	抗结核治疗。原则为：早期、联合、规律、适量、全程
病毒性肺炎		起病较急、症状轻，多有头痛、全身酸痛、倦怠等前驱症状，中、低热	少量白色黏液痰	双肺弥漫性结节性浸润	首选利巴韦林、阿昔洛韦均可，此外还可用阿糖胞苷、金刚烷胺等

12. 【答案】C

【解析】漏出性胸水和渗出性胸水的鉴别见2012年第4题解析。良、恶性胸水的鉴别见下表。

	良性胸水	恶性胸水
胸水 LDH（U/L）	>200	>500
胸水 LDH/血清 LDH	<2.0	<3.0
腺苷脱氨酶 ADA（U/L）	>45	<45
胸水癌胚抗原 CEA（μg/L）	<20	>20（伴血 CEA 增高）
肿瘤标志物	-	胸水 CEA 升高或胸水/血清 CEA >1

依据本题所叙述：胸腔积液草黄色，比重 1.030（>1.018），WBC 800×10^6/L，（$>400\times10^6$/L），总蛋白35g/L符合渗出液的特征，此外，LDH 300U/L 可排除恶性胸水的可能。患者为青年女性，发热伴乏力、胸痛、气促1周，查体：体温38℃，右下肺叩诊实音，符合结核性胸膜炎的诊断，所以本题选项为C。

13. 【答案】C

【解析】青少年患者，咳嗽、少量咯血、白细胞不高，结合胸片的表现初步诊断为肺结核，痰结核分枝杆菌检查是确诊肺结核的主要方法，PPD 试验广泛应用于检出结核分枝杆菌而确诊结核病。

14. 【答案】E

【解析】支气管扩张患者为咳脓臭痰，反复咯血，可除外；肺囊肿为先天性疾病，婴幼儿、青少年多发，可除外；肺癌胸部X线可见癌肿中心部分坏死液化，偏心性空洞，有明显液平，可除外；肺真菌病中肺念珠菌病、肺曲霉菌病为咳痰伴咯血，可除外；肺隐球菌病X线表现为胸膜下结节，肺毛霉菌病为急性发病，可除外；仅有肺结核病符合上述症状。本题常误选为肺癌，亦是本题考点，肺癌与肺结核的鉴别点：X线空洞内是否有液平。胸部X线片示双上肺条索状阴影，可见不规则透亮区，未见液平，双肺门上提，下肺纹理呈垂柳样，为纤维空洞性肺结核的胸片表现。

15. 【答案】C

【解析】胸膜腔是不含气体的密闭的潜在腔隙。当气体进入胸膜腔造成积气状态时，称为气胸。气胸可分为自发性、外伤性和医源性三类。自发性气胸又可分成原发性和继发性，前者发生在无基础肺疾病的健康人，后者常发生在有基础肺疾病的患者。临床表现：症状：起病前有的患者可能有持重物、屏气、剧烈体力活动等诱因，但大多数患者在正常活动或安静休息时发生，偶有在睡眠中发病者。大多数起病急骤，患者突感一侧胸痛，针刺样或刀割样，持续时间短暂，继之胸闷和呼吸困难，可伴有刺激性咳嗽，系气体刺激胸膜所致。少数患者可发生双侧气胸，以呼吸困难为突出表现。体征：取决于积气量的多少和是否伴有胸腔积液。少量气胸体征不明显，尤其在肺气肿患者更难确定，听诊呼吸音减弱具有重要意义。大量气胸时，气管向健侧移位，患侧胸部隆起，呼吸运动与触觉语颤减弱，叩诊过清音或鼓音，心或肝浊音界缩小或消失，听诊呼吸音减弱或消失。左侧少量气胸或纵隔气肿时，有时可在左心缘处听到与心跳一致的气泡破裂音，称 Hamman 征。

该患者间断咳嗽20年，活动后气短3年，表明有肺部基础疾病，今晨突感左胸部疼痛，继而出现憋气，查体：左侧胸廓略饱满，左肺呼吸音明显减弱，P 110 次/分，可闻早搏4次/分，符合自发性气胸的诊断。故答案为C。

16. 【答案】D

【解析】参见第11题解析。

17. 【答案】D

18. 【答案】E

【解析】患者老年男性，咳嗽、咳痰伴喘息20余年，加重1周，昏睡、球结膜水肿，皮肤潮湿，口唇发绀，双侧腱反射减弱，符合肺性脑病的诊断。根据右图氧解离曲线图可以得出 SpO_2 85%，对应的 PaO_2 为 < 60mmHg，所以该患者存在呼吸衰竭。

慢阻肺急性加重早期及时应用无创机械通气以防止呼吸功能不全加重，缓解呼吸肌疲劳，减少后期气管插管率，改善预后。该患者出现肺性脑病，故更应及早给予机械通气治疗。

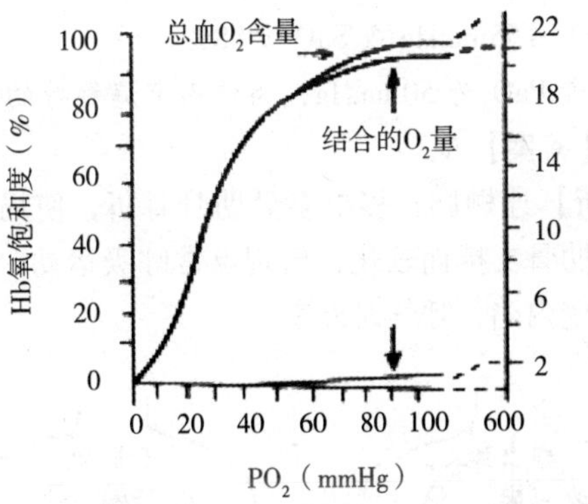

氧解离曲线

19. 【答案】E

20. 【答案】B

21. 【答案】C

【解析】本例患者为COPD引起慢性呼吸衰竭，血气分析 pH 7.20，提示为呼吸性酸中毒；$PaCO_2$ 67mmHg，较正常值升高27个单位，则 HCO_3^- 对应升高为27 ×

0.35 = 9.45 个单位。故 HCO_3^- 的理论值为 24 + 9.45 ± 3，即 30.45 ~ 36.45（mmol/L），而该患者的实际测得值为 28.3mmol/L，故小于理论值最小值，为失代偿性代谢性酸中毒。故本例的酸碱平衡类型为呼吸性酸中毒合并代谢性酸中毒。

【解题思路】①看 $PaCO_2$：$PaCO_2$ 67mmHg（$PaCO_2$ 正常值卧位 40 ± 5mmHg），$PaCO_2$ 67mmHg > 45mmHg，故可以判断为呼吸性酸中毒。②看 HCO_3^-：在看 HCO_3^- 之前我们应明确：$PaCO_2$ 的正常值为 40 ± 5mmHg，HCO_3^- 的正常值为 24 ± 3，每升高一个单位 $PaCO_2$（mmHg），对应升高 HCO_3^- 0.35 个单位（mmol/L）。

机械通气指征为：①$PaCO_2$进行性升高、pH 进行性下降；②氧疗后 PaO_2 < 50mmHg；③呼吸 35 次/分或 < 6 次/分；④肺性脑病。本患者氧疗后 pH 7.20，故应尽快进行机械通气，纠正高碳酸血症及低氧血症。利尿药应用后可出现低钠、低钾、低氯性碱中毒，痰液黏稠不易排痰和血液浓缩，应注意本患者低钠血症，故不宜使用碳酸氢钠，应用指征为 pH 值 < 7.20；呼吸兴奋剂使用时必须保持呼吸道通畅。

家庭氧疗（LTOT）目的是使患者在海平面、静息状态下，达到 PaO_2 ≥ 60mmHg 和（或）使 SaO_2 升至 90% 以上。**一般用鼻导管吸氧，氧流量为 1.0 ~ 2.0L/min，吸氧时间 10 ~ 15h/d**。对 COPD 慢性呼吸衰竭者可提高生活质量和生存率。对血流动力学、运动能力、肺生理和精神状态均会产生有益影响。

家庭氧疗的指征：

①PaO_2 55 ~ 60mmHg，或 SaO_2 < 89%，并有心力衰竭、肺动脉高压、水肿或红细胞增多症。

②PaO_2 ≤ 55mmHg 或 SaO_2 ≤ 88%。

本患者 PaO_2 为 50mmHg，为使用家庭氧疗的指征。

22. 【答案】A

【解析】连枷胸：多根多处肋骨骨折，使局部胸壁失去完整肋骨支撑而软化，出现反常呼吸运动，即吸气时软化胸壁内陷，呼气时外突。

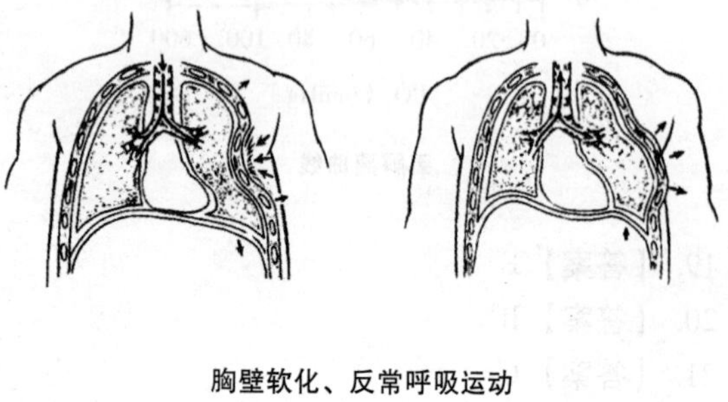

胸壁软化、反常呼吸运动

其治疗原则：为尽快消除浮动胸壁造成的反常呼吸运动，阻断恶性循环，纠正其产生的呼吸、循环功能不全。采用需紧急处理：①加压包扎固定胸壁软化区，浮动胸壁范围较小，反常呼吸运动程度较轻，有足够自主呼吸能力，不需要机械通气，可应用胸带加压包扎即可。②机械通气（呼吸内固定），经气管插管或气管切开进行控制性机械通气，这是消除反常呼吸、纠正呼吸循环功能障碍最有效的方法。③巾钳重力牵引、胸壁外固定架牵引等方法。此方法操作复杂目前已经摒弃，被机械通气所代替。④保持呼吸道通畅，及时清除呼吸道的分泌物，除鼻导管吸痰或经支气管镜吸痰外，必要时行气管插管或气管切开，以利有效吸除呼吸道内痰液，保持呼吸道通畅。⑤闭合性胸外伤所致的连枷胸，一般多不考虑手术处理肋骨骨折。肋骨骨折固定术优点是准确地固定了肋骨骨折，有效地控制了反常呼吸，远期效果很好，以后也不遗留胸壁塌陷畸形；缺点是创伤过大，伤者条件不允许完成如此复杂巨大的手术。紧急情况下是否要进行开胸手术处理，应慎重考虑。因为大多数患者病情危重，除非胸腔内有急需开胸处理的损伤，一般多在患者病情稳定后再行开胸处理。

23. 【答案】C

【解析】参见 22 题解析。

24. 【答案】C

【解析】本例患者外伤致右胸腔积血表明患者存在血胸，2 周后出现发热、胸痛，经多次胸腔穿刺抽出混浊胸腔积液，症状无明显改善，进一步恶化为感染性血胸。感染性血胸应及时改善胸腔引流，排尽感染性积血积脓；若效果不佳或肺复张不良，应尽早手术清除感染性积血，剥离脓性纤维膜。本例患者因为只是多次给予胸腔穿刺不能达到充分引流的目的，所以应给予充分引流，故本题答案为 C。

25. 【答案】C

【解析】既往明确支气管扩张的影像学检查为支气管造影，可直接显像扩张的支气管，但由于这一技术为创伤性检查，现在被胸部高分辨 CT（HRCT）取代，成为目前支气管扩张首选的检查。

26. 【答案】D

【解析】哮喘用药分类见下表。

药物分类

缓解性药物	控制性药物
全身用糖皮质激素	吸入型糖皮质激素
短效吸入型抗胆碱能药物	白三烯调节剂

续表

缓解性药物	控制性药物
短效 β_2 受体激动剂	长效 β_2 受体激动剂
短效茶碱	缓释茶碱
	色甘酸钠
	抗 IgE 抗体
	吸入型糖皮质激素和长效 β_2 受体激动剂联合药物

控制或预防哮喘发作药：此类药主要治疗哮喘气道炎症，亦称**抗炎药**。

糖皮质激素：由于哮喘的病理基础是**慢性非特异性炎症，从而控制气道高反应性**。**糖皮质激素是当前控制哮喘发作最有效的药物**。

缓解哮喘发作：此类药物主要作用为舒张支气管，故也称**支气管舒张药**。**β_2肾上腺素受体激动剂（简称 β_2 激动剂）**，主要通过激动呼吸道的 β_2受体，激活腺苷酸环化酶，使细胞内的环磷腺苷（cAMP）含量增加，游离 Ca^{2+}减少，从而松弛支气管平滑肌，**是控制哮喘急性发作的首选药**。

长效 β_2受体激动剂有福莫特罗，沙美特罗及丙卡特罗，作用时间为 10～12 小时。长效 β_2受体激动剂尚具有一定的抗气道炎症，增强黏液、纤毛运输功能的作用。不主张长效 β_2受体激动剂单独使用，须与吸入激素联合应用。

27.【答案】C

【解析】慢性阻塞性肺疾病引起的是阻塞性通气功能障碍，以流速下降为主，比如 FEV_1、FEV_1/FVC、$FEV_1\%$、MVV、MMEF 等，由于气道狭窄导致肺活量下降，残气量增加，故最不可能出现肺总量下降。而大量胸水、气胸、肺纤维化引起的为限制性通气功能障碍，以容量下降为主，比如肺总量下降。

28.【答案】B

【解析】此题要掌握药物的药理作用。

β_2肾上腺素受体激动剂（如沙丁胺醇）：主要通过激动呼吸道的 β_2受体，激活腺苷酸环化酶，使细胞内的环磷腺苷（cAMP）含量增加，游离 Ca^{2+}减少，从而松弛支气管平滑肌。

抗胆碱药：吸入抗胆碱药如异丙托溴胺，为胆碱能受体（M 受体）拮抗剂，可以阻断节后迷走神经通路，降低迷走神经兴奋性而起舒张支气管作用，并有减少痰液分泌的作用。

茶碱类：茶碱类除能抑制磷酸二酯酶，提高平滑肌细胞内的 cAMP 浓度外，还具有拮抗腺苷受体，刺激肾上腺分泌肾上腺素，增强呼吸肌的收缩，增强气道纤毛清除功能和抗感染作用，是目前治疗哮喘的有效药物。茶碱与糖皮质激素合用具有协同作用。

糖皮质激素：主要作用机制是抑制炎症细胞的迁移和活化；抑制细胞因子的生成；抑制炎症介质的释放；增强平滑肌细胞 β_2受体的反应性。

白三烯（LT）调节剂：通过调节 LT 的生物活性而发挥抗炎作用，同时也具有舒张支气管平滑肌的作用。

本例为对其因迷走神经张力过高所致的气道狭窄，宜选用的药物是抗胆碱能药物如异丙托溴铵。

29.【答案】B

【解析】支气管扩张的临床表现为慢性咳嗽、大量脓痰、反复咯血、反复肺部感染，X 线表现为轨道征、卷发样阴影；肺脓肿临床表现为咳嗽、咳脓臭痰，X 线检查：早期表现为一个或数个肺段**大片浓密模糊浸润阴影或团片状浓密阴影**，脓腔内壁光整或略有不规则。经脓液引流和抗生素治疗后，肺脓肿周围炎症先吸收，逐渐缩小至脓腔消失，最后仅残留纤维条索阴影。在肺组织坏死、脓肿形成后，脓液经支气管排出，脓腔出现**圆形透亮区**及**气液平面**，其四周被浓密炎症浸润所环绕。**慢性肺脓肿脓腔壁增厚，内壁不规则**。有时呈多房性，周围有纤维组织增生及邻近胸膜增厚，肺叶收缩，**纵隔可向患侧移位**。若伴发气胸可见气液平面。慢性纤维空洞型肺结核纤维厚壁空洞形成，广泛纤维增生，下肺纹理呈垂柳样改变。干酪样肺炎 X 线呈大叶性密度均匀磨玻璃状阴影，逐渐出现溶解区呈虫蚀样空洞，可出现播散病灶。本患者发热、咳嗽、咳痰伴痰中带血 2 周且 X 线表现符合干酪样肺炎表现。

30.【答案】B

31.【答案】D

【解析】患者干咳，首先考虑为药物卡托普利引起，停用后仍然咳嗽排除。支原体感染也可引起干咳，但应用阿奇霉素效果不佳排除；患者 3 个月前迁居新房、多次行胸部 X 线检查未见肺实质性病变考虑可能为过敏引起的支气管哮喘，而诊断支气管哮喘有赖于肺功能检查，支气管哮喘肺功能呈可逆性呼气气流受限。

32.【答案】A

33.【答案】D

第十篇 心血管系统

2017 年心血管系统真题汇总答案解析

1.【答案】B

【解析】血压控制目标值为：①一般主张血压控制目标值至少 < 140/90mmHg；②糖尿病、慢性肾病、心衰或病情稳定的冠心病合并高血压者，血压控制目标值 < 130/80mmHg；③老年收缩压 150mmHg 以下。

2.【答案】C

【解析】急性心包炎为渗出性疾病。渗出水，则为急性渗出性心包炎，即心包积液；若纤维蛋白渗出，则为急性纤维蛋白性心包炎，心包的脏层及壁层被纤维蛋白粘连，心脏收缩时出现胸骨左缘第 3 肋间粗糙的双相性搔刮样声音，即心包摩擦音。

3.【答案】B

【解析】心室颤动最有效的治疗措施是电除颤。采用非同步电除颤，电击能量给予 360J（单向波除颤器），双向波除颤器给予 200J。

4.【答案】B

【解析】后负荷是指心肌收缩之后所遇到的阻力或负荷，又称压力负荷。左心室的后负荷是指主动脉压，见于高血压、主动脉瓣狭窄等心室收缩射血阻力增加的疾病。

5.【答案】A

【解析】心房颤动常发生于原有心血管疾病者，常见于风湿性心脏病、冠心病、甲状腺功能亢进症等。

6.【答案】E

【解析】劳力型心绞痛，顾名思义是在劳累时发生，表现为胸骨后压榨性疼痛，可能伴有放射痛，持续时间为 3 ~ 5 分钟，休息或含服硝酸甘油可缓解。

7.【答案】A

【解析】本患者扩张型心肌病，出现左心衰竭表现（活动后气短、夜间喘憋、不能平卧、双肺湿啰音等肺循环瘀血表现），感染是诱因。右心衰竭表现为：颈静脉怒张、双下肢无水肿等体循环瘀血。支气管哮喘一般肺内可闻及哮鸣音，故除外。患者使用抗生素体温降至正常，提示抗生素治疗有效，即炎症得到了控制，假若患者为肺炎，此时应为症状减轻，不应出现喘憋，故排除。肺血栓栓塞常发生在下肢血栓脱落，出现口唇发绀，故不考虑。

8.【答案】E

【解析】结核性心包炎是结核性疾病的一种，任何部位的结核感染的治疗首先是抗结核药物控制结核病灶的发展。

9.【答案】C

【解析】下肢深静脉血栓形成的因素包括：①静脉内膜损伤；②血液瘀滞；③高凝状态，如手术、肿瘤、外伤、长期卧床、妊娠、静脉损伤、血液病及服用避孕药等。脾功能亢进出现三系减少，即白细胞、红细胞、血小板减少，血液凝血功能障碍，容易出血，不易形成血栓。

10.【答案】A

【解析】本例为陈旧性心肌梗死、心功能不全（活动后气短、夜间憋醒、双下肺湿性啰音）；要明确气短原因首选超声心动图，了解患者的 EF 值。EF 值即射血分数，是指心脏每次收缩射血量占心室舒张末期容积量的百分比，正常值为 EF > 50%。射血分数与心肌的收缩能力有关，收缩能力越强，则每搏输出量越多，射血分数也越大；反之，如果心功能不全，则收缩力减弱，射血分数变小。

11.【答案】B

【解析】本题主要使用排除法：利血平、可乐定因其副作用较大，目前很少应用。哌唑嗪为 α 受体阻滞药，主要用于合并前列腺肥大及嗜铬细胞瘤的患者。硝普钠为静脉用药，主要用于急性重症高血压患者的紧急降压。普萘洛尔为 β 受体阻滞剂，其作用为减慢心率、降低血压，适应证为年轻的、心率快的高血压患者。

12.【答案】B

【解析】本例解题关键点为：心电图 P 波消失，心室律极不规则，为典型心房颤动表现；超声提示左心耳血栓形成，此时首要的治疗就是使用抗凝剂防止血栓脱落，导致周围血管栓塞。患者为老年男性，有糖尿病病史，属于高危人群，首选口服华法林，而不是阿司匹林。在血栓没有得到有效控制前，使用电复律、药物复律、射频消融术等治疗，将房颤律转复为窦性心律，心房收缩力明显增加，很容易将血栓挤压到左室，继而游走，栓塞在周围血管。

13. 【答案】A

【解析】根据心电图表现（提前出现的 QRS 波群，形态正常，其前有 P 波，不完全性代偿间歇），为典型房性期前收缩的表现；交界区期前收缩为完全代偿间歇；室性期前收缩其前无 P 波，为完全代偿间歇。每分钟不超过 5 次，为偶发，Holter 提示 24 小时 1500 次，为偶发。本患者年轻，无不适主诉，心肌坏死标志物（肌钙蛋白）阴性，此时暂不治疗，应定期随访。

14. 【答案】B

扫描二维码查看本题考点更多讲解微视频——12－1 肥厚型心肌病。

15. 【答案】A

【解析】这道题分两步进行：①根据血压高低，确定分级，详见下表。

类别	收缩压（mmHg）		舒张压（mmHg）
1 级	140～159	和（或）	90～99
2 级	160～179	和（或）	100～109
3 级	≥180	和（或）	≥110

②根据心血管危险分层标准，确定危险分层，详见下表。

危险因素和病史	高血压		
	1 级	2 级	3 级
无	低危	中危	高危
1～2 个危险因素	中危	中危	很高危
≥3 个危险因素或靶器官损害	高危	高危	很高危
有临床并发症或糖尿病	很高危	很高危	很高危

本患者有糖尿病病史，即为高血压 2 级，很高危。

16. 【答案】E

【解析】本例典型右下肢静脉迂曲扩张，大隐静脉瓣膜功能试验阳性进一步明确诊断为原发性下肢静脉曲张。

17. 【答案】D

18. 【答案】A

【解析】患者老年女性，持续性胸痛不缓解，心电图提示前壁导联 ST 段抬高，为急性心肌梗死的典型表现。变异性心绞痛也可出现 ST 段抬高，其为一过性抬高，一般最长时间不超过半小时。一旦考虑为急性心肌梗死，首选的治疗是再灌注，即溶栓、介入治疗，以挽回坏死心肌。

19. 【答案】A

20. 【答案】D

扫描二维码查看本题考点更多讲解微视频——12－2 心影。

2016 年心血管系统真题汇总答案解析

1. 【答案】E

【解析】深静脉通畅试验，即 Perthes 试验，用于检查深静脉是否通畅，是决定原发性下肢静脉曲张手术与否的关键检查。

2. 【答案】E

【解析】能改善心绞痛临床预后的药物包括：抗血小板聚集药物（阿司匹林）、β 受体阻滞剂、ACEI/ARB 类、他汀类药物。阿司匹林通过抑制环氧化酶和血栓烷 A2 的合成，达到抗血小板聚集的作用，预防心肌梗死，改善稳定型心绞痛预后。

3. 【答案】A

4. 【答案】B

【解析】根据血液循环方向，出现“左肺右体”现象，即左心衰时出现肺瘀血（呼吸困难）；右心衰时出现体循环瘀血（下肢水肿、颈静脉怒张）。

5. 【答案】D

6.【答案】E

【解析】首先明确什么叫同步？什么叫非同步？和什么同步？除颤仪分为：①同步电复律：放电时电流正好与 QRS 波群同步，即电流刺激落在心室肌的绝对不应期，从而避免在心室的易损期放电导致室速或室颤；同步电复律用于除室颤以外的快速型心律失常。②非同步电除颤：用于室颤；此时已无心动周期，也无 QRS 波群，更无从避开心室易损期，应即刻于任何时间放电。有时快速的室速或预激合并快速房颤均有宽大的 QRS 和 T 波，除颤仪在同步工作方式下无法识别 QRS 波，而不放电。此时也可用低电能非同步电除颤，以免延误病情。

7.【答案】C

8.【答案】D

【解析】本题关键点为：年轻患者、突发突止、节律规则、逆行 P 波，为阵发性室上速的典型表现。

9.【答案】C

【解析】血压控制目标值为：①一般主张血压控制目标值至少 < 140/90mmHg；②糖尿病、慢性肾病、心衰或病情稳定的冠心病合并高血压者，血压控制目标值 < 130/80mmHg；③老年收缩压 150mmHg 以下。75 ~ 89 岁为老年，本例 77 岁，收缩压控制在 150mmHg 以下即可。

10.【答案】D

【解析】前面已经提到，“左肺右体”。左心衰出现肺瘀血（肺部有湿啰音）；右心衰出现体瘀血（下肢水肿、不能平卧、颈静脉怒张）。兼有左右心衰表现的是全心衰。

11.【答案】E

【解析】深静脉血栓形成是血液在深静脉内不正常凝结引起的病症，多发生于下肢。下肢深静脉循环路径长，属支流速度慢，由于重力因素，下肢静脉压力高，易形成血栓。本例因癌症、长期卧床等因素导致血液黏稠、流动缓慢引起。

12.【答案】E

【解析】这是一道临床思维题，突出特点为：心尖部舒张期杂音、周围血管征阳性（毛细血管搏动征、水冲脉）。在执考中涉及到的瓣膜疾病有：二尖瓣狭窄、二尖瓣关闭不全、主动脉瓣狭窄、主动脉瓣关闭不全。反推，何种瓣膜疾病容易出现周围血管征阳性？只有主动脉瓣关闭不全出现。那其杂音特点为主动脉瓣区（**胸骨左缘第 3 肋间**）舒张期杂音。那心尖部舒张期杂音如何解释？心尖部舒张期杂音是二尖瓣狭窄的体征。这是因主动脉瓣反流的血液形成的功能性二尖瓣狭窄，即 Austin—Flint 杂音。

13.【答案】B

【解析】年轻患者，有先心病病史，拔牙后发热且有出血点、脾大，是典型的感染性心内膜炎。确诊检查主要为：血培养。

14.【答案】A

【解析】患者劳累时间断胸痛，持续时间短暂，休息缓解，发作在一个月以内，既往有糖尿病病史，最可能的诊断是不稳定型心绞痛。

15.【答案】B

【解析】这道题相对难度较大，那么如何解题呢？首先切入点为心电图前壁导联呈 QS 型，ST 段抬高，为典型急性广泛前壁心梗表现。那超声提示心包腔内中等量液性暗区，是心包炎吗？心包炎可以出现 ST 段抬高，但不会出现病理性 Q 波。且心包炎在短时间内不会出现中等量心包积液。综合所有提示，只有心室游离壁破裂在短时间内出现意识丧失、心音消失。

16.【答案】E

【解析】本例为典型临床思维题，患者活动时胸痛，血管造影提示诊断为冠心病（血管狭窄超过 50% 即可诊断）。实验室检查肾功能（血肌酐）正常；肝功能（ALT）轻度升高，没有超过正常值的 2 倍（正常值 40U/L），对使用他汀类药物没有影响；胆固醇也在正常范围内。此时，临床上一旦确诊为冠心病，只要没有禁忌证，都应长期使用他汀类药物，因其不仅有降脂作用，还有稳定血管内斑块、减少血管内炎症反应，及减少心血管不良事件发生的作用。

17.【答案】E

【解析】这题每年必考，解题思路为：①判断血压属于几级，根据既往最高血压判断：收缩压 140 ~ 159mmHg 和（或）舒张压 90 ~ 99mmHg，为 1 级高血压；收缩压 160 ~ 179mmHg 和（或）舒张压 100 ~ 109mmHg，为 2 级高血压；收缩压≥180mmHg 和（或）舒张压≥110mmHg，为 3 级高血压。简便记忆就是：收缩压每升高一级，增长 20；舒张压每升高一级，增长 10。本患者最高血压 180/100mmHg，为高血压 3 级。②危险分层，根据患者有无危险因素分层：这方面的内容很多，包括：男性、吸烟、肥胖、年龄、早发家族史、合并心脑肾疾病史等，在这里强调：无论高血压是什么级别只要并发“糖尿病”，记住，是糖尿病，均为很高危。

18.【答案】E

19.【答案】C

【解析】①本题是临床思维题，给予的知识点是胸骨左缘第 4 肋间有杂音、室间隔增厚（正常 10mm），首先考虑为肥厚型心肌病。在执考中，只有肥厚型心肌病出现室间隔增厚。其超声心动图特点为：舒张期室间隔厚度达15mm或与后壁厚度之比≥1.3，伴有流出道梗阻时可见室间隔流出道部分向左心室内突出、二尖瓣前叶在收缩期前移（SAM现象）。②治疗：凡增加心肌收缩力或减轻心脏后负荷的措施，如含服硝酸酯类（硝酸甘油）、使用正性肌力药（地高辛）、做Valsalva动作或取站立位等均可使杂音增强；相反，凡减弱心肌收缩力或增加心脏后负荷的因素，如使用β受体拮抗剂（美托洛尔）、取蹲位等，均可使杂音减弱。

20.【答案】C

21.【答案】D

【解析】高血压药物的禁忌证，几乎是每年必考题。①β受体阻滞剂（美托洛尔）可增加气道阻力，禁用于支气管哮喘患者；②ACEI类（卡托普利）药物可导致血钾升高，禁用于高钾血症、妊娠妇女、双侧肾动脉狭窄的患者。

2015年心血管系统真题汇总答案解析

1.【答案】A

【解析】感染性心内膜炎分为急性和亚急性。急性多为金黄色葡萄球菌感染，亚急性多为草绿色链球菌感染。早期，在连续送3～5次血培养后即开始治疗。大剂量、长疗程（4～6周），静脉用药为主。在药敏结果回报前给予经验性治疗：急性者采用萘夫西林；亚急性者首选青霉素。

2.【答案】D

【解析】回答本题，首先明确房颤的治疗，包括：转复窦律和控制心室率。其中转复窦律的药物包括：胺碘酮、普罗帕酮、依布利特等；控制心室率的药物包括：β受体拮抗剂（美托洛尔）、非二氢吡啶类钙拮抗剂（维拉帕米、地尔硫䓬）和洋地黄类药物（毛花苷丙）。但本例的前提条件是心衰合并快速房颤，β受体拮抗剂及钙拮抗剂在心衰早期及重症心衰时为禁忌使用，因为这两类药物均有减弱心肌收缩力作用，可进一步加重心衰。而洋地黄类药物具有增加心肌收缩力、治疗心衰的作用，又有减慢心率作用。

3.【答案】B

【解析】大隐静脉曲张症状严重时，静脉扩张，静脉瓣被动拉伸，不能正常发挥作用，引起浅表静脉功能不全，不利于静脉血回流，导致静脉血长期瘀积在下肢，出现下肢供血供氧等营养障碍，导致皮肤溃疡。

4.【答案】A

【解析】首先明确什么是心衰？一般来说是指心室功能衰竭，那心室的功能是什么呢？心室的功能是向外射血的，如果出现心室衰竭了，就意味着心室不能有效地将心室内的血液射入下一级循环中，那血液就会淤积在其上一循环中。举例来讲，急性左心衰时，左室不能向主动脉充分射血，瘀滞在左心室，继而左心房向左心室射血障碍，肺静脉向左心房射血障碍，最终血液瘀滞在肺血管，出现双肺满布湿性啰音。本题的解题思路就是：下游淤阻，上游存水量多。还要了解循环的方向：右心房→右心室→肺动脉→肺毛细血管→肺静脉→左心房→左心室→主动脉→全身→右心房。这个循环问题，在颐恒网校郭老师的心血管章节有详细讲解。

5.【答案】C

【解析】冠心病发病的危险因素有：高血压、糖尿病、低密度脂蛋白升高、高密度脂蛋白降低、吸烟、高龄等，饮酒不是其危险因素。

6.【答案】E

【解析】美托洛尔为β受体阻断剂，因其具有收缩支气管作用，故禁用于支气管哮喘患者。硝苯地平为钙通道阻滞剂，具有扩张支气管作用，高血压合并支气管哮喘首选。

7.【答案】A

【解析】心脏骤停抢救第一步是胸外按压。

8.【答案】E

【解析】本题很容易选错，除C项外，看着哪个都像。C项为二尖瓣狭窄伴相对性肺动脉瓣关闭不全。其他均为主动脉瓣关闭不全体征。注意：本题要求最有助于诊断的，那就是主动脉瓣区（胸骨左缘第3肋间）的杂音；那如何区分是收缩期还是舒张期，就要看主动脉瓣关闭时处于心脏的收缩期还是舒张期：心脏舒张时，左心室充盈，此时左心房向左心室射血，主动脉瓣关闭，二尖瓣开放，故此期出现在主动脉瓣区的杂音为主动脉瓣关闭不全。心界呈靴型及心尖抬举样搏动为主动脉瓣病变所致，可见于主动脉瓣狭窄和关闭不全，没有特异性；而脉压增大，也可见于老年大动脉硬化等，也没有特异性。

9.【答案】D

【解析】冠心病、高血压是慢性心力衰竭的主要病因，其中冠心病居首位。

10.【答案】E

【解析】本题解题思路为：肌钙蛋白为心肌细胞内物质，当血中大量出现，说明心肌细胞大量破坏，整个医考中只涉及两个疾病，一个是病毒性心肌炎，另一个是急性心肌梗死。心包炎为心包炎症，没有涉及心肌坏死，肌钙蛋白不升高。那么，另一个特征就是心电图部分导联 ST 段抬高，见于三种情况：一个是急性心包炎，ST 段弓背向下抬高；一个是急性心肌梗死，ST 段弓背向上抬高；还有一个就是变异型心绞痛，ST 段一过性抬高。如前所述，心包炎及变异型心绞痛肌钙蛋白不升高。同时具备上述两点只有急性心肌梗死。且患者老年，持续性胸痛，支持本诊断。

11.【答案】A

【解析】在室速发作时少数室上性冲动可下传心室，产生心室夺获，表现为在 P 波之后，提前发生一次正常的 QRS 波群。故心室夺获及室性融合波是室速的特有表现。当出现室速伴血流动力学障碍（血压低）时，为防止出现室颤，应立即给予同步直流电复律。除颤器具有同步及非同步功能。同步即放电正好与 R 波同步，用于除室颤以外的快速性心律失常；而室颤无心动周期，也无 QRS 波群，应即刻于任何时间放电，以免延误病情。

12.【答案】E

【解析】本患者有先心病，胸骨左缘第 3 肋间收缩期杂音，首先考虑为室间隔缺损。血培养为草绿色链球菌是诊断亚急性感染性心内膜炎的依据。亚急性感染性心内膜炎主要发生于器质性心脏病，首先为心脏瓣膜病，其次为先天性心血管病，如室缺、动脉导管未闭、法洛四联症和主动脉缩窄。因持续性菌血症刺激免疫系统，可引起肾损害，尿中见血尿和轻度蛋白尿。

13.【答案】C

【解析】本患者为三度房室传导阻滞，出现血流动力学障碍（血压低），必须紧急处理。为防止发生心脏停跳，最适宜的治疗措施是植入心脏永久起搏器。其他处理均为起搏器植入前临时用药。三度房室传导阻滞，又称完全性房室传导阻滞，是指心脏搏动由心房完全不能传导到心室，为了防止心脏停跳，心室会自主发生激动，出现心室逸搏心律，频率为 20～40 次/分钟。从根本上防止心脏出现突然停跳，需安装起搏器。起搏器是通过发放电脉冲，刺激心脏，使之激动和收缩，即模拟正常心脏的冲动形式和传导。

14.【答案】C

【解析】本患者为老年男性，有长期吸烟史，有冠心病家族史，出现活动时胸骨后闷痛，休息可缓解，无静息痛半年，首先考虑为稳定劳力型心绞痛，未明确诊断最适宜的检查是心电图运动负荷试验。也就是，通过增加运动来诱发心绞痛发作及典型心电图变化，以辅助冠心病诊断。

15.【答案】D

【解析】高血压的诊断是指测量安静、休息、坐位时上臂肱动脉部位血压，2 次以上≥140/90mmHg。本患者争吵后又骑车 10 公里，且到达时立即测量血压是不准确的，须安静休息时多次测量血压才可能明确诊断。

16.【答案】C

【解析】这是一道周围血管题，几个重要的试验需要掌握：大隐静脉瓣膜功能试验、深静脉通畅试验、交通静脉瓣膜功能试验是静脉曲张的三个试验。当病人平卧，抬高患肢使静脉排空，在大腿根部结扎止血带，阻断大隐静脉；然后让病人站立，迅速释放止血带，如出现自上而下的静脉逆向充盈，提示瓣膜功能不全。深静脉通畅试验阳性表示深静脉不通畅，本患者为阴性，提示深静脉通畅。交通静脉瓣功能试验阳性提示此处有功能不全的交通静脉，本患者为阴性。综合判断为单纯性下肢静脉曲张。

17.【答案】B

【解析】本题考查心绞痛的分型及特点。心绞痛分为稳定型及不稳定型。稳定型即劳力性心绞痛，是指由劳力诱发，在相当长的时间内心绞痛的症状、诱发因素的性质、缓解方式、缓解时间及发作次数无明显变化。本患者即属于本型。其余各型均为不稳定型，其特点为：变异型心绞痛为静息痛，安静休息时疼痛，与活动无关，是冠状动脉痉挛所致；恶化劳力型心绞痛是指原来稳定型心绞痛，在 1 个月内发作频繁、症状加重或缓解时间延长等；初发劳力型心绞痛是指新发生在 1 个月内的心绞痛，病因较轻的负荷所诱发。混合型心绞痛是指上述不稳定型心绞痛的混合，具有上述特点。

18.【答案】D

【解析】本题的关键点为颈静脉怒张、心脏大、心音弱、电压低。那么首先讲一下颈静脉怒张，其是指**半卧位** 45°时，**颈静脉充盈**、胀大、饱满，表明静脉压增高。引起颈静脉怒张的常见原因有：①引起右心衰竭的各种**器质性疾病**：慢性肺源性心脏病、**肺动脉**栓塞、先天性心脏病；②心包疾病：**心包积液**、缩窄性心包炎；③**上腔静脉**综合征。本例所给选项中只有急性渗出性心包炎符合。急性渗出性心包炎，就是指心包内有积液，当大量心包积液向外侧扩张受限，而内侧为空腔性脏器，积液向内侧压迫右心时，导致静脉向右心回流受阻，出现颈静脉怒张；由于重力作用，心界向两侧扩大；心包内有液体相隔，听诊时出现心音弱，心电图表现为低电压；压迫左心，导致左心舒张受限，射血减少，继而冠状动脉供血也减少，出现心肌缺血表现（广泛 T 波低平）；为供应全身血液循环，机体反射性地增加心率来维持，出现心动过速。这道题看着简单，真正理解起来还是要下一番功夫的，不妨看看郭老师在心包炎这章的详细讲解。

19.【答案】D

【解析】首先应明确本例是稳定型心绞痛还是不稳定型心绞痛。稳定型心绞痛，即稳定性劳力型心绞痛，是指由劳力诱发心绞痛的症状，最近3个月内症状发作的频率、强度、持续时间、诱发发作的活动量、缓解方式基本不变。本患者有高血压、糖尿病，有2年劳力诱发胸痛（上3楼）史，缓解方式不变，属于稳定型心绞痛。在稳定型心绞痛时可改善预后的治疗措施包括：抗血小板聚集药物（阿司匹林）、β受体阻滞剂、ACEI/ARB类、他汀类药物。他汀类为降脂类药物，具有降低低密度脂蛋白、稳定血管内斑块、血管内抗炎作用。低密度脂蛋白与血管内炎症因子结合，形成血管内斑块，是发生心绞痛的罪魁祸首。这里特别指出，对于稳定型心绞痛，如果已经给予严格、规范的药物治疗，各种危险因素已经得到严格控制，血运重建（支架植入术、旁路移植术）治疗并不能进一步使患者明显获益。

20.【答案】B

【解析】本例特点为：第一心音强弱不等、心室律不齐、脉搏短绌（心率＞脉率）为典型心房颤动表现。患者既往有扩张型心脏病、慢性心衰病史，突发心悸、喘憋，查体双肺湿啰音，为慢性心衰急性发作表现。其最可能的诱因是快速型心房颤动，患者平时心动过缓，心率突然增加，诱发心衰急性发作。

21.【答案】C

22.【答案】A

【解析】（1）首先要明确血压控制的目标值：①原则上降到患者能最大耐受的水平，主张至少＜140/90mmHg；②糖尿病或慢性肾脏病合并高血压患者，血压控制＜130/80mmHg。本例突出特点为：中年、高血压、心率尚可、肌酐正常、尿酸升高，提示肾功能处于代偿期，血压控制应＜140/90mmHg。（2）各种降压药物的主要禁忌证为：噻嗪类利尿剂——高尿酸血症；血管紧张素转换酶抑制剂及血管紧张素受体拮抗剂——双侧肾动脉狭窄；β受体拮抗剂——窦缓、支气管哮喘。因噻嗪类利尿剂可升高尿酸，本患者血尿酸已经升高，故不宜选用。

23.【答案】C

24.【答案】A

【解析】①利尿剂最常见的并发症就是电解质紊乱。袢利尿剂及噻嗪类利尿剂可导致低血钾，保钾利尿剂可导致高血钾。②长期体循环瘀血导致血液瘀积于肝脏，出现肝瘀血肿大伴压痛，为心源性肝硬化。

2014年心血管系统真题汇总答案解析

1.【答案】E

【解析】心力衰竭患者症状加重的诱因包括感染、心律失常、治疗不当、过劳或情绪激动、血容量增加、原有心脏病变加重或并发其他疾病等因素。其中最常见的是感染。

【解题思路】凡是增加心脏负荷的原因均可诱发慢性心衰加重，感染为最常见。

2.【答案】E

【解析】感染性心内膜炎的抗生素治疗原则是：①早期应用；②足量用药，使用杀菌剂、大剂量、长疗程（大多敏感抗生素4～6周）、两种以上抗生素联合应用；③以静脉给药为主；④血培养回报前经验性给药。患者治疗应给够足量疗程防止复发，不可体温正常即停药。

【解题思路】感染性心内膜炎病情较重，可导致死亡，需早期将感染控制，故需2种以上药物联合治疗。

3.【答案】C

【解析】房颤可见于正常人，也可发生于原有心血管疾病者。但引起心房颤动最主要的心外疾病是甲状腺功能亢进症。

【解题思路】可引起房颤的常见疾病有瓣膜病、高心病、冠心病、甲亢性心脏病，其中甲亢性心脏病为心外疾病。

4.【答案】B

【解析】超声心动图是评价心功能最常见的无创性检查方法，更准确地提供各心腔大小变化及心瓣膜结构及功能情况，还可以根据心室搏动的幅度来估测心室收缩功能的改变，通过计算左室射血分数作为心室收缩功能判断的主要指标。超声见室壁运动障碍提示心肌严重缺血。心电图运动负荷试验阳性提示心绞痛。胸片示心胸比增大及肺部渗出影，没有特异性，可以于任何疾病导致的心脏扩大和肺部渗出，如扩张性心肌病、肺部感染等。

【解题思路】射血分数即左室收缩射出的血量与心室舒张末容积之比。比如心室舒张末容积为100ml，而左室射血量为 30ml，则射血分数为 30%（正常人射血分数为 >50%），提示左心收缩功能不全。

5.【答案】D

【解析】心脏骤停主要为致命性快速心律失常、严重缓慢性心律失常和心脏停搏所致，最常见为心室颤动。

【解题思路】心室颤动为最严重的心律失常，导致血流动力学异常，为心脏骤停最主要的原因。

6.【答案】B

【解析】渗出性心包炎时水渗到心包内，心包脏壁两层分离，随着积液量逐渐增大，心脏向左后移位，压迫左肺，引起左肺下叶不张，在背部左肩胛下角叩诊呈浊音，听诊语颤增强和支气管呼吸音为心包积液征，即 Ewart 征。其他选项均不出现此征。

【解题思路】Ewart 征是心包积液在背部的体格检查所见。

7.【答案】B

【解析】本患者年轻，有游走性关节肿痛病史，出现双颊紫红，考虑为风湿性心脏瓣膜病。听诊心尖部舒张期杂音，为二尖瓣狭窄典型表现。

【解题思路】本题解答要主要看杂音：一看部位，二看时相。二尖瓣是左房与左室之间的瓣膜，部位在心尖部。心室舒张期左房向左室射血，二尖瓣处于开放状态，此时出现杂音为二尖瓣开放受限所致，即二尖瓣狭窄。

8.【答案】A

【解析】患者心界扩大，伴活动耐力下降的心功能不全表现，故诊断为扩心病。患者心尖部收缩期杂音，为心脏扩大使二尖瓣相对关闭不全所致。

【解题思路】扩心病特点为：心脏扩大 + 收缩功能障碍。

9.【答案】C

【解析】本患者发热、乏力、腹痛，咽出血，扁桃体肿大，心尖部杂音，血沉及 C 反应蛋白升高，抗链“O”阳性，诊断为风湿性心肌炎。风湿热是一种咽喉部 A 组乙型溶血性链球菌感染后反复发作的全身结缔组织炎症。临床表现以关节炎和心脏炎为主。感染时查抗链“O”阳性。

【解题思路】做题时有抗链“O”阳性，首先考虑风湿性心肌炎。

10.【答案】D

【解析】室速的心电图特点为：①3 个以上室早连续出现；②QRS 波群宽大畸形 >0.12 秒，T 方向与主波方向相反；③心室率 100～250 次/分；④房室分离；⑤心室夺获与室性融合波。其中心室夺获与室性融合波是室速特征性表现。

【解题思路】解答此类问题，发现心室夺获与室性融合波，即可诊断为室速。

11.【答案】A

扫描二维码查看本题考点更多讲解微视频——12－10 心梗后并发症。

12.【答案】D

【解析】根据心尖部收缩期杂音推导出患者为二尖瓣关闭不全。本例为老年女性，冠脉介入手术时突感呼吸困难，欲坐起，考虑为突发起病。结合心尖部收缩期杂音，诊断为急性二尖瓣关闭不全。急性心包炎为感染性疾病，有感染前驱史，与本患者不符。主动脉瓣脱垂，为主动脉瓣听诊区杂音，即胸骨右缘第二肋间或胸骨左缘 3、4 肋间的杂音，与本例杂音部位不符。左室流出道狭窄及风湿性心脏瓣膜病为慢性病程，与本例不符。

【解题思路】瓣膜杂音的记忆：一看部位，二看时相。二尖瓣位置为心尖部；二尖瓣在心室收缩向主动脉射血时关闭，防止血液逆流回左房，此时出现的杂音为关闭不全。最后导出心尖部收缩期杂音为二尖瓣关闭不全。

13.【答案】D

【解析】本患者有高血压病史，近 2 年活动耐量下降，伴夜间憋醒，不能平卧，双肺底湿啰音，为急性左心衰表现。1 周来心悸，短绌脉（心率 > 脉搏），心律不齐，S_1强弱不等，考虑为快速型房颤。洋地黄类药物（地高辛）具有正性肌力（增加心肌收缩力，缓解心衰症状）、负性频率作用（减慢心率，降低房颤频率），主要用于快速房颤伴左心衰的患者。

【解题思路】记忆要点：快速房颤 + 心衰，首选洋地黄类药物。

14.【答案】D

【解析】诊断高血压分两步：①最高血压达到几级，即本患者血压升高达 155/100mmHg，按高血压分级为高血压 2 级。②按照心血管危险分层，来评价危险程度。本患者超过 3 个危险因素（其父死于心梗、尿蛋白及胆固醇升高）。根据下表，诊断为高血压 2 级　高危。提示一点：血压无论处于任何水平，只要并发糖尿病，均为很高危。

【解题思路】高血压患者心血管危险分层标准（低

中高、中中很、高高很、很很很）

其他危险因素	血压水平		
	1级	2级	3级
0 无其他危险因素	低危	中危	高危
1~2个危险因素	中危	中危	很高危
≥3个危险因素或靶器官损害	高危	高危	很高危
有并发症或糖尿病	很高危	很高危	很高危

15.【答案】E

16.【答案】B

【解析】①本题解题思路为：题目出现血肌钙蛋白升高，在助理考试中涉及到肌钙蛋白升高的疾病只有两个（急性心肌炎和急性心肌梗死），本患者为年轻患者，不考虑急性心肌梗死，且患者有前驱感染史，故考虑为急性心肌炎。心肌损伤标志物正常检测不到，因其存在于心肌细胞内，当出现心肌坏死时，心肌细胞破裂，心肌损伤标志物释放入血，检查时出现升高。其他所列疾病中无心肌损伤标志物升高。急性心肌炎特点为：年轻患者，发病前1~3周有病毒感染前驱症状，心率增快且与体温不相称；因心肌出现坏死，心肌损伤标志物可升高。②患者喘憋，双下肺可闻及湿啰音，为急性左心衰表现，考虑为心肌炎后心功能不全，确诊首选超声心动图检查，了解左室射血分数等变化。

【解题思路】诊断要点为：病毒性心肌炎＝青年＋感染前驱史＋心动过速与体温升高不相称＋心肌酶升高。

17.【答案】C

18.【答案】A

【解析】①心电图上Ⅰ和aVL导联出现特异性改变，其梗死部位是心脏的高侧壁。②心电图上 $V_1 \sim V_3$ 导联出现特异性改变，其梗死部位是心脏的前间壁。心肌梗死心电图定位诊断为：Ⅰ、aVL高侧壁；$V_7 \sim V_9$ 正后壁；$V_{3R} \sim V_{5R}$ 右室；$V_1 \sim V_3$ 前间壁；Ⅱ、Ⅲ、aVF下壁。

【解题思路】本题考查心电图各导联的定位诊断，是一道记忆题，这类考题每年必考，容易混淆。建议考生登录颐恒网校官网 www.yihengwangxiao.com，认真聆听郭雅卿老师的经典授课视频“心肌梗死”（免费课程）。听懂了该课程，解答类似考题易如反掌。

2013年心血管系统真题汇总答案解析

1.【答案】B

【解析】大多数心脏骤停发生在器质性心脏病的患者，绝大多数由冠心病及其并发症引起，这些冠心病患者中一半以上有心肌梗死病史，心肌梗死后左室射血分数降低是心脏骤停的主要预测因素；各种心肌病引起的心脏骤停占10%左右，是冠心病易患年龄前（<35岁）心脏骤停的主要原因，包括：梗阻型心肌病、致心律失常型右心室心肌病。其余选项不容易出现心脏骤停。

2.【答案】A

扫描二维码查看本题考点更多讲解微视频——12－11 感染性心内膜炎。

3.【答案】B

【解析】疾病的超声心动图表现为：①室壁瘤：左室壁局部心缘于收缩期向外突出，搏动减弱或呈反常搏动（矛盾运动），与本题相符。②限制型心肌病：双心房扩大和心室肥厚。③肥厚型梗阻性心肌病：心室不对称肥厚而无心室腔增大，舒张期室间隔厚度达15mm或与后壁厚度之比≥1.3。④扩张型心肌病（一大二小三薄四弱），即心室扩大，以左心室扩大为主；二尖瓣瓣口相对变小；由于心室扩大，室壁变薄；继而心肌收缩力减弱。⑤风湿性心脏病：可出现相应瓣膜的狭窄或关闭不全表现。

4.【答案】B

【解析】当急性心肌梗死时，二尖瓣乳头肌因缺血、坏死等使收缩功能发生障碍，造成不同程度的二尖瓣脱垂并关闭不全。乳头肌整体断裂极少见，多发生在二尖瓣后乳头肌，见于急性下壁心肌梗死，心力衰竭明显，可迅速发生肺水肿，在数日内死亡。频发室性期前收缩一般不影响血流动力学，不出现急性左心衰竭。1级高血压为<159/99mmHg，此血压相对安全，不易引起急性左心衰。反复发作的肺栓塞，考虑为小面积肺栓塞反复慢性发作，一般不引起急性左心衰。慢性持续性房颤，一般心室率较慢，不易引起急性肺栓塞。

5.【答案】B

【解析】变异型心绞痛，属于不稳定型心绞痛，是由冠状动脉痉挛所致。其治疗药物：首选钙通道阻滞剂（地尔硫䓬）。钙通道阻滞剂抑制钙离子进入细胞内，也抑制心肌细胞兴奋-收缩偶联中钙离子的利用，因而抑制心肌收缩，减少心肌耗氧，扩张冠脉，解除冠脉痉挛，改善心内膜下心肌的供血。比索洛尔、美托洛尔、普萘洛尔均为β受体阻断剂，卡维地洛为α、β受体阻断剂，由于β受体阻断剂有加重冠脉痉挛的可能，一般不宜用于治疗变异型心绞痛。

6.【答案】B

【解析】血培养是诊断菌血症和感染性心内膜炎的最重要方法。近期未接受过抗生素治疗的患者血培养阳性率可高达95%以上，其中90%以上患者的阳性结果来自入院后第一日采取的标本，本病的菌血症为持续性，无须在体温升高时采血，每次取静脉血10～20ml做需氧和厌氧培养，至少应培养3周。

7.【答案】A

【解析】本题：提前发生的P波，形态与窦性P波略不同，提示除外室性心律失常（无P波），考虑为房性或室上性心律失常；QRS波群形态和时限正常，进一步除外室性心律失常（QRS波群宽大畸形）。PR间期正常在0.12～0.20秒，本题属于正常范围。心房颤动心电图表现为：P波消失，代之以f波，心室律绝对不规则，与本例不符。阵发性室上性心动过速心电图表现为：①心率150～250次/分，节律规则；②QRS波群形态与时限正常；③逆行P波，此心律失常无提前发生的P波，与本例不符。使用排除法，诊断为房性期前收缩。其心电图特点为：P波提前发生，与窦性P波形态不同，P-R间期正常。

8.【答案】E

【解析】深静脉血栓形成的三大因素：静脉损伤、血流缓慢和血液高凝状态。

原发性因素包括：抗凝血酶缺乏、先天性异常纤维蛋白原血症、高同型半胱氨酸血症等；继发性因素包括：肥胖、吸烟、创伤、骨折、妊娠、手术、制动、口服避孕药、产后、久病卧床、肿瘤组织裂解产物等，使血小板增高，凝血因子含量增加而抗凝血因子活性降低，导致血管内异常凝结形成血栓。而脾功能亢进可引起三系减少（即红细胞，白细胞或血小板可以单独或同时减少，一般早期只有白细胞或血小板减少，晚期发生全血细胞减少），患者有明显的出血倾向，不易形成血栓。

9.【答案】C

扫描二维码查看本题考点更多讲解微视频——12-12心脏杂音。

10.【答案】C

扫描二维码查看本题考点更多讲解微视频——12-13心衰分级。

11.【答案】C

【解析】瓣膜性疾病的特征性体征就是在该瓣膜相应部位出现该时相相应的杂音。具体解答此类问题的关键有两步：第一步，杂音部位，第二步，杂音时相。首先了解一下助理医师涉及到的瓣膜杂音出现的部位：二尖瓣区在心尖部；主动脉瓣区在胸骨右缘第二肋间及胸骨左缘3、4肋间。其次，了解杂音出现的时相，即二尖瓣关闭是在收缩期还是舒张期。那么，就要从二尖瓣的作用说起：二尖瓣是左心房和左心室之间的瓣膜，在左心室收缩时关闭，使左心室向主动脉射血前处于密闭状态，增加射血压力，此时左心房的血液不能继续流入左心室，当这时出现二尖瓣区杂音，提示二尖瓣关闭障碍，即关闭不全，最后导致二尖瓣关闭不全为心尖部收缩期杂音。查看选项，只有C选项符合。其他依此类推。

12.【答案】D

扫描二维码查看本题考点更多讲解微视频——12-14心肌坏死标志物。

13.【答案】E

扫描二维码查看本题考点更多讲解微视频——12-15降压药物。

14.【答案】E

【解析】这是一道临床思维题，突破该题最好使用排除法。首先，患者为年轻人，排除可能性最小的急性心肌梗死，其多见于老年人。其次，心脏各瓣膜区均未闻及杂音，排除具有心脏杂音的疾病（肥厚型心肌病、风湿性心脏病）。缩窄性心包炎可闻及心包叩击音，无杂音，是由于心包慢性炎症所导致，本例病史短暂，故排除。最后，剩下了急性心包炎。急性心包炎为炎性渗出，当渗出水时，出现心包积液（渗出性心包炎）；当渗出纤维蛋白时，心包脏壁两层被纤维蛋白粘连在一起，随着心脏舒缩活动，被迫分离，出现剧烈胸痛及心包摩擦音（纤维蛋白性心包炎）。本患者有前驱感染史，心界向两侧扩大，心尖搏动点向内侧移位，心音低钝，胸片心影增大（肺野清晰是心包积液区别于心衰所致的心影增大表现），再结合心电图（窦性心动过速，QRS波群低电压，广泛性T波低平）表现，符合急性渗出性心包炎表现。

15.【答案】B

【解析】患者2月前急性心肌梗死，目前无症状、体征，肌钙蛋白及心电图正常，不考虑再发心肌梗死。患者肌酸激酶升高5倍，首先考虑为药物所致。那首先应了解一下肌酸激酶（CK）。肌酸激酶常见有三种同工酶，包括：肌肉型（MM）、脑型（BB）、心脏型（MB）。其中，MM型主要存在于各种肌肉细胞中，BB型主要存在于脑细胞中，MB型主要存在于心肌细胞中。他汀类药物（辛伐他汀）的不良反应主要有：一过性肝酶升高、横纹肌溶解。如果患者出现肌痛、肢体无力，应该做血浆肌酸肌酸酶的检测，除外横纹肌溶解。雷米普利为血管紧张素转换酶抑制剂，主要副作用是干咳。阿司匹林为抗血小板聚集药物，主要副作用为出血。美托洛尔为β受体阻滞剂，主要副作用是心率减慢。

16.【答案】A

【解析】血压控制目标值为：①一般主张血压控制目标值至少<140/90mmHg；②糖尿病、慢性肾病、心衰或病情稳定的冠心病合并高血压者，血压控制目标值<130/80mmHg；③老年收缩压150mmHg以下。本患者老年男性，血糖可，血肌酐升高，尿蛋白（++），血压至少控制在130mmHg以下。

17.【答案】D

【解析】首先明确患者所患疾病，血压低，面色发灰，口唇发绀，大汗淋漓，双肺较多湿性啰音为急性左心衰表现。患者急性心肌梗死后心尖部新出现收缩期吹风样杂音，考虑为乳头肌断裂。急性心梗时二尖瓣乳头肌因缺血、坏死发生乳头肌功能失调，使收缩功能发生障碍，造成不同程度的二尖瓣脱垂并关闭不全，心尖部出现收缩中晚期喀喇音和吹风样收缩期杂音。乳头肌整体断裂极少见，多发生在二尖瓣后乳头肌，见于急性下壁心肌梗死，心力衰竭明显，可迅速发生肺水肿，在数日内死亡。气胸表现为病变侧呼吸音消失，无心脏杂音。感染性心内膜炎多有先心病或心脏瓣膜病病史，且有感染前驱史，与本例不符。肺栓塞、肺炎均不出现心尖部杂音。

18.【答案】B

扫描二维码查看本题考点更多讲解微视频——12 - 16 急性心衰。

19.【答案】D

【解析】本题的切入点为：心电图ST段抬高，在助理医师考试中可见于三种疾病，①急性心肌梗死，ST段弓背向上抬高；②急性心包炎，ST段弓背向下抬高；③变异型心绞痛，ST段一过性抬高。前两种疾病均为持续性抬高。变异型心绞痛是由冠脉痉挛所致，与劳累无关，多出现在夜间睡眠时，可使冠脉直径发生突然的一过性显著减小，引起心肌缺血，表现为一过性ST段抬高，是不稳定型心绞痛的一种特殊类型。其他心绞痛在发作时心电图出现ST段水平型或下斜型压低。

20.【答案】B

【解析】这是一道周围血管题，解答此题的方法是查找关键点：小腿静脉迂曲伴瘤样突起，左大隐静脉曲张，大隐静脉瓣膜功能不全，为典型的大隐静脉曲张表现。此时行大隐静脉手术术前需检查深静脉是否通畅。深静脉通畅试验，即Perthes试验，用于检查深静脉是否通畅，是决定原发性下肢静脉曲张手术与否的关键检查。异常结果：试验阳性（+）表明深静脉不通畅。如果活动后，病变的静脉所发生的曲张明显减轻，说明大隐静脉中的静脉血通过深浅静脉间的交通支，向深静脉回流，由于深静脉通畅，功能良好，静脉血可以进一步回流入髂静脉。如果活动后，病变的静脉所发生的曲张不但没有减轻，反而加重或病人感觉下肢出现疼痛，说明虽然经过小腿活动，瘀滞在大隐静脉中的静脉血通过深浅静脉之间等的交通支，向深静脉回流，可是因为下肢深静脉不通畅，功能不良，深静脉中的静脉血无法回流。此时患者下肢的大隐静脉（浅静脉）的血液瘀滞加重，同时深静脉的瘀血也加重。所以病变的静脉发生的曲张不但没有减轻，反而加重，病人常感觉下肢出现疼痛。

21.【答案】E

【解析】本例为慢性心力衰竭的患者，目前无急性发作（双肺底无啰音、双下肢无不水肿），如无禁忌证的情况下应尽早加用β受体阻滞剂（美托洛尔）。β受体阻滞剂具有负性频率作用，即降低心率，还有负性肌力，即减弱心肌收缩力（禁用于急性心衰的急性期），两者结合最终目的是降低心肌耗氧量。患者心率虽在正常范围内，但对于慢性心衰患者来说心率已经快了，慢性心衰患者心率最好控制在60次/分左右，心肌耗氧量最低。

22.【答案】B

23.【答案】D

扫描二维码查看本题考点更多讲解微视频——12－17 急性心肌梗死用药。

24.【答案】D

25.【答案】C

【解析】这两道题是每年必考题，主要考查考生对高血压药物的禁忌证的掌握。ACEI类（贝那普利）药物不能用于双侧肾动脉狭窄患者，原因要从双侧肾动脉狭窄的机理上解释：双侧肾动脉狭窄，肾小球通过的血流减少，为维持稳定的肾血流灌注，必须提高肾动脉压力，而ACEI类药物是通过对入球小动脉和出球小动脉的扩张来起到降压作用，这样的结果是肾动脉的压力降低，造成肾血流灌注下降，导致肾功能急剧下降，故双侧肾动脉狭窄时禁用ACEI类药物。噻嗪类利尿剂（氢氯噻嗪）因可升高血尿酸，禁用于痛风患者。钙通道阻滞剂（地尔硫䓬、硝苯地平）禁用于心衰、病窦、房室传导阻滞（AVB），地尔硫䓬主要用于抗心律失常，不用于降压。β受体阻滞剂（美托洛尔）可增加气道阻力，禁用于支气管哮喘患者。

2012年心血管系统真题汇总答案解析

1.【答案】B

【解析】血管紧张素转换酶抑制剂（ACEI）类药物具有扩张动脉，降低血压，防止心室重塑，减轻心室肥厚的作用。ACEI类药物减轻左室肥厚的作用，较其他抗高血压药物大2倍。妊娠期妇女：血管紧张素转换酶抑制剂由于有致胎儿畸形和死胎的危险，妊娠期高血压孕妇绝对禁用。重度二尖瓣狭窄或主动脉瓣狭窄及重度心力衰竭者，心排血量相对固定，用血管紧张素转换酶抑制剂有可能诱发严重低血压，应避免使用。无论单侧还是双侧肾动脉狭窄均应禁用血管紧张素转换酶抑制剂，以免引起肾功能不全。忌与钾制剂或保钾利尿剂合用：血管紧张素转换酶抑制剂能增加血浆钾浓度，若再与钾制剂或保钾利尿剂合用易发生高钾血症，特别是对于肾功能衰竭和糖尿病患者。

2.【答案】C

【解析】这是一道老题，在2017年以前正确答案应该是至少100次/分。2017年的新标准为100～120次/分。

3.【答案】D

【解析】这是一道老题，近年来高血压分类发生了改变，根据既往最高血压判断，如下表（单位：mmHg）。

分类	收缩压		舒张压
正常血压	<120	和	<80
正常高值血压	120～139	和（或）	80～89
高血压	≥140	和（或）	≥90
1级高血压	140～159	和（或）	90～99
1级高血压	160～179	和（或）	100～109
1级高血压	≥180	和（或）	≥110
单纯收缩期高血压	≥140	和	<90

本题按照正常高值血压来判断，再结合单纯收缩期高血压，本题选项D符合。

4.【答案】E

【解析】本题突出特点是：心脏扩大，伴有心功能不全（活动后气短、双下肢水肿、双肺湿啰音）；再结合扩心病典型超声表现（一大二小三薄四弱）：心脏扩大、瓣膜开放幅度减小、室壁变薄、室壁运动减弱，本例中给了“一大”和“二小”，首先考虑为扩张型心肌病。肥厚型心肌病是以心室非对称性肥厚为特点的常染色体显性遗传性疾病，超声心动图可确诊。超声提示：舒张期室间隔厚度与左室后壁厚度之比≥1.3即可确诊。纤维蛋白性心包炎典型体征是心包摩擦音。渗出性心包炎的表现为心包积液，无心脏扩大及二尖瓣改变。风湿性心脏病包括主动脉瓣、二尖瓣、三尖瓣及肺动脉瓣疾病，本例二尖瓣瓣口开放小，超声提示二尖瓣功能正常，不考虑二尖瓣器质性病变。其二尖瓣开放小是由于左心室扩大，血容量增加，二尖瓣处于较高位置，开放幅度变小，而非二尖瓣本身病变所致。

5.【答案】D

【解析】本题的切入点为：心电图 ST 段抬高，在助理医师考试中可见于三种疾病：①急性心肌梗死，ST 段弓背向上抬高；②急性心包炎，ST 段弓背向下抬高；③变异型心绞痛，ST 段一过性抬高。前两种疾病均为持续性抬高。变异型心绞痛是由冠脉痉挛所致，与劳累无关，多出现在夜间睡眠时，可使冠脉直径发生突然的一过性显著减小，引起心肌缺血，表现为一过性 ST 段抬高，是不稳定型心绞痛的一种特殊类型。其他心绞痛在发作时心电图出现 ST 段水平型或下斜型压低。

6.【答案】E

【解析】室性期前收缩极易发生室速或室颤，危及生命，必须及时纠正，尤其在合并严重心力衰竭时，首选胺碘酮。胺碘酮属于Ⅲ类抗心律失常药，主要作用于房室结，临床上主要用于各种室上性和室性快速型心律失常。对于室速，当利多卡因无效时，应优先选胺碘酮。再看其他药物的作用：多巴酚丁胺用于升高血压，不用于抗心律失常；索他洛尔和胺碘酮都属于Ⅲ类抗心律失常药物，但索他洛尔仍有 β 受体阻滞剂作用，具有减弱心肌收缩力作用，禁用于严重心力衰竭时；普罗帕酮及氟卡尼为 IC 类抗心律失常药物，适用于室上性心动过速，对室性心律失常无效，且因其抑制心肌收缩力，不能用于严重心力衰竭。

7.【答案】C

【解析】本题同第 4 题解析。

8.【答案】A

【解析】本患者有二尖瓣狭窄病史，出现短绌脉（心率 > 脉率），心室律绝对不齐，考虑为心房颤动。其他选项不出现短绌脉。脉搏短绌指在同一时间内测定的脉率少于心率，且脉搏强弱不等，快慢不一。特点为心律完全不规则，心率快慢不一，心音强弱不等。发生机制是由于心肌收缩力强弱不等，这种现象称为“脉搏短绌”或“绌脉”。见于心房颤动的患者。

9.【答案】E

【解析】瓣膜性疾病的典型体征就是在相应的部位出现相应时相的杂音。瓣膜杂音的记忆：一看部位，二看时相。二尖瓣位置为心尖部；二尖瓣在心室收缩向主动脉射血时关闭，防止血液逆流回左房，此时出现的杂音为关闭不全。二尖瓣关闭不全为心尖部收缩期杂音。

10.【答案】C

【解析】后负荷即压力负荷，是指心肌收缩之后所遇到的阻力或负荷。左心室的后负荷，即左心室收缩后遇到的阻力或负荷，主要包括主动脉瓣狭窄及高血压等。当高血压时，左心室向主动脉射血受阻，导致左心室后负荷增加。

11.【答案】D

【解析】本题心音强弱不等，心室率绝对不齐，为典型心房颤动的表现。对于房颤的治疗，包括转复窦律和控制心室率。其中转复窦律的药物包括：胺碘酮、普罗帕酮、依布利特等；控制心室率的药物包括：β 受体拮抗剂（美托洛尔）、非二氢吡啶类钙拮抗剂（维拉帕米、地尔硫䓬）和洋地黄类药物（毛花苷丙）。普萘洛尔为非选择性 β_1 与 β_2 肾上腺素受体阻滞剂，血浆肾素活肾素活性因 β_2 受体被阻断而降低，可致血管收缩、支气管痉挛，禁用于有支气管哮喘的患者。利多卡因主要用于室性心律失常，对房颤无效。沙丁胺醇为 β 受体激动剂，主要用于缓解支气管痉挛，其副作用为增快心率，禁用于快速房颤患者。胺碘酮为转复窦性心律药物，如果患者左房有血栓形成，一旦转复为窦性心律，血栓容易脱落，形成远端的栓塞，所以，要在明确左房没有血栓或充分抗凝的基础上转复。

12.【答案】A

【解析】冠心病的危险因素包括：高血压病、糖尿病、吸烟、高密度脂蛋白降低、低密度脂蛋白升高。

13.【答案】C

【解析】纤维蛋白性心包炎是指由于某种原因导致心包脏层和壁层之间纤维蛋白渗出，使脏壁两层粘连在一起，随着心脏搏动，心包壁层与脏层相互摩擦而产生心包摩擦音。在胸骨左缘 3～4 肋间闻及心包摩擦音是纤维蛋白性心包炎的典型体征。心包叩击音是指在缩窄性心包炎时，可在第二心音后闻及的额外心音，这是由于心包增厚，在心室快速充盈时，心室舒张受限，被迫骤然停止，使室壁振动产生此声音，常见于于缩窄性心包炎、心包膜钙化、心包积液等。Ewart 征是指大量心包积液时心脏向左后移位，压迫左肺，引起左肺下叶不张，背部左肩胛下角叩诊呈浊音，听诊语颤增强和支气管呼吸音，是心包积液表现。心浊音界扩大，向两侧扩大常见于扩张型心肌病或心包积液，向左扩大可见于心力衰竭时，纤维蛋白性心包炎只是两层心包粘连在一起，心界不扩大。开瓣音又称二尖瓣开瓣音，舒张早期血流自左心房快速流入左心室，弹性尚好的二尖瓣迅速开放又突然停止，引起瓣叶张帆性振动，产生拍击样声音。开瓣音临床特点：提示二尖瓣轻、中度狭窄，瓣膜弹性和活动性较好，常用来作为二尖瓣分离术适应证的参考条件。二尖瓣严重狭窄、瓣膜钙化或伴有明显二尖瓣关闭不全，则开瓣音消失。

14.【答案】E

【解析】本例突出心脏杂音，以心脏杂音为主的疾病，首选的检查是心脏超声。发作时含服硝酸甘油无效，胸骨左缘第3肋间收缩期杂音，首先考虑为肥厚型心肌病。超声心动图的典型表现为：舒张期室间隔厚度达15mm或与左室后壁厚度之比≥1.3。

15.【答案】B

【解析】如上面13题所述，Ewart征是指大量心包积液时心脏向左后移位，压迫左肺，引起左肺下叶不张，背部左肩胛下角叩诊呈浊音，听诊语颤增强和支气管呼吸音，是心包积液特有表现。患者颈静脉怒张、心界向两侧扩大，均支持心包积液诊断。患者有患癌病史，考虑胸腔积液为癌性胸水可能性大。患者血压低，提示出现血流动力学障碍，进行性呼吸困难，并出现干咳、声音嘶哑等胸水压迫喉返神经表现，考虑为心包压塞，此时应立即给予心包穿刺抽液，缓解心包受压情况。其他选项均不适宜。

16.【答案】D

【解析】本例突出胸骨左缘3、4肋间的收缩期杂音，此部位杂音首先想到两种疾病：①室间隔缺损；②肥厚型心肌病。而主动脉瓣狭窄主要听诊部位在胸骨右缘第2肋间。前两种疾病的区别在于：室间隔缺损，胸骨左缘3、4肋间有4～5级粗糙收缩期杂音，向心前区传导，伴收缩期细震颤；肥厚型心肌病，胸骨左缘可出现粗糙的收缩中晚期喷射性杂音。室间隔缺损为先天性疾病，在幼儿时期即发病；肥厚型心肌病，为染色体隐性遗传性疾病，多青壮年发病。故本例首先考虑为肥厚型心肌病。肥厚型心肌病是以心室非对称性肥厚，左室流出道狭窄为特点，凡增加心肌收缩力或减轻心脏后负荷（含服硝酸甘油、应用正性肌力药、站立等）均可使左室流出道进一步狭窄，使杂音增强；凡减弱心肌收缩力或增加心脏后负荷（β受体拮抗剂如美托洛尔、蹲位等）均可缓解左室流出道狭窄，使杂音减弱。

17.【答案】A

【解析】本例为急性心梗患者，使用“一元论”原则，即能用一种疾病解释的表现，不用第二种疾病来解释。故不首先考虑肺栓塞、支气管哮喘、肺炎。急性心梗时可发生急性左心衰及心脏破裂。能用哪种情况来解释呢？分别来看一看：心脏游离壁破裂，为心梗后急性并发症，最常见的先兆为胸痛。急性心梗并发症中心脏破裂少见，常在起病1周内出现，多为左心室游离壁破裂，造成心包积血引起急性心脏压塞而猝死。心脏破裂的先兆：①反复胸痛、恶心呕吐、烦躁不安、晕厥、低血压；②心梗后出现体位性胸膜炎性胸痛；③已经趋于稳定的心梗患者再次发生胸痛。本患者血压、心率偏高，突然出现胸闷、气喘、大汗淋漓，两肺满布干湿啰音，为急性左心衰的表现。

18.【答案】D

【解析】心脏瓣膜病的心脏杂音均具有特异性。如何记忆，首先，知道各瓣膜位置：主动脉瓣区——胸骨右缘第2肋间；主动脉瓣二区——胸骨左缘第3肋间；二尖瓣区——（心尖部）左锁骨中线内第5肋间；肺动脉瓣区——胸骨左缘第2肋间；三尖瓣区在助理医师考试中不要求。其次，知道各瓣膜在心脏收缩或舒张时所处的位置，即是开放还是关闭。心脏收缩期，左/右心室向主/肺动脉射血，此时，二/三尖瓣关闭，主/肺动脉开放；而心脏舒张期，左/右心房向左/右心室充盈，此时，二/三尖瓣开放，主/肺动脉关闭。本题为二尖瓣狭窄，反过来考虑，二尖瓣在心脏舒张时开放，当出现狭窄，开放受限时在心尖部出现杂音，即为心尖部舒张期杂音。

19.【答案】A

【解析】对于降压药物的适应证、禁忌证，是每年必考题目。各类降压药的适应证及禁忌证：①利尿剂：适——轻中度高血压，尤伴心力衰竭；禁——痛风。②β受体阻滞剂：适——心率快的青年高血压；禁——周围血管病、急性心衰、病窦、房室传导阻滞、慢阻肺。③CCB（钙通道阻滞剂）：适——伴妊娠的高血压；禁——房室传导阻滞。④ACEI/ARB（血管紧张素转换酶抑制剂/血管紧张素受体抑制剂）：适——伴糖尿病、蛋白尿的高血压；禁——妊娠、肾动脉狭窄、高钾血症。

20.【答案】A

【解析】房性期前收缩的心电图特点为：P波提前发生，与窦性P波形态不同，QRS波群形态正常，不完全代偿间歇。因P波提前出现，听诊时表现为心律不齐，其他各项均心律规整。

21.【答案】A

【解析】本题提到“开瓣音”，这是二尖瓣狭窄的特异性体征，即只有二尖瓣狭窄时出现。开瓣音又称二尖瓣开瓣音，舒张早期血流自左心房快速流入左心室，弹性尚好的二尖瓣迅速开放又突然停止，引起瓣叶张帆性振动，产生拍击样声音。开瓣音临床特点：提示二尖瓣轻、中度狭窄，瓣膜弹性和活动性较好，常用来作为二尖瓣分离术适应证的参考条件。二尖瓣严重狭窄、瓣膜钙化或伴有明显二尖瓣关闭不全，则开瓣音消失。心尖部舒张杂音，根据上面第18题的方法，诊断为二尖瓣狭窄，均符合诊断。胸骨左缘第2肋间舒张期杂音，按照第18题提示，考虑为肺动脉瓣关闭不全，这是二尖瓣狭窄患者肺动脉压增高、肺动脉扩张引起肺动脉瓣相对性关闭不全时，肺动脉瓣听诊区出现叹气样舒张期反流性杂音，即Graham－Steell杂音。主动脉瓣听诊区在胸骨右缘第2肋间及胸骨左缘第3肋间，故不考虑。

Austin – Flint 杂音是指中重度主动脉瓣关闭不全患者，由于舒张期血流由主动脉反流入左心室，将二尖瓣前叶冲起，引起相对性二尖瓣狭窄的舒张期隆隆样杂音，与本例不符。

22.【答案】E

【解析】本例为癌症术后出现左小腿疼痛、肿胀、深压痛，左足不能着地踏平，行走时疼痛加重，首先想到下肢深静脉血栓形成。深静脉血栓形成的三大因素：静脉损伤、血流缓慢和血液高凝状态。其中血液高凝状态见于：妊娠、术后、创伤、肿瘤组织裂解产物等，使血小板增高，凝血因子含量增加而抗凝血因子活性降低，导致血管内异常凝血形成血栓。要想明确诊断，首先查下肢超声多普勒，可准确判断静脉内是否有血栓及血栓累及的范围，可作为首选的确诊性检查。

23.【答案】E

【解析】患者突发心悸，心律绝对不齐，心音强弱不等，出现短细脉（心率 > 脉率），该患者心悸最可能的原因是心房颤动。第一心音的形成是由于房室瓣的关闭活动造成的，由于心房的不规则颤动，造成房室瓣不能正常规律地开启与关闭，从而造成第一心音强弱不等。脉搏短绌是因为并非每次心脏收缩均足以打开主动脉瓣或将动脉压力波传至周围动脉．而脉搏的搏动是属于周围动脉的搏动，因此，房颤时出现脉率慢于心率。

24.【答案】A

扫描二维码查看本题考点更多讲解微视频——12 – 18 电除颤。

25.【答案】C

【解析】本题的切入点是心电图，心电图表现为 ST 段抬高见于三种疾病：①急性心包炎，ST 段弓背向下抬高，与本例不符；②变异型心绞痛，ST 段一过性抬高，一过性胸痛，患者为持续性的，故除外；③急性心肌梗死，持续性 ST 段弓背向上抬高、持续性胸痛。其余选项 ST 段不抬高。

26.【答案】A

扫描二维码查看本题考点更多讲解微视频——12 – 19 房颤。

27.【答案】B

【解析】感染性心内膜炎是心脏内膜表面的微生物感染，伴赘生物形成。链球菌和葡萄球菌是主要病原微生物。其好发于青年人，心脏瓣膜是最常受累部位，其次是间隔缺损部位、腱索、心壁内膜。

28.【答案】B

【解析】左心衰以肺循环瘀血及心排血量降低为主要表现（主要为不同程度的呼吸困难）：①劳力性呼吸困难；②端坐呼吸；③夜间阵发性呼吸困难；④急性肺水肿；⑤查体为：双肺底湿啰音。右心衰以体循环瘀血为主要表现：①身体低垂部位水肿（双下肢水肿）；②颈静脉怒张；③肝脏肿大、压痛；④心脏体征（右室扩大）等。这就是“左肺右体”。移动性浊音阳性见于腹水。

29.【答案】C

30.【答案】C

扫描二维码查看本题考点更多讲解微视频——12 – 20 洋地黄中毒。

31.【答案】E

32.【答案】A

【解析】（1）如前面题目所述：①持续性胸痛 + ST 段弓背向上抬高，为急性心肌梗死；②阵发性胸痛 + ST 段弓背向上抬高，为变异型心绞痛；③持续性胸痛 + ST 段弓背向下抬高，为急性心包炎。故本患者为急性心肌梗死。选项中有三个涉及到急性心梗，那就要看定位诊断了：Ⅱ、Ⅲ、aVF 导联——下壁；$V_1 \sim V_5$ 导联——广泛前壁；Ⅰ、aVL 导联——高侧壁；$V_2 \sim V_4$ 导联——前壁；$V_1 \sim V_3$ 导联——前间壁。本患者 $V_1 \sim V_5$ 导联，为急性广泛前壁心肌梗死。（2）急性心肌梗死时，冠脉闭塞后 20 ~ 30 分钟，心肌发生坏死，1 ~ 2 小时心肌呈凝固性坏死，心肌间质充血、水肿。早期再灌注心肌治疗至关重要：即溶栓治疗（尿激酶）或介入治疗，在起病 3 ~ 6 小时内（最多在 12 小时），使闭塞的冠状动脉再通，心肌得到再灌注，濒临坏死的心肌可能得以存活或使坏死范围缩小，对梗死后心肌重塑有利，预后改善，是一种积极的治疗措施。故“时间就是心肌”。

33.【答案】C

34.【答案】E

第十一篇 消化系统

2017 年消化系统——外科部分真题汇总答案解析

1. **【答案】** A

【解析】 急性继发性腹膜炎的手术适应证：①经**非手术治疗 6 ~ 8 小时后（一般不超过 12 小时），腹膜炎症状及体征不缓解反而加重者**；②腹腔内原发病严重，如胃肠道穿孔或胆囊坏疽、绞窄性肠梗阻、腹腔内脏器损伤破裂、胃肠道手术后短期内吻合口瘘所致的腹膜炎；③**腹腔内炎症较重，有大量积液，出现严重的肠麻痹或中毒症状，尤其是有休克表现者**。④腹膜炎病因不明确，且无局限趋势者。

2. **【答案】** B

【解析】 急性化脓性胆管炎的典型临床表现除具有一般胆道感染的 Charcot **三联征（腹痛、寒战高热、黄疸）**外，还可出现**休克、中枢神经系统受抑制的表现，即 Reynolds 五联征**。贫血不在其中。

3. **【答案】** E

【解析】 本题超纲。胆管损伤多见于医源性损伤，本例患者属于医源性损伤——**腹腔镜胆囊切除术**。术后近期发现以下征象应考虑：①胆汁性腹膜炎；②腹腔引流出胆汁；③术后早期出现梗阻性黄疸。本病属于胆道外科的严重问题，可以引起极为严重和难以恢复的后果。故应引起密切关注。本例患者出现黄染 + 粪便白陶土样，确定胆总管梗阻，胆总管损伤会使其狭窄，导致梗阻。

而胆囊管残端漏可以使胆汁减少（部分进入腹腔），不会发生梗阻，胆汁入腹腔腹膜刺激征明显，故不选 D。

【答案】 4. A 5. E

【解析】（1）内痔的主要临床表现为出血和脱出，无痛性间歇性便后鲜血是其常见症状，Ⅲ度内痔：偶有便血，排便或久站、咳嗽、负重时痔脱出，需用手还纳；

（2）外痔的主要临床表现为肛门不适、潮湿不洁、瘙痒，如血栓形成及皮下血肿则有剧痛。**血栓性外痔最常见，表现为肛周暗紫色圆形肿块、有压痛**。

（3）混合痔表现为内痔、外痔的症状同时存在，Ⅲ度以上的内痔多为混合痔。混合痔逐渐加重，呈梅花瓣样脱出肛门，同时肛门括约肌不松弛，称环状痔。痔块脱出被痉挛的括约肌嵌顿可形成嵌顿性痔，严重者发展为绞窄性痔，导致局部肿胀、瘀血甚至坏死。

（4）直肠脱垂主要症状为有肿物自肛门脱出。伴有排便不尽和下坠感。因直肠排空困难，常出现便秘，大便次数增多，呈羊粪样。黏膜糜烂，破溃后有血液流出。

6. **【答案】** B

【解析】 感冒后出现咳嗽出现包块进入阴囊，阴囊内可触及包块，提示腹股沟斜疝。不能还纳伴疼痛考虑嵌顿性疝。腹股沟直疝一般不进入阴囊。

7. **【答案】** D

扫描二维码查看本题考点更多讲解微视频——13 - 21 腹腔脓肿诊断。

8. **【答案】** C

【解析】 **乙状结肠扭转多见于乙状结肠冗长、有便秘的老年人**，以往可有多次腹痛发作，经排便、排气后缓解的病史。病人有**腹部持续胀痛，左腹部明显膨胀**，可见肠型。本例患者完全符合。

直肠指检空虚，指套无染血排除直肠癌；肠鸣音 7 次/分为正常肠鸣音表现，排除麻痹性肠梗阻。腹部膨隆且不对称，以左下腹为著，有压痛，排除右半结肠癌和横结肠癌、**左半结肠癌**。乙状结肠癌肠梗阻的症状表现为不全性或完全性低位肠梗阻症状，如腹胀，腹痛，便秘或便闭，体检可见腹隆、肠型，局部有压痛，并可闻及亢进的肠鸣音。而本例患者肠鸣音正常，可排除。肠系膜血管栓塞表现为血运性肠梗阻发病急骤，早期表现为突然发生剧烈的腹部绞痛，恶心呕吐频繁，部分病人有腹泻。腹部平坦、柔软，可有轻度压痛，肠鸣音活跃或正常。

【注】本题与2006年执业医师真题基本类似，除备选答案略有修改外，题干增加了“既往便秘史10年”，答案就完全不同。

而乙状结肠系膜长且宽，肠管短，故当发生乙状结肠癌时较容易出现肠扭转、梗阻的表现。

9.【答案】A

【解析】本例患者左下腹疼痛、粪便中带有鲜血，肛门下坠感。体重下降，粪便隐血试验（+），贫血，符合结肠癌诊断。肠易激综合征无脓血。肠结核为右下腹痛。痔虽有鲜血便，但无肛门下坠感和体重下降、贫血表现。炎症性肠病以腹泻为主，不会有肛门下坠感、体重下降的表现。

10.【答案】D

【解析】饮酒后出现右上腹疼痛，向右侧肩背部放射，墨菲征（+），符合胆囊炎诊断。其他选项均无墨菲征（+）表现，故不选。

11.【答案】E

【解析】右下腹部有局限性压痛，考虑阑尾炎，出现全腹肌紧张，压痛和反跳痛（+），右下腹为重，提示发生弥漫性腹膜炎。病情加重主要的解剖学原因是阑尾动脉为回结肠动脉的分支，是一种无侧支的终末动脉，所以血运障碍时易发生阑尾坏死。

12.【答案】C

【解析】绞窄疝处理原则：当疝囊内已有感染，或做肠切除肠吻合时手术区被污染者，一般仅做高位疝囊结扎，不做修补术，以免因感染而致修补失败。本例患者小肠坏死，说明已经感染，不能行修补术，只能做高位结扎。

13.【答案】A

【解析】肛瘘：在肛门周围发现单个或多个外瘘口，并不断有少量脓性、血性、黏液性分泌物排出，肛门局部潮湿、瘙痒或搔抓形成溃疡。

肛裂：齿状线以下肛管皮肤层裂伤后的小溃疡，齿状线以下肛管皮肤层裂伤后的小溃疡。

外痔：表现为肛门不适、潮湿不洁、瘙痒，如血栓形成及皮下血肿则有剧痛。

内痔脱出：主要临床表现为出血和脱出，无痛性间歇性便后鲜血是其常见症状，Ⅱ度以上排便有痔块脱出。

混合痔：表现为内痔、外痔的症状同时存在，Ⅲ度以上的内痔多为混合痔。

14.【答案】E

15.【答案】B

16.【答案】C

【解析】（1）患者车祸撞击左下胸部，血压下降，出现腹膜刺激征，移动性浊音（+），说明有大量出血，结合部位，最可能为脾破裂。结肠和小肠破裂可出现腹膜刺激征和移动性浊音，但不会发生大出血而血压下降。肾破裂为腰部受伤。

（2）腹部受伤，首先行腹部B超检查，能根据脏器的形状和大小提示损伤的有无、部位和程度，以及周围积血、积液情况。凡腹内脏器损伤诊断已确定，尤其是伴有休克者，应抓紧时间处理，不必再行X线检查以免加重病情，延误治疗。CT检查对实质脏器损伤及其范围程度有重要的诊断价值。但对于本例患者，不如B超简便快速。腹部外伤一般不做MRI检查。胸部X线主要看有无肋骨骨折。

（3）脾破裂治疗**坚持“抢救生命第一，保留脾第二”的原则**。只有当无休克或容易纠正的一过性休克，影像学检查（B超、CT）证实脾裂伤比较局限、表浅，无其他腹腔内脏器合并伤者，可在严密观察血压、脉搏、腹部体征、血细胞比容及B超定时监测下才行非手术治疗。

2017年消化系统——内科部分真题汇总答案解析

1.【答案】D

【解析】上消化道出血最常见的病因是消化性溃疡。

2.【答案】B

【解析】胰头癌典型临床表现为腹痛、黄疸和消瘦，而常见的首发症状为上腹隐痛。

3.【答案】B

【解析】早期胃癌指病灶仅限于深度不超过黏膜下层者，不论局部有无淋巴结转移。

小胃癌：癌灶直径在10mm以下。

微小胃癌：癌灶直径在5mm以下。

一点癌：胃镜黏膜活检组织中查见癌，但切除后的胃标本虽经全黏膜取材未见癌组织。

4.【答案】C

【解析】蜘蛛痣多出现于上腔静脉分布的区域内，如面、颈、手背、上臂和肩部等处，一般认为蜘蛛痣的出现与肝脏对雌激素的灭活作用减弱有关。

5.【答案】C

扫描二维码查看本题考点更多讲解微视频——13－2 不同部位胃癌淋巴结转移。

6.【答案】E

【解析】非甾体类抗炎药引起的急性糜烂性出血性胃炎，首选抑酸剂，抑制胃酸最有效的药物为 PPI 类，如奥美拉唑。

7.【答案】E

【解析】饥饿性上腹痛为十二指肠溃疡特点，餐后痛为胃溃疡特点，胃癌患者腹痛无规律，并伴有贫血、消瘦。

8.【答案】E

扫描二维码查看本题考点更多讲解微视频——13－3 肝硬化并发症。

9.【答案】B

扫描二维码查看本题考点更多讲解微视频——13－4 X 线钡餐表现。

10.【答案】E

11.【答案】D

【解析】A 选项为十二指肠溃疡表现，C 选项为急性胰腺炎表现。

12.【答案】D

13.【答案】D

14.【答案】B

15.【答案】D

扫描二维码查看本题考点更多讲解微视频——13－5 肝脓肿。

16.【答案】D

17.【答案】A

【解析】扑翼样震颤为肝性脑病的特征性临床表现。

18.【答案】B

【解析】脓血便，抗生素治疗无效，乙状结肠、直肠黏膜广泛弥漫充血、水肿、散在点状糜烂为溃疡性结肠炎的典型表现。

19.【答案】B

【解析】本患者为大面积烧伤引起的急性胃炎，即 Curling 溃疡，现患者并发上消化道大出血，首选抑酸剂 PPI 类。

20.【答案】D

【解析】剧烈呕吐后引起的上消化道大出血即食管贲门黏膜撕裂综合征

21.【答案】E

22.【答案】C

23.【答案】E

24.【答案】A

【解析】口服阿司匹林后引起的急性胃黏膜病变，首选急诊胃镜检查，治疗首选 PPI 类。

2016 年消化系统真题汇总答案解析

1.【答案】A

【解析】直肠下端位于下腹，靠近肛门，此位置破裂不会表现为腹膜炎。

2.【答案】C

【解析】麻痹性肠梗阻的典型临床表现有呕吐、肛门停止排气排便、腹痛腹胀、肠型，没有肠鸣音亢进。

3.【答案】C

【解析】肛裂指齿状线以下肛管皮肤层裂伤后的小

溃疡，方向与肛管纵轴平行，呈梭形，长 0.5～1.0cm，肛裂可有一个或几个裂口存在，但多数肛裂发生在正中线正前或正后，即多发生在胸膝位6点及12点，常引起肛周剧痛。

4.【答案】D

【解析】小肠占据中下腹部大部分空间，故发生损伤机会比较多；结肠损伤发病率仅次于小肠；胃很少受累，约占腹部创伤的3.16%；十二指肠的大部分位于腹膜后，损伤的发生率比胃低，约占整个腹部损伤的1.16%。

5.【答案】C

【解析】根据患者的体征及临床表现可诊断为阑尾炎，腹部B超可确诊。

6.【答案】E

【解析】患者行阑尾炎穿孔切除术后，出现下腹坠胀，里急后重可诊断为阑尾周围脓肿，首选的检查是指诊，腹部B超或CT可确诊。

7.【答案】A

8.【答案】B

9.【答案】D

【解析】在胚胎发育过程中，睾丸由腹膜后第2～3腰椎旁开始逐渐下降，并依次带动腹膜、腹横筋膜及各肌经腹股沟管逐渐下移，最终推动皮肤形成阴囊。随之下移的腹膜形成一鞘突，睾丸则紧贴在其后壁。鞘突下段在婴儿出生后不久成为睾丸固有鞘膜，其余部分即自行萎缩闭锁而遗留一纤维索带。如鞘突不闭锁或闭锁不完全，就成为先天性斜疝的疝囊，构成斜疝或鞘膜积液，或同时存在。

10.【答案】C

【解析】腹股沟斜疝多见于青年人，而老年人多见于腹股沟直疝。

11.【答案】C

【解析】腹痛＋黄疸（皮肤巩膜黄染）＋发热寒战，为典型的胆道疾病夏柯三联征，B超为首选检查。其他检查为进一步检查。

12.【答案】C

13.【答案】B

【解析】腹泻和黏液脓血便见于绝大多数UC患者。腹泻主要与炎症导致大肠黏膜对水钠吸收障碍以及结肠运动功能失常有关，粪便中的黏液脓血则为炎症渗出、黏膜糜烂及溃疡所致。**黏液脓血便是本病活动期的重要表现**。大便次数及便血的程度反映病情轻重，轻者每日排便2～4次，便血轻或无；重者每日10次以上，脓血显见，甚至大量便血。粪质亦与病情轻重有关，多数为糊状，重者可致稀水样。病变限直肠或至乙状结肠患者，除可有便频、便血外，偶尔反有便秘，这是病变引起直肠排空功能障碍所致。

14.【答案】A

扫描二维码查看本题考点更多讲解微视频——13－6肝硬化腹水形成机制。

15.【答案】E

【解析】慢性胃炎最主要的原因为**幽门螺杆菌感染**，与幽门杆菌感染关系密切的疾病还有消化性溃疡、胃癌以及胃黏膜相关淋巴组织（MALT）**淋巴瘤**。

16.【答案】C

【解析】疑诊肝癌的患者，**超声检查为首选影像学检查**，可显示肿瘤的大小、形态、所在部位以及肝静脉或门静脉有无癌栓等。有经验的超声科医生能发现直径1.0cm左右的微小癌灶。可作为高发人群中的普查工具。彩色多普勒血流成像可分析测定进出肿瘤的血液流量，有助于鉴别病变的良恶性质。除了B超，AFP也已广泛用于肝癌的普查、诊断、判断治疗效果及预测复发。

17.【答案】D

【解析】**腹痛为急性胰腺炎患者主要表现和首发症状，突然起病，程度轻重不一，可为刀割样痛、钝痛、钻痛或绞痛，呈持续性，可有阵发性加剧，不能为胃肠解痉药缓解，进食可加重。疼痛部位多位于中上腹，可向腰背部呈带状放射，取弯腰抱膝位可缓解疼痛**。腹痛发生的主要机制是：①炎性渗出液和胰液外溢刺激腹膜和腹膜后组织；②胰腺的急性水肿、炎症刺激和牵拉包膜上的神经末梢；③胰管阻塞或伴胆囊炎、胆石症引起疼痛；④胰腺炎症累及肠道，导致肠胀气和肠麻痹。

18.【答案】D

【解析】门脉高压形成以后，会引起侧支循环建立和开放，临床上有三支重要的侧支循环开放，即食管和胃底静脉，痔静脉（肛管周围），腹壁静脉（脐周），不包括下肢。

19.【答案】E

【解析】肿瘤侵犯上腔静脉表现为上腔静脉阻塞综合征，压迫上腔静脉，引起面部、颈部、上肢和上胸部静脉怒张，皮下组织水肿，上肢静脉压升高；**侵犯喉返神经出现声音嘶哑**；侵犯颈交感神经节出现Horner综合征，表现为同侧上眼睑下垂、眼球内陷、瞳孔缩小、面部无汗；侵犯膈神经引起同侧膈肌麻痹。

20.【答案】E

21.【答案】C

【解析】年轻女性，上腹隐痛，疼痛无规律，查体未见异常首先考虑慢性胃炎；慢性阑尾炎特征性体征为右下腹压痛；慢性胆囊炎临床表现常不典型，多数病人有胆绞痛病史，病人常在饱餐、进食油腻食物后出现腹胀、腹痛；慢性胰腺炎的五联征：腹痛、钙化、假囊肿、脂肪泻、糖尿病；胃食管反流病的典型临床表现为反酸、烧心。

22.【答案】A

【解析】患者为肠道疾病，脓血便半年，加重1周提示溃疡性结肠炎的可能性大，但是尚需和其他肠道疾病鉴别，首选检查结肠镜，不仅可观察病灶形态，且可取活组织进行病理检查。

23.【答案】B

24.【答案】B

【解析】患者为口服阿司匹林引起的急性胃黏膜病变造成的上消化道出血，治疗首选**抑制胃酸分泌的药物**。血小板聚集及血浆凝血功能所诱导的止血作用需要在 $pH>6.0$ 时才能有效发挥，而且新形成的凝血块在 $pH<5.0$ 的胃液中会迅速被消化。所以，抑制胃酸分泌，提高胃内pH值具有止血作用。临床上，对消化性溃疡和急性胃黏膜损害所引起的出血，**常规给予 H_2 受体拮抗剂或质子泵抑制剂**，但**质子泵抑制剂**提高及维持胃内pH值的作用优于 **H_2 受体拮抗剂**，故首选**质子泵抑制剂（奥美拉唑）**。

25.【答案】D

26.【答案】A

【解析】老年女性、乏力、低热以及右侧中腹部扪及5cm×3cm纵行肿块初步考虑为肠结核，但是不能排除肿瘤以及克罗恩病，为了鉴别诊断可首选结肠镜，不仅可直观观察肿块形态，还可取活组织进行病理检查，肠结核为干酪样肉芽肿；克罗恩病为非干酪样肉芽肿；结肠癌可找到癌细胞。

27.【答案】C

【解析】患者出血原因可能为口服"止痛药"引起的急性胃黏膜病变或者为胃溃疡引起，亦可能二者兼有，但是不管原因为哪种都属于**非曲张静脉上消化道出血**，治疗首选**抑制胃酸分泌的药物**：血小板聚集及血浆凝血功能所诱导的止血作用需要在 $pH>6.0$ 时才能有效发挥，而且新形成的凝血块在 $pH<5.0$ 的胃液中会迅速被消化。所以，抑制胃酸分泌，提高胃内pH值具有止血作用。临床上，对消化性溃疡和急性胃黏膜损害所引起的出血，**常规给予 H_2 受体拮抗剂或质子泵抑制剂**，但**质子泵抑制剂**提高及维持胃内pH值的作用优于 **H_2 受体拮抗剂**，故首选**质子泵抑制剂（奥美拉唑）**。

28.【答案】D

扫描二维码查看本题考点更多讲解微视频——13-7慢性胃炎的胃镜表现。

【解析】本题鉴别点在于胃镜的表现，慢性浅表性胃炎可见红斑（点、片状或条状）、黏膜粗糙不平、出血点/斑、黏膜水肿、渗出等基本表现。内镜下萎缩性胃炎有两种类型，即单纯萎缩性胃炎和萎缩性胃炎伴增生。前者主要表现为黏膜红白相间/白相为主、血管显露、色泽灰暗、皱襞变平甚至消失；后者主要表现为黏膜呈颗粒状或结节状。内镜下消化性溃疡多呈圆形或椭圆形，也有呈线形，边缘光整，底部覆有灰黄色或灰白色渗出物，周围黏膜可有充血、水肿，愈合期可见再生上皮及皱襞向溃疡集中。根据胃镜下表现，可诊断为**慢性浅表性胃炎（慢性非萎缩性胃炎）**。

【错误解析思路】不能正确区分慢性萎缩性胃炎和慢性非萎缩性胃炎的镜下表现，二者镜下区别一是慢性非萎缩性胃炎以红为主，慢性萎缩性胃炎红白相间/白相为主；二是**慢性非萎缩性胃炎没有黏膜的萎缩**。

29.【答案】B

【解析】幽门梗阻餐后上腹饱胀、上腹疼痛加重，伴恶心、呕吐，其中突出症状是呕吐，原因为幽门梗阻不能进入小肠；呕吐物多为宿食，酸臭味，幽门梗阻后呕吐物为胃内容物，含大量HCl，造成低血钾、低氯碱中毒。

30.【答案】E

【解析】HBsAg阳性10余年，现出现肝功能减退的情况最有可能已经进展到肝硬化阶段，肝硬化特征性肝脏组织病理改变为假小叶形成。急性（普通型）肝炎以细胞水肿为主（细胞气球样变），**碎片状坏死**：肝小叶周边部界板肝细胞的灶性坏死和崩解，常见于**慢性肝炎**。

桥接坏死：指中央静脉与汇管区之间，两个汇管区之间，或两个中央静脉之间出现的互相连接的坏死带，常见于**中度与重度慢性肝炎**。

31.【答案】A

扫描二维码查看本题考点更多讲解微视频——13-8溃疡性结肠炎的治疗。

【解析】患者腹痛，脓血便且抗生素治疗无效可诊断为溃疡性结肠炎，根据病情严重程度分为：①轻度：腹泻每日4次以下，便血轻或无，无发热、脉速，贫血无或轻，红细胞沉降率正常。②重度：腹泻>6次/天，并有明显黏液脓血便，体温>37.5℃、脉搏>90次/分，血红蛋白<100g/L，红细胞沉降率>30mm/h。③中度：介于轻度与重度之间。患者大便2～3次/天，说明患者为轻度溃疡性结肠炎，氨基水杨酸制剂：**柳氮磺吡啶（简称SASP）是治疗本病的常用药物，适用于轻、中型患者或重型经糖皮质激素治疗已有缓解者**。而糖皮质激素**对急性发作期有较好疗效，适用于对氨基水杨酸制剂疗效不佳的轻、中型患者，特别适用于重度患者。一般予口服泼尼松**。

【错误思路分析】*没有考虑溃疡结肠炎的分型，而直接选糖皮质激素。*

32.【答案】C

33.【答案】E

34.【答案】C

【解析】乙肝病史多年，消化道出血3天后出现意识不清，查体腹水、脾大及扑翼样震颤（+），即可诊断为肝性脑病。上消化道出血原因即为食管胃底静脉曲张破裂引起上消化道大出血，经适当治疗，可于短时间内停止出血。由于肠道积血需经数日（一般约3日）才能排尽，故不能以黑便作为继续出血的指标。临床上出现以下情况应考虑再出血或继续出血：①反复呕血，或黑便次数增多、稀便，伴有肠鸣音亢进；②血红蛋白含量、血细胞比容与红细胞计数继续下降，网织红细胞计数持续增高；③周围循环衰竭经充分补液输血而未见明显改善，或虽暂时好转而又恶化；④补液与尿量足够的情况下，血尿素氮再次或持续增高。食管胃底静脉曲张破裂大出血的**药物止血：血管加压素是常用药物**，机制是通过对内脏血管的收缩作用，减少门脉血流量，降低门脉及其侧支循环的压力，从而控制食管、胃底静脉曲张出血。但剂量不良反应大，常见的有腹痛、心律失常、血压升高、心绞痛，严重可发生心肌梗死。**主张同时使用硝酸甘油。生长抑素及奥曲肽因不伴全身血流动力学改变，短期使用无严重不良反应，成为治疗食管胃底静脉曲张出血最常用的药物。**

【错误解题思路】*食管胃底静脉曲张破裂引起上消化道出血的药物治疗首选生长抑素及奥曲肽，由于垂体后叶素不良反应较大已不作为首选。*

35.【答案】A

36.【答案】E

37.【答案】C

【解析】根据患者既往史以及临床表现很容易得出幽门梗阻的诊断，确诊有赖于胃镜检查。一旦诊断先行非手术治疗，目的是解除梗阻、使食物和胃液进入小肠，从而改善营养和纠正水、电解质的紊乱。应充分做好术前准备，**术前2～3天行胃肠减压，并每日用高渗温盐水洗胃，以减轻胃壁水肿。幽门梗阻患者呕吐大量胃内容物，包括盐酸，从而使患者出现低钾、低氯性碱中毒，故不宜再输注碳酸氢钠，而温生理盐水可以用来进行洗胃，以便能把胃内容物更好地清洗干净。**

38.【答案】D

39.【答案】B

【解析】尿中胆红素阳性，尿胆原阴性，说明为梗阻性黄疸，五个选项中只有壶腹部肿瘤能引起梗阻性黄疸。胆红素代谢是本系统难点，请扫描二维码，聆听郭老师的精彩讲解。

扫描二维码查看本题考点更多讲解微视频——13－1胆红素代谢。

40.【答案】B

【解析】消化道穿孔主要症状是：突然发生的剧烈腹痛，呈刀割样，从上腹部开始，很快扩散到全腹；与原有的症状不同使患者非常清楚地记得此次发病的明确时间；常伴有恶心、呕吐。体格检查：患者腹肌紧张，呈“板状腹”，全腹有压痛和反跳痛，肠鸣音消失，肝浊音界缩小或消失。立位X线检查发现有膈下游离气体可确定诊断。对症治疗需进行胃肠减压，维持水电解质平衡及抗感染治疗等，而对于怀疑消化道穿孔者不宜进行胃镜检查，以免加重穿孔。

41.【答案】C

【解析】急性肾功能衰竭透析指征有：①急性肺水肿；②**血钾≥6.5mmol/L**；③BUN≥21.4mmol/L或Scr≥442μmol/L；④高分解状态（Scr每日升高≥176.8μmol/L或BUN每日升高≥8.9mmol/L，血钾每日上升1mmol/L）；⑤无尿2天或少尿4天；⑥酸中毒，pH<7.15或二氧化碳结合力<13mmol/L；⑦尿毒症症状严重，如嗜睡、昏迷、抽搐、癫痫发作等。

本患者为急性重症胰腺炎引起的急性肾衰竭，血钾6.9mmol/L，BUN 25.2mmol/L，肌酐577μmol/L，均已达到透析指标。

【思路拓展】CRF患者透析治疗的目的是为了维持生命。开始透析的指征有：①肌酐清除率<10ml/min；②血肌酐≥707μmol/L（8mg/dl）；③血尿素氮≥28.5mmol/L（80mg/dl）；④血钾≥6.5mmol/L；⑤代谢

性酸中毒；⑥明显水潴留症状；⑦尿毒症症状明显；⑧出现贫血、心包炎、消化道出血等严重并发症。

不管急性肾衰竭还是慢性肾衰竭，血钾≥6.5mmol/L都是透析的指征。

2015年消化系统真题汇总答案解析

1.【答案】D

【解析】急性梗阻性化脓性胆囊炎的病因即是“梗阻性”，A、C、E不会出现梗阻可除外，而B、D选项的区别在于结石所存在的部位，胆管结石所处部位更为狭窄因而容易出现梗阻，故选之。

2.【答案】B

【解析】绞窄性疝是嵌顿性疝不能及时解除，被嵌顿的肠壁及其系膜的血流减少甚至被完全阻断，最终变黑、坏死。

3.【答案】D

【解析】血栓性外痔是最常见的外痔，发生了血栓形成及皮下血肿而有剧痛。

首先因表现为“剧痛”，而除外A、E选项；其次血栓形成多为紫色，除外B；皮下血肿多为具有张力的圆形肿块，除外C。

4.【答案】C

【解析】肝与脾均是体内大的静脉窦，所以破裂时易出现大量的腹内出血，导致血容量不足而出现休克等危重情况。若是空腔脏器破裂，胆汁、胰液、胃液等流入腹腔，则会出现急性弥漫性腹膜炎和败血症等危重情况。

5.【答案】E

【解析】本病例诊断为肛周脓肿，其重点是“波动感”，提示脓肿已形成，故最有效的治疗是切开引流。而其他选项，均为非手术疗法。

6.【答案】C

【解析】首先从肿块所在部位判断，5个选项均是符合的，所以通过乏力、发热、贫血症状去推断：肾肿瘤“三联征”为无痛性肉眼血尿、腰痛、腹部肿块，本题题干无此信息，除外；输尿管肿瘤也是以血尿（无痛性）为主要症状，有时会出现尿路梗阻等症状，可除外；十二指肠肿瘤、小肠肿瘤大纲无要求，除外。仅剩下升结肠癌，其实本题考查的就是右半结肠癌和左半结肠癌鉴别的考点：两者基于解剖部位不同，其功能与肠内容物也有差异——右半结肠主要功能是吸收水分及少量葡萄糖、电解质等，肠内容物主要为液体或半流体，肿瘤类型多为肿块型或溃疡型，出现癌变后以全身症状、贫血、腹部肿块为主，符合本题题干信息，故选C；而左半结肠，主要分泌碱性黏液润滑肠黏膜，肠内容物为成形大便，出现癌变是以肠梗阻、便秘或腹泻、便血等症状为主，以资鉴别。

7.【答案】D

【解析】虽然上消化道出血最常见的病因是消化性溃疡，但根据题干所示腹壁静脉曲张、黄疸、脾大（肝不大）、腹水等信息，考虑诊断为肝硬化失代偿期，故除外A、B、C、E选项。

8.【答案】C

【解析】目前主要应针对出血状况，胃镜检查是明确上消化道出血病因的首选检查方法，故行急诊胃镜以了解出血部位，同时还可行内镜下止血治疗。

9.【答案】D

【解析】患者目前血压、心率尚稳定，也未达到紧急输血指征，可先给予葡萄糖盐水或平衡液，维持血容量和电解质水平。

10.【答案】B

【解析】本病例无黄疸，除外A、D；无AFP升高等证据，除外C；而E的诊断需明确的影像学结果，也可除外。其实最重要的是要注意“右肋弓及腋中处肋间皮肤水肿”是细菌性肝脓肿特异性体征，是由于巨大的肝脓肿所致。

11.【答案】E

【解析】细菌性肝脓肿最主要的原因是细菌经胆道逆行感染，而胆道感染最常见的致病菌是大肠埃希菌。

12.【答案】E

【解析】肝胆系疾病的首选影像学检查一般是B超，肝脓肿时，腹部B超可以明确其部位、大小，是首选的检查方法。

13.【答案】D

14.【答案】E

【解析】本题是多次出现的超纲题。网校讲义专门列“临床常见肠梗阻（历年考题涉及）”，希望引起重视。

15.【答案】C

16.【答案】E

【解析】本组题属于症状与体征的考点，只要了解肝胆解剖和常见肝胆疾病的病变部位，即可理解此考点。所以在外科系统疾病中，解剖是重要的基础课程。

17.【答案】A

【解析】**上消化道出血急性出血期内进行钡餐检查有促使休克的发生，或使原已停止的出血再出血，因而不宜施行**。凝血功能、肝功能检查、腹部B超为常规检查，胃镜检查可确诊。

18.【答案】E

【解析】幽门梗阻餐后上腹饱胀、上腹疼痛加重，伴恶心、呕吐。其中突出症状是呕吐，原因为幽门梗阻不能进入小肠；呕吐物多为宿食，酸臭味，不含胆汁原因为胃内含大量HCl，故呕吐物为酸臭味，从胆总管流出的胆汁不能通过梗阻的幽门而进入胃，**故呕吐物中不含胆汁**。

19.【答案】D

扫描二维码查看本题考点更多讲解微视频——13－9 上消化道出血的病因。

20.【答案】D

【解析】**中毒性巨结肠多发生在暴发型或重症溃疡性结肠炎患者**。此时结肠病变广泛而严重，累及肌层与肠肌神经丛，肠壁张力减退，结肠蠕动消失，肠内容物与气体大量积聚，引起急性结肠扩张，一般以横结肠为最严重。常因低钾、钡剂灌肠、使用抗胆碱能药物或阿片类制剂而诱发。临床表现为病情急剧恶化，毒血症明显，有脱水与电解质平衡紊乱，出现鼓肠、腹部压痛，肠鸣音消失。本例患者符合中毒性巨结肠的表现；辅助检查血常规白细胞计数显著升高。X线腹部平片可见结肠扩大，结肠袋形消失。

21.【答案】B

【解析】根据患者典型临床表现（空腹和夜间疼痛）诊断为十二指肠溃疡，十二指肠溃疡发病机制以胃酸分泌过多为主，**缓解症状最佳的药物为抑制胃酸作用最强的质子泵抑制剂（如奥美拉唑）**。

22.【答案】C

【解析】肝肾综合征是指发生在严重肝病基础上的肾衰竭，但肾脏本身并无器质性损害，故又称功能性肾衰竭。主要见于伴有腹水的晚期肝硬化或急性肝功能衰竭患者。HRS临床表现为自发性少尿或无尿，氮质血症和血肌酐升高，稀释性低钠血症，低尿钠。肝肾综合征的诊断标准：①肝硬化合并腹水；②急进型血清肌酐浓度在2周内升至2倍基线值，或 $>226\mu mol/L$。**本患者腹部无压痛及腹膜刺激征表现，故排除自发性腹膜炎**。AFP正常，排除肝癌；继发性腹膜炎和门静脉血栓形成不考虑。

23.【答案】C

【解析】根据患者周期性空腹及夜间上腹痛、口服抑酸剂可以缓解可初步诊断为十二指肠溃疡，饱餐后突发上腹剧烈疼痛考虑并发穿孔。消化性溃疡穿孔的主要症状是：突然发生的剧烈腹痛，呈刀割样，从上腹部开始，很快扩散到全腹；与原有的症状不同使患者非常清楚地记得此次发病的明确时间；常伴有恶心、呕吐。体格检查：患者腹肌紧张，呈"板状腹"，全腹有压痛和反跳痛，**肠鸣音**消失，肝浊音界缩小或消失。立位X线检查可发现有膈下游离气体；振水音阳性见于幽门梗阻；肋脊点位于背部第12肋骨与脊柱的交角（肋脊角）的顶点，为全身体格检查的一部分。肋脊点和肋腰点是肾脏一些炎症性疾患，如肾盂肾炎、肾脓肿和肾结核等常出现的压痛部位；墨菲（Murphy）征阳性见于急性胆囊炎；肠鸣音亢进：肠蠕动增强时，肠鸣音次数增多且肠鸣音响亮、高亢，甚至呈叮当声或金属音，称为肠鸣音亢进，见于**机械性肠梗阻**。

24.【答案】E

【解析】服用非甾体抗炎药后引起上消化道出血，考虑为急性胃黏膜病变，**确诊则有赖于胃镜检查发现糜烂及出血病灶**，由于胃黏膜修复很快，当提示本病时，应尽早行**胃镜检查确诊（24～48小时内进行）**。

25.【答案】B

26.【答案】B

【解析】^{13}C 尿素呼气试验阳性提示幽门螺杆菌感染，对幽门螺杆菌感染引起的消化性溃疡，根除幽门螺杆菌不但可促进溃疡愈合，而且可预防溃疡复发，从而彻底治愈溃疡。因此，凡有幽门螺杆菌感染的消化性溃疡，无论初发或复发、活动或静止、有无并发症，均应予以根除幽门螺杆菌治疗。

27.【答案】C

28.【答案】D

【解析】**手术在胃癌的治疗中占主导地位，根治性手术是能够达到治愈的重要方法**。只要患者条件许可又无明显远处转移，均应手术探查，争取根治切除。即使不能达到根治目的，也应当使肿瘤组织减少到最低程度，以便为其他非手术治疗创造条件，进行合理的综合治疗。

29.【答案】C

30.【答案】C

【解析】胃癌根治手术后腹腔种植是胃癌术后复发的主要原因之一。中晚期胃癌容易浸润浆膜层，加上手术时对癌肿的挤压，癌细胞残留在腹腔内的机会很多。**目前临床上多在手术结束关腹前用大量温热蒸馏水灌洗腹腔，对预防腹腔种植能取得良好的效果。**

题目中胃癌已侵犯浆膜层，存在腹腔内种植播散的危险因素，温热蒸馏水冲洗可减少可能残留在腹腔内的肿瘤细胞。另外可防止术后低体温。防止粘连的应该是用几丁糖凝胶那一类的，起润滑作用，蒸馏水没有这种功能。

31. 【答案】A

32. 【答案】E

33. 【答案】A

2014 年消化系统——内科部分真题汇总答案解析

1. 【答案】C

【解析】淋巴结转移是胃癌的主要转移途径，进展期胃癌的淋巴结转移率高达70%左右，引流胃的区域淋巴结有16组，依据它们距胃的距离，可分为3站。第一站为胃旁淋巴结按照贲门右、贲门左、胃小弯、胃大弯、幽门上、幽门下淋巴结的顺序编为1～6组，7～16组淋巴结原则上按照动脉分支排序分别为胃左动脉旁、肝总动脉旁、腹腔动脉旁、脾门、脾动脉旁、肝十二指肠韧带内、胰后、肠系膜上动脉旁、结肠中动脉、腹主动脉旁淋巴结。胃癌由原发部位经淋巴网向第一站（N_1）胃周淋巴结转移继之癌细胞随支配胃的血管，沿血管周围淋巴结向心性转移至第二站（N_2），并可向更远的第三站淋巴结转移（N_3），不同部位胃癌各站淋巴结的划分不同，胃体部第一站包括1，3，4，5，6，即贲门右、胃小弯、胃大弯、幽门上、幽门下淋巴结。但是不管怎样最先受累的都是第一站。

2. 【答案】A

扫描二维码查看本题考点更多讲解微视频——13－11 HP检测。

3. 【答案】E

【解析】**消化性溃疡最常见的并发症为出血；肝硬化最常见的并发症为食管胃底静脉曲张破裂出血；上消化道出血最常见的病因为消化性溃疡，此知识点在课堂中反复强调，且历年常考。**

4. 【答案】B

【解析】幽门梗阻餐后上腹饱胀、上腹疼痛加重，伴恶心、呕吐。其中突出症状是呕吐原因为幽门梗阻不能进入小肠。呕吐物多为宿食，酸臭味，不含胆汁原因为胃内含大量HCl，故呕吐物为酸臭味，从胆总管流出的胆汁不能通过梗阻的幽门而进入胃，故呕吐物中不含胆汁。

5. 【答案】B

【解析】引起血清壁细胞抗体及内因子抗体升高的疾病是自身免疫性胃炎，又称A型萎缩性胃炎，以胃体萎缩为主，由于内因子抗体阳性，使内因子减少导致维生素 B_{12} 吸收不良，出现巨幼红细胞性贫血。慢性萎缩性胃炎，胃窦萎缩为主多由于Hp感染有关，一般不会引起贫血。

6. 【答案】C

【解析】对幽门螺杆菌感染引起的消化性溃疡，根除幽门螺杆菌不但可促进溃疡愈合，而且可预防溃疡复发，从而彻底治愈溃疡。因此，凡有幽门螺杆菌感染的消化性溃疡，无论初发或复发、活动或静止、有无并发症，均应予以根除幽门螺杆菌治疗。目前推荐以PPI或胶体铋为基础加上两种抗生素的三联治疗方案，治疗失败后的再治疗比较困难，可换用另外两种抗生素，或采用PPI、胶体铋合用两种抗生素的四联疗法。

7. 【答案】B

8. 【答案】C

【解析】患者腹痛、脂肪泻及B超显示胰腺多发钙化灶，诊断为慢性胰腺炎，腹痛、腹泻可给予胰酶制剂缓解症状。

9. 【答案】E

【解析】该患者间断性上腹痛，进餐后加重，考虑胃溃疡。溃疡的直接X线征象为龛影，间接征象为局部压痛、胃大弯侧痉挛性切迹、十二指肠球部激惹及球部畸形等。目前患者无胃癌症状且X线检查不符合胃癌诊断。

【解题思路】此题其实很简单，但是稍不注意就会误选为胃癌，考生在做题时一定要认真仔细。

10. 【答案】E

11. 【答案】D

12. 【答案】C

【解析】患者上消化道出血，因长期服用阿司匹林，阿司匹林属于非甾体抗炎药，直接损伤胃黏膜上皮层或通过抑制环氧合酶而抑制在维护黏膜屏障完整方面起重要作用的生理性前列腺素 E 的产生，故容易引起急性胃黏膜病变。确诊则有赖于胃镜检查发现糜烂及出血病灶，由于胃黏膜修复很快，当提示本病时，应尽早行胃镜检查确诊。治疗应常规给予抑制胃酸分泌的 H_2受体拮抗剂或质子泵抑制剂，降低胃内酸度，质子泵抑制剂抑制胃酸作用最强，为首选。

13. **【答案】**E

【解析】患者黏液脓血便 + 抗生素治疗无效 + 乙状结肠及直肠黏膜广泛充血糜烂 + 隐窝脓肿可诊断为溃疡性结肠炎，氨基水杨酸制剂是治疗本病的常用药物。适用于轻、中型患者或重型经糖皮质激素治疗已有缓解者。左氧氟沙星为抗生素，治疗溃疡性结肠炎无效。

14. **【答案】**A

15. **【答案】**C

【解析】门静脉高压的病理生理：①门体侧支循环开放：食管胃底静脉曲张、痔核、腹壁静脉扩张；②脾肿大及脾功能亢进：血细胞三系减少，出血倾向及贫血；③腹水：腹胀，移动性浊音阳性，腹水由肝功能减退（肝合成白蛋白减少致低蛋白血症）所致。根据其病理生理，门脉高压主要临床表现包括脾大、脾功能亢进、呕血、腹水或非特异性的全身症状（如厌食、疲乏、嗜睡等）。肝掌为肝功能减退时雌激素灭活减少导致雌激素增多所致。

16. **【答案】**B

扫描二维码查看本题考点更多讲解微视频——13－10 肝性脑病。

【解析】巴比妥类、苯二氮䓬类镇静剂能够诱发或加重肝性脑病，故肝性脑病患者禁用。乳果糖是一种合成双糖，口服到达结肠后被分解为乳酸、乙酸而降低肠道 pH 值，使肠道细菌产氨减少，氨的吸收减少，并促进血液中的氨渗入肠道排出。清洁肠道特别适用于上消化出血或便秘患者可用乳果糖、乳梨醇或 25% 硫酸镁口服或鼻饲导泻，生理盐水或弱酸溶液（如稀醋酸溶液）清洁灌肠，禁用肥皂水灌肠；肝性脑病患者可口服抗生素，口服抗生素可抑制肠道产尿素酶的细菌，减少氨的生成。常用的抗生素有新霉素、甲硝唑、利福昔明等，一般不静滴抗生素。目前患者无输血指征故也不宜输血。

17. **【答案】**D

【解析】超声检查为首选影像学检查，可显示肿瘤的大小、形态、所在部位以及肝静脉或门静脉有无癌栓等。有经验的超声科医生能发现直径 1.0cm 左右的微小癌灶，可作为高发人群中的普查工具。彩色多普勒血流成像可分析测定进出肿瘤的血液流量，有助于鉴别病变的良恶性质。

18. **【答案】**D

【解析】胃镜检查是目前明确上消化道出血病因的首选检查方法。胃镜检查在直视下顺序观察食管、胃、十二指肠球部直至降段，从而判断出血病变的部位、病因及出血情况。X 线钡餐检查目前已多被胃镜检查所代替，故主要适用于有胃镜检查禁忌或不愿进行胃镜检查者，但对经胃镜检查出血原因未明，怀疑病变在十二指肠降段以下小肠段，则有特殊诊断价值。选择性动脉造影、吞棉线试验、放射性核素 ^{99m}Tc 标记红细胞扫描及小肠镜检查等主要适用于不明原因的小肠出血。由于胃镜检查已能彻底检查十二指肠降段以上消化道病变，故上述检查很少应用于上消化道出血的诊断。

2014 年消化系统——外科部分真题汇总答案解析

1. **【答案】**A

2. **【答案】**E

【解析】急性胆囊炎的典型体征是墨菲征阳性，而胆结石只有并发感染时才有墨菲征阳性。Grey－Turner 征阳性为胰腺炎体征。Mc－Burney 点有压痛及反跳痛为阑尾炎的典型体征。肝浊音界缩小往往提示胃肠穿孔。

3. **【答案】**E

【解析】急性梗阻性化脓性胆管炎的典型临床表现**为夏柯三联征（腹痛、寒战高热、黄疸）+休克或精神神经症状**。不包含贫血。

4. **【答案】**E

【解析】血清淀粉酶正常排除胰腺炎；右肋下可触及肿大胆囊排除肝门部癌。无压痛排除胆总管结石和胆囊癌。

5. **【答案】**E

【解析】B 超安全、快速、简便和经济，能检查出 2cm 以上的结石，是诊断胆道疾病的首选方法。根据胆管有无扩张、扩张部位和程度，可以对黄疸进行定性和定位诊断。还可以诊断胆囊炎、胆道肿瘤、胆道蛔虫和先天胆道畸形。

6.【答案】C

【解析】内镜逆行胰胆管造影（ERCP）可以直观十二指肠及乳头部病变情况，还可以取材活检，故早年作为诊断胆道疾病的“金标准”。但是因为牵拉胆管和胰腺，可诱发胰腺和胆道感染，故目前已被 MRCP 所取代。

7.【答案】D

【解析】转移性右下腹痛和 WBC 增高，可诊断为急性阑尾炎。其发病的解剖基础是，阑尾动脉为回结肠动脉的分支，是一种无侧支的终末动脉，所以血运障碍时易发生阑尾坏死。

8.【答案】B

【解析】结核性腹膜炎腹痛多位于脐周、下腹。结核毒血症常见，主要是发热与盗汗。腹水由结核病毒血症或腹膜炎伴有肠功能紊乱引起。腹水检查对鉴别腹水性质有重要价值。比重一般超过 1.018，蛋白质含量在 25g/L 以上，血清－腹水白蛋白梯度（SAAG）<11g/L；白细胞超过 500×10^6/L，以淋巴细胞为主。本例患者均符合结核性腹膜炎。腹腔恶性肿瘤时腹水找到癌细胞。肝硬化腹水为漏出液，并且伴失代偿期肝硬化的典型表现，不难鉴别。原发性腹膜炎因腹腔内无原发性病灶，以细菌致病为主要表现。

9.【答案】A

【解析】**老年人＋大便带血＋体重下降，高度怀疑结肠、直肠癌，故确诊的检查为结肠镜**。超声、CT 检查，只是有助于发现转移灶，还可了解腹部肿块。血清癌胚抗原（CEA），约 60% 结肠癌患者高于正常，但特异性不高，主要用于手术效果的判断及术后复发的检测。X 线气钡灌肠对比造影：可发现充盈缺损、肠腔狭窄、黏膜皱襞破坏等征象，显示癌肿部位和范围。

10.【答案】B

【解析】典型肛裂周期性疼痛指排便时疼痛（排便时烧灼样或刀割样疼痛）、间歇期（便后数分钟缓解期）、括约肌挛缩痛（肛管括约肌收缩痉挛，可持续数小时），直至括约肌疲劳、松弛后疼痛缓解，再次大便又出现疼痛。

11.【答案】D

【解析】血栓性外痔最常见。表现为肛周有暗紫色长圆型肿物，质硬、压痛明显。

12.【答案】D

【解析】左下胸部外伤史＋左下腹皮肤瘀斑＋血压下降，高度怀疑脾破裂。肾破裂不会导致大出血，损伤位置也不符合。小肠破裂、结肠破裂、胃破裂为空腔脏器损伤，以腹膜刺激征为主要表现。

13.【答案】E

【解析】B 超检查用于诊断肝、脾、胰、肾的损伤，能根据脏器的形状和大小提示损伤的有无、部位和程度，以及周围积血、积液情况。CT 检查对实质脏器损伤及其范围程度有重要的诊断价值。CT 影像比 B 超更为精确，假阳性率低，但不作为首选。凡腹内脏器损伤诊断已确定，尤其是伴有休克者，应抓紧时间处理，不必再行 X 线检查以免加重病情，延误治疗。主要用于空腔脏器破裂检查和骨折等检查。

14.【答案】A

【解析】**脾破裂治疗原则为“抢救生命第一，保留脾第二”。迅速施行全脾切除术。其他选项均为保守治疗措施。**

15.【答案】B

扫描二维码查看本题考点更多讲解微视频——13－22 绞窄性肠梗阻处理。

2013 年消化系统——外科部分真题汇总答案解析

1.【答案】B

【解析】经腹直肠癌切除、近端造口、远端封闭手术（Hartmann 手术），适用于一般情况差，不能耐受 Miles 手术或**急性梗阻不宜行 Dixon 手术的直肠癌患者**。

经腹腔直肠癌切除术（Dixon 手术）又称直肠前切除术，是目前应用最多的直肠癌根治术，原则上适用于腹膜反折以上的直肠癌。经腹腔直肠癌切除术（Dixon 手术），一般要求**癌肿距齿状线 5cm 以上**。

腹会阴联合直肠癌根治术（Miles 手术）原则上适用于腹膜反折以下的直肠癌。一般要求**癌肿距齿状线 5cm 以下**。

局部切除术适用于肿瘤位于直肠中下段、瘤体小

（**直径在 2cm 以下**）、大体形态为隆起型、组织分化程度高、T 分期为 T_1 期（局限于黏膜或黏膜下层）的直肠癌。

升结肠造瘘术为结肠远端穿孔或肿瘤并发急性完全梗阻的临时缓解措施。

2.【答案】C

【解析】**探查次序原则上应先探查肝、脾等实质性器官**，同时探查隔肌有无破损。接着从胃开始，逐段探查十二指肠第一段、空肠、回肠、大肠以及其系膜。然后探查盆腔脏器，最后则切开胃结肠韧带显露网膜囊，检查胃后壁和胰腺。

3.【答案】E

【解析】老年人初发机械性肠梗阻最常见的病因为肿瘤和肠粘连。本题易错选 B。**乙状结肠扭转多见于乙状结肠冗长、有便秘的老年人**，应注意二者的逻辑关系。D 小肠扭转见于小儿。

4.【答案】C

【解析】患者大面积烧伤后排排柏油便 3 次，提示应激性溃疡导致的上消化道出血。临床上，对消化性溃疡和急性胃黏膜损害所引起的出血，**常规给予 H_2 受体拮抗剂或质子泵抑制剂**，后者提高及维持胃内 pH 值的作用优于前者（D）。急性出血期采取静脉途径给药，如**西咪替丁、雷尼替丁、法莫替丁、奥美拉唑等**。口服胃黏膜保护剂用于消化道溃疡的治疗（A）；静脉应用止血药为食管、胃底静脉曲张破裂大出血的治疗措施（B）。患者血压正常，输血无必要（E）。

5.【答案】E

【解析】本题超纲。胆管损伤多见于医源性损伤，本例患者属于医源性损伤——**腹腔镜胆囊切除术**。术后近期发现以下征象应考虑：①胆汁性腹膜炎；②腹腔引流出胆汁；③术后早期出现梗阻性黄疸。本病属于胆道外科的严重问题，可以引起极为严重和难以恢复的后果。故应引起密切关注。本例患者出现黄染 + 粪便白陶土样，确定胆总管梗阻，胆总管损伤会使其狭窄，导致梗阻。

而胆囊管残端漏可以使胆汁减少（部分进入腹腔），不会发生梗阻，胆汁入腹腔腹膜刺激征明显，故不选 D。

6.【答案】D

【解析】患者左上腹痛 2 小时，血压下降出现休克征象和腹膜炎体征，多为腹部闭合性损伤后引起腹部内脏大出血所致，故紧急处理措施为“救伤先就命”，即抗休克的同时手术治疗。患者可能还处于大出血中，只纠正血压（输血、升压药）不能缓解病情（E、C），甚至延误病情。休克纠正后手术治疗同理也会延误病情。腹痛未明确诊断前禁用镇痛剂（编者注：这一理论目前临床已经被推翻）。

7.【答案】A

【解析】患者右侧股疝嵌顿 10 小时，手术时发现小肠坏死，提示疝并发感染，不能行修补手术，只能行单纯疝囊高位结扎术。

8【答案】A

【解析】急性继发性腹膜炎的手术适应证：①**经非手术治疗 6～8 小时后（一般不超过 12 小时），腹膜炎症状及体征不缓解反而加重者**；②腹腔内原发病严重，如胃肠道穿孔或胆囊坏疽、绞窄性肠梗阻、腹腔内脏器损伤破裂、胃肠道手术后短期内吻合口瘘所致的腹膜炎；③**腹腔内炎症较重，有大量积液，出现严重的肠麻痹或中毒症状，尤其是有休克表现者**。④腹膜炎病因不明确，且无局限趋势者。

9.【答案】A

【解析】**血栓性外痔为最常见的外痔，表现为肛周暗紫色圆形肿块、有压痛**。本例符合。混合痔表现为内痔、外痔的症状同时存在，Ⅲ度以上的内痔多为混合痔。混合痔逐渐加重，呈环状脱出肛门外，称环状痔。**肛周脓肿表现为肛周持续、跳动性疼痛**，排便、受压及咳嗽时加重。病变处明显红肿、硬结、压痛，有波动感。肛裂的**临床表现为疼痛、便秘和出血**。直肠息肉症状为便血，多发生在排便后，为鲜红血液。

10.【答案】B

【解析】骨盆骨折最危险的并发症是腹膜后血肿，机制为盆腔内出血向腹膜后疏松组织和结缔组织蔓延。本例患者耻骨联合处压痛，挤压试验阳性。腹腔穿刺抽出约 15ml 血性液体，提示内出血，故应考虑腹膜后血肿。骨盆骨折时也可以发生**尿道膜部撕裂（后尿道损伤）、出血尿道出血**、尿外渗及血肿、排尿困难、失血性休克等症状。但腹腔穿刺检查不会抽出血性液体。肝脾破裂往往大出血，损伤部位为上腹部。膀胱损伤和直肠损伤时，行腹腔穿刺检查不会抽出血性液体。

11.【答案】E

12.【答案】C

【解析】**急性小肠扭转多见于青壮年**。常有饱食后剧烈活动等诱发因素，发生于儿童者则常与先天性肠旋转不良等有关。**表现为突然发作剧烈腹部绞痛，多在脐周围**。

乙状结肠扭转多见于乙状结肠冗长、有便秘的老年人，病人有**腹部持续胀痛，左腹部明显膨胀**，可见肠型。

13.【答案】D

14.【答案】B

【解析】Ⅲ度内痔时，偶有便血，排便或久站、咳嗽、负重时痔脱出，需用手还纳；混合痔表现为内痔、外痔的症状同时存在，Ⅲ度以上的内痔多为混合痔。混合痔逐渐加重，呈环状脱出肛门外，称环状痔。痔块脱出被痉挛的括约肌嵌顿可形成嵌顿性痔。

外痔的主要临床表现为肛门不适、潮湿不洁、瘙痒，如血栓形成及皮下血肿则有剧痛。

15. **【答案】**A

【解析】患者出现腹痛伴寒战、高热，黄疸（发病后小便色深、皮肤、巩膜黄染），为典型的夏柯三联征表现（Charcot 三联征），考虑肝外胆管结石。故行 B 超检查可明确诊断。PTC 及 ERCP（内镜逆行胰胆管造影）或 MRCP 可提供结石的部位、数量、大小，以及胆管梗阻的部位和程度。CT 一般只在上述检查结果有疑问或不成功时才考虑使用。

16. **【答案】**C

【解析】肝外胆管结石 **B 超检查为首选**，由于结石嵌顿于胆道，故可发现胆管内结石及胆管扩张影像。

17. **【答案】**D

【解析】肝外胆管结石以手术治疗为主。手术治疗原则：①术中尽可能取尽结石；②**解除胆道狭窄和梗阻，去除感染病灶**；③术后保持胆汁引流通畅，预防胆石再发。出现休克时，纠正休克同时急症行胆管引流手术。A 为抗休克措施之一，尚不能解决患者根本性的梗阻问题。B 是围手术期处理；C 并无必要。E 不能解除根本性的胆道梗阻问题。

2013 年消化系统——内科部分真题汇总答案解析

1. **【答案】**D

【解析】**胰头癌典型临床表现为腹痛、黄疸和消瘦，而常见的首发症状为上腹隐痛。**

2. **【答案】**A

【解析】慢性胃炎最主要的原因为 Hp 感染，急性胃炎主要病因为药物和应激；胃食管反流病的直接损伤因素为胃酸、胃蛋白酶，多由于抗反流屏障减弱引起，尤其是 LES 松弛；功能性消化不良与精神紧张有关；胃癌原因不明，多和 Hp 感染有关。

3. **【答案】**B

【解析】Curling 溃疡的病因是严重烧伤；Cushing 溃疡的病因为中枢神经系统严重损伤。

4. **【答案】**D

【解析】早期胃癌指病灶仅限于深度不超过黏膜下层者，不论局部有无淋巴结转移。

小胃癌：癌灶直径在 10mm 以下。

微小胃癌：癌灶直径在 5mm 以下。

一点癌：胃镜黏膜活检组织中查见癌，但切除后的胃标本虽经全黏膜取材未见癌组织。

中晚期胃癌为超过黏膜下层者。

5. **【答案】**C

6. **【答案】**A

【解析】蜘蛛痣——雌激素灭活减少；皮肤紫癜——出血倾向，主要原因为合成凝血因子减少；腹壁静脉曲张——门脉高压，侧支循环开放；脾大——门脉高压，脾静脉被动瘀血；巩膜黄染——胆红素灭活减少。

7. **【答案】**E

【解析】腹部柔韧感——结核性腹膜炎；自发性腹膜炎在腹水的基础上出现腹膜刺激征，腹部压痛反跳痛。

8. **【答案】**C

【解析】胆道系统疾病仍然是我国慢性胰腺炎的常见原因之一，各种胆道疾病及胰液流出受阻，引起复发性胰腺炎，在此基础上逐渐发展为慢性胰腺炎；而我国最常见的胆道系统疾病为胆囊结石。

9. **【答案】**B

【解析】消化性溃疡瘢痕性幽门梗阻临床表现突出症状是腹痛与反复发作的呕吐，常定时发生在下午或晚间，呕吐量大，可达 1000～2000ml，呕吐物多为宿食，不含胆汁，呕吐后患者自觉胃部舒适。查体可见上腹部膨隆，有时有胃蠕动波，可闻振水音，梗阻严重者可出现脱水征及严重营养不良。

10. **【答案】**C

11. **【答案】**E

12. **【答案】**B

13. **【答案】**E

扫描二维码查看本题考点更多讲解微视频——13－13 慢性胃炎。

【解析】内镜下慢性浅表性胃炎可见红斑（点、片状或条状）、黏膜粗糙不平、出血点/斑、黏膜水肿、渗出等基本表现。内镜下萎缩性胃炎有两种类型，即单纯萎缩性胃炎和萎缩性胃炎伴增生。前者主要表现为黏膜红白相间/白相为主、血管显露、色泽灰暗、皱襞变平甚至消失；后者主要表现为黏膜呈颗粒状或结节状。内镜下两种胃炎皆可伴有糜烂、出血、胆汁反流。结合胃黏膜活检的组织病理学检查可作出准确的诊断。根据患者胃镜表现可诊断为慢性萎缩性胃炎，细胞萎缩后分泌的内因子、胃蛋白酶、碳酸氢盐等都会减少。慢性萎缩性胃炎如果发生在胃体部，分泌的 HCl 会大大减少，pH 升高；如果发生在胃窦部，HCl 分泌正常或者减少，pH 正常或者升高。总之 pH 不会出现减低的情况。

14.【答案】C

15.【答案】A

16.【答案】E

17.【答案】A

18.【答案】B

扫描二维码查看本题考点更多讲解微视频——13－12 异型增生的治疗。

【解析】慢性胃炎上皮内瘤变患者：有明确病灶，均应行内镜下切除；未发现明确病灶的，低级别者建议12个月内随访胃镜，高级别者需要立即行内镜下切除大块病灶活检并至少于6～12个月内复查。本例患者重度异型增生，属于高级别内瘤变，且根据超声检查有明确病灶，故最适宜的治疗是病灶局部切除术。

19.【答案】C

【解析】

鉴别要点	漏出液	渗出液
原因	心衰、肝硬化	炎症、恶性肿瘤
外观	淡黄色、透明	草黄、血性、混浊
比重	<1.018	>1.018
Rivalta 试验	阴性	阳性
蛋白定量	$<25g/L$	$>30g/L$
葡萄糖定量	与血糖相近	低于血糖
细胞计数	$<100\times10^6/L$	$>500\times10^6/L$
细胞分类	淋巴、间皮	中性、淋巴
病原菌	阴性	可找到病原菌

根据题目中腹水的化验结果可判定为渗出液，结核性腹膜炎以单核细胞增高为主，原发性腹膜炎和化脓性腹膜炎以多核细胞为主；缩窄性心包炎、肝硬化腹水为漏出液。

20.【答案】E

21.【答案】A

22.【答案】B

23.【答案】A

24.【答案】D

【解析】持续性上腹痛，向腰背部放射为急性胰腺炎的典型体征，结合患者饮酒史可诊断为急性胰腺炎。其最主要的检查为血尿淀粉酶，如升高超过正常值的3倍，可确诊。急性胰腺炎最重要的治疗为对症治疗，比如禁食、胃肠减压、补液、止痛等。

2012 年临床助理消化系统——外科部分真题汇总

1.【答案】B

2.【答案】B

【解析】急性胆囊炎一般不发生黄疸。10%～25%**的患者可出现轻度黄疸**，可能是胆色素通过受损的胆囊黏膜进入循环，或邻近炎症引起 Oddi 括约肌痉挛所致。若黄疸较重且持续，表示有胆总管结石并梗阻可能。其他选项为常见临床表现。

3.【答案】E

4.【答案】C

【解析】**肛裂**指齿状线以下肛管皮肤层裂伤后的小溃疡，方向与肛管纵轴平行，呈梭形，长0.5～1.0cm，肛裂可有一个或几个裂口存在，但多数**肛裂发生在正中线后方，即多发生在胸膝位12点（或截石位6点）**，常引起肛周剧痛。

5.【答案】E

【解析】内痔的特点为**排便时出血**。排便时疼痛为外痔的特点。内痔脱出为Ⅱ度及以上时可出现。里急后重为直肠癌的临床特点之一。肛门瘙痒为外痔的早期症状之一。

6.【答案】B

【解析】本题难度超大。不应属于助理考题。有兴趣的同学可以关注：

本题答案很多考生，乃至诸多版本的辅导用书都认为答案应选B（黄疸进行性加重）。理由：胆总管结石表现波动性黄疸；而胰头癌随着肿块的增大，表现为进行性加重的黄疸。两者即可鉴别开来。不选A理由：胆总管结石和胰头癌堵塞了胰管和胆管的共同出口，导致胰腺细胞受损，出现血尿淀粉酶升高。对此，我们网校不认同这一观点。因为胆总管结石和胰头癌导致的梗阻性黄疸，分为不完全梗阻和完全梗阻两种情况。

不完全梗阻时，胆总管结石表现为波动性黄疸（但此时结石往往并不是嵌顿在胆总管远端）；而胰头癌随着肿块的增大，表现为进行性加重的黄疸，故可鉴别。完全梗阻，胆总管结石（此时结石嵌顿在胆总管远端））和胰头癌均表现为进行性加重的黄疸，这样就无法鉴别了。

但是，无论是完全梗阻还是不完全梗阻时，血尿淀粉酶指标可将二者鉴别开来：胰头癌导致的胰管梗阻的早期可有血尿淀粉酶的一过性升高。由于胰头癌导致的胆道梗阻一般无胆道感染，血尿淀粉酶的一过性升高后即回落。而胆总管结石往往并发胆道感染，早期因感染不严重，未进入胰管，故淀粉酶没有变化。但随着感染加重，被细菌污染的胆汁经过胆道和胰管共同通道，尤其是胆总管远端有梗阻时，细菌可反流进入胰管，引发胰腺感染，出现淀粉酶持续升高（当然，血淀粉酶升高值个体差异大）。所以，我们要特别关注题中着重描述的“变化时间和幅度”所表达出来的含义。（参见《黄家驷外科学》P1833）。

7.【答案】C

8.【答案】A

【解析】**根据树杈图推理**，胆囊无肿大排除C和E。血AFP正常排除肝癌。胆囊癌以上腹部持续剧烈疼痛和右上腹肿块为特点。只有**胆管癌发生于肝门部时，由于胆总管通畅，胆囊不会发生肿大**。

9.【答案】A

【解析】腹痛伴呕吐，无肛门排气，符合肠梗阻特点。腹膜刺激征（肌紧张、压痛及反跳痛）提示发生腹膜炎，腹腔穿刺抽出的液体呈血性，伴臭味，提示肠坏死，可诊断为**绞窄性肠梗阻**。胃十二指肠穿孔也可以发生腹膜炎，但穿刺抽出的为胃肠内容物，而不是血性液体。急性阑尾炎穿孔也可以发生腹膜炎，但穿刺抽出的多为脓性液体，

10.【答案】D

【解析】腹痛、寒战、高热、黄疸，为夏柯三联征，可诊断为肝外胆管结石。以手术治疗为主。手术治疗原则为：①术中尽可能取尽结石；②**解除胆道狭窄和梗阻，去除感染病灶**；③术后保持胆汁引流通畅，预防胆石再发。常用手术方法 为**胆总管切开取石加T管引流术**；

对于嵌顿在胆总管开口的结石不能取出时可以应用内镜下或手术行Oddi括约肌切开术（A/E），这也是一种低位的胆总管十二指肠吻合术。胆肠吻合术仅适用于胆总管远端炎症狭窄造成的梗阻无法解除，胆总管扩张；胆胰汇合部异常，胰液直接流入胆管；胆管因病变而部分切除无法再吻合。常用的是胆管空肠Roux-en-Y吻合术，胆肠吻合术后，胆囊的功能已消失，故应同时切除胆囊。胆囊造瘘术适用于急性化脓性胆囊炎患者。单纯胆囊切除术不能解除梗阻，没有解决当下急需要解决的问题——梗阻。

11.【答案】E

【解析】肛裂“三联征”是指**肛裂、前哨痔和齿状线上相应的乳头肥大。典型临床表现为疼痛、便秘和出血，注意二者别混淆了**。

12.【答案】D

13.【答案】B

【解析】本例患者右上腹隐痛12年，进食油腻食物后发作，Murphy征阳性。符合胆囊结石合并胆囊炎的诊断。故首选腹部B超检查。腹部X线平片对结石诊断无价值。腹部MRI和腹部CT无必要，非首选检查。胆囊造影可观察胆囊的形态及胆囊病变，可判断胆囊功能；还可以用于疑有胆石症而胆囊区平片无阳性发现者。属于侵入性检查，故非首选。

胆囊结石患者最有效的治疗是胆囊切除。非手术治疗，包括禁食、补液、营养支持、解痉止痛、抗感染等治疗，只可控制病情，也可作为手术前的准备。胆囊切开取石技术复杂，目前难以开展。服用消炎利胆中药属于非手术疗法范畴，也只可控制病情。

14.【答案】A

【解析】嵌顿性疝原则上需要紧急手术，在下列情况下可先试行手法复位：①**嵌顿时间在3~4个小时内，局部压痛不明显，无腹膜刺激征**；②年老体弱或伴有其他较严重疾病而估计肠袢尚未坏死者。本例符合第二条。故先行手法复位。

15.【答案】D

【解析】肛门口有直径1cm暗紫色肿物，质硬，触痛明显。符合血栓性外痔。内痔脱出坏死和直肠息肉脱出均无疼痛症状。肛裂所致前哨痔，有疼痛症状，但质软，不是暗紫色肿物。肛门黑色素瘤有疼痛肿块，但具有肛管直肠刺激症状和便血的特点。

16.【答案】E

【解析】透光试验阳性，即在暗室内用黑色纸筒罩于阴囊，手电筒由阴囊肿物下方向上照射时，积液有透

光性。若积液为脓性、血性或乳糜性，则透光试验为阴性。鞘膜积液透光试验为阳性，其他选项均为阴性。

17.【答案】C

18.【答案】D

【解析】女性患者右大腿卵圆窝部反复出现圆形包块10年，因便秘突出包块就诊，考虑发生股疝。用力还纳后右下腹持续疼痛伴呕吐，下腹压痛，肌紧张，考虑股疝绞窄后发生肠管破裂，肠内容物进入腹膜腔导致腹膜炎。叩诊肝浊音界缩小，肠鸣音消失。符合这一诊断。行立位腹部X线平片可见膈下游离气体可确定诊断。子宫及附件B超检查用于妇科疾病检查。腹部CT也可确定诊断，但不是首选的检查。直肠指检和血常规不能确定诊断。

18.【答案】A

20.【答案】A

21.【答案】E

22.【答案】B

【解析】①胃溃疡急性穿孔，可形成腹膜炎，从而出现肌紧张、板状腹、压痛、反跳痛等腹膜刺激征。②墨非征阳性是急性胆囊炎的特有体征，而胆囊结石不一定出现。③急性细菌性痢疾典型表现为脐周或左下腹疼痛、腹泻、黏液脓血便。阵发性腹痛和腹胀无特异性。

2012年消化系统——内科部分真题汇总答案解析

1.【答案】E

【解析】根除幽门螺杆菌治疗：对幽门螺杆菌感染引起的消化性溃疡，根除幽门螺杆菌不但可促进溃疡愈合，而且可预防溃疡复发，从而彻底治愈溃疡。因此，凡有幽门螺杆菌感染的消化性溃疡，无论初发或复发、活动或静止、有无并发症，均应予以根除幽门螺杆菌治疗。目前推荐以PPI或胶体铋为基础加上两种抗生素的三联治疗方案治疗，抗生素可选择克拉霉素、阿莫西林或者甲硝唑。失败后的再治疗比较困难，可换用另外两种抗生素，或采用PPI、胶体铋合用两种抗生素的四联疗法。

2.【答案】C

【解析】慢性胃炎时，当体内出现针对壁细胞或内因子的自身抗体时，自身抗体攻击壁细胞，使壁细胞总数减少，导致胃酸分泌减少或丧失；由壁细胞分泌的内因子丧失，引起维生素B_{12}吸收不良而导致恶性贫血。

3.【答案】D

【解析】十二指肠溃疡诊断明确后，根据穿孔的大小、症状等可选择保守治疗或手术。(1) 非手术治疗适应证：一般情况较好，发生在空腹的症状体征轻的较小穿孔；穿孔超过24小时，腹膜炎已局限者；或是经水溶性造影剂行胃十二指肠造影检查证实穿孔已封闭者。治疗措施有胃肠减压、输液维持水电解质平衡、全身应用抗生素控制感染以及经静脉给予H_2受体阻断剂或质子泵拮抗剂等综合治疗。如治疗6~8小时后病情仍继续加重，应及早进行手术治疗。

(2) 手术治疗适应证：饱食后穿孔、顽固性溃疡穿孔和伴有幽门梗阻、大出血、恶变等并发症者。手术方法有两类，单纯穿孔缝合术和彻底性溃疡手术。

4.【答案】C

【解析】门脉高压可引起侧支循环开放、脾大、腹水形成。主要侧支循环有：①食管和胃底静脉曲张，为门静脉系的胃左、胃短静脉与腔静脉系的奇静脉之间，胃底和食管黏膜下静脉开放，食管下段、胃底形成曲张静脉最具有临床意义。**门脉高压导致食管胃底静脉曲张和（或）门脉高压性胃病，是肝硬化合并上消化道出血的重要原因。**②腹壁静脉曲张，门静脉高压时脐静脉重新开放，通过腹壁静脉进入腔静脉，而形成腹壁静脉曲张。③痔静脉扩张，为门静脉系的直肠上静脉与下腔静脉系的直肠中、下静脉交通，可扩张为痔核。④腹膜后吻合支曲张。⑤脾肾分流。侧支循环开放不仅可引起消化道出血，而且可因大量门静脉血流不经肝脏而直接流入体循环，而致肠内吸收的有毒物质不经肝脏解毒进入体循环，是参与肝性脑病发病的重要因素。肝功能异常是由于肝功能减退引起，肝掌形成是由于肝功能减退使得雌激素灭活减少形成。

5.【答案】B

【解析】引起血清壁细胞抗体升高的疾病是自身免疫性胃炎，又称A型萎缩性胃炎。A型萎缩性胃炎与B型萎缩性胃炎的区别见下表。

自身免疫性胃炎和多灶萎缩性胃炎的区别

鉴别要点	自身免疫性胃炎	多灶萎缩性胃炎
别称	A型胃炎、慢性胃体炎	B型胃炎、慢性胃窦炎
累及部分	胃体、胃底	胃窦
基本病理变化	胃黏膜萎缩、腺体减少	胃黏膜萎缩、腺体减少
发病率	少见	很常见

续表

鉴别要点	自身免疫性胃炎	多灶萎缩性胃炎
病因	多由自身免疫引起，20%伴桥本甲状腺炎、白癜风等	幽门螺杆菌感染（占90%）、胆汁反流、非甾体抗炎药、嗜烟酒
贫血	常伴有，甚至恶性贫血	无
血清 $VitB_{12}$	降低	正常
内因子抗体（IFA）	阳性（占75%）	阳性（占30%）
壁细胞抗体（PCA）	阳性（占90%）	阳性（占30%）
胃酸	显著降低	正常或偏低
血清胃泌素	明显增高	正常或偏低

6.【答案】E

【解析】中毒性巨结肠多发生在暴发型或重症溃疡性结肠炎患者。此时结肠病变广泛而严重，累及肌层与肠肌神经丛，肠壁张力减退，结肠蠕动消失，肠内容物与气体大量积聚，引起急性结肠扩张，一般以横结肠为最严重。常因低钾、钡剂灌肠、使用抗胆碱能药物或阿片类制剂而诱发。临床表现为病情急剧恶化，毒血症明显，有脱水与电解质平衡紊乱，出现鼓肠、腹部压痛，肠鸣音消失。血常规白细胞计数显著升高。X线腹部平片可见结肠扩大，结肠袋形消失。本病易引起急性肠穿孔。

7.【答案】A

【解析】假小叶形成是肝硬化特征性的病理表现。

8.【答案】B

【解析】口服非甾体抗炎药直接损伤胃黏膜上皮层或通过抑制环氧合酶而抑制在维护黏膜屏障完整方面起重要作用的生理性前列腺素E的产生，为急性急性糜烂出血性胃炎最常见的原因。

9.【答案】A

【解析】反复发作的腹泻、黏液脓血便及腹痛是溃疡性结肠炎的主要症状。

10.【答案】E

【解析】大多数患者无明显症状。可表现为中上腹不适、饱胀、钝痛、烧灼痛等，也可呈食欲不振、嗳气、泛酸、恶心等消化不良症状。体征多不明显，有时有上腹轻压痛。自身免疫性胃炎患者可伴有贫血，在典型恶性贫血外可伴有维生素 B_{12} 缺乏的其他临床表现。胃大部分在左季肋区，不会出现右季肋区疼痛。

11.【答案】C

【解析】根除幽门螺杆菌治疗，目前尚无单一药物可有效根除幽门螺杆菌，因此必须联合用药。以PPI或胶体铋为基础加上两种抗生素的三联治疗方案有较高根除率。胃溃疡常规抗溃疡治疗PPI总疗程4~6周，抗幽门螺杆菌治疗后，确定幽门螺杆菌是否根除的试验应在治疗后至少4周复检Hp。

12.【答案】B

13.【答案】B

【解析】大咯血：患者应保持卧床休息，以患侧为宜，尽量避免血液流向健侧肺，若不能明确出血部位，可暂时取平卧位。体位引流：立即使患者取头低脚高45°的俯卧位，用手轻拍患者的背部，鼓励咳嗽，以利积血的排出。其中最不宜采用的体位是仰卧位，以免误吸引起窒息。

14.【答案】D

【解析】消化性溃疡出血患者出血的情况选择治疗方案。胃镜下溃疡出血病灶的Forrest分型有助于评估病灶再出血的概率。

消化性溃疡出血的Forrest分型

分型	特征	再出血率（%）	治疗策略
Ⅰ	活动性动脉出血	90	PPI+胃镜治疗+PPI
Ⅱa	裸露血管伴明显渗血	50	PPI+胃镜治疗+PPI
Ⅱb	血凝块	25~30	PPI，必要时胃镜治疗
Ⅲa	少量渗血	10	PPI
Ⅲb	仅有溃疡，无血迹	3	PPI

本患者底部红色血栓并有少量活动出血，评估再出血率低，可使用PPI类通过降低胃酸从而止血。

15.【解析】D

肝肾综合征（HRS）：HRS是指发生在严重肝病基础上的肾衰竭，但肾脏本身并无器质性损害，故又称功能性肾衰竭。主要见于伴有腹水的晚期肝硬化或急性肝功能衰竭患者。发病机制主要是全身血流动力学的改变，表现为内脏血管床扩张，心输出量相对不足和有效血容量不足，肾素-血管紧张素-醛固酮系统和交感神经系统被进一步激活，最终导致肾皮质血管强烈收缩、肾小球滤过率下降。HRS临床表现为自发性少尿或无尿，氮质血症和血肌酐升高，稀释性低钠血症，低尿钠。肝肾综合征的诊断标准：①肝硬化合并腹水；②急进型血清肌酐浓度在2周内升至2倍基线值，或>226μmol/L（25mg/dl），缓进型血清肌酐升高大于133μmol/L（15mg/dl）；③在应用白蛋白扩张血容量并停用利尿剂至少2天后血肌酐不能降至133μmol/L以下，白蛋白推荐剂量为1g/（kg·d），最大可达100g/d；④无休克；⑤近期未使用肾毒性药物或扩血管药物；⑥不存在肾实质疾病如蛋白尿>500mg/d，镜下血尿

（>50个红细胞/高倍视野）和（或）超声检查发现肾脏异常。本患者肝硬化腹水，血肌酐升高，且AFP正常排除肝癌，故最可能的情况为肝肾综合征。自发性腹膜炎临床表现为在腹水的基础上患者发热、腹痛、腹部压痛、反跳痛。

16.【答案】A

【解析】移动性浊音阳性提示腹水>1000ml。腹水3000～4000ml可出现液波震颤阳性；振水音阳性见于幽门梗阻、胃潴留等。

17.【答案】E

【解析】肝癌时肝区疼痛，肝脏进行性增大，质地坚硬，表面凸凹不平，常有大小不等的结节；慢性肝炎晚期逐步转变为肝硬化，肝硬化早期体积可正常或稍增大，重量增加，质地正常或稍硬，晚期肝体积明显缩小，重量减轻，硬度增加；瘀血肝，常发生于慢性右心衰竭，肝脏肿大常伴压痛；脂肪肝，起病隐匿，发展缓慢常无症状，常规体检发现部分患者肝大。

18.【答案】D

19.【答案】C

20.【答案】B

21.【答案】A

【解析】十二指肠球后溃疡：指发生在十二指肠降段、水平段的溃疡。疼痛可向右上腹及背部放射，较易并发出血。烧伤所致者称Curling溃疡；中枢神经系统病变所致者称Cushing溃疡；胃溃疡腹痛特征为餐后痛；卓艾综合征即胃泌素瘤，亦称Zollinger－Ellison综合征，是胰腺非β细胞瘤，分泌大量胃泌素所致。大量胃泌素可刺激壁细胞增生，分泌大量胃酸，使上消化道经常处于高酸环境，导致胃、十二指肠球部和不典型部位（十二指肠降段、横段，甚或空肠近端）发生多发性溃疡。Curling溃疡和Cushing溃疡的记忆点，Curling溃疡“r”像个小火苗，故为烧伤引起的溃疡；Cushing溃疡—ush—shu—中枢—中枢病变引起的溃疡。

22.【答案】C

【解析】反酸、烧心、上腹胀胃镜检查无异常，可初步诊断为胃食管反流病，进一步进行24小时食管pH值检测，可判断有无酸反流，如果阳性可确诊；也可以应用质子泵抑制剂如奥美拉唑20mg，每日2次，连续应用7～14天，若症状得到明显改善则支持GERD的诊断。上消化道钡剂造影对胃食管反流病的诊断意义不大，主要用于排除其他疾病。H_2受体拮抗剂抑酸作用如质子泵抑制剂。

23.【答案】E

【解析】此题易误选D。刀割样疼痛+尿淀粉酶正常。但是分析病例要全面，患者腹部平片未见膈下游离气体及气液平面，即可排除溃疡穿孔。而现在患者发病3小时，尿淀粉酶升高较晚，在发病后12～14小时开始升高，故可为正常，结合腹痛向腰背部放射，初步诊断急性胰腺炎最准确。

24.【答案】C

【解析】术后胃瘫：胃手术后以胃排空障碍为主的综合症。胃瘫常发生在饮食由禁食改为流质或流质改为半流质时，病人出现恶心、呕吐，呕吐物多呈绿色。吻合口梗阻、吻合口水肿也可引起肠梗阻表现，选残胃蠕动功能障碍的关键在于此患者无蠕动波。而吻合口梗阻、吻合口水肿引起的机械性梗阻患者可出现蠕动波。

25.【答案】C

【解析】急性胰腺炎尿淀粉酶在24小时才开始升高，48小时到高峰，下降缓慢，1～2周后恢复正常。（此为八版外科学的观点）。尿淀粉酶升高较晚，在发病后12～14小时开始升高，持续1～2周，下降缓慢，但尿淀粉酶水平可受患者尿量的影响。（此为医考指南观点）综上确定答案为12～24小时。

26.【答案】E

【解析】肝硬化患者免疫功能低下，常并发感染，有腹水的患者常并发自发性细菌性腹膜炎（SBP），是肝硬化常见的一种严重的并发症，其发病率颇高，临床表现为发热、腹痛、短期内腹水迅速增加，体检发现轻重不等的全腹压痛和腹膜刺激征。该患者肝硬化病史5年，全腹胀痛伴畏寒，发热考虑肝硬化并发自发性腹膜炎，如出现腹部压痛、反跳痛更能确诊并发了自发性腹膜炎。腹壁静脉曲张呈海蛇头样门脉高压脐周血管开放表现，蜘蛛痣、肝掌肝功能减退是雌激素灭活减少的表现，脾肋下4cm为门脉高压的表现，腹部移动性浊音阳性为肝硬化腹水表现，这些都属于肝硬化的临床表现。只有全腹压痛及反跳痛阳性说明出现了肝硬化并发症——自发性腹膜炎。

27.【答案】D

28.【答案】A

【解析】扑翼样震颤阳性为肝性脑病特征性临床表现。

29.【答案】D

30.【答案】A

31.【答案】A

【解析】患者乙型肝炎20年，曾发生上消化道出血，面色晦暗、蜘蛛痣，腹胀、腹水可诊断为乙肝肝硬化，明确腹胀的原因可进行腹腔穿刺。如为漏出液为单纯肝硬化腹水；如为渗出液且以多核细胞为主，腹水普通细菌培养阳性考虑为自发性腹膜炎。本题易误选胃镜，胃镜检查的目的为明确上消化道出血的病因，而不是腹胀的原因。在肝硬化基础上并发上消化道出血，考虑为食管静脉曲张破裂出血。止血首选胃镜，或者生长抑素，如无效可应用三腔二囊管压迫止血。31题已过时，关于食管静脉曲张破裂出血的止血措施请关注其他考题。

32.【答案】D

33.【答案】C

34.【答案】A

【解析】此题需用排除法解题，胆囊无肿大排除胆总管下段癌和胰头癌，AFP 5μg/L 排除肝癌；胆囊癌不会引起梗阻性黄疸排除。

35.【答案】D

【解析】暂时性低血钙常见于重症急性胰腺炎，低血钙程度与胰腺炎严重程度平行，血钙 < 1.5mmol/L 以下，预后不良。

反映SAP病理生理变化的实验室检测指标

检测指标	病理生理变化
白细胞↑	炎症或感染
C反应蛋白 > 150mg/L	炎症
血糖（无糖尿病史）> 11.2mmol/L	胰岛素释放减少、胰高血糖素释放增加、胰腺坏死
TB、AST、ALT↑	胆道梗阻、肝损伤
白蛋白↓	大量炎性渗出、肝损伤
BUN、肌酐↑	休克、肾功能不全
血氧分压↓	成人呼吸窘迫综合征
血钙 < 2mmol/L	Ca^{2+} 内流入腺泡细胞、胰腺坏死
血甘油三酯↑	既是急性胰腺炎的病因，也可能是其后果
血钠、钾、pH异常	肾功能受损、内环境紊乱

36.【答案】D

37.【答案】E

【解析】结合患者病史及临床表现，诊断为原发性肝癌，AFP对原发性肝癌的诊断有相对专一性。对于肝癌的辅助检查：超声是目前有较好诊断价值的非侵入性检查方法，并可用作高发人群中的普查工具，超声可显示肿瘤部位、数目、大小、形态及肝静脉或门静脉内有无癌栓等；CT结合CTA可提高微小癌的检出率；选择性动脉造影，其分辨率底限约为0.5cm，是创伤性检查，只有必要时才考虑。

38.【答案】C

【解析】本题为超纲题目。

第十二篇 泌尿系统（含男性生殖系统）

2017 年泌尿系统真题汇总答案解析

1. 【答案】D

扫描二维码查看本题考点更多讲解微视频——14－1 急性肾损伤。

2. 【答案】C

【解析】“尿相差显微镜检查”是通过相差显微镜来观察人体的尿，可以比普通显微镜下观察到更加精细的尿的结构的改变；当患者出现血尿时进行该检查，可以通过观察尿中的红细胞形态是否变形，来明确血尿的来源：①若发现尿中红细胞呈多形性改变（多形红细胞数目 >70%），提示红细胞通过肾小球滤过膜时受到挤压损伤，称为“肾小球源性血尿”，可见于各种肾小球病变。②若形态呈均一性（多形红细胞数目 <50%），则提示是肾小球以下部位和泌尿道出血，称为“非肾小球源性血尿”，可见于泌尿系统炎症、结石、肿瘤、结核、畸形等。本题 5 个选项中，A、B、D、E 选项均为肾小球疾病，所出现的血尿应是肾小球源性血尿，即尿相差显微镜示变形红细胞为主；而 C 选项为急性肾盂肾炎，病变未涉及肾小球，故其血尿中的红细胞形态多为正常，属于非肾小球源性血尿。

3. 【答案】D

【解析】5 个备选项中，B、C 选项属于临床表现，E 选项属于常规化验，除尿路感染外，如尿路结核、尿路肿瘤等疾病时也可以出现，所以对尿路感染的诊断意义特异性差，不能称之为“最重要”；D 选项“尿细菌培养和菌落计数”才可以判断患者有无“真性菌尿”，而“真性菌尿”是诊断尿路感染的“金标准”，所以是“最重要”的诊断依据。而 A 选项的静脉尿路造影观察重点是尿路是否有变化，多用于诊断泌尿系统的结石、肿瘤、结核，以及各种先天性畸形等疾病。

4. 【答案】E

【解析】若中老年患者出现无痛性肉眼血尿，应首先考虑泌尿系肿瘤，其中以膀胱肿瘤多见。所以 E 选项“血尿”是膀胱肿瘤最常见、最早出现的症状；而尿频、尿急、尿痛则多见于晚期，多因肿瘤坏死、溃疡或并发感染所致；若肿瘤位于膀胱三角区或膀胱颈部，或肿瘤的坏死组织排出，可能会梗阻尿路，造成排尿困难，甚至尿潴留，故 A、C 选项少见。

5. 【答案】E

【解析】急性尿潴留患者，膀胱内充满尿液不能排出，下腹部胀痛难忍，辗转不安，有时从尿道溢出部分尿液；查体耻骨上区呈半球形膨隆，按之有尿意，叩诊为浊音。在病因尚不明了或尿路梗阻一时难以解除时，最常用、最简便的是导尿术以引流尿液解除痛苦（E 选项），再进一步明确病因并进行治疗。若导尿管不能插入，则行耻骨上膀胱穿刺抽吸尿液（B 选项），暂时缓解症状；若有造瘘器械，也可行膀胱穿刺造瘘（A 选项）。至于 C、D 选项，多不作为首选。

6. 【答案】E

【解析】急性尿潴留的原因分为机械性梗阻、动力性梗阻，其中以机械性梗阻最多见。本题 5 个备选项均属于机械性梗阻。而 E 选项“前列腺增生”是引起男性老年人排尿障碍最常见的原因。其他选项，从发病率和出现尿路梗阻的机制上比较，不如前列性增生常见。

7. 【答案】B

【解析】本题主要是慢性肾小球肾炎与无症状性血尿和蛋白尿的鉴别。患者只有血尿、蛋白尿，无高血压、水肿、肾功能损害，故考虑诊断为无症状性血尿和蛋白尿（又称隐匿性肾炎）。而慢性肾小球肾炎的诊断，一是病史未超过 3 个月，二是超声未发现肾脏变小，故除外。其他选项：无链球菌感染的前驱病史，除外急性肾小球肾炎；血肌酐正常，提示无进行性肾损害，除外急进性肾炎；24 小时尿蛋白定量未达到3.5g，且白蛋白未达到30g/L，除外肾病综合征。

8.【答案】E

【解析】男性阴囊肿块，20～40 岁的青壮年男性多考虑睾丸肿瘤，男孩则多考虑鞘膜积液；而腹股沟斜疝，虽然也可以进入阴囊，但仍要以“腹股沟区有突出的肿块”且病人咳嗽时有“膨胀性冲击感”为基本临床表现。在鞘膜积液分类诊断中，“卧位消失”是交通性鞘膜积液的特点。透光试验阳性，除外 A；睾丸可触及，除外 D。

9.【答案】C

【解析】患者有糖尿病病史，且已出现微血管并发症（视网膜病变），故考虑患者为糖尿病肾病，其病理改变有 3 种类型：结节性肾小球硬化型、弥漫性肾小球硬化型（最常见）、渗出性病变，故其蛋白尿为肾小球性。其他选项：溢出性蛋白尿常见于多发性骨髓瘤，临床表现为骨痛、贫血、肾损害；肾小管性蛋白尿是由于炎症或中毒因素引起肾小管重吸收减弱所致，常见于肾盂肾炎、间质性肾炎、药物（庆大霉素等）中毒、重金属中毒和肾移植术后；而分泌性蛋白尿，与组织性蛋白尿等同，是由于肾组织被破坏或肾小管分泌蛋白增多所致，以 T－H 糖蛋白为主要成分。

10.【答案】D

扫描二维码查看本题考点更多讲解微视频——14－2 结石治疗。	

【解析】本题易误选 C。患者输尿管上段结石，且结石 <2cm，确实属于体外冲击波碎石术的适应证；但是，患者目前高热、腰痛、白细胞尿、血象高，提示患者处于急性感染，属于体外冲击波碎石术的禁忌证。题干“左肾重度积水”信息，提示患者目前左尿路梗阻严重，故应行肾穿刺造瘘（D 选项），先行解除肾积水，以免影响左肾的功能。其他选项：经皮肾镜碎石取石，适用于≥2cm 的肾盂结石、部分肾盏结石和鹿角形结石；输尿管镜碎石取石，多用于输尿管中下段输尿管结石；而输尿管切开取石，属于开放性手术，在无创和微创方法失败后才会采用。

11.【答案】A

【解析】根据患者大量蛋白尿、低蛋白血症、高度水肿，考虑诊断肾病综合征；病理诊断为微小病变型，故应首选激素治疗。当血浆白蛋白 <20g/L 时，提示存在高凝状态，应常规给予抗凝治疗；患者存在水肿，故应给予利尿剂，且限制盐的摄入，但利尿不宜过快过猛，以免造成血容量不足，加重血液高黏滞倾向，诱发血栓及并发症；肾病综合征多有高脂血症，故应低脂饮食，必要时（心血管病高危因素）要降脂治疗。虽然肾病综合征常合并感染，但无需预防应用抗生素（A 选项）。

12.【答案】C

【解析】根据题干信息：前驱感染史 2 周后，出现肾炎综合征（尿异常、水肿、高血压），且出现 C3 下降，故考虑诊断急性肾小球肾炎。其发病机制为“因 β 溶血性链球菌感染所诱发的免疫反应”。

13.【答案】A

14.【答案】D

【解析】急性膀胱炎，80% 以上为大肠埃希菌感染，且绝大多数对抗菌药物敏感。急性肾小球肾炎，不属于尿路感染性疾病，而是由“感染所诱发的免疫反应”所引起，故通常于前驱感染后 1～3 周发病；多见于 β 溶血性链球菌所致的扁桃体炎、猩红热、脓疱疮等疾病后。其他为干扰选项。

15.【答案】E

16.【答案】D

扫描二维码查看本题考点更多讲解微视频——14－4 精索鞘膜积液与睾丸鞘膜积液的区别。	

2016 年泌尿系统真题汇总答案解析

1.【答案】A

【解析】血尿是指离心沉淀尿中红细胞≥3 个/HP，提示尿液中红细胞异常增多，是常见的泌尿系统症状。此时，用位相显微镜检查尿沉渣，是目前鉴别肾小球源性或非肾小源球性血尿的最常用的方法。若尿中可见的红细胞管型、异型红细胞（环形、靶形、芽胞形等）>

70%，提示为肾小球源性血尿，是由于红细胞通过肾小球滤过膜时受到挤压，发生变形或破裂所致，常见于肾小球性疾病，故选 A 为宜。至于其他选项，均非肾小球性疾病，其尿中红细胞的绝大多数是正常的，仅小部分为畸形红细胞。

2. **【答案】** B

【解析】 肾病综合征属于肾小球性疾病，是由于肾小球受到感染、毒素、免疫、代谢等因素的损害后，引起肾小球毛细血管壁破裂，滤过膜孔径加大，通透性增强或电荷屏障作用受损，使血液中相对分子质量较小的血浆蛋白（以清蛋白为主）滤出原尿中，若损害较重时，球蛋白及其他少量大相对分子质量蛋白滤出也增多，超过了肾小管重吸收能力而形成蛋白尿，即主要病变在肾小球，导致肾小球滤过功能障碍所致。而肾小管性蛋白尿，病变部位在肾小管，导致肾小管重吸收蛋白质的功能障碍；溢出性蛋白尿，肾小球滤过、肾小管重吸收均正常，是由于血浆中异常蛋白（血红蛋白、肌红蛋白等）增多，经肾小球滤出的蛋白量超过了肾小管的重吸收能力；组织性蛋白尿，是来源于肾小管代谢产生的、组织破坏分解的、炎症或药物刺激泌尿系统分泌的蛋白质，进入尿液而形成蛋白尿。上述 4 种蛋白尿均属于病理性蛋白尿，而功能性蛋白尿则属于生理性蛋白尿。功能性蛋白尿通常发生于运动后或发热时，或高温作业、过度寒冷、情绪紧张、交感神经高度兴奋等应激状态，由于体内的尿蛋白排泄增加，影响到肾小管对蛋白质重吸收的能力所致；一旦上述诱因去除，则蛋白尿随之消失。

3. **【答案】** B

【解析】 分析题干信息，有 2 组：①病程短，发热 + 腰痛和右肾区叩击痛 + 白细胞尿 + 血常规升高，提示急性上尿路感染，若要确诊需要发现真性菌尿，故选 B。②糖尿病病史 + 蛋白尿、血尿，考虑糖尿病肾病，根据病史和持续性蛋白尿即可诊断，其病理类型并无特异性，所以无需肾活检来明确诊断。其他选项：肾活检和尿找病理细胞属于泌尿系肿瘤的诊断方式，其主要临床特点是无痛性全程血尿，与本题不符，故除外；泌尿系 B 超主要用于泌尿系结石的检查，与本题不符，故除外；尿相差显微镜检查，即是观察尿中是否有变形红细胞，以鉴别肾小球源性血尿和非肾小球源性血尿，与本题不符，故除外。

4. **【答案】** A

> 扫描二维码查看本题考点
> 更多讲解微视频——14 - 5 尿路感染的抗生素应用疗程。

5. **【答案】** D

【解析】 患者以血尿、蛋白尿为主诉，血尿为肾小球源性（尿红细胞 10 ~ 70 个/HP，90% 变形），除外尿路疾病（如尿路结石、肿瘤或炎症）所致血尿，故考虑肾小球性疾病。“尿蛋白定量 0.4g/d”达不到肾病综合征的诊断标准，可除外 A 选项；再看其他信息：无感染前驱史，无遗传病史，无服用肾损伤药物史，又无水肿、高血压及肾功能减退等情况，只是单纯的血尿和蛋白尿，故诊断为“无症状性血尿和（或）蛋尿白”，答案选 D。

【错误解题思路】 本题易误选“慢性肾小球肾炎”，一是不清楚慢性肾炎的诊断标准：①凡尿化验异常（蛋白尿、血尿），伴水肿、高血压、肾功能不全 3 种情况的至少 1 种达 3 个月以上者；②若为单纯性蛋白尿，尿蛋白大于 1g/L 者，需除外继发性肾小球肾炎及遗传性肾小球肾炎。二是不清楚这两种疾病的鉴别诊断要点：有无水肿、高血压和肾功能减退。

6. **【答案】** D

【解析】 体外冲击波碎石是大多数上尿路结石（直径 < 2.5cm）常用的排石方法，通过 X 线或超声对结石进行定位，利用高能冲击波聚焦后作用于结石，使结石裂解，直至粉碎成细砂，随尿液排出体外。其禁忌证为：①结石远端尿路梗阻、妊娠、出血性疾病、严重心脑血管病、主动脉或肾动脉瘤、尚未控制的泌尿系感染等；②过于肥胖、肾位置过高、骨关节严重畸形、结石定位不清等，由于技术性原因而不适宜采用此法。B 选项是经体外冲击波碎石术的适应证，A、C、E 选项，是尿路结石的临床症状。

7. **【答案】** E

> 扫描二维码查看本题考点
> 更多讲解微视频——14 - 6 判断膀胱肿瘤恶性程度的依据。

8. **【答案】** A

【解析】 尿道损伤多见于男性，前尿道包括球部和阴茎部，最常见的是球部尿道损伤，骑跨伤是其典型的致伤因素；后尿道包括前列腺部和膜部，最常见的是耻骨骨折损伤尿道膜部——骨盆骨折，包括耻骨骨折、坐骨骨折、髂骨骨折等。

9. **【答案】** B

【解析】 婴幼儿发现上腹部光滑肿块，即应想到肾母细胞瘤的可能，应积极进行影像学检查，如 B 超、X 线、CT 及 MRI 等，对诊断有决定意义。易混淆选项：

肾上腺神经母细胞瘤位于肾脏的上方，CT 检查不会是“肾占位”，且本病可早期转移至颅骨和肝而出现临床表现，肾穿刺活检可有助于与肾母细胞瘤的鉴别；巨大肾积水触诊柔软、囊性感，超声检查即可鉴别。

10.【答案】D

【解析】根据题干信息：患者病程长，排尿异常，且有“滴白”这个特异性关键词，故应考虑慢性前列腺炎。其他选项：患者病程长，除外 C 选项；无排尿困难症状，无直肠指诊信息，除外 A 选项；无冶游史，除外性传播疾病——尿道炎；至于慢性膀胱炎，除反复发作并持续存在尿路刺激征外，还会有耻骨上的膀胱区不适，而不是“尿道内”“会阴部”。

11.【答案】E

【解析】逆行尿道造影是通过膀胱镜下从一侧或双侧输尿管口注入造影剂后，摄片观察尿路的情况。而尿路损伤时，则是将造影剂从尿道口注入造影剂，通过观察造影剂外渗的速度、范围，判断其损伤部位及程度：① 尿道挫伤，无造影剂外渗；② 尿道裂伤，有外渗——如造影剂未能进入后尿道而大量外渗，提示前尿道有严重裂伤或断裂。

【注意】网上公布的答案选项为“E. 静脉尿路造影”——静脉尿路造影（IVU）与逆行尿路造影是不同的：IVU 又称排泄性尿路造影，其造影剂是由静脉注入，含碘的造影剂通过肾脏排泄，经过肾小球滤过、肾小管浓缩后，自肾集合管排出，含有造影剂的尿自肾盏排到肾盂、输尿管及膀胱时均可显影（但是尿道不会显影，这是为什么呢?）。通过在不同时间间隔拍摄腹部、盆部或排尿后的 X 光线片，可以诊断肾脏、输尿管、膀胱、前列腺部位（没有尿道，为什么?）的结石、肿瘤、结核以及各种先天性畸形等疾病。“知其然，并知其所以然”是我们网校编著、教学的宗旨，欢迎加入颐恒网校 www.yihengwangxiao.com，轻轻松松过医考，明明白白做医生。

2015 年泌尿系统真题汇总答案解析

1.【答案】D

【解析】根据链球菌感染病史及临床表现，考虑急性肾炎综合征，其病理类型最可能是急性弥漫增生型肾小球肾炎，也叫毛细血管内增生性肾小球肾炎，主要为系膜细胞和内皮细胞增生。

2.【答案】A

【解析】慢性肾衰竭导致贫血的主要原因是肾脏分泌的促红细胞生成素（EPO）减少，导致红细胞生成减少，称为肾性贫血。其他因素可以加重贫血程度。

3.【答案】B

扫描二维码查看本题考点更多讲解微视频——14－7 鉴别肾炎与膀胱炎的尿液检查。

4.【答案】C

【解析】确诊膀胱肿瘤最可靠的是膀胱镜检查＋活检，可以直接观察肿瘤所在部位、大小、数目、形态、有蒂或广基，初步估计基底部浸润程度。尿脱落细胞学检查可以作为血尿患者的筛选。B 超能发现 0.5cm 以上的肿瘤，可作为病人最初筛选。CT 一般用于浸润性癌，了解浸润深度、淋巴结及内脏转移情况。膀胱造影一般不用于确诊。

5.【答案】C

【解析】老年人出现无痛性全程肉眼血尿，首先考虑泌尿系肿瘤可能，尤以膀胱肿瘤最常见。

6.【答案】B

【解析】泌尿系结石的治疗见下表。

治疗方法	适应证
药物排石	结石 <0.6cm、表面光滑、结石以下尿路无梗阻时可采用药物排石治疗
体外冲击波碎石	适用于肾、输尿管上段 <2.5cm 的结石
输尿管镜取石或碎石术（URL）	①中下段输尿管结石；②平片不显影的阴性结石；③因肥胖、结石硬、停留时间长而不能应用体外冲击波碎石者；④亦可应用于碎石后所致的“石街”
经皮肾镜取石或碎石术（PCNL）	①>2.5cm 的肾盂结石、部分肾盏结石；②鹿角形结石；③对结石远端尿路梗阻、肾内残余结石或结石质硬、复发结石、有活跃代谢性疾病、需要再次手术者尤为适宜

7.【答案】E

【解析】肾绞痛的特异性强，一般均由肾盂或输尿管结石引起，其疼痛机制是：上尿路急性梗阻→管腔内壁张力增加→疼痛感受器受到牵拉→剧烈疼痛。由于疼痛特别剧烈，所以治疗时首选镇痛＋解除平滑肌痉挛。

8.【答案】C

【解析】患者儿童，链球菌感染后，肉眼血尿，高血压，肌酐正常和补体 C3 下降，考虑急性肾炎综合征，其治疗主要为休息和对症处理，且本病属于自限性疾病，不宜使用糖皮质激素和细胞毒药物治疗。

9.【答案】D

【解析】此患者诊断为前列腺增生，手术切除增生的前列腺组织仍是最理想的方法。

（1）手术适应证：①药物治疗无效，最大尿流率 < 15ml/s，残余尿 > 50ml/s 者；②发生过尿潴留者；③反复尿路感染合并膀胱结石者；④引起肾功能损害者；⑤并发腹壁疝、脱肛及内痔者；⑥一般情况尚可，心、肺、肾功能可耐受手术者。（2）手术方法：①经尿道前列腺电切术（TURP），效果较确切，是首选的手术方法。②开放性前列腺切除术：常用经膀胱或耻骨后两种途径，效果最满意，但手术出血较多，术后恢复时间较长。各种治疗方法适应证见下表。

治疗方法	适应证
观察等待	症状较轻，不影响生活与睡眠者，但需密切随访
α 受体阻断剂	症状轻、前列腺增生体积较小的病人
5α－还原酶抑制剂	对体积较大的前列腺增生效果较明显
前列腺切除术	适用于大多数良性前列腺增生病人（对症状重、存在明显梗阻或有并发症者应选择手术治疗）
耻骨上膀胱造瘘＋抗感染治疗	有手术治疗指征，但同时有尿路感染、残余尿量较多或有肾积水、肾功能不全者

10.【答案】D

扫描二维码查看本题考点更多讲解微视频——14－8 肾病综合征－膜性肾病的并发症。

11.【答案】D

【解析】患者链球菌感染后出现血尿、蛋白尿、水肿和补体 C3 下降，诊断为急性肾炎综合征，病理类型为急性弥漫增生型肾小球肾炎，水肿原因主要是系膜细胞和内皮细胞增生导致的滤过膜面积减少，肾小球滤过率下降。

12.【答案】C

【解析】上尿路结石包括肾和输尿管结石，主要症状是疼痛和血尿。疼痛典型表现为阵发性腰部或上腹部剧烈疼痛，并沿输尿管行径向同侧腹股沟及同侧睾丸或阴唇放射；输尿管结石引起尿路完全性梗阻时，输尿管管腔内压力增高，管壁局部扩张、痉挛和缺血。由于输尿管与肠有共同的神经支配而导致恶心、呕吐。

13.【答案】C

【解析】尿常规加沉渣镜检，可以判断是否有血尿及红细胞来源。

14.【答案】B

15.【答案】C

扫描二维码查看本题考点更多讲解微视频——14－9 蛋白尿的分类。

16.【答案】C

17.【答案】A

【解析】透光试验阳性提示有积液形成，睾丸鞘膜积液和睾丸精索鞘膜积液时，阴囊呈圆形或梨形肿大，触不到睾丸；精索鞘膜积液的囊腔位于睾丸上方，可扪及睾丸；交通性鞘膜积液则随体位变化。

18.【答案】E

【解析】患者肌酐、尿素氮和渗透压升高，尿液浓缩的表现，根据患者腹泻病史和氢氯噻嗪服用史，患者少尿，其原因是血容量减低的表现。

2014 年泌尿系统真题汇总答案解析

1.【答案】D

【解析】本题易误选 B，是由于把题干中的“首要”当成了“首先”。肾挫伤是肾损伤最轻的病理类型，损伤仅限于部分肾实质，形成肾瘀斑和（或）包膜下血肿，肾包膜及肾盏肾盂黏膜完整，如涉及肾集合系统可有轻微血尿。尿常规只能判断有无血尿，肾损伤的各种病理类型均可见血尿，所以无特异性诊断意义。只有B超、CT、MRI等影像学检查，可以观察肾损伤的部位、程度与尿外渗的情况。其他选项：①血肌酐是检测肾功能的；②血细胞比容不断下降则提示活动性出血；③静脉尿路造影，可以了解双肾功能及形态有无改变，以及伤肾有无造影剂外溢情况，对于肾挫伤基本不会显影。

2. **【答案】** D

【解析】 5个选项均可以使尿液在膀胱滞留以及尿液性质异常，均是导致继发性膀胱结石的诱因。但对于“老年男性”，从流行病学的性别与年龄因素分析，前列腺增生为最常见的因素。

3. **【答案】** B

【解析】 对于肾结核的诊断，尿中找到结核杆菌是具有决定性意义的。A选项的特异性差，除外；C选项是精索结核的触诊体征；D选项的特异性也差，如慢性肾盂肾炎、上尿路结石和肿瘤等也可以出现肾盂肾盏变形。

4. **【答案】** D

【解析】 本病为自限性疾病，治疗以休息及对症治疗为主，不宜应用糖皮质激素及细胞毒药物。

5. **【答案】** D

【解析】 慢性肾衰竭时血液系统表现主要是肾性贫血与出血倾向。贫血为正细胞正常色素性贫血，其原因有：①主要是肾产生红细胞生成素（EPO）减少；②铁的摄入减少；③血液透析过程失血或频繁的抽血化验；④肾衰时红细胞生存时间缩短；⑤叶酸缺乏；⑥体内缺乏蛋白质；⑦尿毒症毒素对骨髓的抑制等。其中，“最主要”的就是EPO的缺乏。

6. **【答案】** C

【解析】 慢性肾小球肾炎属于临床诊断，需符合以下诊断指标：凡尿化验异常（蛋白尿、血尿）、伴水肿、高血压肾功能不全至少一种情况者达3个月以上；若为单纯性蛋白尿，尿蛋白大于1g/L者；在除外继发性肾小球肾炎及遗传性肾小球肾炎后，临床上可诊断为慢性肾炎。本患者血尿、蛋白尿2年，血压升高、肾功能轻度损害，无其他疾病史，故诊断为慢性肾小球肾炎。其他选项：①无症状性蛋白尿和血尿，应无高血压、水肿表现，故除外；②高血压肾损害，应有高血压病史支持；③肾病综合征，应有24小时尿蛋白定量>3.5g/L和血浆白蛋白<30g/L支持，故除外；④慢性间质性肾炎，是一组以小管萎缩、间质纤维化和不同程度细胞浸润为主要表现的疾病，多有感染、中毒等病史，以肾小管功能损害为主要表现，故除外。

7. **【答案】** B

8. **【答案】** A

【解析】 试插导尿管，又称诊断性导尿，如能顺利插入导尿管，则说明尿道连续而完整。如一次插入困难，不应反复试插，以免加重创伤后导致感染。逆行尿道造影可显示损伤部位及程度：尿道挫伤无造影剂外渗；如有外渗则提示部分裂伤；如造影剂未能进入后尿道而大量外渗，提示尿道有严重裂伤或断裂。

9. **【答案】** D

10. **【答案】** E

【解析】 急性肾衰竭，可分为肾前性、肾性和肾后性，其鉴别主要是根据病史及血液、尿液的检验。①肾前性的原因主要有血容量不足、心排出量减少等；肾性主要有肾小管坏死等；肾后性主要原因为梗阻，常见疾病为结石、膀胱及盆腹腔肿瘤等。②肾前性和急性肾小管坏死的辅助检查鉴别见下表。腹泻患者会丢失水分可能导致肾前性肾损伤，但由于庆大霉素具有肾毒性，应用庆大霉素数天后出现少尿、尿钠增高，考虑急性肾小管坏死，属于肾性因素。腹膜后淋巴癌患者突然无尿，最可能的原因为梗阻引起的肾后性急性肾衰竭。

肾前性少尿与ATN少尿期的鉴别

诊断指标	肾前性	肾性
尿比重	>1.020	<1.010
尿渗透压（mmol/L）	>500	<350
尿钠浓度（mmol/L）	<20	>40
血尿素氮/血肌酐	>20	<10～15
尿肌酐/血肌酐	>40	<20
肾衰指数	<1	>1
滤过钠分数	<1	>1
尿沉渣	透明管型	棕色颗粒管型

11. **【答案】** D

【解析】 根据患者慢性肾衰病史，目前出现“头晕、乏力、四肢”发麻症状、心电图的高尖T波和血钾升高信息，患者目前最危急的是高钾血症。A、B、C、D 4个选项均为降低血钾的方法，但是以血液透析最为关键。CRF患者透析治疗，目的是为了维持生命。开始透析的指征有：①肌酐清除率<10ml/min；②血肌酐≥707μmol/L（本患者符合）；③血尿素氮≥28.5mmol/L；④血钾≥6.5mmol/L（本患者符合）；⑤代谢性酸中毒；⑥明显水潴留症状；⑦尿毒症症状明显；⑧出现贫血、心包炎、消化道出血等严重并发症。

12. **【答案】** D

【解析】 患者起病急骤，寒战发热，并伴有尿频等尿路刺激征，尿液呈脓性、血尿，肾区叩击痛，均为急性肾盂肾炎的临床表现。对急性肾盂肾炎患者应选用血、尿药物浓度均高的药物静脉给药，如喹诺酮类、头孢菌素类、氨基糖苷类及半合成青霉素类，疗程需持续2周以上，故选D为宜。

13.【答案】B

【解析】本例患者初步诊断肾盂癌（肉眼血尿+肾盂充盈缺损+肿瘤细胞）。肾盂癌的治疗首选手术，切除患肾及全长输尿管，并应包括输尿管开口部位的膀胱壁。

14.【答案】B

扫描二维码查看本题考点更多讲解微视频——14－10 骑跨性尿道损伤。

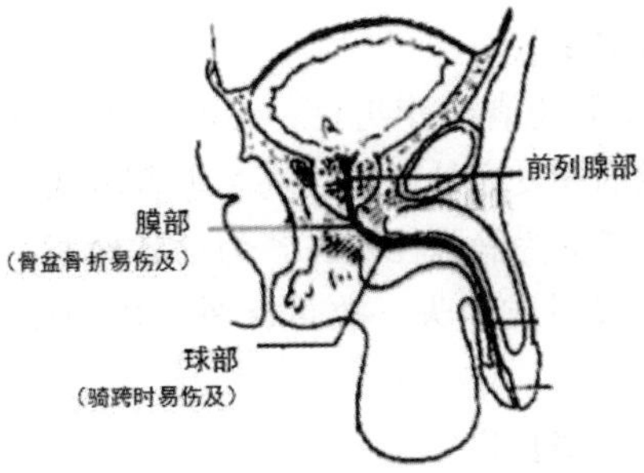

男性尿道分部

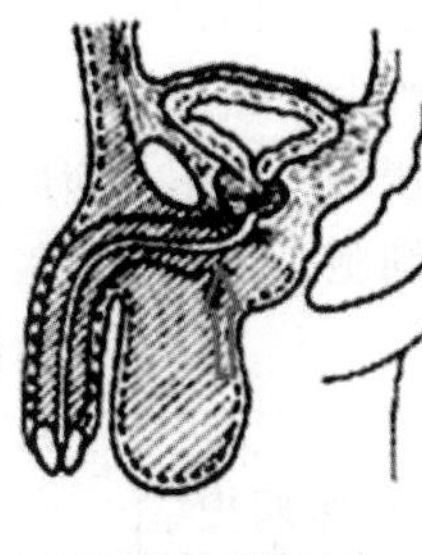
前尿道损伤的尿外渗

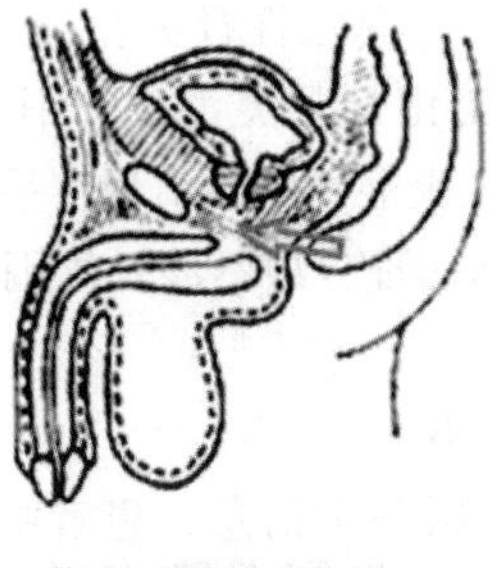
后尿道损伤的尿外渗

15.【答案】D

【解析】根据链球菌感染病史后2周，出现尿异常、水肿、高血压（肾炎综合征），考虑诊断为急性肾小球肾炎，其病理类型最常见的是毛细血管内增生性肾小球肾炎。其余选项均是是肾病综合征常见的病理类型。

16.【答案】B

【解析】）肾细胞癌的组织病理有多种，但以透明细胞癌最为典型和常见，占肾癌的70%～80%，主要由肾小管上皮细胞发生。其他选项，属于肾细胞癌不太常见的病理类型。

17.【答案】C

【解析】该例患者为大量蛋白尿，可以除外A、D、E选项，肾小管性蛋白尿、组织性蛋白尿（又称分泌性蛋白尿）的24小时尿蛋白定量不会达到6g。再根据蛋白成分为小分子，除外肾小球性蛋白尿。

蛋白尿的分类

分类		发病机制/常见疾病
生理性蛋白尿		轻度、暂时的，因高热、剧烈运动、直立体位等原因，使肾小球毛细血管壁通透性增加所致，一般<1g/d
病理性蛋白尿	肾小球性	最常见，分为选择性和非选择性。多见于原发性肾小球肾炎、肾病综合征等；糖尿病、高血压、SLE等继发性肾损害，多属肾小球性
	肾小管性	炎症、中毒等因素，使近曲小管重吸收小分子蛋白（如溶菌酶、$β_2$微球蛋白等）功能减弱所致，尿蛋白总量一般<2g/d。常见于肾盂肾炎、间质性肾炎、肾小管酸中毒、药物和重金属中毒、肾移植后等
	溢出性	因血中低分子蛋白（如本－周蛋白、血红蛋白、肌红蛋白）异常增多，超过肾小管的重吸收能力所致。常见于多发性骨髓瘤、血管内溶血等疾病
	分泌性	肾小管及下尿道受炎症或药物刺激，分泌、排出IgA增多，见于肾小管－间质疾病
	组织性	肾组织细胞代谢产生的蛋白质、组织破坏分解的蛋白质，以及炎症或药物等刺激泌尿道组织分泌的蛋白质进入尿液中形成的蛋白尿
假性蛋白尿		由于某些原因造成尿检蛋白质呈阳性反应，如尿中混入血液、脓液、尿液久置或冷却，以及服用利福平等药物

2013 年泌尿系统部分考题汇总

1.【答案】C

【解析】本题超纲，应为临床执业医师的考试内容。急性弥漫性增生性肾小球肾炎，增生的多是肾小球毛细血管内皮细胞和系膜细胞。肾小球壁层上皮细胞增生，见于新月体肾炎（急进性肾炎）；脏层上皮细胞，即足细胞，其病理变化是足突消失，不会出现增生，除外 A、B、D 选项；炎症细胞会出现在系膜区的浸润，而不是增生；肾小球病理分型不涉及周围成纤维细胞，除外 E 选项。

2.【答案】B

【解析】根据题干信息，患者咽炎反复发作病史，目前出现尿异常＋高血压提示肾损害，考虑为最常见的引起肾小球源性血尿的 IgA 肾病。因为 IgA 是机体黏膜局部抗感染免疫的主要抗体，患者“既往经常有咽炎发作”，有可能产生 IgA 在肾小球滤过膜的沉积，导致肾损害。其他选项：患者 24 小时尿蛋白定量未达到 3.5g/L，除外肾病综合征，而 A、C、D 选项为肾病综合征常见的病理类型；患者无进行性的少尿即肾功能损害，除外急进性肾炎的病理类型——新月体肾炎。

3.【答案】D

【解析】肾小管性蛋白尿，是由于肾小管的重吸收功能受损导致。而肾小管只能重吸收小分子的蛋白，对于中分子的蛋白（如白蛋白）和大分子蛋白（如免疫球蛋白）不能重吸收，所以肾小管性蛋白尿的成分是小分子蛋白，不可能出现免疫球蛋白，故选 D。其他选项，均为小分子蛋白。当肾小管重吸收功能正常时，不会出现在尿液中。

4.【答案】B

【解析】慢性肾衰竭时，由于肾脏的排泄功能减低，会出现“三高两低一代酸”的电解质与酸碱平衡紊乱。“三高”是高钾、高镁、高磷，“两低”是低钠、低钙，“一代酸”是代谢性酸中毒。故 5 个备选项中，只有 B 选项符合题意。

5.【答案】C

【解析】根据题干信息，患者出现尿异常、高血压，以及贫血、出血倾向，超声示右肾缩小且皮质变薄，考虑诊断为慢性肾小球肾炎。A、C、E 选项的不同是慢性肾脏病（CKD）的分期，CKD 的分期标准是 GFR（肾小球滤过率），但题干中无此信息；只能根据血肌酐值进行慢性肾衰竭分期与 CKD 的对应关系来判断：患者血肌酐 >707μmol/L，属于尿毒症期，对应 CKD 的 5 期，故选 C。其他选项：无链球菌感染的前驱病史，除外急性肾炎；尿量减少和肾功能损害无急性、进行性加重特点，除外急进性肾炎。

6.【答案】C

【解析】患者老年男性，诊断为膜性肾病。膜性肾病最常见的并发症是血栓栓塞。患者出现下肢水肿加重与胀痛，考虑为静脉栓塞；若为动脉栓塞，会出现足背动脉搏动减弱或消失，故可除外。B、D、E 选项属于凑数。

7.【答案】E

【解析】A、B、C、D 选项均属于病理性蛋白尿，E 选项为生理性蛋白尿，是由于剧烈运动、情绪激动等刺激，使肾脏血流动力学改变而出现的暂时的、少量的蛋白尿。

8.【答案】D

【解析】患者上呼吸道感染后仅 1 天出现尿异常、水肿与高血压，考虑为 IgA 肾病，确定诊断需要行肾活检病理检查见以 IgA 为主的免疫复合物沉积。其他选项，只是有助于诊断，无法作出明确诊断。

9.【答案】D

10.【答案】A

扫描二维码查看本题考点更多讲解微视频——14－11 肾病与糖皮质激素治疗的关系。

11.【答案】E

【解析】肾绞痛的特异性强，一般均由肾盂或输尿管结石引起，其疼痛机制是：上尿路急性梗阻→管腔内壁张力增加→疼痛感受器受到牵拉→剧烈疼痛。由于疼痛特别剧烈，所以治疗时首先镇痛＋解除平滑肌痉挛。如注射阿托品、哌替啶等。其他选项，均是针对尿路结石及其并发的感染。

12.【答案】B

【解析】有尿路感染征象，但一般抗菌治疗无效，考虑感染均比较特殊，如结核杆菌感染，故选 B。其他选项，不会出现无效。

13.【答案】B

【解析】膀胱肿瘤绝大多数来源于上皮组织，90%以上为移行上皮细胞乳头状癌，鳞癌和腺癌仅各占2%~3%，故B选项说法“不正确”。其他选项，均为正确叙述。

14.【答案】E

【解析】影像学检查能为肾癌（肾细胞癌）的术前诊断提供最直接的依据。5个备选项中，增强CT对肾癌的确诊率高，能显示肿瘤大小、部位、邻近器官有无受累，是目前诊断肾癌“最有价值”的影像学方法。肾细胞癌的CT表现为肾实质内不均质肿块，平扫CT值略低于或与肾实质相似；增强CT扫描后，肿瘤不如正常肾实质增强明显；还可鉴别肾内其他病变，如血管平滑肌脂肪瘤和肾囊肿。其他选项：（1）肾动脉造影是诊断肾动脉狭窄性高血压的金标准，与肾癌诊断无意义；（2）静脉尿路造影（IVU），主要是观察因肿瘤挤压或侵犯使肾盏肾盂受压变形、狭窄、拉长、移位或充盈缺损；（3）MRI与CT相仿，主要是在显示邻近器官有无受侵犯，以及肾静脉或下腔静脉内有无癌栓优于CT；（4）B超，可以发现肾肿块并判断肿块为囊性还是实质性的，对肾癌的诊断敏感度高，但确诊价值不如CT。

15.【答案】E

【解析】根据题干提供的信息，该老年男性患者目前需要解决的是急性尿潴留，而不是前列腺增生，故除外B、D选项。对于急性尿潴留，首选的方法是导尿（E选项）；若导尿失败，才考虑耻骨上膀胱穿刺抽出尿液（A选项），一般无需造瘘（C选项）。

16.【答案】A

【解析】本题超纲。老年尿失禁是指膀胱内的尿不能控制而自行流出。（1）充盈性尿失禁：当长期充盈的膀胱压力超过尿道阻力时出现尿失禁，常见于长期便秘患者与有前列腺增生或前列腺癌患者。本例患者排尿困难进行性加重，膀胱内压力逐渐上升，导致尿失禁，属于本类型，故选A。（2）压力性尿失禁，是咳嗽、喷嚏时，或推举重物时，腹内压急剧升高后发生不随意的尿液流出。（3）真性尿失禁，是由于尿道外括约肌损伤或缺陷，导致持续性尿液从尿道流出。（4）急迫性尿失禁，是由于膀胱不稳定、膀胱痉挛和神经源性膀胱，逼尿肌反射亢进，逼尿肌收缩不受控制导致尿失禁。

17.【答案】B

18.【答案】A

【解析】确诊膀胱肿瘤最可靠的是膀胱镜检查+活检，可以“直接”观察肿瘤所在部位、大小、数目、形态、有蒂或广基，初步估计基底部浸润程度。CT一般用于浸润性癌，了解浸润深度、淋巴结及内脏转移情况。其他选项：X线平片对膀胱肿瘤的诊断意义不大；B超能发现0.5cm以上的肿瘤，可作为病人最初筛选；尿脱落细胞学检查，可以作为血尿患者的筛选。

2012年泌尿系统部分考题汇总

1.【答案】D

【解析】本题5个选项均为肾病综合征的常见病理类型，其鉴别的主要依据是肾活检的病理所见，详见下表。微小病变型肾病的病理异常主要是“电镜下”发现足细胞改变，而系膜区、毛细血管区、基底膜均无明显变化，所以“光镜下”肾小球无明显异常；本型另一特点是无免疫复合物沉积，所以“免疫荧光”阴性。本例患者为青少年，也符合微小病变型肾病的好发年龄。

原发性肾病综合征的鉴别要点

	光镜	免疫病理	电镜	发病特点	临床表现
微小病变型肾病	肾小球基本正常，近端小管脂肪变性	免疫荧光阴性	广泛的肾小球脏层细胞足突消失	好发于儿童	①NS表现；②血尿、高血压、肾功减退少见；③部分病例数月内自行缓解
系膜增生性肾小球肾炎	肾小球系膜细胞和系膜基质弥漫性增生	IgA肾病以IgA沉积为主；非IgA肾炎以IgG、IgM沉积为主；两者均伴C3沉积	系膜区电子致密物	好发于青少年、男性，多有上感前驱症状	①IgA肾病：血尿（100%），NS表现（15%） ②非IgA肾炎：血尿（70%），NS表现（50%）

续表

	光镜	免疫病理	电镜	发病特点	临床表现
系膜毛细血管性肾小球肾炎	系膜区弥漫重度增生，毛细血管壁呈双轨征	IgG、C3 呈颗粒状沉积于系膜区、毛细血管壁	系膜区、内皮下可见电子致密物	好发于青壮年、男性，多有上感前驱症状	①NS 表现（50%），血尿（100%）；②肾损害、高血压及贫血出现早；③血清 C3 持续降低（70%）
膜性肾病	肾小球弥漫性病变，基底膜增厚，进而形成钉突状	IgG 和 C3 呈细颗粒状沉积毛细血管壁	GBM 上皮侧有电子致密物，常伴足突广泛融合	好发于中老年、男性，起病隐匿	①NS 表现（80%）；②镜下血尿（30%）；③易发生肾静脉栓塞
局灶性节段性肾小球硬化	病变呈局灶性、节段性分布，受累节段肾小球硬化	IgM 和 C3 呈团块状沉积于肾小球受累节段	肾小球上皮足突广泛融合、足突与 GBM 分离	好发于青少年、男性，起病隐匿	①NS 表现（50% ~ 75%）；②血尿（75%），高血压（50%），肾损害（30%）

2. 【答案】D

【解析】血尿按照红细胞来源分类分为肾小球源性血尿和非肾小球源性血尿。5 个选项中，IgA 肾病是肾小球源性血尿最常见的原因，其病理特点是肾小球系膜区以 IgA 为主的沉积。临床特点是“反复发作的血尿，多在前驱感染后 1 ~3 天出现”。输尿管结石、急性膀胱炎、膀胱癌也是经常出现血尿的疾病，属于非肾小球源性血尿。而单纯性肾囊肿，一般无临床症状，不影响肾功能，多于体检时发现，偶尔由于囊肿破入肾盂肾盏系统出现血尿，故选 D 为宜。

3. 【答案】D

【解析】血尿按照红细胞来源分类分为肾小球源性血尿和非肾小球源性血尿。两者的鉴别需进行尿相差显微镜检查：若以变形红细胞为主，则为肾小球源性血尿，提示肾小球疾病所致出血；若未见变形红细胞（即“均一形态”），则为非肾小球源性血尿，提示血尿来源于肾后的肾盂肾盏、输尿管或膀胱等部位。而红细胞管型，常见于有血尿症状的肾小球疾病。其他选项：肉眼血尿，是指在 1000ml 尿中含血液超过 1ml，呈洗肉水色，并无法用于血尿来源的判断；尿中伴有凝血块，多提示膀胱、输尿管的出血；血尿伴尿路刺激征，多提示尿路感染。

4. 【答案】C

【解析】本题的难点，在于对抗酸杆菌和结核杆菌区别的理解。肾结核时，尿沉淀涂片抗酸染色有 50% ~ 70% 的病例可找到抗酸杆菌，以清晨第一次尿液检查阳性率最高。但抗酸杆菌并不等同于结核杆菌，尿中可见的包皮垢杆菌、枯草杆菌也是抗酸杆菌，所以尿中找到抗酸杆菌不应作为诊断肾结核的“最可靠”依据。只有尿结核杆菌培养阳性，才对肾结核的诊断有决定性意义。其他选项：D、E 选项属于尿路感染的共有症状，对肾结核诊断的特异性差；IVU 肾不显影，提示该侧肾功能丧失，并不只见于肾结核，其他肾前性或肾性因素也可导致。

5. 【答案】D

【解析】肉眼血尿，是指在 1000ml 尿中含血液超过 1ml，呈洗肉水色，并无法用于血尿来源的判断；尿中伴有凝血块，多提示膀胱、输尿管的出血，故选 D 为宜。其他选项均为肾小球疾病，其血尿特点是变形红细胞尿和红细胞管型。

6. 【答案】A

【解析】根据题干所述病史，该患者考虑诊断糖尿病肾病，是糖尿病最常见的微血管并发症之一，30% ~ 40% 的糖尿病患者可出现肾损害。糖尿病的患者，由于肾小球的高灌注、高压力、高滤过，使肾小球体积增大、毛细血管表面积增加，导致肾小球血流量及毛细血管压力升高、蛋白尿生成，所以其蛋白尿为肾小球性。

7. 【答案】E

【解析】患者有前驱呼吸道感染，起病急，病情进展快，急性肾炎综合征（蛋白尿、水肿等）表现，早期出现少尿，进行性肾功能恶化并伴有贫血，超声示双肾增大，诊断为急进性肾小球肾炎。无大量蛋白尿、低蛋白血症，故排除肾病综合征；进行性肾功能恶化并伴有贫血，排除急性肾小球肾炎。

8. 【答案】D

【解析】慢性肾衰患者致死的原因通常有急性左心衰竭、严重高血钾血症、消化道出血、中枢神经系统障碍等。本题中各选项中除高钾血症外各项均不能造成突发抽搐、意识丧失、心跳骤停的表现。

9. 【答案】E

【解析】微小病变型肾病 90% 的病例对糖皮质激素治疗敏感，病情可获得迅速改善。隐匿性肾炎一般无需特殊治疗；急性肾小球肾炎为自限性疾病，不宜应用糖皮质激素及细胞毒药物治疗；乙肝病毒相关性肾炎不能用糖皮质激素治疗，有可能造成乙肝病毒的激活；急性肾小管坏死是肾性 AFR（急性肾衰竭）最常见的类型，其治疗首先要去除或纠正病因，维持体液平衡，达到透析指征的给予透析治疗。

10. 【答案】B

【解析】CKD（慢性肾脏病）可根据其 GFR［肾小球滤过率（ml/min）］水平，临床分为五期，由重到轻为：5 期的 GFR 值 <15，4 期为 14～29，3 期为 30～59，2 期为 60～89，1 期≥90。

11.【答案】A

【解析】患者起病急骤，有尿路刺激征、全身感染（发热、血象高），以及腰痛和左肾区叩击痛，为急性肾盂肾炎的临床表现。

12.【答案】D

【解析】膀胱癌的治疗，要根据肿瘤的病理情况并结合病人全身状况，选择合适的手术方式。原则上 Ta、T_1 及局限的分化较好的 T_2 期肿瘤，可采用保留膀胱的手术。较大、多发、反复发作及分化不良的 T_2 期肿瘤和 T_3 期肿瘤以及浸润性鳞癌和腺癌，应行膀胱全切除术（是膀胱浸润性癌的标准治疗方法），除切除全膀胱、盆腔淋巴结外，男性还应包括前列腺和精囊（必要时全尿道）。本例患者属于"浸润性腺癌"，故应选择根治性膀胱切除。

13.【答案】E

【解析】A、B、C、E 选项均可见阴囊内包块，但"透光试验阳性"的最可能是鞘膜积液。而精索静脉曲张一般无症状，有些患者可伴有坠胀感、隐痛、不适等症状，久站、步行后症状可加重，平卧后可缓解或消失；立位体检时发现患侧阴囊明显松弛下垂，表面可见无痛性蚯蚓状团块，Valsalva 试验时静脉曲张加重。

14.【答案】C

【解析】泌尿系梗阻的病因可分为机械性和动力性两类。（1）机械性梗阻：最多见，常见的病因有前列腺增生、尿道损伤、尿道狭窄、膀胱及尿道结石、肿瘤、异物以及膀胱内大量凝血块等；少见的病因有盆内肿瘤、妊娠子宫压迫、处女膜闭锁及阴道积血等。（2）动力性梗阻：是指中枢或周围神经系统病变造成某部分尿路的功能障碍，影响尿液的排出，如脊髓或马尾损伤、肿瘤、糖尿病等，造成神经源性膀胱功能障碍等。本题 5 个选项中，前列腺增生属于机械性病因，故选之。其他选项均属于动力性因素，了解即可。

15.【答案】C

【解析】肾癌的治疗，以手术治疗为主，必要时可联合应用放疗与化疗。（1）根治性肾切除术是肾癌最主要的治疗方法。（2）对于孤立肾患者，应选择单纯肿瘤切除术或肾部分切除术．（3）；对于发生在肾上、下极直径 <3cm 的肾癌，应选择保留肾单位的肾部分切除术。根据题干信息，本例患者符合（3），故选 C 为宜。

16.【答案】A

【解析】本例患者临床表现主要是排尿障碍：尿频是前列腺增生病人最早出现的症状；进行性排尿困难是前列腺增生最重要的症状，表现为排尿等待、费力，尿线变细无力、射程变短，排尿时间延长，尿后滴沥等。患者老年男性，也符合前列腺增生的好发人群。

17.【答案】B

【解析】任何腹部、背部、下胸部外伤或受对冲力损伤的患者，无论是否有典型的腰腹部疼痛、肿块、血尿等表现，均要注意肾损伤的可能性，此时应尽早检查尿常规，以免贻误诊断。因为肾损伤各型均会出现血尿。其他选项：肾脏 CT 可显示肾实质裂伤、血肿、尿外渗范围，并可了解肝、脾、胰及大血管情况；静脉尿路造影：可了解双肾功能及形态有无改变，伤肾有无造影剂外溢等情况。

18.【答案】C

【解析】隐匿性肾炎，又称为无症状血尿或（和）蛋白尿，不会伴有水肿、高血压及肾功能损害的表现（故除外 A、B、D 选项），可由多种原发性肾小球疾病所致，故血尿属于肾小球源性，蛋白尿属于肾小球性（除外 E 选项）。

19.【答案】C

【解析】本题易误选 E，理由是题干所述"7 年前有类似病史"。慢性肾盂肾炎的诊断，除了反复发作的尿路感染病史外，必须具备："（1）肾外形凹凸不平、两个肾脏大小不等；（2）静脉肾盂造影见有肾盂肾盏狭窄变形"的任何一项，且有持续性肾小管功能受损症状（如尿浓缩功能减退、夜尿增多、晨尿比重和渗透压降低、肾小管酸化功能减退等），方可诊断。本例患者尿路刺激征 + 全身感染表现（发热、血象高）+ 腰痛，但"泌尿系 B 超检查及 IVP 未见异常"，故诊断为急性肾盂肾炎为宜。

20.【答案】B

【解析】慢性肾小球肾炎的治疗目的，是防止或延缓肾功能进行性恶化，改善或缓解临床症状，以及防治严重合并症。ACEI 和 ARB，通过对肾小球血流动力学的特殊调节作用（扩张入球和出球小动脉，但对出球小动脉的扩张强于入球小动脉），从而降低肾小球内"三高"状态——高压力、高灌注、高滤过，起到保护肾脏、减缓肾小球硬化进展的作用。使用期间，需要检测血钾及肾功能，血肌酐 >264μmol/L（3mg/dl）时要慎用。其他选项：低分子肝素属于抗凝药物，一般在肾病综合征出现严重低蛋白血症时应用，本例患者不符合；钙离子拮抗剂属于降压药，本例患者无高血压，即使有高血压，也是首选 ACEI 或 ARB；糖皮质激素与细胞毒药物，可适用于大量蛋白尿且肾功能正常的患者，无效者逐步撤去，本例患者蛋白尿量较小，故不适宜。

第十三篇 女性生殖系统

2017 年女性生殖系统真题汇总答案解析

1.【答案】B

【解析】正常胎膜破裂发生在第一产程末，宫口近开全时，因此临产前胎膜破裂称为胎膜早破。常见原因有生殖道感染、羊膜腔压力增加（如双胎妊娠、羊水过多、巨大儿等）、胎膜受力不均（如头盆不称、胎位异常等）、营养因素（如维生素 C、锌、铜缺乏等）、宫口内口松弛等。足月胎膜早破即为临产的征兆，一般破膜后 12 小时内自然临产，若 12 小时尚未临产，可给予药物引产。未足月胎膜早破，若妊娠 28～35 周不伴感染，且羊水池深度≥3cm，可期待治疗；若妊娠 35 周后，胎肺成熟、宫颈成熟可经阴道分娩结束妊娠；若出现胎头高浮、胎位异常、胎肺成熟、宫颈不成熟、羊膜腔感染，同时伴有胎儿窘迫时，需抗感染同时剖宫产结束妊娠。

2.【答案】E

【解析】对于月经不规律的孕妇预产期推算可根据早孕反应开始的时间（停经 6 周左右出现）、胎动开始的时间（妊娠 20 周孕妇可自觉胎动）、手测宫底高度、尺测子宫长度以及 B 超检查推算出来。但以上方法中相对比较准确的是 B 超检查，超声下通过胎囊大小、头臀长度、胎头双顶径及股骨长度值可以推算出预产期。

3.【答案】E

【解析】子宫内膜癌首选的治疗方法是手术治疗。内分泌治疗主要用于晚期及复发癌；化疗为晚期或复发癌综合征治疗措施之一；单纯放疗仅用于有手术禁忌证或无法手术切除的晚期患者。

4.【答案】C

【解析】判断患者能否妊娠主要是根据心脏病类型、病变程度和心功能分级，其中既往有心衰史者不宜妊娠；妊娠合并心脏病最容易发生心衰的时期为妊娠 32～34 周、分娩期及产后 72 小时内。妊娠合并心脏病不是剖宫产的绝对指征，但对产科指征及心功能Ⅲ～Ⅳ级者，均应择期剖宫产。产后心功能Ⅲ级及以上者不宜哺乳。

5.【答案】A

【解析】胎儿体重达到或超过 4000g 称为巨大儿。

6.【答案】E

【解析】子宫脱垂的主要病因为分娩损伤，其次盆底组织发育不良或退行性变及长期腹压增加亦是原因。

7.【答案】E

扫描二维码查看本题考点更多讲解微视频——15－1 与子宫收缩过强无关疾病。

8.【答案】B

【解析】早期妊娠的症状和体征包括停经、早孕反应、尿频、乳房变化及生殖系统的变化。其中停经史最早，是最具有特征性的症状，尤其是对于月经规律的女性，停经在 10 日以上者高度怀疑妊娠。

9.【答案】E

【解析】根据 2010 年美国 CDC 诊断标准，盆腔炎性疾病的最低诊断标准为：宫颈举痛或子宫压痛或附件区压痛。附加标准为：体温超过 38.3℃（口表）；宫颈或阴道异常黏液脓性分泌物；阴道分泌物湿片出现大量白细胞；红细胞沉降率升高；血 C 反应蛋白升高；实验室证实的宫颈淋病奈瑟菌或衣原体阳性。特异标准为：子宫内膜活检证实子宫内膜炎；阴道超声或磁共振检查显示输卵管增粗，输卵管积液，伴或不伴有盆腔积液、输卵管卵巢肿块，或腹腔镜检查发现盆腔炎性疾病征象。

10.【答案】A

扫描二维码查看本题考点更多讲解微视频——15－2 子宫内膜周期性变化。

11.【答案】C

【解析】子宫肌瘤手术指征为：①重度继发性贫血经保守治疗无效，特别是黏膜下肌瘤导致重度贫血；②出现膀胱和/或直肠压迫症状；③肌瘤生长迅速，疑恶变者者；④肌瘤导致反复流产和不孕；⑤肌瘤引起腹痛、性交痛或肌瘤蒂扭转引起急性腹痛者。

12.【答案】D

【解析】本题诊断宫颈癌不难，对于早期宫颈癌的诊断采取三阶梯技术，即细胞学检查→阴道镜检查→病理学检查。细胞学检查是宫颈癌的筛查方法；阴道镜检查用于细胞学检查异常者或临床检查可疑者，在镜下取活检；宫颈及宫颈管活检是确诊子宫颈癌的方法。本例患者宫颈可见直径2cm菜花样赘生物，因此确诊首选的是组织学检查。

13.【答案】C

【解析】根据患者临床表现及妇科检查，首先应考虑为宫颈癌，确诊的辅助检查为宫颈赘生物活检。

14.【答案】E

【解析】导致患者在节育器放置过程中出现心悸伴明显腹痛，可能的原因为节育器异位、节育器嵌顿等，确诊最安全、最简便的方法是B超，通过B超可以了解节育器在宫内情况。

15.【答案】C

【解析】对于育龄期女性出现停经史，首先应排除妊娠的可能。妊娠早期出现阴道流血首先应考虑到以下几种可能：先兆流产、异位妊娠、葡萄胎。对于本例患者出现了停经史、阴道少量流血，并且左侧附件区出现一包块，首先考虑为异位妊娠，因此为明确诊断首选的辅助检查为超声检查。若为宫内孕停经35日，宫腔内可见妊娠囊，妊娠6周，可见胎芽和原始心管搏动；异位妊娠超声可见宫腔内无妊娠囊，若宫旁探及低回声区，且见胎芽及原始心管搏动，可确诊为异位妊娠。诊断性刮宫仅用于阴道流血较多，目的在于排除同时合并宫内妊娠流产。宫腔内容物病理：宫内孕可见绒毛，异位妊娠仅见蜕膜不见绒毛。

16.【答案】E

【解析】滴虫性阴道炎是由阴道毛滴虫感染引起的，白带特点是稀薄黄白液性或脓性泡沫状。

17.【答案】B

【解析】根据患者临床表现、白带特点及阴道分泌物检查，可诊断为外阴阴道假丝酵母菌病，此病为真菌感染，因此治疗药物有咪康唑、克霉唑、制霉菌素等。

18.【答案】B

【解析】本例患者妊娠42周，属于过期妊娠。对于过期妊娠者首先应考虑胎盘的情况，胎盘功能正常，则会出现巨大儿可能，胎盘功能减退常并发胎儿成熟障碍。在核实孕周之后，一般妊娠40周以后胎盘功能逐渐下降，42周以后明显下降，因此，妊娠41周以后，应考虑终止妊娠，尽量避免过期妊娠。

19.【答案】A

【解析】本例患者孕39周，已经足月临产，规律宫缩7小时，宫口开大3cm，属于第一产程的正常潜伏期，先露下降正常，胎心正常，因此产妇的产程进展顺利，无需干涉，密切观察产程。

20.【答案】A

【解析】本例为青春期患者，出现子宫不规则出血，首先应考虑无排卵性功血。青春期由于性腺轴功能尚未完善，中枢对雌激素的正负反馈作用缺陷，FSH呈现持续低水平，无LH陡直高峰出现，导致卵巢无排卵，表现在子宫内膜则为单一雌激素作用而无孕激素拮抗的结果。患者出现不规则的子宫出血。其治疗原则以止血、调整周期，促进排卵为主，其中止血主要采用激素止血。青春期由于内源性雌激素不足，并本例患者出现贫血征象，因此止血需要大剂量雌激素，使子宫内膜迅速生长，短期内修复创面达到止血的作用。雄激素（C）具有对抗雌激素作用，减少盆腔充血和增加子宫血管张力，以减少子宫出血量，用于止血的辅助治疗。诊刮（D）适用于已婚患者，既可以止血，又可以了解内膜病理；孕激素（E）适用于体内已有一定量雌激素的患者，在雌激素的作用下使用孕激素，可以使增生期子宫内膜转化为分泌期内膜，从而达到止血的效果。

21.【答案】D

【解析】妊娠晚期出现无痛、无诱因的反复阴道出血，首先考虑为前置胎盘。妊娠36周以后应择期终止妊娠。本例患者妊娠36周，反复阴道出血，BP 80/50mmHg，面色苍白，胎头高浮，因此处理宜采用剖宫产。前置胎盘剖宫产指征为：①完全性前置胎盘，持续大量阴道出血；②部分和边缘性前置胎盘出血量多，先露高浮，胎龄达36周以上，短时间内不能结束分娩；③有胎心、胎位异常。

22.【答案】C

【解析】患者人工流产术后，出现了不规则阴道流血，并且有肺部的表现，结合实验室检查：血β-hCG 100 000IU/L，胸部X线片显示双肺中下部多个棉球状阴影，因此，首先考虑滋养细胞肿瘤中的绒癌。葡萄胎（A）患者表现有停经史，并且出现阴道流血，子宫异常增大，卵巢黄素化囊肿，β-hCG异常增高，但不会出现转移灶的表现；侵蚀性葡萄胎（B）全部继发于葡萄胎，属于低度恶性，多数仅造成局部的侵犯，而绒癌

（C）可继发于葡萄胎，也可继发于非葡萄胎，如足月产、人工流产、异位妊娠等，属于高度恶性的滋养细胞肿瘤，很早可通过血行转移，最常转移的部位为肺，其次为阴道、盆腔、肝和脑，并且出现相应转移部位的临床表现。

23.【答案】D

24.【答案】A

25.【答案】A

扫描二维码查看本题考点更多讲解微视频——15－3 胎盘早剥诊断及处理。

26.【答案】D

27.【答案】D

28.【答案】D

【解析】患者为老年女性，结合妇科检查首先应考虑到卵巢肿物，B 超是卵巢肿瘤诊断最常用的辅助检查方法，通过超声检查可以了解肿瘤的部位、大小、形态、内部结构、与周围组织的关系等。结合肿瘤标志物血 CA125 增高，初步诊断为上皮性卵巢癌。卵巢恶性肿瘤治疗原则以手术和化疗为主，辅以放疗及其他综合治疗。卵巢上皮性癌对于化疗较为敏感，常选用的化疗方案为 TC 方案（紫杉醇＋卡铂）、TP 方案（紫杉醇＋顺铂）、PC 方案（顺铂＋环磷酰胺）。

29.【答案】B

30.【答案】D

【解析】完全流产，流产症状消失，无需特殊处理；不全流产，一经确诊，应尽快行刮宫或钳刮术，清除宫腔内残留组织；先兆流产，症状较轻微者，可卧床休息，黄体功能不足者可给予黄体酮，甲状腺功能减退者可给予小剂量甲状腺素片，若经积极治疗症状加重，B 超提示胚胎发育不良，或血 hCG 持续下降，则表明流产不可避免；稽留流产，由于胚胎或胎儿已经死亡，滞留宫腔内未能及时排出，可导致胎盘机化与子宫壁粘连紧密，致刮宫困难，同时易导致凝血功能障碍；复发性流产需根据导致流产的原因作出相应的处理，如染色体异常者，需行孕前遗传咨询，宫颈功能不全者应在孕 14～18 周行宫颈环扎术，抗磷脂抗体阳性者需给予小剂量阿司匹林或低分子肝素，黄体功能不全者，需给予黄体酮等。

2016 年女性生殖系统真题汇总答案解析

1.【答案】A

【解析】本题属于基础解剖部分考查，没有难度。

2.【答案】A

【解析】胎盘、胎膜、脐带以及羊水属于胎儿附属物，胎盘是维持胎儿营养和发育的重要器官，具有物质交换、防御及合成功能。其中合成功能主要合成人绒毛膜促性腺激素（hCG）、人胎盘生乳素、雌激素、孕激素等。胎膜与甾体激素代谢有关；羊水起到保护胎儿及母体的作用；脐带是连接母儿之间的纽带，胎儿通过脐带血循环与母体进行营养和物质代谢；子宫是女性肌性器官，是孕育胚胎、胎儿以及产生经血的器官；卵巢是女性的性器官，具有生殖和内分泌功能，可以分泌雌激素、孕激素及少量雄激素。

3.【答案】E

【解析】超声检查可确定早期妊娠，停经 35 日通过 B 超可见宫腔内妊娠囊。宫颈黏液量少，若涂片见到椭圆体，只能说明早期妊娠的可能性比较大，但是不能确诊；血 β－hCG 是妊娠后由滋养细胞产生，说明已经妊娠；多种原因均可导致子宫增大，如子宫肌瘤，子宫腺肌病等，停经史同样不能确诊为妊娠，如闭经、功血等均可导致闭经，因此能确诊早孕的方法为 B 超。

4.【答案】A

【解析】停经 35 日，即可通过 B 超发现宫腔内妊娠囊。

5.【答案】E

【解析】妊娠后子宫逐渐增大，但各部位增长速度不一，宫底增长最快，子宫下段次之，宫颈最少；子宫重量增加，主要是肌细胞肥大；子宫血流量随着妊娠月份的增加逐渐增加；子宫颈黏液分泌增多，形成黏液栓，可以保护宫腔，免受外来感染的侵袭；子宫峡部逐渐被拉长，至妊娠末期由非孕状态下的 1cm 被拉长至 7～10cm；当受精卵着床后，子宫内膜在雌孕激素的作用下发生蜕膜样变，蜕膜分为 3 部分，即底蜕膜、包蜕膜、真蜕膜。

6.【答案】C

【解析】根据子宫大小推算妊娠月份，详见下表。

妊娠周数	手测宫底高度	尺测耻上子宫长度（cm）
12 周末（3 个月）	耻骨联合上 2～3 横指	
16 周末（4 个月）	脐耻之间	
20 周末（5 个月）	脐下 1 横指	18（15.3～21.4）cm
24 周末（6 个月）	脐上 1 横指	24（22.0～25.1）cm
28 周末（7 个月）	脐上 3 横指	26（22.4～29.0）cm
32 周末（8 个月）	脐与剑突 2 横指	29（25.3～32.0）cm
36 周末（9 个月）	剑突下 2 横指	32（29.8～34.5）cm
40 周末（10 个月）	脐与剑突之间或略高	33（30.0～35.3）cm

7.【答案】A

【解析】首次产检的时间是从确诊早孕开始。

8.【答案】E

扫描二维码查看本题考点更多讲解微视频——15－4 异位妊娠辅助检查。

9.【答案】E

【解析】导致前置胎盘的因素有：子宫内膜异常损伤，如多次刮宫、分娩、多次子宫手术史等；胎盘异常，如双胎（可致胎盘面积增大）、副胎盘等；受精卵滋养层发育迟缓；不良生活习惯；辅助生殖技术受孕；子宫形态异常等。

10.【答案】B

【解析】本例患者初产妇已经临产，规律宫缩 10 小时，宫口开大 9cm，产程进展顺利，胎膜已破，胎头拨露，未见异常情况，因此属于正常产程。

【错误思路分析】产程题是综合分析题，一定要注意到题目中提供的每一个信息，同时解题的前提是要对正常产程了如指掌，尤其是时间的记忆一定要清晰，否则无法做题。关于产程的题目每年均有考到，更多的练习题目请参考《助理 3600 题》相关章节。潜伏期延长是指潜伏期超过 16 小时，活跃期延长是指活跃期超过 8 小时。

11.【答案】E

【解析】产后出血是指胎儿娩出后 24 小时内失血量超过 500ml（剖宫产术中失血量超过 1000ml）。

12.【答案】D

【解析】羊水栓塞，临床处理比较复杂，但考试题目比较简单。羊水栓塞是指分娩过程中羊水中有形成分通过母体开放的血窦进入母体血液循环，引发的急性肺栓塞、过敏性休克、弥漫性血管内凝血、肾衰竭或猝死等严重分娩并发症。患者常表现为分娩过程中突然出现寒战、呛咳气急、烦躁不安等，继而出现呼吸困难、发绀、抽搐、昏迷、血压下降、心率加快、肺底啰音等，甚至惊叫一声，心跳骤停，数分钟内死亡。子宫破裂时患者会突感下腹撕裂样剧痛，子宫收缩骤然停止，继而出现全腹部持续性疼痛，腹壁下可清楚扪及胎体；胎膜早破是指临产前胎膜破裂，患者会突感有液体从阴道流出；胎盘早剥，若剥离面积比较小，患者一般无明显症状，若剥离面积比较大，出血量比较多症状比较典型，如患者会出现恶心、呕吐、四肢湿冷、血压下降等休克表现，子宫硬如板状等；前置胎盘典型临床表现为妊娠晚期或临产时，发生的无痛性、无诱因的、反复的阴道流血。

13.【答案】A

14.【答案】C

15.【答案】C

扫描二维码查看本题考点更多讲解微视频——15－5 流产诊断及处理。

16.【答案】A

17.【答案】B

【解析】产程题的分析就是要抓住题目中的每一个信息，认真判断。16 题患者为"初产妇，妊娠 40 周"说明已经足月，"规律宫缩 8 小时，宫口开大 4cm"产程进展顺利——判断产程进展是否顺利前提是搞清楚正常产程。第一产程是指从规律宫缩开始至宫口开全，初产妇需要 11～12 小时，经产妇 6～8 小时；第二产程是指胎儿娩出期，初产妇 1～2 小时，经产妇不超过 1 小时；第三产程是指胎盘娩出期，一般不超过半小时。其中第一产程又分为潜伏期和活跃期，潜伏期是指从规律宫缩开始至宫口开大 3cm，时间是 8 小时，最长不超过 16 小时；活跃期是指宫口从 3cm 开大至 10cm，时间是 4 小时，最长不超过 8 小时。在此基础上看题目信息"规律宫缩 8 小时，宫口开大 4cm"说明产程进展顺利；"胎心 140 次/分钟"正常胎心率为 110～160 次/分钟，因此胎心正常；"骨盆无异常"。根据题意本例产妇产程进展顺利，未见异常情况。因此只需密切观察产程进展情况，无需干涉。

17 题，"初产妇，妊娠 36 周"未足月，并且"B 超示中央型前置胎盘"，因此诊断很明确，前置胎盘，且为中央型，"胎儿双顶径 8.9cm"说明胎儿已经成熟

——超声显示胎儿双顶径 >8.5cm 即成熟，“胎心率 130 次/分”在正常范围之内，但目前出现“规律性腹痛伴多量出血 2 小时”说明已经出现早产征象，继续妊娠已经不可能，早产不可避免，关键是分娩方式的选择，中央型前置胎盘是剖宫产指征，因此目前最适宜的处理措施为剖宫产。

【错误思路分析】本题涉及到正常产程掌握程度的考查，以及出现异常情况的判断，尤其第 17 题涉及早产、前置胎盘分处理。因此需将讲义中此部分内容仔细阅读。

18.【答案】B

【解析】无排卵性功血时由于各种原因致卵巢无排卵，其分泌功能表现为持续分泌雌激素，而无孕激素产生，使子宫内膜长期处于单一雌激素的作用下而发生不同程度增生期变化，由于无孕激素产生，因此基础体温表现为单相（孕激素可使体温升高 0.3～0.5℃）。

19.【答案】B

【解析】对于各种类型阴道炎的鉴别详见下表。

类型	滴虫阴道炎	假丝酵母菌病	萎缩性阴道炎	细菌性阴道病
病因诱因	阴道毛滴虫	妊娠、糖尿病、长期应用抗生素或雌激素及免疫抑制剂	卵巢功能减退，雌激素减少，致病菌过度繁殖	阴道菌群失调，频繁性交、多性伴侣、过度阴道盥洗
阴道 pH	pH >5	pH <4.5	pH >5	pH > 4.5
传播途径	直接、间接	自身、直接（少）、间接（极少）	自身	自身
症状（白带）	稀薄、脓性、泡沫状	白色凝乳状或豆腐渣样	淡黄色或白带血性	白色、匀质、腥臭味
阴道黏膜	“草莓状宫颈”	白色膜状物	外阴萎缩状	正常
分泌物检查	阴道毛滴虫	芽生孢子及假菌丝	大量基底层细胞及白细胞	胺臭试验阳性线索细胞阳性
治疗	甲硝唑（局部 + 全身）夫妻同治	抗真菌药（局部）	雌激素、甲硝唑	甲硝唑（局部 + 全身）

20.【答案】B

【解析】宫颈癌的病因包括感染因素，如人乳头瘤病毒（HPV）、单纯疱疹病毒（HSV）、巨细胞病毒、衣原体等；相关危险因素包括过早性生活、多个性伴侣、性生活不洁、早育、多产、密产等。其中高危型人乳头瘤病毒持续感染是子宫颈癌的主要发病因素。

21.【答案】E

【解析】本题诊断明确为宫颈癌，根据临床表现病理分期为ⅠB1，宫颈癌的临床分期详见子宫颈癌的 FIGO 临床分期表（2009 年）。

Ⅰ期	肿瘤局限在子宫颈（扩张至宫体将被忽略）
$Ⅰ_A$	镜下浸润癌（所有肉眼可见病灶，包括表浅浸润，均为$Ⅰ_B$）间质浸润深度 <5mm，宽度≤7mm
$Ⅰ_{A1}$	间质浸润深度≤3mm，宽度≤7mm
$Ⅰ_{A2}$	间质浸润深度 >3mm，宽度≤7mm
$Ⅰ_B$	临床癌灶局限于宫颈，或镜下病灶 > ⅠA
$Ⅰ_{B1}$	临床癌灶≤4cm
$Ⅰ_{B2}$	临床癌灶 >4cm
Ⅱ期	肿瘤超越子宫，但未达骨盆壁或未达阴道下 1/3
$Ⅱ_A$	肿瘤侵犯阴道上 2/3，无明显宫旁浸润
$Ⅱ_{A1}$	临床可见癌灶≤4cm
$Ⅱ_{A2}$	临床可见癌灶 >4cm

续表

$Ⅱ_B$	有明显宫旁浸润，但未到达盆壁
Ⅲ期	肿瘤已扩散到骨盆壁，在进行直肠指诊时，在肿瘤和盆壁之间无间隙。肿瘤累及阴道下 1/3，由肿瘤引起的肾盂积水或肾无功能的所有病例，除非已知道由其他原因引起
$Ⅲ_A$	肿瘤累及阴道下 1/3，没有扩展到骨盆壁
$Ⅲ_B$	肿瘤扩展到骨盆壁，或引起肾盂积水或肾无功能
Ⅳ期	肿瘤超出真骨盆范围，或侵犯膀胱和/或直肠黏膜
$Ⅳ_A$	肿瘤侵犯邻近的盆腔器官
$Ⅳ_B$	远处转移

宫颈癌的治疗原则是手术、放疗为主，化疗为辅。对于$Ⅰ_{B1}$期宫颈癌的治疗首选的手术，术式为广泛子宫切除加盆腔淋巴结切除。

【考题分析】对于宫颈癌的考查基本每年都会考到，包括诊断、分期以及术式选择等，因此需要大家很好的掌握。但是宫颈癌临床分期内容繁杂记忆困难，需掌握方法，具体需登录网站（www.yihengwangxiao.com）查看妇产科部分的视频内容，有老师总结的口诀，应付考试会让你屡试不爽。

22.【答案】A

【解析】对于绝经后妇女出现不规则阴道出血首先应排除内膜癌的可能。本例患者 60 岁，绝经 8 年，并且有糖尿病病史、体重 87kg（肥胖、高血压、糖尿病称为子宫内膜癌三联征），结合查体，最可能的诊断为子宫内膜癌。子宫内膜炎（B）有炎症表现比较容易排除；子宫内膜瘤（C）超声下可见子宫明显增大，瘤体边界不规则，与肌层分界不清，其回声为均匀的低回声，或呈现网格状蜂窝样强弱不均回声；黏膜下肌瘤（D）属于激素依赖性良性肿瘤，好发于育龄期妇女，表现为月经量增多或不规则阴道流血，但绝经后随着激素水平的下降，肿瘤会萎缩或消退；子宫内膜息肉（E）常为多发，有蒂，且较细，体积较小，超声检查表现为子宫腔内常规形状的高回声病灶，其周围环绕弱的强回声晕。子宫内膜癌典型的超声表现为宫腔有实质不均回声区，或宫腔线消失、肌层内有不均回声区。另外内膜癌为女性生殖道三大恶性肿瘤之一，平均发病年龄为 60 岁，因此综合分析本题最可能的诊断为子宫内膜癌。

23.【答案】D

扫描二维码查看本题考点更多讲解微视频——15 - 6 卵巢肿瘤诊断。

24.【答案】B

【解析】根据患者症状"经量增多"，首先考虑到的疾病有子宫肌瘤、子宫腺肌病、排卵性月经失调、放置宫内节育器等。"超声提示宫腔内底回声团块，直径 3cm"为宫腔内占位，首要措施为确定宫腔占位性质，因此需宫腔镜检查，直视下进一步了解病变情况，然后决定下一步处理。

25.【答案】D

【解析】本例患者 50 岁，出现不规则阴道血流，首先考虑子宫及宫颈病变，因此为明确诊断首选分段诊刮，分别取宫颈管黏膜和子宫内膜送检。因 8 年前行节育手术，因此不考虑妊娠的可能。盆腔 CT 主要用于各种妇科肿瘤治疗方案的制定、预后估计、疗效观察及术后复发的诊断；分段诊刮主要用于区别子宫内膜癌及子宫颈管癌；阴道镜主要用于宫颈疾病的辅助检查。

26.【答案】A

【解析】为达到避孕的目的主要从三方面进行控制：①抑制精子和卵子的产生；②阻止精子和卵子的结合；③通过改变局部环境，不利于精子获能、生存，或不适宜于受精卵着床和发育。复方短效口服避孕药（A），生育期健康女性均可服用；长效避孕注射剂（B），尤其适用于对口服避孕药有明显胃肠道反应的者；IUD（D）适用于育龄妇女无禁忌证者，但未生育者，一般不选用宫内节育器，另外 IUD 主要副作用为不规则阴道流血，常表现为经量增多、经期延长等，本例患者经量较多，因此不选用 IUD 避孕；安全期避孕（E）主要是指排卵前后 4 ~ 5 日为容易受孕的时间，其余时间视为安全期，但是安全期并不安全。因此结合本例患者情况，最合适的避孕方法为复方短效口服避孕药。

27.【答案】E

扫描二维码查看本题考点更多讲解微视频——15 - 7 内异症诊断。

28.【答案】E

【解析】对于育龄期妇女停经之后出现不规则阴道出血首先应排除是妊娠引的疾病，如流产、异位妊娠、葡萄胎等。先兆流产患者表现为阴道少量出血，妇科检查可见宫口关闭，子宫大小与实际孕周相符，超声可见胎儿存活。而本例患者虽妊娠试验阳性，但宫口已经打开，因此可排除；难免流产是由先兆流产继续发展而来，流产已经不可避免，妇科检查可见宫口已开，宫口由胚胎组织堵塞，子宫大小与实际孕周相符或略小，超声检查胚胎已经死亡。但本例患者停经 48 天，子宫增大如孕 9 周大小，明显大于实际孕周，因此难免流产亦可排除；异位妊娠超声下宫腔内空虚，宫旁出现低回声区。其实本例患者超声检查示"落雪征"，此为葡萄胎典型的超声表现，仅需此一条以上疾病均可排除。另外葡萄胎常见临床表现为停经后阴道流血和子宫异常增大，因此诊断毫无疑问。侵袭性葡萄胎是继发于葡萄胎的滋养细胞肿瘤，典型的镜下表现为水泡状组织侵入子宫肌层，有绒毛结构，从发病时间和临床表现上均可排除。本题主要鉴别点是难免流产及异位妊娠。

29.【答案】D

30.【答案】A

【解析】此题为送分题。

31.【答案】C

32.【答案】E

【解析】① 超声检查在产科中主要用于正常及异常妊娠的辅助诊断，如早期、中晚期妊娠通过 B 超了解胎儿宫内发育情况，胎盘情况、羊水量、排除胎儿畸形等；在妇科中主要用于子宫肌瘤、子宫腺肌病、盆腔炎性疾病、卵巢肿瘤等辅助检查，以及卵泡监测、宫内节育器探测等。② 阴道脱落细胞学检查主要用于女性生殖器癌、瘤的早期诊断以及卵巢功能的测定。③ 分段诊刮为分别取宫颈管黏膜及宫腔内膜，分别装瓶、固定，送病理，用于区分子宫内膜癌及子宫颈管癌；宫颈刮片取宫颈脱落细胞，主要用于宫颈癌的普查。④ 宫颈及宫颈管活组织检查主要用于用于局部疾病的诊断。因此怀疑宫体癌排除宫颈管癌的方法为分段诊刮；确诊宫颈癌的方法为活检。

2015 年女性生殖系统真题汇总答案解析

1.【答案】A

扫描二维码查看本题考点更多讲解微视频——15－8 卵巢功能。

2.【答案】D

【解析】底蜕膜为囊胚着床部位的子宫内膜，与叶状绒毛膜相贴，发育成为胎盘的母体部分。

3.【答案】A

【解析】对于滋养细胞肿瘤首选的治疗方法为化疗，手术和放疗为辅。

4.【答案】B

【解析】本题诊断为滋养细胞肿瘤比较容易，但具体诊断是绒癌还是侵蚀性葡萄胎呢？侵蚀性葡萄胎全部继发于葡萄胎，而绒癌可继发于葡萄胎，也可继发于非葡萄胎，也就是说葡萄胎可发展为侵蚀性葡萄胎，也可发展为绒癌，但是继发于流产、早产或足月产的滋养细胞肿瘤则为绒癌。对于本题继发于流产后，为绒癌，阴道蓝紫色结节则为阴道转移病灶。

5.【答案】E

【解析】能够经阴道自然分娩的胎位包括枕左前和枕右前位。

6.【答案】D

【解析】子宫能够维持正常的前倾前屈位有赖于其 4 对韧带，以及盆底组织的支撑，当这些支撑力量损伤时，则导致正常位置的子宫下降，宫颈外口达坐骨棘水平以下，甚至子宫宫颈全部脱出，即为脱垂。导致脱垂原因包括分娩损伤、致腹压增加的疾病，如慢性咳嗽、腹腔积液、长期重体力劳动、便秘、肥胖等。其中最主要的病因为分娩损伤。

7.【答案】D

【解析】子宫下段形成过程：子宫峡部非孕状态下是 1cm，妊娠 12 周以后峡部逐渐扩展形成宫腔的一部分，至妊娠晚期逐渐拉长形成子宫下段。

8.【答案】B

【解析】早期流产最常见的原因为胚胎因素——染色体异常，晚期流产多为母体原因——宫颈口松弛、宫颈重度裂伤引发胎膜早破。

9.【答案】D

【解析】人工流产负压吸引术的禁忌证为：生殖道炎症，各种疾病的急性期；全身情况不良，不能耐受手术；术前两次体温在 37. 5℃以上。

10.【答案】E

【解析】产褥期正常临床表现为：①生命体征：体温多在正常范围之内，产后略升高，但不超过 38℃，产后 3～4 日出现泌乳热，体温在 37. 8～39℃，持续 4～16 小时体温下降；产后呼吸深慢，产后脉搏略慢，1 周后恢复正常；产后血压平稳，在正常范围之内。②子宫复旧：胎盘娩出后，宫底在脐下一横指，产后第 1 日略升高，至平脐，之后每日下降 1～2cm，至产后 10 日子宫降至盆腔内。③产后宫缩痛，产后 1～2 日出现，持续 2～3 日后自然消失。④恶露：最初 3～4 日为血性恶露，之后浆液性恶露持续 10 日左右，白色恶露持续 3 周。

11.【答案】D

扫描二维码查看本题考点更多讲解微视频——15－9 正常分娩。

12.【答案】A

【解析】一道很典型的羊水栓塞的题目，得出诊断不难。羊水栓塞是产科急症，通常发生在分娩过程中，尤其是胎儿娩出前后，由于羊膜腔压力增高、胎膜破裂以及宫颈、宫体损伤，导致羊水中有形成分进入开放的血窦而引起三个渐进阶段的临床表现：第一阶段出现心肺功能衰竭和休克，患者表现为突然寒战，出现呛咳、烦躁不安、恶心、呕吐，呼吸困难，昏迷，血压骤降；

第二阶段凝血功能障碍阶段，表现为大量阴道流血，血液不凝等；第三阶段为急性肾功能衰竭期，表现为尿少，无尿和尿毒症现象。

13.【答案】C

【解析】异位妊娠的典型症状为停经后腹痛与阴道流血。输卵管妊娠破裂典型表现为一侧下腹部撕裂样疼痛，常伴有恶心、呕吐，当血液积聚于直肠子宫陷凹，会出现肛门坠胀感。阴道流血量与内出血及贫血程度不成正比。

14.【答案】C

【解析】子宫内膜异位症最常累及的部位为卵巢，其次为宫骶韧带、直肠子宫陷凹和子宫后壁下段，异位至输卵管和宫颈少见。

15.【答案】A

【解析】典型的子宫内膜异位症的症状为继发性痛经，进行性加重，并且内异症最常见累及部位为卵巢。根据本患者临床表现及 CA125 轻度升高，因此诊断为卵巢子宫内膜异位囊肿。卵巢恶性肿瘤（B），CA125 升高明显，多在 100IU/L 以上；卵巢良性肿瘤（D）表面光滑、活动，与子宫无粘连；输卵管卵巢脓肿（E），多有盆腔炎性疾病病史，双合诊检查发现附件区出现不规则条形囊性包快，边界清楚，活动受限。

16.【答案】C

【解析】高危儿是指：①孕龄 < 37 周或 ≥42 周；②出生体重 < 2500g；③巨大儿（≥4000g）；④出生后 1 分钟 Apgar 评分 ≤4 分；⑤产时感染；⑥高危孕产妇的胎儿；⑦手术产儿；⑧新生儿的兄姐有新生儿期死亡；⑨双胎或多胎。

17.【答案】E

【解析】结合患者年龄及临床表现考虑为绝经综合征，其表现主要由于绝经后雌激素水平下降导致一系列，如血管舒症状——潮热为雌激素降低的主要表现，以及出汗、失眠、心悸、耳鸣及神经精神症状等。本患者存在的子宫内膜息肉及卵巢囊肿不会引起潮热、多汗、入睡困难等表现。

18.【答案】D

【解析】本患者妊娠 33 周，未足月，阴道出现少量血性分泌物，以及宫颈管缩短，考虑为早产。对于早产的处理原则为：① 胎膜未破者——胎儿存活，无胎儿窘迫，无宫内感染，无严重的妊娠合并症及并发症，应抑制宫缩，延长孕周尽量至 34 周；② 若胎膜已破者——早产不可避免，应提高早产儿存活率。对于本题患者胎膜未破，无胎儿窘迫，因此需抑制宫缩，首选药物为肾上腺素能受体激动剂利托君，另外其他药物还包括硫酸镁、硝苯地平、吲哚美辛、阿托西班等。

19.【答案】D

【解析】正常情况下 75g OGTT 诊断标准为：空腹及服糖后 1、2 小时血糖值分别为 5.1、10.0 、8.5 mmol/L。妊娠 24 ~ 28 周空腹血糖 ≥5.1mmol/L 者可直接诊断为妊娠期糖尿病，本患者既往无糖尿病病史，结合患者 OGTT 结果可诊断为妊娠期糖尿病。其治疗首先是控制饮食，若控制饮食不能达到控制血糖的目标时首先推荐使用胰岛素控制血糖。

20.【答案】A

扫描二维码查看本题考点更多讲解微视频——15 - 10 无排卵性功血。

21.【答案】C

【解析】本题在于考查卵巢肿瘤的鉴别，需掌握各类肿瘤的特点。浆液性囊腺癌多为双侧，体积大，囊实性；黏液性囊腺癌多为单侧，囊实性；卵黄囊瘤又叫内胚窦瘤，可产生甲胎蛋白（AFP），恶性度高，对化疗敏感；支持—间质细胞瘤，又叫睾丸母细胞瘤，少见，多为单侧，实性，高分化为良性，中低分化为恶性，具有男性化作用；颗粒细胞瘤，多为单侧，表面光滑，实性或部分囊性，能够分泌雌激素。结合本题血中 AFP 明显升高，可诊断为卵黄囊瘤。

22.【答案】B

【解析】根据患者临床表现诊断子宫肌瘤不难，但是各种类型的子宫肌瘤需掌握其特点。浆膜下肌瘤生长于浆膜下，突出于子宫表面，因此妇科检查可触及到子宫表面不规则单个或多个结节状突起；大的肌壁间肌瘤和黏膜下肌瘤，因肌瘤使内膜面积增大，影响子宫收缩，导致经量增多，经期延长。结合本题 B 超检查：宫腔实性占位可以诊断肌瘤类型为黏膜下肌瘤。

23.【答案】E

24.【答案】B

25.【答案】D

扫描二维码查看本题考点更多讲解微视频——15 - 11 宫颈癌。

【解析】绝经后阴道出血首先考虑内膜癌和宫颈癌。

结合本题子宫小，双附件（－）可排除子宫及附件的病变。妇科检查发现宫颈菜花状赘生物，质脆，触之出血，因此首先考虑为宫颈癌。宫颈息肉多为单个、红色、质软而脆，舌形有蒂，根部附着于宫颈外口；子宫颈肌瘤，表面光滑，界限清楚。本患者宫口可见菜花状赘生物，因此明确诊断首选的检查为宫颈活检。宫颈细胞学检查用于宫颈癌筛查，分段诊断主要用于排除宫颈管及子宫病变，宫腔镜、阴道镜可见直视下更加清楚地了解局部病变情况。针对本题肿瘤分期属于IB1期，治疗首选手术治疗。

26.【答案】E

【解析】平素月经规律，妊娠≥42周尚未分娩者即为过期妊娠。胎先露为头，腹部左前方触及胎体，则胎位为枕右后位。

27.【答案】E

【解析】孕妇自觉胎动减少需进行的检查是胎动计数、NST和OCT以及B超检查判断胎儿宫内安危状况。胎儿纤连蛋白检查主要用于早产预测。

28.【答案】D

【解析】若胎心监护出现频发的晚期减速说明胎儿宫内窘迫，因此需剖宫产结束妊娠。

29.【答案】D

30.【答案】C

【解析】先兆子宫破裂（A）特点是子宫病理性缩复环形成、下腹部压痛、胎心率异常和血尿；前置胎盘（C）特点为妊娠晚期或临产时出现的无诱因、无痛性反复阴道流血；胎盘早剥（D）典型症状为妊娠中期出现的突发性持续腹痛，伴或不伴阴道流血，严重者出现休克、DIC，子宫硬如板状，宫缩间歇不放松；先兆早产（E）为妊娠满28周至不足37周出现的至少10分钟一次的规律宫缩，并且伴有宫颈管的缩短。

2014年女性生殖系统真题汇总答案解析

1.【答案】A

扫描二维码查看本题考点更多讲解微视频——15－12 滋养细胞肿瘤鉴别。

2.【答案】D

【解析】**本题解题需牢记宫颈癌的临床分期，详见下表。**

子宫颈癌的临床分期（FIGO，2009）

Ⅰ期	肿瘤局限在子宫颈（扩张至宫体将被忽略）
Ⅰ$_{A}$	镜下浸润癌（所有肉眼可见病灶，包括表浅浸润，均为Ⅰ$_{B}$） 间质浸润深度＜5mm，宽度≤7mm
Ⅰ$_{A1}$	间质浸润深度≤3mm，宽度≤7mm
Ⅰ$_{A2}$	间质浸润深度＞3mm，宽度≤7mm
Ⅰ$_{B}$	临床癌灶局限于宫颈，或镜下病灶＞ⅠA
Ⅰ$_{B1}$	临床癌灶≤4cm
Ⅰ$_{B2}$	临床癌灶＞4cm
Ⅱ期	肿瘤超越子宫，但未达骨盆壁或未达阴道下1/3
Ⅱ$_{A}$	肿瘤侵犯阴道上2/3，无明显宫旁浸润
Ⅱ$_{A1}$	临床可见癌灶≤4cm
Ⅱ$_{A2}$	临床可见癌灶＞4cm
Ⅱ$_{B}$	有明显宫旁浸润，但未到达盆壁
Ⅲ期	肿瘤已扩散到骨盆壁，在进行直肠指诊时，在肿瘤和盆壁之间无间隙。肿瘤累及阴道下1/3，由肿瘤引起的肾盂积水或肾无功能的所有病例，除非已知道由其他原因引起
Ⅲ$_{A}$	肿瘤累及阴道下1/3，没有扩展到骨盆壁
Ⅲ$_{B}$	肿瘤扩展到骨盆壁，或引起肾盂积水或肾无功能
Ⅳ期	肿瘤超出真骨盆范围，或侵犯膀胱和/或直肠黏膜
Ⅳ$_{A}$	肿瘤侵犯邻近的盆腔器官
Ⅳ$_{B}$	远处转移

3.【答案】D

【解析】与宫颈癌发生关系最密切的病原体为HPV，即人乳头瘤病毒。目前99%以上宫颈癌组织发现有高危型HPV感染。

4.【答案】B

扫描二维码查看本题考点更多讲解微视频——15－13 黄体功能不足。

5.【答案】B

【解析】月经初潮年龄多在 13 ~ 14 岁之间，周期一般为 21 ~ 35 天，平均 28 天，经期一般 2 ~ 8 天，平均 4 ~ 6 天，正常经量为 20 ~ 60ml，超过 80ml 为月经过多。

6.【答案】A

【解析】子宫复旧一般为 6 周，主要为宫体肌纤维和子宫内膜的再生，同时还有子宫血管、子宫下段及宫颈的复原等。因此，只要影响到以上结构的恢复均可影响子宫的复旧，其中宫内感染为最主要因素。

7.【答案】E

【解析】子宫峡部为子宫体与子宫颈之间最狭窄的部分，非孕期长约 1cm，妊娠末期可长达 7 ~ 10cm，形成子宫下段，成为软产道的一部分。其上端因解剖上狭窄为解剖学内口，下端因在此由子宫内膜转变为宫颈黏膜，称为组织学内口。

8.【答案】B

【解析】妊娠期心排出量自妊娠 10 周逐渐增加，至妊娠 32 ~ 34 周达高峰。心脏容量至妊娠末期约增加 10%，心率于妊娠晚期休息时每分钟增加 10 ~ 15 次。妊娠早期及中期血压偏低，妊娠晚期血压轻度升高，一般收缩压无明显变化，主要是舒张压轻度降低，脉压稍增大。

9.【答案】E

【解析】正常胎心胎心率为 120 ~ 160bpm。宫缩时出现暂时性的胎心率减慢，宫缩间期恢复一般为早期减速或变异减速，多为宫缩时胎头受压或脐带受压引起。若出现晚期减速甚至出现频繁晚期减速多提示胎盘功能不良、胎儿缺氧。宫缩时胎心率基线暂时增加 15bpm，持续时间 15 秒以上，是胎儿良好的表现。正常胎儿头皮血 pH 为 7.25 ~ 7.35。排除法即可得出答案。

10.【答案】B

【解析】骨盆外测量中，若坐骨结节间径 <8cm，应加测出口后矢状径，若出口后矢状径与坐骨结节间径之和 >15cm，表示骨盆出口狭窄不明显。

11.【答案】C

【解析】人工流产禁忌证：生殖道炎症；各种疾病的急性期；全身状况不良，不能耐受手术；术前两次体温在 37.5°C 以上。

12.【答案】A

【解析】子宫肌瘤变性包括玻璃样变、囊性变、红色样变、肉瘤样变、钙化等，其中最常见的是玻璃样变。

13.【答案】D

扫描二维码查看本题考点更多讲解微视频——15 - 14 多囊卵巢综合征。

14.【答案】E

【解析】本题主要是考查各种阴道炎的鉴别诊断。详见下表。

阴道炎的鉴别

鉴别项目	滴虫阴道炎	外阴阴道假丝酵母菌病	细菌性阴道病
症状	分泌物增多，轻度瘙痒	重度瘙痒，烧灼感	分泌物增多，无或轻度瘙痒
分泌物特点	稀薄、脓性，泡沫状	白色，豆腐渣样	白色，均质，腥臭味
阴道黏膜	散在出血点	水肿、红斑	正常
阴道 pH 值	>5	<4.5	>4.5
胺试验	阴性	阴性	阳性
显微镜检查	阴道毛滴虫，多量白细胞	芽生孢子及假菌丝，少量白细胞	线索细胞，极少白细胞

15.【答案】E

【解析】根据题意患者已妊娠 41 周，胎心、胎位正常，宫口开大 3cm，但胎头未衔接，因此考虑骨盆入口存在狭窄可能。根据备选答案，除坐骨棘间径是反映中骨盆径线外，其余均为骨盆入口径线。正常情况下对角径为 12.5 ~ 13cm，髂棘间径为 23 ~ 26cm，髂嵴间径为 25 ~ 28cm，骶耻外径为 18 ~ 20cm，所给选项中骶耻外径小于正常值为正确答案。

16.【答案】A

【解析】根据患者临床表现初步诊断为输卵管妊娠，患者出现休克及腹腔内出血征象，治疗首先应积极纠正休克同时剖腹探查。

17.【答案】A

扫描二维码查看本题考点更多讲解微视频——15－15 先兆子宫破裂。

18.【答案】E

【解析】根据患者病史药物流产后3天，出现右下腹痛伴发热，可以初步考虑为药物流产后感染。炎症累及宫颈管黏膜或宫腔可出现阴道脓性分泌物，宫颈举痛、子宫饱满，压痛明显；炎症累及输卵管则会出现受累侧增粗、压痛。因此本例患者可能诊断为药物流产后急性盆腔炎。卵巢巧克力囊肿破裂，患者常有剧烈腹痛伴恶心、呕吐，可导致腹腔内出血、腹膜炎及休克等；急性阑尾炎典型表现为转移性持续性右下腹痛；卵巢黄体破裂常发生在黄体期，表现为一侧下腹部突发性疼痛；异位妊娠破裂患者多有停经史，表现为一侧下腹部突发的撕裂样疼痛，常有不规则阴道流血。根据疾病之间表现可鉴别。

19.【答案】E

扫描二维码查看本题考点更多讲解微视频——15－16 妊娠期高血压疾病。

20.【答案】B

【解析】本题考查阴道炎的诊断与治疗。根据临床表现诊断为细菌性阴道炎，治疗选用抗厌氧菌药物，主要有甲硝唑、替硝唑、克林霉素等。

21.【答案】E

【解析】子宫脱垂的分度：Ⅰ度轻型：宫颈口距处女膜缘<4cm，未达到处女膜缘；重型：宫颈已达到处女膜缘，阴道口可见宫颈。Ⅱ度轻型：宫颈脱出阴道口，宫体仍在阴道内；重型：宫颈和部分宫体脱出阴道口。Ⅲ度：宫颈和宫体全部脱出阴道口。本例患者临床表现符合子宫脱垂Ⅰ度重型表现。

22.【答案】B

【解析】患者出现继发性痛经，不孕，妇科检查：子宫后位、固定，左附件触及囊性包快，CA125升高，初步诊断为子宫内膜异位症。内异症的治疗强调个体化，药物治疗适用于慢性盆腔痛，经期痛经症状明显、有生育要求及无卵巢囊肿形成者。保留生育功能手术适用于药物治疗无效、年轻和有生育要求的患者。保留卵巢功能手术适用于中重型异位症、症状明显且无生育要求的45岁以下患者。本患者有生育要求，并且附件区出现5～6cm囊肿，因此选用治疗方法为手术，且为保留生育功能的手术治疗。

23.【答案】C

24.【答案】B

25.【答案】C

【解析】患者诊断明确，即为子痫前期。子痫前期本身病理变化为全身小血管痉挛，内皮损伤及局部缺血，若出现在胎盘则会导致胎盘功能降低，出现胎盘早剥。本例患者突发腹痛，阴道流血，结合查体初步诊断为胎盘早剥。辅助检查B超可以了解胎盘的部位及胎盘早剥的类型。本患者已出现子宫硬如板状，胎位不清，胎心消失，即为Ⅲ度胎盘早剥，且胎儿已经死亡，宫颈管未消失，宫口未开，不能立即分娩，因此需剖宫产结束分娩。

26.【答案】D

27.【答案】A

28.【答案】A

【解析】本患者闭经6个月，乳房挤压后有乳汁分泌，可初步诊断为闭经－溢乳综合征或者高催乳素血症。血清学检查可出现血清催乳素升高。究其病因可由下丘脑、垂体肿瘤引起，或非肿瘤引起，如甲减、特发性闭经溢乳综合征、药物等，需结合内分泌检查进行鉴别。其药物治疗主要是溴隐亭，其对功能性或肿瘤引起的催乳素水平升高均能产生抑制作用。

29.【答案】B

30.【答案】C

扫描二维码查看本题考点更多讲解微视频——15－17 产程概念。

【解析】本题主要是定义考查，需对产程有明确的认识。正常情况下潜伏期为8小时，最长不超过16小时，超过则为潜伏期延长。正常活跃期为4小时，最长不超过8小时，超过8小时为活跃期延长。当活跃期宫口扩张停止>4小时即为活跃期停滞。胎头下降在宫颈扩张减速期及第二产程最快，此阶段下降速度初产妇<1.0cm/h、经产妇<2.0cm/h，即为胎头下降延缓。

2013 年女性生殖系统真题汇总答案解析

1. 【答案】A

【解析】哌替啶为镇痛药，在用于分娩止痛时不同于吗啡。吗啡由于抑制子宫收缩，禁用于分娩止痛。而哌替啶对子宫收缩无影响，可以用于分娩止痛；但由于哌替啶可抑制呼吸，可使胎儿娩出后长时间没有呼吸，因此在临产前 2 ~ 4 小时内不宜使用。

2. 【答案】D

【解析】预产期的计算方法是按照末次月经第 1 日算起，月份减 3 或加 9，日数加 7。

3. 【答案】E

【解析】子宫收缩力，腹壁肌、膈肌收缩力和肛提肌收缩力均参与产力的组成，分娩过程中胎儿为适应产轴而发生内旋转，主要的力量为肛提肌的推力，将胎头推向阻力小、空间较宽敞的前方，至胎头向前旋转 45°完成内旋转。

4. 【答案】E

【解析】无性细胞瘤对放射治疗最敏感，颗粒细胞瘤中度敏感，上皮性癌也有一定敏感性。无性细胞瘤即使是晚期病例，仍能取得较好疗效。未成熟畸胎瘤属于生殖器细胞肿瘤，为恶性肿瘤，对化疗比较敏感。浆液性囊腺瘤属于卵巢上皮性肿瘤，为良性肿瘤，卵泡膜细胞瘤属于性索间质肿瘤，大多数为良性肿瘤，一般行手术治疗。

5. 【答案】D

【解析】口服避孕药是通过抑制排卵、改变宫颈黏液性状、改变子宫内膜形态和功能、改变输卵管的功能而达到避孕的作用。

6. 【答案】B

【解析】子宫峡部为子宫体与子宫颈连接部位的狭窄区域，其上端为解剖学内口，下端为组织学内口，非孕状态下长度为 1cm，妊娠后，随着妊娠月份的增加逐渐被拉长，到妊娠末期可达 7 ~ 10cm 形成子宫下段，成为软产道的一部分。

7. 【答案】E

【解析】对于宫颈癌早期病例的诊断目前采取的是“三阶梯”诊断程序，即宫颈细胞学检查和（或）高危型 HPV DNA 检测→阴道镜检查→子宫颈活组织检查，其中最有价值的确诊依据为组织学检查。

8. 【答案】B

【解析】妊娠 12 ~ 14 周出现无规律、无痛性宫缩，称为 Braxton Hicks 收缩，为生理性表现。

9. 【答案】C

【解析】卵巢产生的激素主要有雌激素、孕激素及少量雄激素。

10. 【答案】D

【解析】子宫腺肌病的典型临床表现为继发性痛经，进行性加重，同时子宫均匀性增大。

11. 【答案】C

【解析】妊娠合并心脏病最容易发生心衰的时期为妊娠 32 ~ 34 周、分娩期和产后 3 日内。

12. 【答案】E

【解析】根据患者的临床表现，结合血压 160/110mmHg，脚踝部凹陷性水肿，首先应考虑的疾病为妊娠期高血压疾病。本病主要临床表现为高血压、蛋白尿、水肿等，病生理基础为全身小血管痉挛，尤其是小动脉的痉挛，因此反映疾病严重程度可通过眼底检查，视网膜小动脉可以反映体内器官小动脉情况。

13. 【答案】C

【解析】子宫内膜癌最常见的症状为异常阴道流血；早期妊娠主要临床表现为停经、早孕反应以及生殖系统变化等；子宫肌瘤主要月经表现为经量增多、经期延长，妇科检查可见子宫增大，形状不规则，表面不平等；子宫腺肌病典型临表现为继发性痛经进行性加重，伴有子宫均匀性增大；急性子宫内膜炎主要症状为血性分泌物，宫腔积脓。根据本例患者临床表现及妇科检查，最可能的诊断为子宫肌瘤。

14. 【答案】D

【解析】根据患者的临床表现结合妇科检查初步诊断为子宫脱垂。子宫脱垂分为 3 度。Ⅰ度轻型：宫颈外口距处女膜缘 < 4cm，尚未达处女膜缘；重型：宫颈外口已达处女膜缘，阴道口能见到宫颈。Ⅱ度轻型：宫颈已脱出于阴道口外，宫体仍在阴道内；重型：宫颈及部分宫体已脱出至阴道口外。Ⅲ度：宫颈及宫体全部脱出至阴道口外。本患者平卧位屏气向下用力时，宫颈脱出阴道口外，宫体仍在阴道内，因此子宫脱垂的程度为Ⅱ度轻型。

15. 【答案】B

【解析】宫颈细胞学检查结果为鳞状上皮内高度病变（HSIL），其包括 CINⅡ、CINⅢ和原位癌，因此，明确诊断应首选组织学检查。

16. 【答案】B

【解析】患者为育龄期女性出现停经史，首先应考虑妊娠可能，结合B超检查，初步诊断为葡萄胎。葡萄胎典型的临床表现为停经后阴道流血和子宫异常增大，典型的超声表现为子宫大于实际孕周，无妊娠囊或胎心搏动，宫腔内充满不均质密集状或短条索状回声，呈“落雪征”或“蜂窝状”。由于大量的hCG刺激卵巢卵泡膜细胞而发生卵巢黄素化囊肿。对于育龄期女性停经后出现阴道出血首先应考虑的疾病有异位妊娠、流产及葡萄胎，而本题结合选项主要是与难免流产相鉴别。难免流产是指流产不可避免，临床表现为有停经史，阴道流血，腹痛剧烈，检查可见宫颈口已扩张，可见胚胎组织堵塞于宫颈内口，子宫大小与实际孕周相符或略小。

17. 【答案】E

【解析】A早产是指妊娠满28周至不足37周之间分娩者，主要临床表现为子宫收缩，最初为不规则宫缩，可逐步发展为规律宫缩，其过程与足月产相似，而本例患者无宫缩表现，可排除。B临产是指足月妊娠出现的规律的逐渐增强的宫缩，同时伴有宫颈管进行性消失、宫口扩张和胎先露下降，结合本例患者表现可排除。C胎盘早剥典型症状为孕中期突发持续性腹痛，伴或不伴阴道流血，严重时出现休克、DIC等，与本题描述不符，可排除。E前置胎盘典型临床表现为孕晚期出现的无痛、无诱因的反复的阴道流血，符合本题诊断。

18. 【答案】A

【解析】本例患者妊娠早期出现少量阴道出血，结合查体及既往病史首先应考虑的诊断为先兆流产。对于先兆流产的处理是卧床休息，禁性生活，必要时给予对胎儿危害性小的镇静剂。若黄体功能不全可给予黄体酮肌注，甲状腺功能减退者可给予小剂量甲状腺素片，B超提示胚胎存活可继续妊娠。

19. 【答案】A

【解析】卵巢功能检查包括B超监测卵泡发育及排卵、基础体温测定、宫颈黏液检查、黄体期子宫内膜活检、性激素（FSH、LH、E_2、PRL、T、P）测定等，其中评价卵巢功能多用性激素测定。宫颈醋酸白试验主要用于尖锐湿疣的辅助检查，宫颈细胞学检查主要用于宫颈癌的筛查。

20. 【答案】C

21. 【答案】C

22. 【答案】A

扫描二维码查看本题考点更多讲解微视频——15－18 产后出血。	

【解析】产后2小时是极易发生严重并发症的时期，因此需在产房严密观察产妇的生命体征、子宫收缩情况、阴道流血情况，并注意宫高变化等。

胎儿娩出后24小时内失血量超过500ml，剖宫产超过1000ml，称为产后出血。导致产后出血的原因主要有子宫收缩乏力、胎盘因素、软产道裂伤、凝血功能障碍。其中子宫收缩乏力导致产后出血临床表现为胎儿、胎盘娩出后阴道出现大量出血，检查可见宫底升高、子宫质软、轮廓不清；胎儿娩出后10分钟内胎盘未娩出，出现阴道大量流血，应考虑胎盘因素；胎儿娩出后立即发生阴道流血，色鲜红，应考虑软产道裂伤；胎儿娩出后阴道持续流血，且血液不凝，应考虑为凝血功能障碍。结合本患者临床表现及子宫表现，首先考虑导致产后出血的原因为子宫收缩乏力。对于子宫收缩乏力导致产后出血的处理原则为加强子宫收缩迅速止血，可采用以下方法：按摩子宫、应用缩宫剂（如缩宫素、前列腺素类药物）、宫腔纱布填塞、结扎盆腔血管、切除子宫等。

23. 【答案】A

【解析】本例患者孕41周，足月，规律宫缩6小时，宫口开大4cm，说明顺利度过潜伏期，进入活跃期，产程进展顺利，骨盆测量正常，胎儿发育正常，胎心率在正常范围之内，枕左前位，胎位正常，本产妇分娩过程中无异常情况出现，因此只需继续观察产程进展情况，无需干涉。

24. 【答案】C

【解析】本例患者孕42周属于过期妊娠，规律宫缩6小时，宫口开大4cm，产程进展顺利，但破膜后，羊水黄绿色，羊水粪染比较严重，胎心率102次/分，说明出现了胎儿宫内窘迫，因此为母儿安危，需立即剖宫产尽快终止妊娠。

2012 年女性生殖系统真题汇总答案解析

1.【答案】C

【解析】女性一生中一般只有 400 ~ 500 个卵泡发育成熟并且排卵。

2.【答案】E

【解析】卵巢肿瘤并发症有蒂扭转、破裂、感染、恶变，但最常见的并发症为蒂扭转。

3.【答案】A

【解析】妊娠 6 ~ 8 周循环血量开始增加，妊娠 32 ~ 34 周达到高峰。

4.【答案】D

【解析】产后 24 小时内体温略有升高，一般不会超过 38℃，需要观察；产后 4 小时内应让产妇排尿，有困难者应诱导排尿；会阴伤口于产后 3 ~ 5 日拆线，若感染应提前拆线引流，或行扩创处理，定时换药；产后 1 ~ 2 日出现宫缩痛，尤其是在哺乳时，一般持续 2 ~ 3 日可自行消失；会阴部有水肿，产后 24 小时后可给予红外线照射。

5.【答案】C

【解析】Ⅲ度胎盘早剥胎盘剥离面积超过胎盘 1/2，由于剥离面积大，出血多，易出现并发症，有弥散性血管内凝血、子宫胎盘卒中、产后出血、急性肾衰、羊水栓塞，胎儿宫内死亡等，不包括子宫破裂。

6.【答案】B

【解析】胎儿是否衔接是看骨盆入口平面，由于骨盆入口平面是横椭圆形，因此最主要是看平面中最短径线即入口前后径，而非入口横径。坐骨棘间径代表中骨盆横径；坐骨结节间径代表出口横径。

7.【答案】E

【解析】孕激素生理作用为：使阴道上皮加快脱落；宫颈口关闭，黏液分泌减少，变黏稠；降低子宫肌对缩宫素敏感性；使子宫内膜由增生期转变为分泌期；抑制输卵管节律性收缩振幅；促进乳腺腺泡发育；对下丘脑、垂体有负反馈作用；有中枢升温作用，可以使体温升高 0.3 ~ 0.5℃；促进水钠排泄。

8.【答案】E

【解析】药物避孕机制为：抑制排卵、改变宫颈黏液性状、改变子宫内膜形态与功能、改变输卵管功能。

9.【答案】A

【解析】滋养细胞肿瘤最常转移的部位为肺，其次为阴道、盆腔、肝和脑。

10.【答案】A

【解析】卵巢动脉来自于腹主动脉。

11.【答案】B

【解析】脐带中央有一条脐静脉，两条脐动脉。

12.【答案】E

13.【答案】D

【解析】外阴阴道念珠菌病主要是由于真菌感染所致，因此治疗首选抗真菌药物，如克霉唑。滴虫性阴道炎主要是由于阴道毛滴虫感染引起，治疗首选甲硝唑。

14.【答案】C

【解析】导致产后出血的原因包括：子宫收缩乏力、胎盘因素、软产道损伤、凝血功能障碍。其中最常见原因为子宫收缩乏力。

15.【答案】C

【解析】过期妊娠终止妊娠指征：①宫颈已经成熟；②胎儿体重≥4000g；③每 12 小时胎动计数 < 10 次，或 NST 为无反应，OCT 阳性；④羊水中有胎粪或羊水过少（羊水指数 < 5cm）；⑤有其他并发症；⑥妊娠已达 43 周。

16.【答案】D

【解析】最常见女性不孕原因为输卵管因素。

17.【答案】A

【解析】活跃期是指宫口扩张 3 ~ 10cm，时间是 4 小时，最长不超过 8 小时，超过 8 小时即为活跃期延长。

18.【答案】B

【解析】妊娠 30 周之前的臀先露多能自行转为头先露，无需处理，若 30 周后仍为臀位，则需矫正。

19.【答案】A

【解析】宫内节育器放置禁忌证为：①妊娠或可疑妊娠；②生殖道急性炎症；③严重全身性疾患；④生殖器官肿瘤；⑤生殖器官畸形；⑥宫颈内口过松、重度陈旧性宫颈裂伤或子宫脱垂；⑦有铜过敏史；⑧宫腔 < 5.5cm 或 > 9.0cm；⑨近 3 个月内有月经失调、阴道不规则流血。宫内节育器放置时间：①月经干净 3 ~ 7 日无性交；②人工流产后立即放置；③产后 42 日恶露已净，会阴伤口愈合，子宫恢复正常；④剖宫产后半年放置；⑤含孕激素 IUD 在月经第 3 日放置；⑥自然流产于转经后放置，药物流产 2 次正常月经后放置；⑦哺乳期放置应先排除早孕；⑧性交后 5 日内放置为紧急避孕方法之一。因此无禁忌证的育龄女性均可使用 IUD 避孕。

20. 【答案】C

【解析】孕妇孕39周，已经足月，临产7小时，宫口开全1小时，枕左前位，胎位正常，但胎心率100次/分，说明出现了胎儿宫内窘迫，胎头+3，位置较低，因此此时需要做的处理是产前助娩，确保母儿安全。

21. 【答案】E

【解析】胎儿体重达到或超过4000g称为巨大胎儿，由于胎儿过大，容易出现头盆不称，经阴道分娩过主要危险是肩难产，由于子宫过度扩张，容易出现子宫收缩乏力，产程延长，产后出血等。

22. 【答案】B

【解析】外阴鳞状上皮增生局部治疗主要目的是控制瘙痒症状，采用糖皮质激素局部治疗。

23. 【答案】D

【解析】维持阴道正常酸性环境的主要菌群是乳酸杆菌。

24. 【答案】E

【解析】急性宫颈炎有症状者主要临床表现为阴道分泌物增多，呈黏液脓性，由于分泌物刺激可出现外阴瘙痒和灼热感，不会出现附件区阳性表现；卵巢囊肿蒂扭转，附件区可触及肿物，并且一侧下腹部突发性疼痛，发生继发感染可出现发热、腹膜刺激症状，白细胞升高，发生破裂则表现为剧烈腹痛，伴恶心、呕吐，内出血严重者可出现休克等。急性盆腔炎可见阴道脓性臭味分泌物，宫颈充血、举痛，子宫两侧压痛明显，可触及增粗的输卵管，或增厚的宫旁组织。结合本患者临床表现及盆腔检查，最可能的诊断为急性盆腔炎。

25. 【答案】A

【解析】妊娠期出现高血压、蛋白尿首先应考虑妊娠期高血压疾病。本患者BP 180/120mmHg，尿蛋白（+++），晨起出现呕吐，突然抽搐并随即昏迷，因此诊断为子痫。

26. 【答案】B

【解析】协调性宫缩乏力（A）表现为宫缩弱、无力，持续时间短间歇期长，无下腹部剧痛，产程长或者停滞；强直性子宫收缩（B）表现为子宫强力收缩，宫缩间期短或无间歇期，产妇烦躁不安，持续腹痛，拒按，胎位触不清，胎心听不清；先兆子宫破裂（C）常见于产程长，有梗阻性难产，表现为病理性缩复环、下腹部压痛、胎心率异常等；持续性枕后位（D），后囟应位于8点处；宫颈扩张期停滞（E）是指进入活跃期后，宫口不再扩张达2小时以上。本患者妊娠39周，已经足月，规律宫缩8小时，宫口开大5cm，说明产程进入到了潜伏期，随后持续腹痛，拒按，无间歇期，胎心音不清，符合强直性子宫收缩的表现，后囟位于1点处应为枕左前位，为最常见的正常分娩体位。

27. 【答案】D

【解析】人工流产术中突然出现无宫底感觉，首先应考虑为子宫穿孔，应立即停止手术。流产不全多表现为长时间阴道流血；人工流产综合征主要表现为迷走神经兴奋症状，如心动过缓、心律不齐、面色苍白、大汗淋漓等。其余选项为干扰选项，与本题无关。

28. 【答案】A

【解析】产妇规律宫缩13小时，宫口已经开全，产程进展顺利，枕左前位，胎位正常，已破膜，但此时出现胎心率92次/分，说明出现了胎儿宫内窘迫，由于胎头S+3，位置较低，为确保胎儿安全，应争取在短时间内结束分娩，应立即行会阴侧切产前助娩。

29. 【答案】E

30. 【答案】E

【解析】葡萄胎清宫术后出现持续阴道流血，首先应考虑滋养细胞肿瘤；本患者为葡萄胎清宫术后3个月，子宫增大，如孕50天大小，尿hCG阳性，盆腔超声示子宫肌层有一4cm×3cm不均质回声，首先应考虑为侵蚀性葡萄胎。双侧附件区的囊性肿物为卵巢黄素化囊肿，主要是由于高hCG刺激卵巢卵泡膜细胞发生黄素化而形成，一般无需处理，病因去除后，可自行消失。继发于葡萄胎半年之内的主要考虑侵蚀性葡萄胎，1年以上主要考虑绒癌。侵蚀性葡萄胎子宫肌壁间可见大小不等的水泡状组织，接近浆膜，可见子宫表面蓝紫色结节；绒癌恶性度高，早期即可经血行转移至远处，因此出现转移灶表现者，首先应考虑为绒癌。子宫腺肌病典型临床表现为继发性痛经进行性加重；不全流产多有停经史，出现不规则阴道流血。侵蚀性葡萄胎治疗原则为化疗为主、手术和放疗为辅，因此首选治疗为化疗。

34. 【答案】B

35. 【答案】E

【解析】第二产程停滞是指第二产程达1个小时胎头下降无进展；第二产程延长是指初产妇超过2小时，经产妇超过1小时尚未分娩者；活跃期停滞是指进入活跃期后，宫口不再扩张达4小时以上；活跃期延长是指活跃期超过8小时；潜伏期延长是指潜伏期超过16小时。初产妇，宫口开全说明已经进入第二产程，但2小时10分钟尚未分娩，应诊断为第二产程延长。产妇宫口开大2cm，时间是16.5小时，宫口开大2cm尚处于潜伏期，但时间已经超过潜伏期正常上限16小时，因此诊断为潜伏期延长。

36. 【答案】C

【解析】绝经后女性出现不规则阴道流血，尤其是血性分泌物，首先应考虑内膜及宫颈病变。结合本题妇科检查：宫颈光滑，子宫体略大，质软，双附件正常，本患者最可能的诊断为内膜癌。宫颈癌常有接触性出血；子宫肉瘤表现为阴道不规则出血、腹痛、腹部包块等；功能失调性子宫出血最常见症状为月经紊乱，本患者已经绝经1年，因此不考虑。

37.【答案】E

【解析】初产妇妊娠42周，为过期妊娠，规律宫缩10小时，宫口开大2cm，尚处于正常潜伏期；胎儿体重3500g，正常体重范围；枕左前位，胎位正常；胎头高浮，说明尚未入盆，骨盆不小，排除头盆不称情况；但胎心率166次/分（正常胎心率为110～160次/分），说明出现了胎儿宫内缺氧情况，尿雌激素/肌酐比值为7（正常值>15，<10危险），说明胎盘功能不良，胎儿宫内窘迫，综合分析，此时恰当的处理方式为剖宫产终止妊娠。

38.【答案】A

39.【答案】C

【解析】绝经过渡期女性，由于卵巢功能逐渐衰退，体内雌激素水平下降，表现为月经紊乱，以及雌激素下降有关的症状，但子宫及附件无异常。青春期出现自初潮以来出现经期下腹痛，持续2～3天缓解，伴恶心、呕吐，首先应考虑为原发性痛经。

40.【答案】A

41.【答案】E

【解析】人工流产术后4周出现不规则阴道流血，结合妇科检查：子宫饱满，首先应考虑妊娠滋养细胞肿瘤，因此首选的检查为hCG，hCG水平是妊娠滋养细胞肿瘤的主要诊断依据。经查尿HCG测定为阳性，符合诊断。由于本病是继发于人工流产术后，因此诊断为绒癌。绒癌可继发于葡萄胎，也可继发于非葡萄胎，如足月产、流产、异位妊娠等。

42.【答案】D

43.【答案】C

44.【答案】D

【解析】根据患者临床表现及妇科检查，首先考虑为宫颈癌。宫颈癌的早期症状多表现为接触性出血。对于早期病例的诊断检查程序为宫颈细胞学检查（或）高危型HPV DNA监测→阴道镜检查→宫颈活组织检查。因此本患者首选的检查为宫颈细胞学检查。如果诊断为CINⅢ级，结合患者年龄，治疗采用子宫锥切术。若最后诊断为宫颈癌ⅠB1级应选择手术治疗，术式为广泛性子宫切除+盆腔淋巴结切除术。

45.【答案】D

【解析】绝经过渡期女性出现不规则阴道流血，首先应考虑的疾病为无排卵性功能失调性子宫出血和子宫内膜癌，为明确诊断首选辅助检查为分段诊刮，取病理。阴道镜检查用于了解阴道、宫颈病变。CT检查多用于妇科肿瘤治疗方案的制定。尿hCG用于排除妊娠及滋养细胞肿瘤等。

46.【答案】A

【解析】根据患者临床表现及妇科检查，首先应排除宫颈癌的可能。因早期宫颈癌的临床表现多为接触性出血，因此首选的检查方法为宫颈细胞学检查。

47.【答案】C

【解析】胎儿娩出之后，进入第三产程，即胎盘娩出期，时间是5～15分钟，不应超过30分钟。接产时不应在胎盘尚未完全剥离时用力按揉、下压宫底或牵拉脐带，以免造成胎盘部分剥离出血或者脐带断裂，甚至子宫内翻。本患者胎儿娩出后20分钟，胎盘无剥离征象，因此需手取胎盘，若确认胎盘已完全剥离方可去除胎盘，若找不到疏松的剥离面无法分离，可能为植入胎盘，不应强行剥离。

第十四篇 血液系统

2017 年血液系统真题汇总答案解析

1.【答案】B

【解析】本题考查贫血的发病机制分类。再障，是由于造血干细胞的数量减少和（或）功能障碍，使骨髓造血功能低下导致的红细胞生成不足性贫血，与题意符合。其他选项：巨幼贫和缺铁贫，属于造血原料不足导致的红细胞生成不足性贫血，不符合题意；溶血性贫血，属于红细胞破坏过多所致的贫血；慢性病贫血，是继发于慢性感染、炎症和恶性肿瘤等疾病，使红细胞寿命缩短、铁代谢障碍、炎症性细胞因子增多，导致红细胞生成素（EPO）减少，及骨髓对贫血的代偿性增生反应抑制而出现贫血。

2.【答案】B

扫描二维码查看本题考点更多讲解微视频——16－1 慢性失血性贫血的特点。

3.【答案】E

【解析】贫血为血红蛋白降低，故面色苍白；血红蛋白降低导致供氧不足，故出现头晕、乏力；活动后氧消耗增加，故出现心悸。而皮疹是一种皮肤病变，与贫血无关。

4.【答案】D

【解析】根据题干信息，患者育龄女性，有出血临床表现，血象示血小板计数降低，而红细胞、白细胞基本正常，骨髓象更是支持诊断特发性血小板减少性紫癜（ITP）。ITP 是一种复杂的多机制共同参与的获得性自身免疫性疾病，所以其首选治疗是糖皮质激素。其他选项：（1）输注血小板，属于 ITP 的急症处理，适用于 Plt $<20\times10^9/L$ 的患者，不符合题意；（2）脾切除，属于 ITP 的二线治疗，适用于：①正规糖皮质激素治疗 3～6 个月无效；②泼尼松维持量每日需大于 30mg；③有糖皮质激素使用禁忌证；④ ^{51}Cr 扫描脾区放射指数增高。（3）应用雄激素，为刺激骨髓造血，一般不用于 ITP。（4）应用长春新碱，即免疫抑制剂治疗，也是 ITP 的二线治疗，适用于：①糖皮质激素或切脾疗效不佳者；②有使用糖皮质激素或切脾禁忌证者；③与糖皮质激素合用以提高疗效及减少糖皮质激素的用量，以长春新碱最为常用，环磷酰胺、硫唑嘌呤、环孢素等也可选择。

5.【答案】B

【解析】患者临床表现为贫血、出血，血象示全血细胞减少，骨髓象示造血细胞（有核细胞）减少，尤其是“全片未见巨核细胞”，故诊断为再障。其他选项：（1）巨幼贫也可出现全血细胞减少，但以贫血为主要表现，一般不会出现出血，且骨髓象也不支持；（2）急性白血病也可出现全血细胞减少，也可出现贫血、出血、感染的临床表现，但是骨髓象增生明显或极度活跃，可见原始细胞，故除外；（3）缺铁性贫血的血象主要为血红蛋白含量减低，红细胞计数下降，而白细胞、血小板计数多正常，骨髓象也不支持，故除外；（4）ITP 的血象为血小板计数减低，而红细胞、血红蛋白、白细胞均正常，骨髓象示巨核细胞增多伴成熟障碍，故除外。

6.【答案】B

【解析】本题的正确与否，取决于上一题的诊断是否正确。（1）巨幼贫的治疗为补充叶酸和维生素 B_{12}；（2）再障的治疗选择雄激素、抗人淋巴细胞免疫球蛋白；（3）急性白血病的治疗选择化疗；（4）缺铁贫的治疗选择补充铁剂；（5）ITP 的治疗选择激素。

7.【答案】E

8.【答案】A

【解析】这两题为急性白血病的经典考点。登录 www.yihengwangxiao.com，聆听郭老师“白血病记忆口诀”，考试轻轻松松 3～5 分。

2016 年血液系统真题汇总答案解析

1. 【答案】E

【解析】缺铁性贫血最常见的原因是慢性失血，如消化道出血、月经过多（B 选项）、反复鼻出血、痔出血（D 选项）、血红蛋白尿等；而“肝硬化食管胃底静脉曲张破裂大出血”是急性失血，其后果主要是血容量的损失，导致的贫血是正细胞性（缺铁性贫血是小细胞性），故选 E。其他导致缺铁性贫血的病因有：摄入不足（如偏食、厌食）、生理需要量增加（如生长发育期的小儿以及妊娠和哺乳妇女——A 选项）、吸收不良（如胃及十二指肠切除、胃肠道功能紊乱、肝病等——C 选项）。

2. 【答案】A

【解析】根据题干信息：小细胞贫血（血涂片）、缺铁病因（食欲欠佳）、贮存铁降低（血清铁蛋白 12μg/L），故考虑诊断为缺铁性贫血。注意：患儿的肝脾肿大，不是病因，而是髓外造血的表现。其他选项的鉴别：主要是不会出现缺铁证据，其中铁幼粒细胞贫血由于铁利用障碍，血清铁蛋白（SF）、血清铁（SI）、转铁蛋白饱和度（TS）均是增加的。

3. 【答案】B

【解析】根据题干信息：以发热、出血、贫血为主要临床表现，网织红细胞减低（正常值 0.005 ~ 0.015）提示骨髓红系造血功能低下，故考虑再障或急性白血病；二者的鉴别主要是骨髓检查。问题是本题无骨髓信息，但是胸骨压痛、淋巴结和脾脏触诊结果不支持急性白血病，故选 B。其他选项的 Rtc 是增加的，尤其是溶血性贫血时的 Rtc 可 >10%，故可除外；且缺铁性贫血不会出现白细胞减少。今年开始前的 YY 课堂，我专门讲了 Rtc 在贫血性疾病的临床意义，其作为题干信息可以帮助我们确定和排除某些疾病，今年的考试中就有两道真题涉及——所以网织红细胞的正常值、临床意义是很重要的内容，请大家关注相关的微视频好好学习，结合做题牢固记忆。

4. 【答案】B

【解析】根据题干信息：以出血为主要临床表现，血小板重度减低，以及骨髓“产板型巨核细胞为 0”，均支持 ITP 的诊断。其他选项：从骨髓象除外急性白血病和再障；从血常规除外巨幼贫和过敏性紫癜。

5. 【答案】C

【解析】只要上题的诊断正确，首选的治疗并不难。ITP、过敏性紫癜均首选糖皮质激素，急性白血病首选化疗，再障无论是慢性还是急性均可应用雄激素，巨幼贫则应补充维生素 B_{12} 和叶酸。患者 Plt 极低，可输注浓缩血小板，但属于急症处理的对症支持治疗，故不做首选。

2015 年血液系统真题汇总答案解析

1. 【答案】B

> 扫描二维码查看本题考点更多讲解微视频——16 - 2 铁代谢。

【解析】关于铁代谢的考点是每年必不可少的题目。根据体内缺铁的发展，先是体内贮存铁耗尽（ID），继而红细胞内铁缺乏（IDE），最终血红蛋白原料不足出现小细胞低色素的缺铁性贫血（IDA），所以铁代谢分为贮存铁和功能铁。本题所涉及的三个检查要搞清楚才能准确答题：①铁代谢检查，其中血清铁、血清转铁蛋白饱和度、血清总铁结合力 3 个项目均是反映功能铁的指标；而血清铁蛋白是铁代谢检查反映贮存铁的指标，低于 12μg/L 可作为缺铁的依据。但是本题 5 个选项没有 SF，只有寻找另一种贮存铁——含铁血黄素，它贮存在肝、脾、骨髓中（属于细胞外铁），方法就是**骨髓铁染色**。②骨髓铁染色，骨髓可以贮存一定量的铁，所以骨髓涂片经普鲁士蓝染色后，可以观察到被染色的铁颗粒：**骨髓小粒中的铁颗粒为细胞外铁，幼红细胞内的铁颗粒为细胞内铁**。缺铁性贫血早期，贮存铁耗尽，可见骨髓细胞外铁明显降低，甚至消失，铁粒幼细胞也降低；经铁剂治疗后，数天内铁小粒出现在幼红细胞内，细胞外铁则需在贫血纠正后方逐渐出现。故本题选 B。③网织红细胞，是骨髓内的晚幼红细胞脱核后释放入外周血，但尚未完全成熟的红细胞，所以**网织红细胞可以反映骨髓红系造血功能**，多用于判断贫血的类型与疗效；**其参考值：百分数为 0.005 ~0.015，绝对值(24 ~84) $\times 10^9$/L**。

2.【答案】A

【解析】本题属于临床常识性考点，由于睑结膜、指甲和口唇部位的血运丰富，当毛细血管充盈不足（血容量不足）和血红蛋白含量降低（贫血）时，这些部位会出现苍白。注意：耳廓、口唇、面颊、肢端可以用来观察紫绀的程度，手背皮肤和口腔黏膜可用来观察皮下出血等情况。

3.【答案】B

扫描二维码查看本题考点更多讲解微视频——16 -3 再生障碍性贫血。

4.【答案】B

【解析】本例患者以紫癜为主要表现，血常规血小板减少，骨髓象示"产板型巨核细胞 0"，符合特发性血小板减少性紫癜（ITP）的诊断。

5.【答案】E

【解析】**糖皮质激素是治疗 ITP 的首选**药物，若无效可选择脾切除或免疫抑制剂（长春新碱、环磷酰胺、硫唑嘌呤）治疗。

6.【答案】B

【解析】缺铁性贫血的临床表现分为两组：（1）**贫血表现**，如头晕乏力、心悸、皮肤黏膜苍白等；（2）**组织缺铁表现**，是因为含铁酶或铁依赖酶活性降低而引起的一系列表现：①黏膜损害，如口炎、舌炎、吞咽梗阻感；②外胚叶组织营养缺乏的表现，如皮肤干燥、毛发无泽、反甲（即匙状指）等；③精神神经系统表现，如烦躁易怒、注意力不集中、异食癖等。故本题选 B，但应注意匙状指除见于缺铁性贫血外，还见于高原疾病，偶见于风湿热和甲癣。

7.【答案】C

【解析】叶酸和维生素 B_{12} 是细胞核 DNA 合成过程中重要的辅酶，缺乏时会影响红细胞核的发育而引起巨幼贫。另外，**叶酸的缺乏，还可累及黏膜上皮组织**而引起口炎、舌炎（镜面舌或牛肉舌）；**维生素 B_{12} 缺乏还可引起神经精神异常**，主要由于周围神经、脊髓后侧束联合变性或脑神经受损，**表现为手足对称性麻木、深感觉障碍、共济失调、腱反射消失和锥体束征阳性**。

2014 年血液系统真题汇总答案解析

1.【答案】A

【解析】淋巴瘤是淋巴结和（或）结外部位淋巴组织的免疫细胞肿瘤，组织学可见淋巴细胞或组织细胞的肿瘤性增生。根据组织病理学，可将淋巴瘤分为霍奇金淋巴瘤（HL）和非霍奇金淋巴瘤（NHL）。HL：我国患者的发病率明显低于欧美国家，约占淋巴瘤的 8% ~11%，而后者约占 25%。我国最多见的淋巴瘤为 NHL，包括：弥漫性大 B 细胞淋巴瘤、边缘区淋巴瘤、滤泡性淋巴瘤、套细胞淋巴瘤、Burkitt 淋巴瘤、血管免疫母细胞性 T 细胞淋巴瘤、蕈样肉芽肿等，其中弥漫性大 B 细胞淋巴瘤是非霍奇金淋巴瘤中最常见的一种类型。

【解题思路】执业助理医师大纲中并未要求掌握淋巴瘤，但2014 年出现了此知识点，且近年来淋巴瘤的发病率有增高趋势，故而今年讲义中亦添加了此部分内容，建议考生可对此部分作适当了解。

2.【答案】B

扫描二维码查看本题考点更多讲解微视频——16 -4 巨幼细胞性贫血机制。

3.【答案】D

【解析】5 个备选项，血象均可以出现全血细胞减少。但一个"胸骨压痛（+）"就锁定了急性白血病。其他选项：再障也可表现为发热、出血、贫血，但胸骨应无压痛且肝脾不大，骨髓象呈增生减低，可除外；脾亢，本例患者脾不大，且胸骨压痛（+），可除外；巨幼贫，以贫血为主要表现，一般不会出现发热和出血，胸骨无压痛，可除外；PNH 的特点是“酱油色尿”，也不会出现胸骨压痛，可除外。

4.【答案】E

5.【答案】A

【解析】外周血白细胞计数低于 $4.0\times10^9/L$ 称为白细胞减少症；外周血中性粒细胞绝对数低于 $0.5\times10^9/L$ 称为粒细胞缺乏症。

6.【答案】D

7.【答案】C

【解析】再障的诊断包括血象出现全血细胞减少，网织红细胞绝对值减少。该患者红细胞、白细胞、血小板等全血细胞减少，网织红细胞计数减少，可考虑诊断为再障；且患者因间断鼻出血 3 周、面色苍白、Hb 70g/L，为中度贫血，故而该患者最有可能的诊断为再生障碍性贫血。其他选项：（1）阵发性睡眠性血红蛋白尿（PNH）尤其是血红蛋白尿不发作型的临床表现酷似再障，但 PNH 的网织红细胞常增高；（2）MDS 虽有全血细胞减少，但骨髓增生活跃，常有病态造血表现；（3）巨幼细胞贫血有全血细胞减少，但有叶酸和维生素 B_{12} 缺乏的原因，血化验呈大细胞性贫血，网织红细胞正常，红系有明显巨幼样变，用叶酸和维生素 B_{12} 治疗有效，易与再障鉴别。

为明确诊断需多部位骨髓穿刺，抽取骨髓液涂片检查骨髓的增生情况。其他选项：A 为缺铁贫的确诊检查，B 为巨幼贫，D 是 PNH，E 为自身免疫性溶血性贫血的特异性试验。

2013 年血液系统真题汇总答案解析

1.【答案】B

【解析】本题超纲。血管外溶血的场所有脾、肝和骨髓，最主要的是脾脏。注意：发生在骨髓的溶血，称为原位溶血，见于巨幼贫和骨髓增生异常综合征。

2.【答案】C

【解析】缺铁贫口服铁剂有效的表现：（1）服铁剂 2～3 天后外周血网织红细胞增多，高峰在开始服药后 5～10 天；（2）2 周后血红蛋白浓度上升，一般 2 个月左右恢复正常；（3）血红蛋白恢复正常后，铁剂治疗应至少持续 4～6 个月，待血清铁蛋白（贮存铁）正常后停药。所以本题最早期的指标是网织红细胞上升。注意：目前临床上常用的、最早出现的指标为细胞内含铁酶，在补给铁剂 12～24 小时后，细胞内含铁酶开始恢复，烦躁等精神症状减轻，食欲增加。

3.【答案】B

【解析】ITP（特发性血小板减少性紫癜）是一种复杂的多机制共同参与的获得性自身免疫性疾病，所以其首选治疗是糖皮质激素。

4.【答案】B

【解析】先分析血常规：（1）Hb 60g/L 提示重度贫血，MCV（红细胞体积）＜80fl 提示小细胞，MCHC（血红蛋白浓度）＜32% 提示低色素性，三项信息合并得出“小细胞低色素性贫血”；（2）网织红明显增高（正常值 0.005～0.025），提示骨髓红系代偿性增生，且患者有慢性失血史，基本诊断为缺铁性贫血。但是这并不是本题考查的终点，还需要了解缺铁贫的临床表现：组织缺氧的贫血表现和组织缺铁表现，故选 B。其他选项：皮肤瘀斑属于出血，本题患者血小板计数正常，故除外；酱油色尿、巩膜黄染、肝脾肿大均属于溶血表现，故除外。

5.【答案】C

【解析】患者血象全血细胞减少，5 个备选项均可出现。网织红细胞减少提示骨髓红系造血功能低下，除外 B、D、E 选项（MDS、MA、AIHA 的网织红细胞均为增高）；胸骨压痛阴性，除外 A；故选 C 为宜。

6.【答案】E

7.【答案】B

扫描二维码查看本题考点更多讲解微视频——16－5 过敏性紫癜。

【解析】患者皮肤反复出现紫癜，且有腹痛，但“腹平软，脐周轻压痛，无反跳痛和肌紧张”，应考虑过敏性紫癜的混合型（皮肤＋腹型）。对于过敏性紫癜的问诊，主要是寻找过敏的原因，如空气、失误、药物以及感染因素，故 A、B、C、D 选项均有意义。而紫癜为皮肤出血点，而不是皮疹，故是否伴有瘙痒的意义不大。治疗应首选糖皮质激素（E 选项），还可应用抗过敏药物（D 选项）、改善血管通透性的药物（C 选项）和对症治疗腹痛的药物（A 选项）；而低分子肝素钙是抗凝药物，会加重过敏性紫癜的出血症状。

8.【答案】B

9.【答案】C

【解析】血友病是一组因遗传性凝血活酶生成障碍引起的出血性疾病，包括血友病A（FⅧ缺乏）和血友病B（FⅨ缺乏）。凝血活酶生成纠正试验主要用于检查内源性凝血系统有无障碍，当凝血活酶生成试验结果大于15秒时，用正常人硫酸钡吸附血浆和正常人血清，来纠正患者的简易凝血活酶生成不良。如用含有因子Ⅶ、Ⅷ、Ⅺ的正常吸附血浆，或含有因子Ⅸ、Ⅺ、Ⅻ的正常血清，或含有因子Ⅺ、Ⅻ的正常吸附血清及正常新鲜血浆做纠正试验，以判断缺乏的是什么凝血因子。当加入正常人硫酸钡吸附血浆，使患者简易凝血活酶得以纠正者，提示因子Ⅷ缺乏，见于血友病A。当加入正常人血清，使患者简易凝血活酶生成得以纠正者，则表示因子Ⅸ缺乏，见于血友病B。

D-二聚体是交联纤维蛋白降解的特异性分子标志物，即只有在血栓形成后才会在血浆增高。D-二聚体增高见于深静脉血栓形成、肺梗死、心肌梗死、脑梗死等血栓性疾病。DIC患者的血浆D-二聚体显著增高，而原发性纤维亢进患者正常，故D-二聚体检测常用于两者的鉴别。

10.【答案】B

11.【答案】C

【解析】非特异酯酶染色，属于急性白血病的细胞染色检查。在郭老师的白血病口诀里有“非特异是5，氟化钠抑制”即是指本考点，意思是非特异酯酶（+）、被氟化钠抑制的是M5——急性单核细胞白血病。而急性淋巴细胞白血病是阴性的；M3（急性早幼粒细胞白血病）是阳性的，但不能被NaF抑制。

2012年血液系统部分考题

1.【答案】B

2.【答案】E

【解析】本题考查的是贫血性疾病的铁代谢异常。缺铁性贫血的“3低1高”，是血清铁、血清铁蛋白、转铁蛋白饱和度降低，而总铁结合力升高。慢性疾病性贫血的“3低1高”，是血清铁、转铁蛋白饱和度、总铁结合力降低，而血清铁蛋白增高。

3.【答案】B

【解析】患者有进食易导致过敏的动物蛋白诱因，出现四肢紫癜且伴瘙痒，故考虑诊断过敏性紫癜。本病是由于机体对某些致敏物质发生变态反应，导致毛细血管脆性及通透性增加、血液外渗，表现为皮肤紫癜、黏膜及某些器官出血，可同时伴发血管神经性水肿、荨麻疹等其他过敏表现。“腹痛、便血”是由于消化道黏膜及腹膜脏层毛细血管受累而产生，蛋白尿、血尿是由于肾小球受累所产生。其他选项：溃疡性结肠炎可以出现腹痛、便血，但无法解释皮肤紫癜；急性肾小球肾炎多为前驱感染后1~3周出现蛋白尿、血尿，不会出现紫癜；单纯性紫癜，不会出现腹痛、便血和尿异常；ITP则会出现Plt减少，而本例血常规大致正常。

4.【答案】B

【解析】本题易误选C。根据血红蛋白值来判断贫血的程度，记忆方法是9、6、3，即120或110~90g/L为轻度贫血，90~60g/L为中度，60~30g/L为重度，<30g/L为极重度。但是，这个数值适于成人和>6岁的儿童。本题患者是出生20天的新生儿，其贫血标准为：12、9、6，即145~120g/L为轻度贫血，120~90g/L为中度，90~60g/L为重度，<60g/L为极重度。

5.【答案】C

【解析】本题考查的是缺铁性贫血的实验室检查。女性患者，头晕、乏力的贫血表现，月经过多半年提示有慢性失血史，血常规提示贫血、红细胞中心淡染区扩大，提示该患者最可能的诊断是缺铁性贫血。其实验室检查为血清铁降低，总铁结合力因铁的减少代偿性增高，铁蛋白减低；血红蛋白由血红素和珠蛋白组成，而血红素又包含铁和原卟啉，缺铁贫时因铁的缺乏，原卟啉不能与之结合形成血红素，因此红细胞游离原卟啉增高。

6.【答案】E

【解析】5个选项均为中性粒细胞减少的发病机制。但是题干所述“周期性中性粒细胞减少症”属于常染色体显性遗传性疾病，是一种罕见的先天性粒系造血异常（即生成减少，故选E），周期为21±3天。

7.【答案】B

【解析】中枢神经系统是白血病最常见的髓外浸润部位，原因是多数化疗药物难以通过血脑屏障。CNSL可发生在急性白血病的各个时期，尤其以治疗后缓解期，以ALL最常见（儿童尤甚），其次为M4、M5型。

8.【答案】C

9.【答案】D

【解析】根据题干所提供高白、巨脾，以及“Ph 染色体阳性”，本患者考虑诊断慢粒，故正确治疗为羟基脲。其他选项：DA 方案，用于急性髓系白血病；CHOP 方案，用于非霍奇金淋巴瘤；VP 方案，是急淋的基本化疗方案；脾切除，多用于遗传性球形红细胞增多症、ITP 等血细胞破坏增多的疾病。

10. 【答案】B

【解析】本例患者以出血为主要表现，血象除 Plt 减少外，WBC 极高却无感染症状，故应考虑急性白血病，首选检查应为骨髓检查以明确诊断。而骨髓活检，多用于骨髓穿刺时“干抽”等情况，一般不作为首选。

11. 【答案】C

【解析】根据网校郭老师白血病口诀“非特异是 5，氟化钠抑制”，M5 即是急性单核细胞白血病。

12. 【答案】B

13. 【答案】E

14. 【答案】B

【解析】根据题干信息：高白、巨脾，血涂片白细胞分类中幼粒、晚幼粒、杆状核比例较高，考虑诊断慢粒。但是确诊需要骨髓细胞学检查。

15. 【答案】D

【解析】对于血液病的诊断，“最有价值”的是细胞遗传学及分子生物学改变。95% 以上的 CML 细胞中出现 Ph 染色体，所以网校郭老师白血病口诀中有一句“慢粒染色体”。而细胞免疫学，是白血病细胞所表达的系列相关抗原（如 CD8、CD20、CD34 等）来确定其细胞来源，多用于急性白血病和淋巴瘤。

第十五篇 内分泌系统

2017年内分泌系统真题汇总答案解析

1. 【答案】A

【解析】甲状腺外科手术治疗的指征包括：①结节性甲状腺肿伴甲亢；②高功能腺瘤；③中度以上 Graves 病；④腺体较大伴有压迫症状，或胸骨后甲状腺肿等类型甲亢；⑤抗甲状腺药物或^{131}I治疗后复发者或坚持长期用药有困难者；⑥妊娠早、中期甲亢患者凡具有以上指征者。因此，对于胸骨后甲状腺肿首选手术治疗。

2. 【答案】A

扫描二维码查看本题考点更多讲解微视频——17-1 糖尿病诊断。

【解析】空腹血糖 < 6.0mmol/L 为正常，6.0 ~ 6.9mmol/L 为空腹血糖受损，≥7.0mmol/L 考虑糖尿病；OGTT 2 小时血糖 < 7.8mmol/L 为正常糖耐量，7.8 ~ 11.0mmol/L 为糖耐量减低，≥11.1mmol/L 应考虑糖尿病。糖尿病的诊断标准为：糖尿病症状 + 随机血糖≥11.1mmol/L，或空腹血糖≥7.0mmol/L，或 OGTT 2 小时≥11.1mmol/L。本例患者空腹血糖在正常范围之内，葡萄糖负荷后 2 小时血糖 8.5mmol/L，诊断为糖耐量减低。

3. 【答案】A

【解析】萎缩性甲状腺炎、桥本甲状腺炎、产后甲状腺炎均属于自身免疫甲状腺病，均是导致原发性甲减的原因；亚急性甲状腺炎是一种与病毒感染有关的自限性甲状腺炎，一般不会遗留甲状腺功能减退症。导致继发性甲减的疾病主要有垂体肿瘤、垂体手术、垂体内或外照射、垂体卒中、希恩综合征等。因此本题正确选项为 A。

4. 【答案】B

【解析】糖尿病的急性并发症常见有：糖尿病酮症酸中毒和高渗高血糖综合征。慢性并发症包括大血管病变、糖尿病肾病、糖尿病性神经病变、糖尿病性视网膜性病变、糖尿病足。

5. 【答案】C

扫描二维码查看本题考点更多讲解微视频——17-2 糖尿病酮症酸中毒。

【解析】根据患者的临床表现：口干、多饮、多尿，深大呼吸、呼气中有烂苹果味、神志模糊等，初步诊断为糖尿病酮症酸中毒。其治疗原则是尽快补液以恢复血容量、纠正失水状态；降低血糖；纠正电解质及酸碱平衡失调；同时积极寻找和消除诱因，防治并发症，降低病死率。其中治疗的关键环节为补液。

6. 【答案】A

【解析】根据患者的临床表现首先排除心脏病变，甲状腺功能减退症患者表现为畏寒，乏力，表情淡漠，反应迟钝，面色苍白，皮肤干燥，黏液性非凹陷性水肿，体重增加，毛发稀疏、脱落等（A）；肾上腺皮质功能减退症（B）患者，由于肾上腺皮质全层损坏，因此可出现皮质醇缺乏和醛固酮缺乏引起的多系统症状和代谢紊乱，主要临床表现为：乏力，嗜睡，食欲缺乏，易饥，腹胀、腹泻，低血压、低血糖，稀释性低钠血症，阴毛、腋毛减少或脱落等，最具特征性表现为全身色素加深；甲状旁腺功能减退症，由于甲状旁腺素分泌减少，其临床表现主要为手足搐搦、癫痫样发作、低钙血症和高磷血症。

7. 【答案】C

8. 【答案】A

【解析】反映甲状腺变化最敏感指标为 TSH，FT_3、

FT_4 是真实反映甲状腺功能状态的指标。TSH 受体抗体（TRAb）是诊断 GD 的指标之一，在新诊断的 GD 和复发时阳性率高达 80% ~95%。

9.【答案】A

扫描二维码查看本题考点更多讲解微视频——17 – 3 糖尿病治疗。

【解析】本例为老年患者，根据患者的临床表现，结合实验室检查及既往病史，目前患者的治疗应使用胰岛素控制血糖。胰岛素使用的适应证是：①1 型糖尿病；②2 型糖尿病经生活方式调整及口服降糖药物治疗未达到控制目标，HbAc1 仍大于 7.0%；③无明显原因体重下降或消瘦；④任何类型糖尿病发生酮症酸中毒或高渗性非酮症性昏迷等急性并发症者；⑤妊娠期糖尿病和糖尿病合并妊娠、分娩；⑥合并重症感染、消耗性疾病、视网膜病变、肾病变、神经病变、急性心肌梗死、脑血管意外；⑦外科围手术期；⑧全胰腺切除引起的继发性糖尿病。双胍类适用于肥胖或超重的 2 型糖尿病患者；磺脲类适用于非肥胖的 2 型糖尿病；格列奈类主要用于降低餐后血糖；噻唑烷二酮类适用于以胰岛素抵抗为主的 2 型糖尿病。

10.【答案】B

【解析】本题主要考查甲状腺外科治疗的术后并发症。患者出现手足抽搐，主要考虑手术时误切甲状旁腺或其血供遭到破坏，导致血钙浓度下降所致。切口内出血压迫气管、喉头水肿、双侧喉返神经损伤使声带闭合，患者表现为术后呼吸困难和窒息，为最危急的并发症；出现甲状腺危象时，患者表现为体温升高可达 39℃以上，脉率大于 160 次/分，呕吐、腹泻，大汗淋漓，谵妄甚至昏迷、抽搐等。

2016 年内分泌系统真题汇总答案解析

1.【答案】B

【解析】甲亢术后出现甲状腺危象的治疗：①针对诱因的治疗；②给予 ATD，口服或胃管注入，抑制甲状腺素合成以及外周组织 T_4 向 T_3 转换；③碘剂，抑制甲状腺素的释放；④β 受体阻滞剂，如普萘洛尔，阻断甲状腺素对内脏的作用；⑤糖皮质激素，以加强应急反应能力。

2.【答案】A

【解析】各种类型的甲状腺癌的共同表现为甲状腺单个结节，质地硬、无痛、表面不平。其中乳头状瘤多见，好发于 30 ~45 岁女性，生长缓慢，较早出现颈部淋巴结转移，分化好，恶性度较低，预后较好，特征性表现为同心圆的钙盐沉积；滤泡状腺癌常见于 50 岁左右的中年，中度恶性，且有侵犯血管倾向，以血行转移为主，经血行转移至肝、肺、骨及中枢神经系统，颈淋巴结侵犯仅占 10%；未分化癌多见于老年人，发展迅速，50% 早期出现颈淋巴结转移，恶性度高；髓样癌较少见，恶性度中等，可有颈淋巴结侵犯和血行转移，预后较差。本例患者为年轻女性，结合甲状腺 B 超结果，最可能的甲状腺癌类型为乳头状癌。

3.【答案】A

【解析】患者诊断明确为 1 型糖尿病，给予胰岛素治疗后出现出汗、心悸，继而意识障碍，此为胰岛素使用过程中出现的主要不良反应——低血糖导致的昏迷。糖尿病酮症酸中毒常见的诱因为感染、胰岛素使用中断或用量不当等，

实验室检查尿糖、尿酮体强阳性，血糖明显升高，多在 16.7 ~33.3mmol/L，并且有酸中毒表现；高渗高血糖综合征多见于中老年人，多数患者无糖尿病病史或仅有轻度糖尿病症状，血糖明显升高，多在 33.3mmol/L 以上，尿糖强阳性，无酮体；乳酸酸中毒多有糖尿病病史、双胍类服药史，乳酸显著升高，血糖正常或增高，无酮体。

4.【答案】E

【解析】根据患者的临床表现：性情急躁 2 年，甲状腺弥漫性肿大，由于血管扩张，血流加快甲状腺区闻及血管杂音，结合实验室检查：FT_3、FT_4 均增高，TSH 降低，诊断 Graves 病明确。目前患者甲状腺Ⅲ度肿大，并且既往曾服用硫脲类药物治疗，效果不佳，因此可行手术治疗。甲状腺手术指征：①结节性甲状腺肿伴甲亢；②高功能腺瘤；③中度以上 Graves 病；④腺体较大伴有压迫症状，或胸骨后甲状腺肿等类型甲亢；⑤抗甲状腺药物或 ^{131}I 治疗后复发者或坚持长期用药有困难者；⑥妊娠早、中期甲亢患者具备上述指征者，应考虑手术

治疗。术前常规准备包括：消除患者紧张恐惧心理，适当给予镇静、安眠等药物；颈部摄片，以了解气管情况；喉镜检查，以了解声带功能；心电图及基础代谢率的测定等。药物准备包括硫脲类＋碘剂法，单用碘剂法，普萘洛尔法。目前本例患者术前已经碘剂准备，但基础代谢率控制不满意，因此需要控制基础代谢率，需要联合的药物为普萘洛尔。普萘洛尔属于β肾上腺受体拮抗剂，用于甲亢治疗时可以减轻症状、减慢心率、降低脉率，因此可以有效地控制基础代谢率［基础代谢率（%）＝（脉率＋脉压）－111］。

5.【答案】D

【解析】使用抗甲状腺药物治疗过程中需注意副作用，主要是粒细胞减少，当 WBC 低于 3×10^9/L 或中性粒细胞低于 1.5×10^9/L 时应停药处理，因此服药过程中需定期复查血常规。

6.【答案】B

【解析】糖尿病的并发症包括急性并发症，如糖尿病酮症酸中毒和糖尿病高渗高血糖综合征。慢性并发症包括：①糖尿病的微血管病变，主要表现在视网膜、肾、神经和心肌组织，其中以糖尿病肾病和视网膜病变尤为重要；②大血管病变，主要表现为动脉粥样硬化引起的高血压、冠心病、肾动脉硬化等；③神经系统并发症，中枢神经系统并发症，如缺血性脑卒中，以及周围神经病变，自主神经病变；④糖尿病足；⑤其他。

7.【答案】D

【解析】α－葡萄糖苷酶抑制剂最常见的不良反应是胃肠道反应，如腹胀、排气增多或腹泻，因此从小剂量开始，逐渐加量是减少不良反应的有效方法。

8.【答案】C

【解析】患者高血压病史 10 年，糖尿病病史 6 年，BMI 28.2kg/m^2 属于肥胖，服用格列本脲、二甲双胍后血糖控制不佳，并且糖化血红蛋白高（正常为 4%～6%），心功能Ⅲ级，因此目前治疗最恰当的是胰岛素。胰岛素使用适应证为：①1 型糖尿病；②2 型糖尿病经生活方式调整及口服降糖药物治疗未达到控制目标，HbA1c≥7.0%；③无明显原因体重下降或消瘦；④任何类型糖尿病发生酮症酸中毒或高渗性非酮症昏迷等急性并发症；⑤妊娠期糖尿病或糖尿病合并妊娠、分娩；⑥合并重症感染、消耗性疾病、视网膜病变、肾病变、神经病变、急性心肌梗死、脑血管意外等；⑦外科围手术期；⑧全胰腺切除引起的继发性糖尿病。噻唑烷二酮类降糖药（A），属于胰岛素增敏剂，适用于糖尿病早期和体内有一定量胰岛素存在的 2 型糖尿病；α－葡萄糖苷酶抑制剂（E）适用于餐后高血糖患者。本例患者格列本脲和二甲双胍的使用剂量已经达到最大，因此不能通过加量来改善目前状况。综合分析本患者最适合的治疗应给予胰岛素治疗。

9.【答案】E

【解析】禁水加压试验主要用于鉴别精神性多饮、中枢性尿崩症与肾性尿崩症。正常人禁水后先有尿液的浓缩，后出现血浆渗透压升高；若禁水后患者出现尿液浓缩，渗透压升高则为精神性多饮；若禁水后尿液浓缩不明显，血浆渗透压升高则为尿崩症，之后在皮下注射垂体后叶素（也叫抗利尿激素），若出现尿量减少，尿渗透压升高，则为中枢性尿崩症，若注射垂体后叶素后多尿的症状并未得到有效改善则为肾性尿崩症。

ACTH 兴奋试验：促肾上腺皮质激素（ACTH）可刺激肾上腺皮质分泌肾上腺皮质激素，包括糖类皮质激素、盐类皮质激素、性激素类皮质激素。上述激素的代谢产物 17－羟皮质类固醇（17－OHS）和 17－酮皮质类固醇（17－KS）经肾脏排泄。本试验是引入外源性 ACTH，然后测定血或尿中 17－OHS、17－KS 或血中嗜酸性粒细胞，通过试验前后的对照来判断肾上腺皮质功能状态，以鉴别肾上腺皮质功能异常是原发性还是继发性。

酚妥拉明试验：酚妥拉明是一种α－肾上腺素能受体阻滞剂，可阻滞儿茶酚胺的α－受体效应，使因儿茶酚胺水平增高引起的持续性或阵发性高血压迅速下降。因此通过对酚妥拉明的反应，可以判断高血压与嗜铬细胞瘤的关系。

地塞米松抑制试验：地塞米松仅需要很小的量即能达到与天然皮质醇相似的作用，本试验利用这一特性，通过其对垂体、下丘脑分泌的促肾上腺皮质激素和促肾上腺皮质激素释放激素的抑制作用，及由此引起肾上腺皮质激素分泌减少的程度，来了解下丘脑—垂体—肾上腺轴功能是否高于正常，其可能的病变在哪个器官。

口服葡萄糖耐量试验是一种葡萄糖负荷试验，用以了解胰岛β细胞功能和机体对血糖的调节能力，是诊断糖尿病的确诊试验。仅对血糖高于正常值而又未达到诊断糖尿病标准时才进行试验。

本患者无多饮、多尿可以排除尿崩症的可能，因此排除禁水加压试验；无满月脸、水牛背和紫纹，排除库欣综合征的可能，排除 ACTH 兴奋试验；患者血压 160/100mmHg，虽有增高，但相较嗜铬细胞瘤导致的血压升高相差甚远，因此可排除酚妥拉明试验；地塞米松抑制试验本题中找不到任何依据可以排除；本患者出现外阴瘙痒，肥胖，空腹血糖 6.2mmol/L，此为阳性表现，因此需要排除糖尿病。

【解题思路】本题出现在助理考题中属于难度较大

的题，助理不要求掌握肾上腺疾病，因此相应的一些试验就比较陌生，在此逐一列出，以帮助大家了解相关的知识。

2015 年内分泌系统真题汇总答案解析

1.【答案】A

扫描二维码查看本题考点更多讲解微视频——17－4 甲亢外科治疗。

【解析】甲状腺手术术前一般准备主要是消除患者紧张情绪，主要用镇静及安眠药物，若心率过快可以给予普萘洛尔。术前用于降低基础代谢率及控制症状则需要用抗甲状腺药物和碘剂，先用硫脲类抗甲状腺药物，以抑制甲状腺素的合成，控制甲亢症状，之后加用碘剂抑制甲状腺素的释放，并且使甲状腺缩小变硬，血管数减少，使用 2 周后手术。

2.【答案】B

【解析】根据题意患者为 2 型糖尿病。体重指数（BMI）正常：18.5～24.99kg/m^2；过重：25～28kg/m^2；肥胖：28～32kg/m^2；非常肥胖：高于 32kg/m^2。本患者 BMI 30.8kg/m^2，提示肥胖，加之 HbA1c 7.8% 高于正常的 3%～6%，因此首选的降糖药为二甲双胍。二甲双胍通过减少肝脏葡萄糖的输出而降低血糖，尤其适用于肥胖和超重的 2 型糖尿病患者，是本例患者首选的降糖药物。吡格列酮（A）属于噻唑烷二酮类，主要是作用于过氧化物酶增殖体，使胰岛素受体增加，促进葡萄糖的摄取、转运和利用；那格列奈（C）属于非磺脲类促胰岛素分泌剂，主要是通过刺激胰岛素的早期分泌降低餐后血糖；阿卡波糖（D）属于 α－糖苷酶抑制剂，适用于餐后高血糖为主要表现的糖尿病患者；格列本脲（E）属于磺脲类降糖药，是非肥胖的 2 型糖尿病的一线药物。

3.【答案】C

【解析】代谢综合征，是指人体的蛋白质、脂肪、碳水化合物等物质发生代谢紊乱，在临床上出现一系列综合征，即称代谢综合征。例如糖代谢紊乱时就出现糖耐量低减，导致糖尿病；脂肪代谢障碍时出现高脂血症、脂肪肝、肥胖症、高血黏稠度等；蛋白质代谢障碍，出现高尿酸血症（痛风）等。并可由以上三大代谢障碍而出现许多并发症，如高血压，动脉硬化，冠心病，脑中风等。也可概括为“八高症”：即高血糖，高血脂，高血压，高血黏稠度，高尿酸血症，高脂肪肝，高胰岛素血症（因为胰岛素抵抗，致胰岛素过度分泌，引起的继发性高胰岛素血症），高体重（肥胖症）。

4.【答案】A

【解析】^{131}I 治疗甲亢机制为 ^{131}I 被甲状腺摄取后，释放 β 射线，通过破坏甲状腺组织细胞，而达到减少甲状腺激素产生的目的。

5.【答案】B

【解析】支持 Graves 病诊断的实验室检查结果是血清 TT_4、FT_4 增高，TSH 降低。

6.【答案】A

【解析】糖尿病的高危人群包括：有糖调节受损（IGR）；年龄≥45 岁；超重或肥胖；T2DM 的一级亲属；有巨大儿生产史或 GDM 史；多囊卵巢综合征；长期接受抗抑郁症药物治疗者等。

7.【答案】C

【解析】本题关键在于对心脏病杂音是功能性还是器质性的判断。本题心尖区出现收缩期柔和的吹风样杂音属于功能性杂音（若杂音粗糙、吹风样、高调，伴有震颤等则为器质性），常见于运动、贫血、妊娠。发热以及甲状腺功能亢进等，并非器质性，因此排除风湿性心脏病。心血管神经症以心血管疾病有关的症状为主要临床表现，可出现心悸、呼吸困难、心前区痛，以及自主神经功能紊乱等表现，无器质性心脏病的证据。结合本患者出现心悸、烦躁、体重下降、心率增快等代谢亢进表现，最可能的诊断为甲状腺功能亢进。

8.【答案】D

9.【答案】A

扫描二维码查看本题考点更多讲解微视频——17－5 甲状腺疾病鉴别。

【解析】TgAb 为甲状腺球蛋白抗体，其阳性表明有自身免疫性甲状腺疾病的存在；TPOAb 为甲状腺过氧化物酶抗体，其主要用于诊断自身免疫性甲状腺疾病。结节性甲状腺肿、单纯性甲状腺肿都是由于甲状腺肿大导致的病变，亚急性甲状腺炎是由于病毒感染引起的甲状腺炎，Graves 病、慢性淋巴细胞性甲状腺炎属于自身免疫性疾病，大部分 Graves 病患者存在眼球突出，但突出程度与疾病严重程度无关，二者血中 TgAb、TPOAb 都会升高，但是慢性淋巴细胞性甲状腺炎血清 TgAb、TPOAb 增高更加显著。

2014 年内分泌系统真题汇总答案解析

1. **【答案】** A

【解析】（1）甲状腺大部切除术后呼吸困难和窒息多发生在术后 48 小时内，是术后最危急的并发症，常见原因为：①切口内出血压迫气管，因手术时止血（特别是腺体断面止血）不完善，或血管结扎线滑脱所引起。②喉头水肿，主要是手术创伤所致，也可因气管插管引起。③气管塌陷，是气管壁长期受肿大甲状腺压迫，发生软化，切除大部分甲状腺体后软化的气管壁失去支撑的结果。④双侧喉返神经损伤。后三种情况的患者，由于气道堵塞可出现喘鸣及急性呼吸道梗阻。（2）喉返神经损伤发生率约 0.5%，大多数是因手术处理甲状腺下极时，不慎将喉返神经切断、缝扎或挫夹、牵拉造成永久性或暂时性损伤所致；（3）喉上神经损伤多由于处理甲状腺上极时，离腺体太远，分离不仔细和将神经与周围组织一同大束结扎所引起；（4）手足抽搐因手术时误伤及甲状旁腺或其血液供给受累所致，多在术后 1～3 天出现手足抽搐。（5）甲状腺危象是甲亢的严重合并症。临床观察发现，危象发生与术前准备不够、甲亢症状未能很好控制及手术应激有关。

2. **【答案】** D

【解析】 抗甲状腺药物的副作用主要是粒细胞减少，需定期查血象，如 WBC 低于 3×10^9/L 或中性粒细胞低于 1.5×10^9/L 时应停药处理。粒细胞缺乏症常在数天内突然发生，需立即停药入院抢救。

3. **【答案】** D

【解析】 非胰岛素依赖型糖尿病又称 2 型糖尿病，主要特点是成年发病，起病缓慢，病情较轻，发展较慢，胰岛素数目正常或轻度减少，血中胰岛素可正常、增多或降低，肥胖者多见，不易出现酮症，一般可以不依赖胰岛素治疗。本型病因、发病机制不清楚，认为是与肥胖有关的胰岛素相对不足及组织对胰岛素不敏感所致。

4. **【答案】** D

【解析】 地方性甲状腺肿的最常见原因是碘缺乏，多见于山区和远离海洋的地区。碘是甲状腺合成甲状腺激素的重要原料之一，碘缺乏时合成甲状腺激素不足，反馈引起垂体分泌过量的 TSH，刺激甲状腺增生肥大。

5. **【答案】** C

【解析】 腺垂体分泌七种激素，其中 TSH、ACTH、LH 和 FSH 均有各自的靶腺，TSH 作用在甲状腺，ACTH 作用在肾上腺皮质，LH/FSH 作用在男、女性腺（睾丸和卵巢）。胰腺的内分泌腺由大小不同的细胞团——胰岛所组成，胰岛主要由 4 种细胞组成：A 细胞、B 细胞、D 细胞、PP 细胞。A 细胞分泌胰高血糖素，升高血糖；B 细胞分泌胰岛素，降低血糖；D 细胞分泌生长抑素，以旁分泌的方式抑制 A、B 细胞的分泌；PP 细胞分泌胰多肽，抑制胃肠运动、胰液分泌和胆囊收缩。可见胰腺并非腺垂体的靶腺。

6. **【答案】** A

【解析】 亚急性甲状腺炎典型实验室检查呈现三期表现：①甲状腺毒症期：血清 T_3、T_4 升高，TSH 降低，^{131}I 摄取率减低。这是本病特征性的甲状腺激素水平和甲状腺摄碘能力的“分离现象”。出现的原因是甲状腺滤泡被炎症破坏，其内储存的甲状腺激素释放进入循环，形成“破坏性甲状腺毒症”；而且炎症损伤引起甲状腺细胞摄碘功能减低。②甲减期：血清 T_3、T_4 逐渐下降至正常水平以下，TSH 回升至高于正常值，^{131}I 摄取率逐渐恢复。这是因为储存的甲状腺激素释放殆尽，甲状腺细胞正处于恢复之中。③恢复期：血清 T_3、T_4、TSH 和 ^{131}I 摄取率恢复至正常。在病程的不同阶段甲状腺可出现亢进（甲状腺毒症期）和减退（甲减期）的情况。

7. **【答案】** B

【解析】 本例为 2 型糖尿病患者，BMI 30.8kg/m^2 为肥胖（我国采用的标准是 BMI≥23kg/m^2 为超重，BMI≥27kg/m^2 为肥胖），首选治疗糖尿病药物为二甲双胍。双胍类药物主要是通过减少肝脏葡萄糖的输出而降低血糖，有降低体重的趋势，尤其适用于肥胖或超重的 2 型糖尿病患者。

8. **【答案】** E

【解析】 本例患者怕热、心悸、多汗，甲状腺肿大，

FT_3和FT_4升高，TSH降低，可考虑为甲亢；该患者既往无甲状腺功能亢进史，妊娠后出现甲亢，综上所述可诊断为妊娠期甲状腺功能亢进症。妊娠期甲亢的治疗首选ATD。T1期首选PTU，因为MMI有明显致畸作用；T2、T3期，哺乳期首选MMI，因为PTU可致急性重型肝炎；本例患者妊娠2个月，孕早期选用PTU。

9.【答案】C

【解析】甲状腺手术治疗适应证：①中度以上的Graves病；②结节性甲状腺肿伴甲亢；③高功能腺瘤；④腺体较大伴有压迫症状，或胸骨后甲状腺肿等类型甲亢。⑤因甲亢对妊娠可造成不良影响，故妊娠早、中期的甲亢患者凡具有上述指征者，应考虑手术治疗。该患者甲状腺肿大压迫气管，可考虑手术治疗。

10.【答案】D

11.【答案】E

【解析】双胍类药物主要是通过减少肝脏葡萄糖的输出而降低血糖，有降低体重的趋势，尤其适用于肥胖或超重的2型糖尿病患者。磺脲类常见不良反应为低血糖，其发生与剂量过大、未进食或饮食不配合，使用长效制剂或同时应用增强其降糖作用的药物有关。格列奈类常见不良反应与磺脲类药物相同，主要也是低血糖，但发生率低且严重程度较磺脲类药物轻。α葡萄糖苷酶抑制剂主要适用于餐后高血糖为主要表现的患者。噻唑烷二酮类常见不良反应主要有水肿、体重增加等，尤其在与胰岛素联合应用时更为明显。

12.【答案】E

扫描二维码查看本题考点更多讲解微视频——17-6糖尿病肾病。

2013年内分泌系统真题汇总答案解析

1.【答案】D

【解析】基础代谢率增高+20%~30%为轻度甲亢，+30%~60%为中度，+60%以上为重度。

2.【答案】B

【解析】糖尿病筛查高危人群包括：有糖调节受损史；年龄≥45岁；肥胖（$BMI \geq 28kg/m^2$）；2型糖尿病患者的一级亲属；高危种族；有巨大胎儿（出生体重≥4kg）生产史；妊娠糖尿病史；高血压（血压≥140/90mmHg）；血脂异常（HDL-C≤0.9和TG≥2.75mmol/L）；心脑血管疾病；静坐生活方式。

3.【答案】D

【解析】甲状腺^{131}I摄取率可间接反映甲状腺功能，甲亢时^{131}I摄取率增加，高峰前移，非甲状腺功能亢进类型的甲状腺毒症^{131}I摄取率减低，如亚急性甲状腺炎；甲状腺B超用于测定甲状腺的大小和组织回声性质，确定结节的数量、大小和部位，了解结节是囊性或实性、有无完整包膜等；甲状腺核素显像对于诊断甲状腺自主高功能腺瘤有意义；TSH受体抗体是诊断Graves病的指标之一；头颅MRI可排除其他原因导致的甲状腺疾病。血中FT_3、FT_4和TSH均升高时应检查头颅MRI以排除其他原因导致的甲状腺疾病。

4.【答案】A

【解析】甲状腺术后发生呼吸困难和窒息是最危急的术后并发症，多发生在术后48小时内，发生此种情况后需立即行床旁抢救，及时剪开缝线，敞开切口，迅速去除血肿，如呼吸仍无改善，则需立即施行气管插管或气管切开供氧。

5.【答案】A

6.【答案】D

【解析】正常空腹血糖FPG<6.0mmol/L，6.0~<7.0mmol/L为空腹血糖受损，≥11.1mmol/L为糖尿病，需另一天再次证实。糖尿病诊断标准为：糖尿病症状+随机血糖≥11.1mmol/L，或FPG≥7.0mmol/L，或OGTT 2小时血糖≥11.1mmol/L。

7.【答案】B

扫描二维码查看本题考点更多讲解微视频——17-7糖尿病治疗。

【解析】根据题意患者诊断明确为2型糖尿病。体重指数［BMI（kg/m^2）］正常：18.5~24.99；过重：25~28；肥胖：28~32；非常肥胖：高于32。本患者BMI 30.8，提示肥胖，加之HbA1c 7.2%高于正常的3%~6%，因此首选的降糖药为双胍类（D）。双胍类通过减少肝脏葡萄糖的输出而降低血糖，尤其适用于肥胖和超重的2型糖尿病患者，是本例患者首选的降糖药物。结合本例患者血糖值可见空腹血糖正常，但餐后2小时血糖高于正常值，因此降糖药物主要针对餐后血糖。噻唑烷二酮类（A），适用于胰岛素抵抗为主的2型糖尿病患者；格列奈类（E），属于非磺脲类促胰岛素分泌剂，主要是通过刺激胰岛素的早期分泌降低餐后血糖；α-葡萄糖苷酶抑制剂（C），适用于餐后高血糖为主要表现的糖尿病患者；磺脲类降糖药（B），其降糖机制主要依赖于尚存一定数量的有功能的胰岛β细胞组织，因此是非肥胖的2型糖尿病的一线药物。

8.【答案】E

【解析】单纯甲状腺肿是指非炎症和非肿瘤原因的，不伴有甲状腺功能异常的甲状腺肿大。好发于女性。其余选项均正确。

9.【答案】D

【解析】早期糖尿病肾病属于糖尿病肾损害分期的第Ⅲ期，主要表现为肾小球毛细血管基底膜增厚及系膜基质增宽明显，小动脉壁出现玻璃样变；出现持续微量白蛋白尿，尿白蛋白排泄率持续在20～200μg/min，肾小球滤过率高于正常。因此早期糖尿病肾病尿液检查重点检测的指标为微量白蛋白。

10.【答案】B

【解析】噻唑烷二酮降糖药为胰岛素增敏剂，适用于肥胖、胰岛素抵抗为主的2型糖尿病；双胍类降糖药适用于肥胖或超重的2型糖尿病患者；α-葡萄糖苷酶抑制剂适用于餐后高血糖的患者；磺脲类降糖药是非肥胖的2型糖尿病的第一线药物。本例患者糖尿病病史8年，既往有高血压病史10年，冠心病病史5年，通过服用瑞格列奈血糖控制不佳，BM 20kg/m^2 正常，糖化血红蛋白9.2%，因此目前治疗应加用胰岛素。胰岛素适应证为：①1型糖尿病；②2型糖尿病经生活方式调整及口服降糖治疗未达到控制目标，HbA1c仍大于7.0%；③无明显原因体重下降或消瘦；④任何类型糖尿病发生酮症酸中毒或高渗性非酮症昏迷等急性并发症；⑤妊娠期糖尿病和糖尿病合并妊娠、分娩；⑥合并重症感染、消耗性疾病、视网膜病变、肾病变、神经病变、急性心肌梗死、脑血管意外；⑦外科围手术期；⑧全胰腺切除引起的继发性糖尿病。

2012年内分泌系统部分考题答案

1.【答案】D

【解析】原发性甲减TSH增高，TT_4 和 FT_4 均减低，因 T_3 主要来源于外周组织 T_4 的转换，因此不作为原发性甲减的必备指标。

2.【答案】B

【解析】糖尿病患者使用胰岛素治疗过程中，最常见的不良反应为低血糖。本例患者胰岛素治疗后出现心慌、多汗、软弱、神志不清，即为低血糖表现，尿糖（-），尿酮体（-），因此首先考虑为低血糖昏迷。高渗昏迷血糖值多在33.3mmol/L以上，尿糖强阳性，酮体可阴性；酮症酸中毒表现为尿糖、尿酮体强阳性；脑血管意外一般与胰岛素使用无关；尿毒症昏迷多有肾脏病病史，并且尿素氮明显升高。

3.【答案】B

【解析】甲状腺结节诊断的常用检查方法有：①甲状腺功能化验：主要是促甲状腺激素（TSH）的测定。②核素扫描：判断甲状腺结节的功能、大小的重要手段。③B超检查：超声是发现甲状腺结节并初步判断其良恶性的重要手段，是细针穿刺活检实施可能性的判断标准，且检查方法简单、快捷、无创；④针吸涂片细胞学检查：对于B超发现的可疑恶变的甲状腺结节，可采用该方法明确诊断。目前一般采用细针抽吸穿刺活检，诊断的符合率较高。故首选检查为B超，确诊为针吸涂片细胞学检查（细针抽吸穿刺活检）。

4.【答案】A

【解析】OGTT 2小时血糖≥11.1mmol/L应考虑糖尿病。

5.【答案】D

6.【答案】B

【解析】根据患者空腹及餐后2小时血糖值，以及患者半年内体重下降10kg，初步考虑为糖尿病。由于体型肥胖（BMI 28kg/m^2），因此首选的降糖药物为双胍类。阿卡波糖（A）属于α-糖苷酶抑制剂，适用于餐后高血糖为主要表现的糖尿病患者；瑞格列奈（B）属于非磺脲类促胰岛素分泌剂，主要是通过刺激胰岛素的早期分泌降低餐后血糖；罗格列酮（C）属于噻唑烷二酮类，适用于胰岛素抵抗为主的2型糖尿病患者；格列本脲（E）属于磺脲类降糖药，是非肥胖的2型糖尿病患者的一线用药。

糖尿病合并高血压，首选的降压药物为血管紧张素转换酶抑制剂或血管紧张素Ⅱ受体拮抗剂，可有效减轻和延缓糖尿病肾病的进展。

7.【答案】A

【解析】2 型糖尿病是从胰岛素抵抗为主伴胰岛素进行性分泌不足到胰岛素进行性分泌不足为主伴胰岛素抵抗。

8.【答案】D

9.【答案】C

【解析】罗格列酮、吡格列酮都属于噻唑烷二酮类，主要是通过激活过氧化物酶体增殖物激活受体 γ 起作用；阿卡波糖属于 α－糖苷酶抑制剂，主要是通过延缓碳水化合物的吸收，达到降低餐后高血糖的作用；格列齐特属于磺脲类，主要是通过刺激胰岛 β 细胞，促进胰岛素分泌，而达到降低血糖的作用；二甲双胍属于双胍类降糖药，主要是通过减少肝脏葡萄糖的输出而降低血糖。

10.【答案】D

【解析】甲状腺激素水平用来了解甲状腺功能，摄^{131}I 率通过测定甲状腺摄取^{131}I 的量和速度间接了解甲状腺功能状态，主要用于判断甲状腺毒症的原因；B 超用于测定甲状腺的大小和组织回声性质，确定结节数量、大小、部位，了解结节囊实性等；放射性核素扫描可用于判断甲状腺结节的性质；CT 与 MRI 在甲状腺癌时了解病变范围、对气管及邻近组织的侵犯情况及有无淋巴结转移情况等。

11.【答案】D

12.【答案】A

【解析】甲状腺恶性肿瘤中最常见的病理类型为乳头状瘤，占成人甲状腺癌的 80% 以上。

13.【答案】C

【解析】患者诊断为 Graves 病，由于受凉诱发甲状腺危象，治疗：①针对诱因治疗；②口服 PTU，抑制甲状腺素的合成，减少外周组织 T_4 向 T_3 转换；③碘剂，抑制甲状腺素的释放；④β 受体阻滞剂，阻断甲状腺激素对心脏的刺激作用；⑤糖皮质激素，防止肾上腺皮质功能降低。本题甲状腺危象时，为迅速抑制甲状腺激素释放，宜选择的治疗药物是复方碘溶液。

14.【答案】B

【解析】本例为老年患者，糖尿病病史 8 年，长期口服苯乙双胍治疗，出现食欲减退、双下肢水肿、昏迷，尿酮体弱阳性，尿蛋白（＋＋），首先考虑昏迷原因为糖尿病乳酸酸中毒。糖尿病肾病尿毒症，不会有神志改变；高渗性非酮症性糖尿病血糖多在 33.3mmol/L 以上，高渗透压、高血钠；糖尿病酮症酸中毒，尿糖、尿酮体均为强阳性。糖尿病并发低血糖血糖较低。

15.【答案】A

【解析】2 型糖尿病患者经生活方式调整和药物治疗后，血糖控制未达到目标，本患者表现为空腹血糖 10.5mmol/L，餐后 2 小时血糖 16.8mmol/L，并且糖化血红蛋白 10.3%，因此目前控制血糖的方法为胰岛素。

16.【答案】B

17.【答案】E

【解析】甲状腺功能减退症典型的患者表现为畏寒、乏力、嗜睡、记忆力减退、体重增加、便秘等代谢率降低和交感神经兴奋性下降为主的表现。腺垂体功能减退症危象时临床表现为：高热、低热、低血糖、低血压、循环衰竭、水中毒等。

第十六篇 神经精神疾病

上篇 神经系统

2017 年神经系统真题汇总答案解析

1.【答案】A

【解析】器官或局部组织由于血流阻塞、血流停止导致缺氧而发生的坏死，称为梗死。栓塞和血栓形成，可以导致血流中断，从而导致梗死、短暂性脑缺血发作、脑出血、蛛网膜下腔出血都不属于梗死。

2.【答案】D

【解析】偏瘫是缺血性卒中的常见症状。吉兰－巴雷综合征主要是四肢无力，癫痫是发作性症状，急性脊髓炎是截瘫，蛛网膜下腔出血一般不出现偏瘫。

3.【答案】C

【解析】因头皮血供丰富，组织不容易坏死及伤后愈合较快，所以清创时间最迟可到 24 小时。这是需要记忆的一个知识点，以往常考查最迟的清创时间，这次是考查原因。

4.【答案】B

扫描二维码查看本题考点更多讲解微视频——18－1 昏迷。

【解析】颅底骨折的诊断和定位，主要依靠脑脊液鼻或耳漏。头颅 X 线平片价值有限，CT 检查对颅骨骨折具有诊断意义，可以发现颅内积气。昏迷和头痛伴呕吐，没有特异性。

5.【答案】B

【解析】患者为脑出血后遗症，高血压是脑卒中最重要的可干预危险因素，所以此题选降压药。

6.【答案】E

【解析】病情急剧恶化最可能的原因是脑疝形成，患者第四脑室肿瘤且幕上脑室扩大，考虑为枕骨大孔疝发生。

7.【答案】D

【解析】脊髓损伤的上界应比查体的感觉障碍平面高出 1～2 节段。乳头平面为 T_4，脐平面为 T_{10}，肋缘位于乳头和脐之间，患者应该为胸髓受损；且脊髓比相应脊椎要高，应该为胸椎受伤。

8.【答案】D

【解析】突发头痛，无运动和感觉障碍，脑膜刺激征阳性，诊断为蛛网膜下腔出血。

9.【答案】A

【解析】病史大于 3 周，半月形低密度影，诊断为慢性硬脑膜下血肿。3 天至 3 周才为亚急性，B 错误。脑挫裂伤和急性脑血肿可见高密度影。脑震荡 CT 检查应为阴性。

10.【答案】D

【解析】有脑外伤史，有频繁的类似发作 2 年，异常运动从局部开始，沿着大脑皮层运动区移动，为杰克逊癫痫，属于单纯部分性发作。

11.【答案】B

【解析】卡马西平是部分性发作的首选药物。苯妥英钠对 GTCS（全面强直阵挛发作）和部分性发作有效，可加重失神发作和肌阵挛发作。苯巴比妥常作为小儿癫痫的首选药物。拉莫三嗪和托吡酯为新型 AEDs，常为附加或单药治疗药物。

2016 年神经系统真题汇总答案解析

1.【答案】E

扫描二维码查看本题考点更多讲解微视频——18－2 慢性硬脑膜下血肿。

【解析】临床中根据血肿出现症状的时间分为急性（<3 天）、亚急性（3 天至 3 周）和慢性血肿（>3 周）三种。患者 3 个月前外伤史，诊断为慢性。CT 示右顶枕部新月形低密度影提示为硬膜下。硬膜外血肿是在颅骨内板与脑表面之间呈梭形或弓形影。所以答案选 E。

2.【答案】E

【解析】大脑中动脉主干闭塞出现对侧偏瘫、偏身感觉障碍和同向性偏盲，因为大脑中动脉供应内囊，内囊有躯体感觉、运动和视觉的传导束，所以受损时出现典型的"三偏"。

3.【答案】E

【解析】对于颅内高压昏迷病人出现上呼吸道梗阻，应尽快保持呼吸道通畅，防止因呼吸道不通畅而使颅内压更高，所以应采用气管内插管，因为最有效，能最快地解除梗阻。

4.【答案】C

【解析】脑震荡诊断是伤后短暂意识障碍，一般不超过半小时；一般有逆行性遗忘，伴有头痛、头晕、恶心、呕吐等症状；神经系统查体多无明显阳性体征，腰椎穿刺，颅内压力和脑脊液在正常范围。而脑积水、狭颅症、颅内出血和颅内肿瘤都可以引起病理性颅内压增高。所以答案选 C。

5.【答案】B

【解析】硬脑膜外血肿最典型的表现就是中间清醒期，是最常考的内容。昏迷—清醒—昏迷：原发损伤轻，昏迷时间短，原发昏迷清醒后，经过一段中间清醒期后，由于出血继续进入继发昏迷。中间清醒期的长短主要取决于血肿形成的速度。

6.【答案】B

【解析】基底节区出血为脑出血最常见的类型，原发性高血压是其最常见的病因。

7.【答案】C

【解析】癫痫发作的临床表现形式：

（1）部分性发作（开始即局限发作）：①单纯部分（通常无意识障碍）性发作：包括运动发作（包括 Jackson 发作）、特殊感觉或躯体感觉发作（视觉、听觉、嗅觉、味觉、前庭平衡觉）、自主神经症状发作、精神发作。②复杂部分性发作（通常有意识变化，开始可为单纯部分发作）性发作包括识别、记忆、精神运动、精神感觉（错觉、结构性幻觉、情感）等障碍性发作。③部分性发作转为全身性发作。

（2）全面性发作（通常两侧对称，无局限表现）：①全面强直－阵挛发作。③失神发作等。

（3）不能分类的癫痫发作。

患者 3 年内发作性一侧肢体抽搐伴意识丧失，考虑为复杂部分性发作，卡马西平是部分性发作的首选药物，对复杂部分性发作的疗效优于其他抗癫痫药物。患者年龄 15 岁，发作性肢体抽搐，排除失神发作，所以不要想当然认为失神发作，选乙琥胺，要先正确判断发作类型，然后根据类型选药。

8.【答案】B

【解析】急性起病，病前有感染或疫苗接种史及迅速出现脊髓横贯性损害（胸 4 平面以下痛、温觉消失，双下肢肌力 2 级，腱反射消失，Babinski 征阳性），胸髓 MRI 见片状异常信号，考虑为急性脊髓炎。吉兰－巴雷综合征应该是四肢周围性瘫痪，不会出现 Babinski 征阳性和胸髓异常信号。重症肌无力为晨轻暮重肌肉无力。面神级炎一般无肢体障碍。髓外压迫一般没有感染史，而且症状多为脊髓半切综合征，核磁结果也不支持髓外压迫，综上，应该选 B。

9.【答案】D

【解析】四肢肌张力低，四肢腱反射消失，未引出病理征，考虑周围性瘫痪，应该是周围神经病变。

10.【答案】D

【解析】周围神经病变诊断一般用肌电图，观察神经传导速度，周围神经受损，神经传导速度降低。

2015年神经系统真题汇总答案解析

1.【答案】E

【解析】吉兰－巴雷综合征又称为急性炎症性脱髓鞘性多发性神经病，其主要病理学特征为周围神经系统广泛的炎症性髓鞘脱失。以青壮年和儿童多见。胃肠道或呼吸道感染症状以及疫苗接种史。急性或亚急性起病，出现肢体对称性弛缓性瘫痪，近端常较远端明显，感觉主诉通常不如运动症状明显，但较常见，手套袜子形分布，应该是末梢性感觉障碍（A不对）。交叉性瘫痪常见于脑干病变。

2.【答案】B

【解析】对于颅内高压昏迷病人出现上呼吸道梗阻，应尽快保持呼吸道通畅，防止因呼吸道不通畅而使颅内压更高，所以应采用气管内插管，因为最有效，能最快地解除梗阻。

3.【答案】E

【解析】急性脊髓炎多发生在青壮年。常有上呼吸道感染症状，或有疫苗接种史。起病较急，病人常先有背部疼痛、腹痛或胸部束带感，于数小时或数日发展到脊髓横贯性损害，也就是截瘫。吉兰－巴雷综合征表现为四肢远端瘫痪。交叉瘫常见于脑干，偏瘫见于锥体束受损。

4.【答案】C

【解析】急性硬脑膜外血肿典型表现为中间清醒期。中间清醒期的长短主要取决于血肿形成的速度。

5.【答案】C

【解析】硬膜下血肿根据出现症状的时间分为急性（<3天）、亚急性（3天至3周）和慢性血肿（>3周）三种。右顶枕部新月形低密度影提示硬脑膜下血肿，且出现时间较长。根据病史3个月外伤史，诊断为慢性硬膜下血肿。

6.【答案】C

【解析】额叶损伤可以导致运动区或锥体束受损引起肢体单瘫或偏瘫，损伤视辐射引起同向偏盲，脑膜损伤引起脑膜刺激征（颈项强直），大脑皮层异常放电引起癫痫。味觉双侧支配，所以不易引起味觉丧失。

7.【答案】D

【解析】突然发病，肢体无力，CT正常（排除出血），心房颤动病史，考虑心脏内附壁血栓脱落导致的脑栓塞。

8.【答案】E

【解析】失神发作是癫痫的一种类型，常见于儿童，无先兆和局部症状；发作和中止均突然；每日可发作数次至数百次。发作时病人停止当时的活动，呼之不应，两眼瞪视不动，但可伴有眼睑、眉或上肢的3次/s颤抖或有简单的自动性活动，如用手按面、吞咽，一般不会跌倒，手中持物可能坠落，事后立即清醒，继续原先之活动，对发作无记忆。EEG上可呈规律和对称的3周/s棘慢波组合。

9.【答案】C

10.【答案】B

【解析】高血压病史且没有规律服药，这是脑出血最常见的病因，患者突然发病且出现偏瘫，符合脑出血临床表现，最有价值的诊断检查是头颅CT，能够立即发现出血的部位，在CT上呈高密度影。

2014年神经系统真题汇总答案解析

1.【答案】C

【解析】脑挫裂伤是脑挫伤和脑裂伤的统称，腰穿有助于了解脑脊液中含血情况，可以与脑震荡鉴别。急性脑内血肿是指脑实质内的血肿，可发生在脑组织的任何部位，好发于额叶及颞叶前端；硬脑膜外血肿是指血液积聚于颅骨与硬脑膜之间的血肿；硬脑膜下血肿指位于硬脑膜与蛛网膜之间，具有包膜的血肿；它们脑脊液不呈血性，所以**头部外伤后腰椎穿刺脑脊液呈血性最常见的临床情况是脑挫裂伤**。

2.【答案】E

【解析】面神经炎的药物治疗包括皮质类固醇、B族维生素、阿昔洛韦等，还包括物理治疗。非甾体抗炎药无效。

3.【答案】B

【解析】**颅内压增高的“三主征”（1）头痛：**急性颅内压增高者突然出现头痛，慢性者头痛缓慢发展。

(2) **呕吐**：多在头痛剧烈时发生，常呈喷射状，与进食无关，伴有或不伴有恶心。呕吐后头痛可有所缓解。
(3) **视神经乳头水肿**：早期出现眼底视网膜静脉扩张，视乳头充血、边缘模糊，继之生理凹陷消失，视乳头隆起，静脉中断，网膜有渗出物，视乳头内及附近可见片状或火焰状出血。

4. 【答案】A

扫描二维码查看本题考点更多讲解微视频——18－3 颅底骨折诊断。

【解析】**颅底骨折主要靠临床表现来诊断和定位**。迟发性瘀血斑、脑脊液漏是典型表现，瘀血斑没有特异性，脑脊液漏具有特异性。患者鼻孔流出血性液体，发病已经3小时，单纯鼻出血的可能性不大，考虑脑脊液鼻漏，所以选A。

5. 【答案】D

【解析】患者伴左上肢规律性抽搐及口角抽动，意识障碍，属于复杂部分性发作的意识障碍与运动症状。

6. 【答案】C

【解析】四肢肌紧张降低，腱反射消失，病理征(－)，无明显感觉异常，头颅CT检查未见明显异常，属于周围性瘫痪，排除A、D、E，没有周期性排除周期性瘫痪，再结合发病年龄和腹泻史，最可能的诊断是吉兰－巴雷综合征。

7. 【答案】B

【解析】**脊髓炎急性期属于脊髓休克期，出现肢体瘫痪、腱反射消失、肌张力降低、病理反射阴性，节段型感觉障碍**。

8. 【答案】A

9. 【答案】C

【解析】右鼻唇沟浅，右侧肢体肌力4级，右侧Babinski征阳性，属于中枢性瘫痪，发病8小时头颅CT未见异常，属于脑血栓形成。而脑出血、蛛网膜下腔出血、脑肿瘤CT应该有异常，短暂性脑缺血发作很少超过1小时。第七版《神经病学》明确指出发病时间无法确定，或者时间超过4.5小时，为溶栓禁忌证。此患者已经超过6小时，已经丧失溶栓的最佳时机，抗血小板聚集为最适宜措施。

10. 【答案】D

【解析】车祸后右侧瞳孔放大，对光反射消失，左侧肢体瘫痪，头颅X线显示右颞骨骨折，病人已经发生脑疝。动眼神经支配眼内肌（瞳孔括约肌司瞳孔收缩）和眼外肌（除外直肌和上斜肌以外的所有眼外肌），故小脑幕切迹疝发生后，压迫同侧大脑脚（锥体束）和动眼神经，造成同侧瞳孔散大、对侧肢体上运动神经元瘫痪症状和体征。

2013年神经系统真题汇总答案解析

1. 【答案】E

【解析】上运动神经元瘫痪的典型体征是病理征阳性。

临床特点	中枢性瘫痪	周围性瘫痪
瘫痪分布	范围较广，偏瘫、单瘫、截瘫、四肢瘫	范围局限，以肌群为主
肌张力	增高	减弱
反射	腱反射亢进	腱反射减弱或消失
病理反射	阳性	阴性
肌萎缩	无或轻度废用性	明显且出现早
肌束震颤	无	可有

2. 【答案】E

【解析】吉兰－巴雷综合征是一种自身免疫介导的周围神经病，2/3有前驱感染史。最常见表现为肢体对称性弛缓性瘫痪。主要损害脊神经根和周围神经，严重病例可累及支配肋间肌和膈肌的神经，致呼吸肌麻痹，危及患者生命，所以答案选E。

3. 【答案】B

【解析】急性硬脑膜外血肿常表现为“昏迷—清醒—再昏迷”的意识改变，称为中间清醒期。第一次昏迷为脑震荡或脑挫裂伤导致，清醒后由于出血量不断增加，导致颅压高甚至脑疝引起再次昏迷。可见中间清醒期的长短取决于血肿形成的速度。

4. 【答案】C

【解析】突然剧烈头痛，脑膜刺激征阳性，考虑蛛网膜下腔出血。

5. 【答案】E

【解析】突然发作，右侧偏瘫偏身感觉障碍，CT左侧高密度影，诊断为脑出血。不要见到 CT 基底节就误选 A，梗死、栓塞是低密度影（24 内可以不显示），答案 D 病变部位不正确，所以答案选 E。

6.【答案】E

【解析】开放性颅脑损伤争取应争取在伤后 6 ~ 8 小时内施行清创术。清创应由浅入深，清除头发、异物、碎骨片等。硬脑膜应严密缝合，最后缝合头皮。术后用抗生素，不用激素和血管扩张药物。

7.【答案】A

【解析】2 个月前外伤，半个月前出现头痛，间断呕吐，CT 见右侧顶枕新月形低密度影，诊断为慢性硬膜下血肿，患者为慢性颅压增高症状，首选的治疗是钻孔血肿引流，难治性才考虑开颅手术血肿清除。有的人认为选 C，认为颅压高，首选脱水降颅压。但我们认为，此题患者慢性颅压增高，最首要和首选的是钻孔血肿引流。患者没必要用止血剂和抗生素，所以 D、E 不选。综上答案选择 A。

8.【答案】B

【解析】患者意识丧失，全身强直伴抽搐，为全面性发作中的强直 - 阵挛性发作。A 单纯性发作命名不规范。因患者是全身强直抽搐，故排除 D、E（D、E 为部分性发作）；失神发作有突然发作、发作后清醒，醒后不能回忆，但不会出现全身强直 - 阵挛发作，故也排除，答案选 B。

9.【答案】A

10.【答案】A

扫描二维码查看本题考点更多讲解微视频——18 - 26 脑血管损伤。

2012 年神经系统真题汇总答案解析

1.【答案】B

【解析】四肢无力，腱反射消失，病理反射（-），属于周围性瘫痪，考虑吉兰 - 巴雷综合征。脊髓灰质炎瘫痪多呈不对称性，或只侵犯某一肢或某一肌群。周期性麻痹常有血钾异常，并反复发作。重症肌无力肌肉无力晨轻暮重，急性脊髓炎为中枢性瘫痪，常见双下肢无力。

2.【答案】A

【解析】根据出血部位、病因、出血量及患者年龄、意识状态决定是否外科手术。一般宜在早期进行。脑桥和基底动脉破裂不考虑手术。年龄 80 岁和生命体征不平稳，不适合手术。

3.【答案】C

【解析】呼唤睁眼 3 分，能对答，定向有误 4 分，对疼痛和刺激能定位 5 分，所以 Glasgow 昏迷评分是 12 分，属于中度昏迷。

4.【答案】A

【解析】硬膜下血肿的分类：3 天内为急性，3 天至 3 周为亚急性，3 周以上为慢性。

5.【答案】E

【解析】右侧偏瘫，CT 示左侧颞顶区大片低密度阴影（梗死），其中有高密度区（出血），诊断为出血性梗死。

6.【答案】B

7.【答案】B

【解析】大脑中动脉主干病变导致三偏，皮层支上部分闭塞导致对侧偏瘫，但下肢轻。深穿支对侧均等性偏瘫，所以此患者考虑左侧大脑中动脉深穿支病变。脱水病史，考虑脑血栓形成。

8.【答案】B

【解析】颅腔内容物主要由脑组织、血液和脑脊液所组成，在正常情况下，成人颅腔的体积约为 1400 ~ 1500ml。颅内压增高时，机体通过减少颅内压血容量和脑脊液量来代偿，由于脑组织需要保持一定的血流量以维持其正常功能，所以以脑脊液调节为主。脑脊液约占颅腔容积的 10%，颅内代偿容积不会超过颅腔容积的 10%。

9.【答案】C

【解析】继发性癫痫也称症状性癫痫，由各种明确的中枢神经系统结构损伤或功能异常所致。

下篇 精神病学

2017年精神病学真题汇总答案解析

1. 【答案】B

【解析】幻听可见于多种精神障碍，幻听分为评论性幻听、命令性幻听、争论性幻听和思维鸣响。

①评论性幻听：听到别人在议论自己，议论的内容以负性的批评、讽刺、责骂、诬陷多见。

②命令性幻听：听到有声音命令自己去做某事，如打人、拒绝进食、自杀或自伤。

③争论性幻听：听幻觉的内容与患者本人无关，患者听到的是另外两个人的争论，有时舌战的内容可以以患者为中心。

④思维鸣响：在病人感觉到思维活动的同时，其脑内出现与思维活动一样的言语伴随思维活动而出现。

2. 【答案】B

【解析】幻觉指没有现实刺激作用于感觉器官时出现的知觉体验，是一种虚幻的知觉。幻觉是临床上最常见而且重要的精神病性症状，常与妄想合并存在。**错觉是指对客观事物歪曲的知觉。**

3. 【答案】C

【解析】强迫症治疗的理想模式是同时提供药物治疗和心理治疗。药物治疗首选三环类抗抑郁剂。心理治疗采用支持性心理治疗和**认知行为治疗（CBT）。（CBT）指暴露与反应预防及认知重组，是对强迫症的有效治疗方法。暴露于患者所担心的情景中，然后阻止患者安全性行为的出现，同时对患者的认知缺陷或错误的病理信念进行纠正。其他选项均不适用于强迫症。**

4. 【答案】C

【解析】正常人可以在光线暗淡、恐惧或紧张心理状态下出现错觉，但经验证后可以纠正和消除，临床上多见错听和错视。而**病理性错觉常在意识障碍时出现，带有恐怖色彩**，如把输液管看成一条蛇。**感知综合障碍是指患者对客观事物整体属性能正确感知，但对某些个别属性如大小、形状、颜色、距离、空间位置等产生错误的感知，包括视物变形症、空间知觉障碍、非真实感、时间知觉改变。**

5. 【答案】A

【解析】单纯戒断症状的处理：临床上常用苯二氮䓬类药物缓解酒精的戒断症状。首次要足量，不仅可抑制戒断症状，还能预防可能发生的震颤谵妄。控制精神症状首选氟哌啶醇，支持治疗包括纠正水、电解质和酸碱平衡紊乱，补充大剂量维生素等（C错）。

6. 【答案】A

扫描二维码查看本题考点更多讲解微视频——18－15 疑病症（躯体形式障碍）的诊断与鉴别。

7. 【答案】C

【解析】患者眼球突出半年，心悸、消瘦、情绪易激动、注意力不集中，考虑Graves（GD）病所致精神障碍，故治疗应以治疗原发病为根本。

8. 【答案】B

【解析】本例患者出现明显幻觉和被害妄想，诊断精神分裂症不难。抑郁属于精神分裂症阴性症状的表现。至于E选项，精神分裂症后抑郁，其特点是：（1）是由抗精神病药所致；（2）是精神分裂症病程的一部分；（3）是随着自知力的恢复对前途的失望反应。不管如何归类，抑郁症状是造成精神分裂症经过不良的重要因子，并且抑郁症状本身给家庭及本人造成烦恼，是社会功能及就职能力丧失的重要原因之一。抑郁使得精神分裂症患者原本已经低下的活动能力、自信及注意力进一步低下。

9. 【答案】B

【解析】有自杀倾向的患者，应首选电抽搐治疗，同时配合抗精神病药物治疗，以及心理治疗。

10. 【答案】A

11. 【答案】B

【解析】(1) **思维贫乏，指患者联想数量减少，概念与词汇贫乏，感觉自己脑子空洞无物，没什么东西可想。表现为沉默少语，谈话言语空洞单调或词穷句短，回答简单**。严重的患者回答任何问题都说“不知道”。

(2) 病理性赘述，指思维活动停滞不前，迂回曲折，联想枝节过多，做不必要的过分详尽的累赘的描述，无法使他讲得扼要一点，一定要按他原来的方式讲完。

(3) **思维迟缓，指患者自己觉得脑子变笨，反应慢，思考问题困难。表现言语缓慢、语量减少**。患者感觉自己“脑子迟钝了，脑子不灵了”。

(4) 思维散漫，指患者思维活动联想松弛，内容缺乏主题，一个问题与另外一个问题之间缺乏联系。说话东拉西扯，答非所问，以至别人弄不懂他要阐述什么主题思想，回答不切题，检查者感到交谈困难。

(5) 思维破裂，指建立联想的各种概念之间缺乏内在联系。表现为患者言语或书写的内容有结构完整的句子，但含义互不关联。严重时言语支离破碎，语词杂拌。如“鸡在叫，人生，人生，我是王老爷，宝莲灯，保养身体”。

2016 年精神病学真题汇总答案解析

1.【答案】D

【解析】精神分裂症常有自知力丧失，偏执型是最常见的类型，多在青壮年时发病，且思维、情感、行为不协调，但不是以急性方式起病。

2.【答案】D

【解析】目前认为抑郁症的核心症状包括情绪低落、兴趣缺乏、快感缺失和易疲乏，病情变化呈昼重夜轻特点：①兴趣下降或缺乏；②“三无”症状：即无望、无助和无价值；③“三自”症状：即自责、自罪和自杀；④认知障碍；⑤精神运动性抑制或激越；⑥情绪表现：抑郁症患者出现焦虑症状相当普遍，是患者自杀的另一个重要原因；⑦生物学症状：躯体症状和睡眠障碍（最具特征性的睡眠障碍为早醒）；⑧精神病性症状：一般抑郁存在一段时期后可出现幻觉和妄想。

3.【答案】D

【解析】幻觉：指没有现实刺激作用于感觉器官时出现的知觉体验，是一种虚幻的知觉。幻觉是临床上最常见而且重要的精神病性症状，常与妄想合并存在。

4.【答案】D

扫描二维码查看本题考点
更多讲解微视频——18-16 躯体形式障碍临床表现。

5.【答案】D

【解析】急性脑综合征（谵妄）是一组表现为急性、一过性、广泛性的认知障碍，尤以意识障碍为主要特征。因急性起病、病程短暂、病变发展迅速，故又称为急性脑综合征。引起谵妄的易感因素有：老年、儿童、有脑损伤史者和酒精依赖者。谵妄的特征包括：意识障碍、神志恍惚、注意力不能集中以及对周围环境与事物的清晰度降低等。意识障碍有明显的昼夜节律变化，表现为昼轻夜重。多由器质性疾病所致特别是在老年病房、急诊室和重症监护病房中，谵妄却很常见。在意识清晰度降低的同时，出现大量的错觉、幻觉，幻视多见。

6.【答案】C

【解析】总是怀疑未发生的事出现在自己身上，医师无法解释及改变不了患者的想法，检查也无病灶，为疑病障碍的表现。

7.【答案】E

【解析】老年人，胡言乱语，视幻觉，精神行为改变为谵妄症状。谵妄的特征包括：意识障碍、神志恍惚、注意力不能集中以及对周围环境与事物的清晰度降低等。意识障碍有明显的昼夜节律变化，表现为昼轻夜重。

8.【答案】B

【解析】明知道不可为而为之，改不掉，反复做某件事，为典型的强迫症状。焦虑症为无缘无故地担心某事。

9.【答案】E

【解析】强迫症首选5—羟色胺再摄取抑制剂治疗。

10.【答案】D

【解析】血管性痴呆（VD）是指由于脑血管病变导致的痴呆。VD危害性大，在发生和进展过程中包含以下方面的症状。

① 病史：患者有卒中或短暂性脑缺血发作（TIA）的病史或有其他类型脑血管障碍病史，体格检查可有局

灶性神经系统症状和体征。② 人格改变：人格改变较少见。早期自知力存在。③ 记忆障碍和智能障碍：患者记忆障碍的表现与 AD 大致相同，患者的智能障碍呈波动和进行性的形式发展，最终出现生活自理能力完全丧失的情况。④ 精神病性症状：VD 患者可出现意识障碍，以急性脑综合征为主要表现，一般发生在夜间。⑤ 影像学变化：单处或多处梗死、腔隙和软化灶。VD 一般以急性或亚急性形式起病，病情波动，渐进发展。

11.【答案】B

【解析】阿尔茨海默病（AD）是一组病因未明的原发性退行性脑变性疾病。① 病史：多起病于老年期和老年前期，潜隐起病，病程缓慢且不可逆。② 人格改变：人格改变主要出现在 AD 的早期。③ 记忆障碍和智能障碍：记忆障碍常为首发以及最明显症状。临床上以智能损害为主。④ 精神病性症状：部分患者可在疾病的某一时期，特别是疾病的早期或中期出现幻觉妄想，思维逻辑障碍等精神病性症状。最常见的是幻听。⑤ 伴随的神经系统症状：神经系统症状一般出现在疾病的中后期，可表现为失语、失用、失认、肌强直、肢体屈曲、抽搐发作等。⑥ 影像学变化：轻度、中度或重度脑萎缩。血管性痴呆人格改变较少见，早期自知力存在。

2015 年精神病学真题汇总答案解析

1.【答案】A

2.【答案】E

扫描二维码查看本题考点更多讲解微视频——18 － 17 妄想。

3.【答案】E

【解析】抑郁症的核心症状包括情绪低落、兴趣缺乏、快感缺失和易疲乏。

4.【答案】D

【解析】此题易错选 C 抑郁症。抑郁症常出现的是思维缓慢。A、B 选项出现的是智力障碍，E 选项出现睡眠障碍。

5.【答案】A

6.【答案】E

7.【答案】C

【解析】患者存在睡眠障碍（早醒）、对日常生活兴趣下降（不能与人说话，不参加同事和朋友聚会）、疲劳感（疲乏无力）、无望、自杀等症状，病程已超过 2 个月，符合抑郁发作的表现。

8.【答案】A

9.【答案】B

扫描二维码查看本题考点更多讲解微视频——18 － 18 癔症。

2014 年精神病学真题汇总答案解析

1.【答案】B

【解析】幻听可见于多种精神障碍，其中评论性幻听、议论性幻听和命令性幻听为诊断精神分裂症的重要症状。幻听可见于多种精神障碍，其中评论性幻听、议论性幻听和命令性幻听为诊断精神分裂症的重要症状。本题与 2015 年真题重复。

2.【答案】B

【解析】送分题。强迫障碍以强迫思维为特征。慢性酒精中毒以震颤为主要症状。精神分裂症以幻觉和妄想为主要特征。广泛性焦虑障碍以无缘无故的担心为特点。疑病障碍表现为怀疑自己有病，但检查无阳性体征。

3.【答案】B

【解析】广泛性焦虑又称为慢性焦虑状态，焦虑症状较长时间存在，患者的不安和不安全体验主要表现为毫无根据地感到担心、紧张和害怕，惶惶不可终日。患者虽然意识到这种担心没有依据，但没有办法克服这种情绪。对自己躯体健康的过分担心，见于躯体形式障碍。对一些无意义想法的反复出现的不安，见于强迫症。

4.【答案】E

【解析】脑器质性精神障碍是指由于脑部疾病引起的精神障碍。精神症状可表现为意识障碍、智能障碍、人格改变、精神病性症状、情感障碍、神经症样表现和行为障碍。往往具有区域特征的精神症状，对定位有一定的参考价值。本题易误选C。精神分裂症患者智商（IQ）的绝对值一般在正常范围，但较正常人群低，或低于患者自己患病以前的水平。

5.【答案】B

【解析】抑郁症的核心症状包括情绪低落、兴趣缺乏、快感缺失和易疲乏，可伴有多种躯体不适症状，食欲减退，睡眠障碍，自杀观念和行为等。**最具特征性的睡眠障碍为早醒**。**本例有情绪低落、自杀倾向和早醒表现，符合抑郁症的特点**。

6.【答案】C

【解析】患者症状存在半年余，常常独自发笑，有时自言自语，提示患者存在幻听。对邻居的怀疑提示其存在关系妄想或被害妄想。头颅及体格检查未见异常，可排除脑器质性疾病所致精神障碍。

7.【答案】E

【解析】自知力又称领悟力或内省力，是指患者对自己精神疾病的认识和判断能力。在临床上一般以精神症状消失，并认识自己的精神症状是病态的，即为自知力恢复。

神经症患者有自知力，主动就医诉说病情。但精神病患者一般均有不同程度的自知力缺失，他们不认为有病，更不承认有精神病，因而拒绝治疗。临床上将有无自知力及自知力恢复的程度作为判定病情轻重和疾病好转程度的重要指标。自知力完整是精神病病情痊愈的重要指标之一，自知力缺乏是精神病特有的表现。

8.【答案】C

【解析】注意强制性思维与强迫性思维的区别。

强制性思维指患者体验到强制性地涌现大量无现实意义的联想，这些思维不受患者意愿的支配，强制性地在大脑中涌现，好像在神奇的外力作用下别人思想在自己脑中运行。内容多杂乱无序，出乎意料，有时甚至是患者所厌恶的。这些异己的思想有时在患者自主思维过程中闯入或在大脑休息时出现，称为思维插入，有时大量的思想或观念一个接一个或几个概念同时挤入脑海中，称为思维云集。本症多突然出现，持续时间短暂，有时转瞬即逝。

强迫性思维，指在患者脑中反复出现的某一概念或相同内容的思维，明知没有必要，但又无法摆脱。

强迫性思维明确是自己的思想反复出现，内容重复；而**强制性思维思维是异己的**。

9.【答案】B

【解析】强迫症治疗的理想模式是同时提供药物治疗和心理治疗。三环类抗抑郁剂**氯米帕明的疗效较为肯定**。心理治疗采用支持性心理治疗和**认知行为治疗（CBT）**。丁螺环酮为镇静安眠药。利培酮为第二代精神病药物。碳酸锂用于治疗双相障碍。暗示为治疗癔症的方法。

2013年精神病学真题汇总答案解析

1.【答案】A

【解析】思维破裂指建立联想的各种概念之间缺乏内在联系，表现为患者言语或书写的内容有结构完整的句子，但含义互不关联。严重时言语支离破碎，语词杂拌。如“鸡在叫，人生，人生，我是王老爷，宝莲灯，保养身体”。联想缓慢，言语速度慢（B）属于思维迟缓；联想加速，思维活跃（C）属于思维**思维奔逸**；用具体概念来代替抽象概念属于象征性思维；逻辑倒错性思维指推理缺乏逻辑性，既无前提也无根据，或因果倒置，推理离奇古怪，不可理解。如“因为电脑感染了病毒，所以我要死了。”

2.【答案】E

【解析】动作和行为的增加与思维、情感活动协调一致时称作协调性精神运动性兴奋状态，并和环境密切配合。患者的行为是有目的的，可理解的，整个精神活动是协调的，多见于躁狂症。不协调性精神运动性兴奋，见于紧张型精神分裂症的兴奋、青春型精神分裂症的愚蠢淘气的行为和装相、鬼脸等。谵妄时也可出现明显的不协调性行为。

3.【答案】E

【解析】非典型抗精神病药物，指第二代抗精神病药物，除能够拮抗中枢神经系统多巴胺 D_2 受体外，还同时具有拮抗中枢5-羟色胺2（$5-HT_2$）受体的作用。既能有效改善精神分裂症的阳性症状，又能有效改善精神分裂症的阴性症状。副作用相对较少，代表药物主要包括利培酮、奥氮平、喹硫平、氯氮平、阿立哌唑、齐拉西酮等。

4.【答案】A

【解析】**妄想是一种病理性的歪曲信念**，是病态推理和判断，**信念的内容与事实不符，没有客观现实基础，但患者坚信不移。B 选项指幻觉，C 选项为错觉，D、E 明显不符。**

5.【答案】C

【解析】本例患者因突发事件诱发神经精神症状：早醒、头脑反应迟钝，话少，兴趣下降、情绪低落等，符合抑郁症表现。易误选 E，是没有分清精神分裂症以幻觉、妄想为主要表现，本例不符。

6.【答案】A

扫描二维码查看本题考点更多讲解微视频——18－19 急性应激障碍。

7.【答案】A

8.【答案】E

【解析】**强迫观念或强迫性思维**：指在患者脑中反复出现的某一概念或相同内容的思维，明知没有必要，但又无法摆脱。强迫性思维表现为对某些想法反复回忆（强迫性回忆）、反复思索毫无意义的问题（如天掉下来怎么办）、脑中总是出现一些对立性思想（强迫对立思维）、总是怀疑自己的行为是否正确（强迫怀疑）。强迫思维常伴有强迫动作。见于强迫症。

广泛性焦虑又称为慢性焦虑状态，焦虑症状较长时间存在，患者的不安和不安全体验主要表现为毫无根据地感到担心、紧张和害怕，惶惶不可终日。患者虽然意识到这种担心没有依据，但没有办法克服这种情绪。此外，有的患者同时还可出现易激惹的情况。患者的自主神经功能紊乱可主要表现为交感神经系统活动过度，如口干、上腹不适、恶心、吞咽困难、腹胀气、心动过速、尿频、尿急、出汗、面色潮红等。患者的运动不安的表现主要体现在肌紧张、肌震颤，由此可出现紧张性疼痛、不能静坐、坐立不安等。

被害妄想和被控制妄想主要见于精神分裂症。严重的木僵见于精神分裂症，称为紧张性木僵。思维中断和思维不连贯主要见于精神分裂症。

9.【答案】D

10.【答案】B

【解析】中青年男性，自笑自语，怀疑有人监视他的言行，个人独处时听到有人议论他的衣着和打扮或者批评他，提示出现幻觉和妄想，符合偏执型精神分裂症的诊断。其他选项均无妄想表现，故排除。该类患者治疗，常用第一代抗精神病药物**三氟拉嗪（慢性期、起病缓慢、以阴性症状为主的宜用），也可选用**第二代抗精神病药物利培酮。选择性 5－羟色胺再摄取抑制剂，代表药物有氟西汀、帕罗西汀、舍曲林、氟伏沙明、西酞普兰等，主要为抗抑郁一线药物，也可用于抗焦虑。苯二氮䓬类药物为镇静剂。心境稳定剂用于治疗躁狂和双相障碍患者。

2012 年精神疾病真题汇总答案解析

1.【答案】E

【解析】患者有明显诱因（恋爱受挫），经检查无器质性病变，出现双下肢对称性感觉缺失，考虑是因精神因素引发的癔症性躯体障碍，又称转换障碍，治疗首选心理暗示治疗。癔症分离症状**指对过去经历与当今环境和自我身份的认知部分或完全不相符合，一般无躯体症状**。躯体形式障碍也有有诱因、有躯体症状、检查无阳性体征的表现，但以腹部疼痛等症状为主。焦虑症以无缘无故的担心为特点。抑郁症的特点为情绪低落。

2.【答案】B

【解析】常见临床综合征与慢性酒精中毒所出现的精神障碍表现为鉴别重点。

急性脑综合征（谵妄）：意识障碍为主要特征，昼轻夜重，出现大量的错觉、幻觉，幻视多见，视幻觉及视错觉的内容多有恐怖性。

慢性脑综合征（痴呆）：严重的、持续的认知障碍。缓慢出现的智能减退为主要特征。

遗忘综合征：近记忆障碍、虚构、定向障碍为主要特征。

韦尼克脑病：眼球震颤、定向障碍、记忆障碍、震颤、谵妄。

酒精性痴呆：持续性智力减退，记忆障碍，人格改变，皮层功能受损表现（失语、失认）等。

相关性幻觉妄想：持续的幻觉，多以听幻觉为主。患者对幻觉有部分或全部的自知力。

相关性妄想综合征：最典型的是嫉妒妄想综合征，认为配偶跟异性有染。多伴有长期饮酒导致性功能障碍。

相关人格障碍：出现各类人格障碍的表现。

3.【答案】A

【解析】**幻觉指没有现实刺激作用于感觉器官时出现的知觉体验，是一种虚幻的知觉。错觉指对客观事物歪曲的知觉。时间知觉改变指感觉时间过得特别缓慢或特别迅速，如旧事如新感或似曾相识。非真实感指患者感觉周围事物变得不真实，像是一个舞台布景，恍惚如梦中的感觉。**人格解体是一种感知觉综合障碍，特征为自我关注增强，但感到自我的全部或部分似乎是不真实、遥远或虚假的，这种改变发生时，感觉正常而且情感表达能力完整。

4.【答案】C

【解析】精神分裂症的阳性症状是指精神功能的异常亢进，包括幻觉、妄想，明显的思维形式障碍，反复的行为紊乱和失控，阴性症状指精神功能的减退或缺失，包括情感平淡、言语贫乏、意志缺乏、无快感体验、注意障碍等。

5.【答案】C

【解析】抑郁症患者的“三无”症状：**即无望、无助和无价值**。无望是指患者对自己的现在和未来都感到没有信心、失望甚至绝望。无助是指患者感到自己孤立无援，尽管周围的人都在给予关心和帮助。无价值是指患者感到自己的存在无论对自己、对家庭还是对社会都没有任何价值。**“三自”症状指“自责、自罪和自杀”**。

6.【答案】A

【解析】根据患者表现，脑子总是反复考虑某些事情，明知没有必要，但不能控制，考虑为强迫状态。治疗药物：①三环类抗抑郁剂：主要有阿米替林、丙米嗪、氯米帕明（氯丙米嗪）、多塞平等。其中氯米帕明的疗效较为肯定。②SSRI 代表药物有氟西汀、帕罗西汀、舍曲林、氟伏沙明、西酞普兰；③苯二氮䓬类：对强迫症本身的治疗作用较小，但可缓解由强迫观念和行为所导致的焦虑症状。

7.【答案】E

【解析】广泛性焦虑是一种以缺乏明确对象和具体内容的提心吊胆及紧张不安为主的焦虑症并有显著的自主神经症状、肌肉紧张及运动性不安，患者因难以忍受而又无法解脱而感到痛苦。广泛性焦虑又称慢性焦虑状态，是焦虑症长时间存在的情况，并且焦虑症状不是病理性的。恐惧症状则有明确的对象。

8.【答案】C

【解析】根据表现为担心某些事情，明知没有必要，但不能控制，考虑患者为强迫状态。不考虑焦虑症的理由是，该患者不是无缘无故地担心某件事情发生（**见到刀具而担心**）。**恐惧症**患者对某些特定的对象产生强烈和不必要的恐惧，伴有回避行为。恐惧的对象可能是单一的或多种的，如动物、广场、闭室、登高或社交活动等。**癔症为精神刺激引起的情绪反应以躯体症状的形式表现出来。神经衰弱多伴有睡眠障碍，如入睡困难、早醒等。**

9.【答案】D

10.【答案】B

【解析】**思维迟缓：患者自己觉得脑子变笨，反应慢，思考问题困难。表现言语缓慢、语量减少。**患者感觉自己“脑子迟钝了，脑子不灵了”。**多见于抑郁症。**

强制性思维：患者体验到强制性地涌现大量无现实意义的联想。

强迫性思维：指在患者脑中反复出现的某一概念或相同内容的思维，明知没有必要，但又无法摆脱。强迫性思维表现为对某些想法反复回忆（强迫性回忆）、反复思索毫无意义的问题（如天掉下来怎么办），脑中总是出现一些对立性思想（强迫对立思维），总是怀疑自己的行为是否正确（强迫怀疑）。

思维插入：指患者感到有某种思想不是属于自己的，不受他的意志所支配，是别人强行塞入其脑中。

思维散漫：患者思维活动联想松弛，内容缺乏主题，一个问题与另外一个问题之间缺乏联系，说话东拉西扯，答非所问，以至别人弄不懂他要阐述什么主题思想，回答不切题，检查者感到交谈困难。

第十七篇 运动系统

2017 年运动系统真题汇总答案解析

1.【答案】A

扫描二维码查看本题考点更多讲解微视频——19－3 骨折愈合标准的思考。

【解析】颐恒网校学员送分题——周围神经损伤所致畸形的速记口诀：袁中迟早闹垂腕。而 B、C 选项未明确是哪根手指，属于混淆项。

2.【答案】A

【解析】手部狭窄性腱鞘炎包括桡骨茎突狭窄性腱鞘炎和手指屈肌腱鞘炎。手指屈肌腱鞘炎的临床特点即是弹响指或扳机指。

3.【答案】B

【解析】骨折急救的目的，是用最简单有效的方法抢救生命、保护患肢、迅速转运，以便尽快得到妥善处理。现场急救程序为：抢救休克→创口包扎→妥善固定→迅速转运。而 B 选项则应于入院后进行。

4.【答案】B

【解析】开放性骨折是指骨折处皮肤黏膜及筋膜或骨膜破裂，骨折处与外界交通，导致伤口污染，故感染危险最大。

5.【答案】C

扫描二维码查看本题考点更多讲解微视频——19－1 骨筋膜室综合征的病理生理。

【解析】骨筋膜室综合征发生后，局部组织缺血会导致肌肉坏死，形成挛缩畸形，严重影响肢体功能。

6.【答案】C

【解析】Colles 骨折为桡骨下端伸直型骨折，典型畸形为侧面呈“银叉样”、正面呈“枪刺样”，骨折远端向桡、背侧移位，近端向掌侧移位。Smith 骨折为屈曲型骨折，也称为“反 Colles 骨折”。

7.【答案】B

【解析】髋关节创伤是股骨头缺血性坏死的常见原因，最先出现的症状是髋关节或膝关节疼痛，随病情进展逐渐加重。可有跛行、行走困难，甚至扶拐行走。髋关节活动受限，以内旋及外展活动受限最为明显。

8.【答案】C

【解析】颈椎病的分型诊断，往年常考的是发病率最高的神经根型，特征是颈肩痛＋手麻＋上肢牵拉试验（Eaton 试验）、压头试验阳性。题干中的“Hoffmann 征（＋）”属于上肢的病理反射，见于脊髓型，特征是颈肩痛不明显，而是一系列脊髓受压症状。椎动脉型的特点是眩晕。

9.【答案】A

扫描二维码查看本题考点更多讲解微视频——19－2 肱骨髁上骨折。

10.【答案】C

11.【答案】E

2016 年运动系统真题汇总答案解析

1.【答案】E

【解析】本题若为早年考题，是没有正确答案的。随着医疗环境的恶化和临床标准的严谨与客观化，E 选项从新的骨折的愈合标准中删除，只剩下 3 条：①局部无压痛及纵向叩击痛；②局部无异常活动；③X 线片显示骨折处有连续性骨痂，骨折线已模糊。但是在“局部无异常活动”的测定时仍必须慎重，不要发生变形或再骨折。建议大家观看微视频，了解骨折临床愈合标准的“前世今生”。

扫描二维码，聆听名师讲解——19 - 3 骨折愈合标准的思考。

2.【答案】A

【解析】这是一道历年重复极多的考题。关于骨关节炎的药物治疗：①非甾体类抗炎药：对乙酰氨基酚为首选药物，主要用于改善疼痛，但不能改变病程。②特异性药物：口服氨基葡萄糖和关节腔内注射透明质酸钠，不仅能缓解疼痛，而且可改善关节功能，但起效较慢、作用较慢。③糖皮质激素关节腔内注射，适于严重的急性疼痛。这三类药物均能改善或缓解关节疼痛，但首选药物为对乙酰氨基酚。

3.【答案】E

【解析】骨折急救的程序为：抢救休克→创口包扎→妥善固定→迅速转运。而彻底清创，是开放性骨折处理原则，多在入院后方能进行，通过正确地处理伤口，尽可能地防治感染，力争将开放性骨折转化为闭合性骨折。

4.【答案】C

【解析】骨折并发症这几年考的很多，按照出现的时间分为早期并发症和晚期并发症，记忆方法是：早期并发症为“两损两征一休克”，剩下的是晚期并发症。其中“两征”为脂肪栓塞综合征、骨筋膜室综合征。

5.【答案】E

【解析】急性骨髓炎的早期确诊，首选方法是局部分层穿刺和细菌培养，也是证实感染性疾病“最有价值”的检查方法。而其他选项：血常规的白细胞计数，特异性差，不符合“最有价值”；X 线检查在起病 14 天内阴性，若使用抗生素治疗，X 线阴性表现可延长到 1 个月左右，故不符合“早期”；CT 可提前发现骨膜下脓肿，但对细小的骨脓肿仍难显示；MRI 可早期发现局限于骨内的炎性病灶，并能观察到病灶的范围、水肿的程度和有无脓肿形成—具有早期诊断价值，但是无此选项。至于选择 B 超检查，应该不是为了“最有价值”，而是为了增加无谓的检查费用，使该患者“更有价值”！

6.【答案】C

【解析】根据特异性 X 线表现和全身结核中毒症状，诊断腰椎结核不难。本题要注意的鉴别是：①腰椎肿瘤多见于老年人（本题不符），X 线见骨破坏累及椎弓根，椎间隙高度正常（本题不符），无椎旁软组织影（本题不符）；②腰间盘突出症则无全身症状（本题不符），有下肢神经根受压症状（本题不符）。

7.【答案】A

【解析】本题的关键是靠畸形情况判断：股骨颈骨折、股骨转子间骨折的诊断需要影像学检查的支持，且均外旋畸形——股骨颈骨折为 45°，股骨转子间骨折达到 90°，故除外 C、E 选项。剩下 3 个选项为髋关节脱位的 3 种类型，其中后脱位最常见，再根据“后内内，前外外”的口诀，故选 A。

8.【答案】E

扫描二维码查看本题考点更多讲解微视频——19 - 4 腰椎间盘突出受累节段判断。

【解析】根据题干的受伤史、下肢放射痛及拉塞格征，诊断腰间盘突出症。再根据其感觉异常和肌力降低的部位，推断受累神经根为 S_1，突出的腰椎间盘是腰 5 骶 1——只要记住颐恒老师“5 背伸、足内 5，跖屈 1、足外 1”的口诀，每年轻松到手 1 ~ 2 分，而且该口诀不是死记硬背，而是逻辑记忆 + 形象记忆的典范，只需听一次即可“知其然并知其所以然” www.yihengwangxiao.com。

9.【答案】D

【解析】关于明确诊断腰椎间盘突出症的辅助检查：①首先是 MRI：可以清楚显示人体解剖结构的图像，对腰椎间盘突出症的诊断帮助极大，如可全面地观察各腰椎间盘是否病变，也可了解髓核突出的程度和位置，并能鉴别是否存在椎管内其他占位性病变。②其次是 CT：

CT 能很好地显示脊柱的骨性结构，对腰椎间盘突出症有较大的诊断价值，可观察骨性椎管形态、黄韧带是否增厚，以及椎间盘突出的大小、方向等。由于本题无 MRI 选项，故选 D 选项为宜。③X 线：只是常规检查，不是“最有价值”的检查。因为有的病人 X 线平片可以完全正常，有的病人可出现一些阳性表现，如脊柱侧凸、椎体边缘增生及椎间隙变窄等，均提示退行性改变，并不能直接反映是否存在椎间盘突出。所以，X 线平片主要是鉴别诊断方面有意义，即可发现有无脊柱结核、脊柱肿瘤等骨病。④B 超：作为一种简单的无损伤方法，近年来发展较快，但在腰椎间盘突出症的诊断方面仍比不上 MRI 和 CT。⑤肌电图等电生理检查：主要用于推断神经受损的节段。至于核素扫描，主要用于骨肿瘤的诊断，不用于腰椎间盘突出症。

10. **【答案】** E

【解析】 腰椎间盘突出症的治疗，A、B、C、D 选项均属于手术治疗。其手术治疗的适应证是：确诊后经严格非手术治疗无效的患者，或马尾神经受压（中央型突出）出现括约肌功能障碍者。本例患者未经非手术治疗，也没有出现括约肌功能障碍（大小便失禁等），故不符合手术适应证。而非手术治疗的适应证是：①年轻、初次发作或病程较短；②休息后症状可自行缓解者；③X 线检查无椎管狭窄；④全身疾病或有局部皮肤疾病，不能手术者；⑤不同意手术者。本题患者符合非手术疗法适应证的第一条，故选 E。

11. **【答案】** E

【解析】 骨关节炎的药物治疗：①非甾体类抗炎药：对乙酰氨基酚为首选药物，主要用于改善疼痛，但不能改变病程。②特异性药物：口服氨基葡萄糖和关节腔内注射透明质酸钠，不仅能缓解疼痛，而且可改善关节功能，但起效较慢、作用较慢。③糖皮质激素：适用于严重的急性疼痛。A、D 选项均属于糖皮质激素，但是骨关节炎的用法是“关节腔内注射”。至于甲氨蝶呤和青霉胺，多用于风湿免疫病，如类风湿关节炎、强直性脊柱炎等。

2015 年运动系统真题汇总答案解析

1. **【答案】** E

2. **【答案】** A

【解析】 骨肿瘤包括良性的骨软骨瘤、骨囊肿，恶性的有骨巨细胞瘤、骨肉瘤和尤因肉瘤，其 X 线均有特异的表现：骨巨细胞瘤是肥皂泡样改变，骨肉瘤是 Codman 三角或“日光射线”形态，尤因肉瘤是葱皮状骨膜反应。而 C 选项的骨性突起是骨软骨瘤的 X 线表现。

3. **【答案】** B

【解析】 MRI 对脊柱结核有早期诊断价值，在炎性浸润阶段即可发现异常信号，但主要用于观察骨髓有无受压和变性。观察骨质还需 X 线，而 CT 主要针对腰大肌脓肿（寒性脓肿）有独特价值。

4. **【答案】** C

【解析】 骨关节炎的药物治疗首选对乙酰氨基酚，只能改善 OA 的疼痛症状，所以不一定持续用药。其次是非甾体类外用或口服，适用于对乙酰氨基酚治疗无效，或者炎症较明显的患者；然后是糖皮质激素的关节腔内注射，还有既能止痛又能改善关节功能的氨基葡萄糖（口服）和透明质酸钠（关节腔内注射）。

5. **【答案】** E

【解析】 神经根型颈椎病是颈椎病中发病率最高的类型，占 50% ~60%。临床症状特征是颈肩痛、上肢放射痛、皮肤感觉异常（多为麻木），体征是上肢牵拉试验阳性、压头试验阳性。本病例有痛、麻、感觉异常和牵拉试验阳性等典型症状与体征，诊断神经根型颈椎病不难。

6. **【答案】** A

扫描二维码查看本题考点更多讲解微视频——19 -5 骨关节炎的治疗。

【解析】 老年女性患者，负重关节疼痛、畸形，以及 X 线表现，可以确诊骨关节炎。选择药物治疗还是手术治疗，需要观察有无畸形和功能障碍：若无畸形、无功能障碍，关节镜下行关节清理术即可；若仅有膝内翻畸形，无功能障碍，选择胫骨高位截骨术即可；但目前患者既有畸形，又有功能障碍，故宜选择关节置换术。

7. **【答案】** B

【解析】 注意考查的是现场急救，患者目前无明确外伤出血，除外 A 选项；无休克，除外 C；目前主要针对骨折断端的固定，以免搬运转送过程中损伤周围的血管、神经和肌肉，也能减轻患者的疼痛。

8. **【答案】** D

【解析】 X 线对骨折的诊断和治疗非常重要，即使是已表现为明显骨折的患者，X线可以了解骨折的类型、骨折移位的情况，以确定治疗方案。

9.【答案】A

【解析】若患者血压下降、心率增快，提示低血容量休克的可能。根据“先救命，后治伤”的原则，目前应以抗休克治疗为主，选择A选项为宜。

10.【答案】C

扫描二维码查看本题考点更多讲解微视频——19-6外伤止血方法。

【解析】手外伤的现场急救包括止血和包扎，局部加压包扎是最简便和有效的止血方法之一，即使尺、桡动脉损伤，加压包扎仍能达到止血的目的。一般不选择止血带捆扎，因为腕部止血带捆扎后，动脉血流并不能完全阻断，同时由于手部的静脉回流也被阻断而出血更重，除外D选项；而上臂的止血带捆扎易引起桡神经损伤，也不宜采用，除外A；故选C为宜，既能起到止血目的，又能保护创面，避免创口进一步污染。至于B选项，针对的是骨折或不完全断肢（指），故除外；E选项属于治疗，不属于现场急救，故除外。

11.【答案】D

【解析】对于断肢（指）的保存：近距离转运，用无菌敷料或清洁布类包扎即可；远距离运送，则需要“干燥冷藏的方法保存”，故选D；决不能让断肢（指）直接接触冰块而导致冻伤，除外B；也不能用任何液体浸泡断肢（指），故除外A、C、E。

2014年运动系统真题汇总答案解析

1.【答案】A

【解析】腕部尺神经损伤表现为所支配的肌肉麻痹，出现环、小指爪形手畸形，小指内收、外展障碍和Froment征，以及手部尺侧半和尺侧一个半手指感觉障碍，特别是小指感觉消失。桡神经损伤出现垂腕征，正中神经损伤出现猿手。

2.【答案】E

3.【答案】E

4.【答案】E

【解析】（1）该患者有以“搬重物”为诱因的突发腰痛病史，并逐渐出现的右下肢放射痛，查体直腿抬高试验阳性，故考虑诊断为腰椎间盘突出症。（2）目前已普遍采用CT检查，因其可显示骨性椎管形态，黄韧带是否增厚及椎间盘突出的大小、方向等，对本病有较大诊断价值。（3）该患者为35岁男性，既往无腰间盘突出病史，此次发病经理疗后症状有所缓解，故目前首选的治疗方法是休息牵引。

【解题思路】（1）根据患者的典型症状及体征，以及直腿抬高试验在腰间盘突出症中阳性率约90%，即可作出诊断；（2）把握该病各项特殊检查的意义，从而得出CT检查的价值；（3）关于治疗包括：a. 非手术治疗，适应于①年轻、初次发作或病程较短；②休息后症状可自行缓解者；③X线检查无椎管狭窄；④全身疾病或有局部皮肤疾病，不能手术者；⑤不同意手术者。且80%的患者可经非手术治疗缓解或治愈。方法有“绝对卧床休息、持续牵引、理疗和推拿按摩、皮质激素硬膜外注射、髓核化学溶解。b. 经皮髓核切吸术：主要适合于膨出或轻度突出型患者，且不合并侧隐窝狭窄者。明显突出或髓核已经脱入椎管者仍不能回纳。c. 手术治疗：已确诊的腰椎间盘突出症患者，经严格非手术治疗无效，或马尾神经受压者可考虑行髓核摘除术。但有发生椎间盘感染、血管或神经根受损、以及术后粘连症状复发等并发症的可能。结合患者的病情目前首选休息牵引治疗。

5.【答案】C

【解析】本例患者有右小腿窦道反复流脓病史，目前出现红肿热痛的急性发作表现，结合X线所示，诊断为慢性骨髓炎急性发作。慢性骨髓炎治疗以手术为主，但是急性发作为禁忌证之一，急性发作时不宜做病灶清除术，应以全身抗生素为主，积脓时宜切开引流。

6.【答案】D

【解析】骨肉瘤是一种最常见的恶性骨肿瘤，青少年多发，股骨远端、胫骨近端和肱骨近端的干骺端为好发部位。局部持续性疼痛，夜间加重，X线可见Codman三角或呈“日光射线”形态。骨软骨瘤X线表现为干骺端向外的骨性突起。

7.【答案】D

【解析】参见下表。

	骨软骨瘤	骨巨细胞瘤	骨肉瘤
X 线片	干骺端向外的骨性突起，表面为软骨帽，不显影，厚薄不一，有时可呈不规则钙化影	骨端偏心位、溶骨性、囊性破坏，无骨膜反应，膨胀生长，骨皮质变薄，呈肥皂泡样改变	不规则骨质破坏，Codman 三角，软组织块影，瘤骨

8.【答案】D

【解析】骨折所致休克主要原因是出血，特别是骨盆骨折、股骨骨折和多发性骨折，出血量可达 2000ml 以上，从而导致失血性休克。

9.【答案】A

【解析】直接进行手法复位，复位成功的标志是小儿肯用患侧手取物。复位后不必固定，但应告诫家长不可再暴力牵拉，以免复发。

10.【答案】B

【解析】髋关节后脱位的典型表现：患肢缩短，髋关节呈屈曲、内收、内旋畸形。如下图所示。

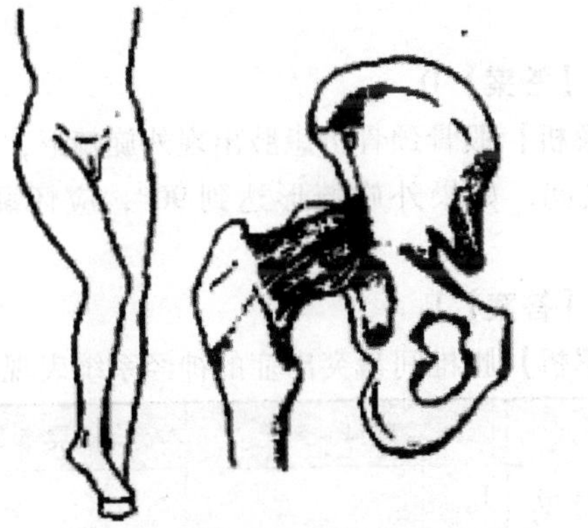

髋关节后脱位典型畸形

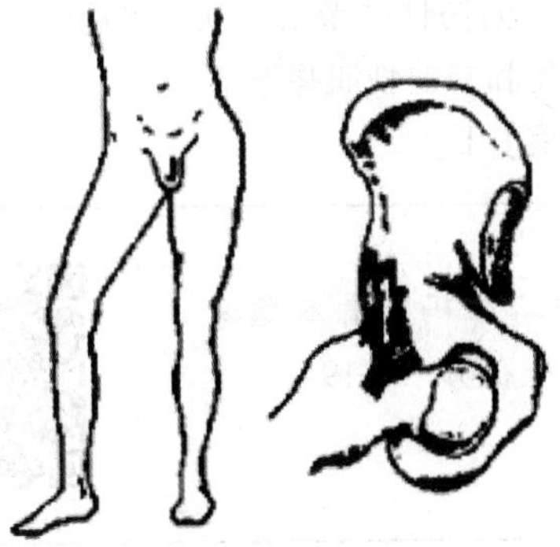

髋关节前脱位典型畸形

11.【答案】E

【解析】断肢（指）的急救处理包括“止血、包扎、保存断肢及迅速转送”。有以下几点注意事项：(1) 完全性断肢（指）创面可用无菌或清洁敷料压迫包扎，减少污染；若有大血管出血，可考虑用止血带止血。(2) 不完全性断肢（指）用夹板确实固定，迅速送医疗机构处理。(3) 保存断肢（指），近距离可用无菌敷料或清洁布类包扎直接送医院，远距离用干燥冷藏的方法保存，但不能让断肢（指）与冰块直接接触，以防冻伤，也不能用任何液体浸泡断肢（指）。(4) 到达医院后，立即检查断肢（指），用无菌敷料包好，放在无菌盘上，置入 4℃冰箱内。(5) 若为多个手指，应分别予以标记，按手术程序逐个取出，以缩短热缺血时间。结合本例患者的情况来看，属于多指离断，应分别标记，但应用无菌敷料或清洁布包好，置入 4℃冰箱内，而不是置于保温箱。

2013 年运动系统真题汇总答案解析

1.【答案】D

【解析】手部狭窄性腱鞘炎包括桡骨茎突狭窄性腱鞘炎和手指屈肌腱鞘炎。手指屈肌腱鞘炎的临床特点即是弹响指或扳机指。

2.【答案】C

【解析】MRI 是早期有效的非创伤性诊断方法，比 CT 敏感，在细胞死亡之后即可以发现有确定意义的骨坏死信号。X 线也为主要检查手段，但其发现骨坏死信号需要 2 个月或更长时间。CT 早期可发现微小病灶，比 X 线敏感，但不如 MRI。

3.【答案】A

【解析】肩关节由肱骨头和肩胛盂组成盂肱关节，肱骨头大而肩胛窝浅，属于多轴球窝关节。周围关节囊对其的限制比较薄弱，使之成为人体活动度最大、最灵活的关节。由于肩关节缺乏足够坚强的保护，易受外力影响等使其极易发生脱位。

4.【答案】A

【解析】骨折早期并发症包括休克、脏器损伤、周围组织损伤、脂肪栓塞和骨筋膜室综合征；骨折晚期并发症包括：坠积性肺炎、压疮、下肢静脉血栓、感染、损伤性骨化、创伤性关节炎、关节僵硬、急性骨萎缩、缺血性骨坏死和缺血性肌痉挛等。

5.【答案】B

扫描二维码查看本题考点更多讲解微视频——19－7 骨肉瘤的特点。

【解析】骨肉瘤好发于青少年，好发部位为股骨远端、胫骨近端和肱骨近端。表现为逐渐加重的持续性疼痛，骨膜反应明显，可呈日光射线形态。其他选项中不会出现骨膜反应。

6.【答案】C

【解析】腰椎结核X线片上表现以骨质破坏和椎间隙狭窄为主。寒性脓肿表现：在腰椎正位片上，腰大肌脓肿表现为一侧腰大肌阴影模糊，或腰大肌阴影增宽，饱满或局限性隆起。且病人拾物试验阳性，支持腰椎结核的诊断。

7.【答案】A

8.【答案】A

2012年运动系统真题汇总答案解析

1.【答案】C

【解析】手部狭窄性腱鞘炎包括桡骨茎突狭窄性腱鞘炎和手指屈肌腱鞘炎。手指屈肌腱鞘炎的临床特点即是弹响指或扳机指。

2.【答案】E

3.【答案】D

【解析】Colles骨折即伸直型骨折，多为腕关节处于背伸位、手掌着地、前臂旋前时受伤；伤后局部疼痛、肿胀，出现典型特点是：侧面看呈“银叉”样畸形，正面看呈“枪刺”样畸形；X线片可见骨折远端向桡侧、背侧移位，近端向掌侧移位，可同时伴有下尺桡关节脱位及尺骨茎突骨折。

4.【答案】C

【解析】急性骨髓炎的早期确诊，首选方法是局部分层穿刺和细菌培养，也是证实感染性疾病“最有价值”的检查方法。而其他选项：血常规的白细胞计数，特异性差，不符合“最有价值”；X线检查在起病14天内阴性，若使用抗生素治疗，X线阴性表现可延长到1个月左右，故不符合“早期”；CT可提前发现骨膜下脓肿，但对细小的骨脓肿仍难显示；MRI可早期发现局限于骨内的炎性病灶，并能观察到病灶的范围、水肿的程度和有无脓肿形成——具有早期诊断价值，但是无此选项。

5.【答案】D

6.【答案】D

7.【答案】D

【解析】股骨颈骨折患肢出现外旋畸形，一般在45°~60°之间，如果外旋畸形达到90°，应怀疑有转子间骨折。

8.【答案】E

【解析】腰椎间盘突出症的神经系统表现如下表。

	腰4~5	腰5骶1
受累神经根	L_5	S_1
疼痛部位	骶髂部、大腿及小腿外侧	骶髂部、大腿及足跟外侧
压痛点	腰4~5棘旁突	腰5骶1棘旁突
感觉异常	小腿前外侧及足背内侧	小腿后外侧及外踝足外侧
肌力降低	踝及趾背伸无力	趾及足跖屈无力
反射异常	无改变	踝反射减弱

该患者表现为左侧外踝及足背外侧皮肤感觉减弱，左侧踝反射消失，结合上面表格分析，最可能受累的神经根是L_5。

【解题思路】本表为历年常考知识点。

9.【答案】A

10.【答案】A

11.【答案】D

第十八篇　风湿免疫性疾病

2017 年风湿免疫性疾病真题汇总答案解析

1.【答案】C

【解析】SLE 是一种多系统损伤和多种自身抗体阳性为主要特点的系统性自身免疫性疾病。育龄女性多见；80% 患者有皮肤损害，其中蝶形红斑和盘状红斑最具有特征性，另外，光过敏、口腔溃疡、脱发、雷诺现象也是常见表现；关节痛多出现在手指、腕、膝、踝关节，关节病的特点为可复位的非侵蚀性关节半脱位；血清抗体中可出现抗核抗体阳性、抗 dsDNA 抗体阳性、抗磷脂抗体阳性、抗 Sm 抗体阳性等。

2.【答案】E

扫描二维码查看本题考点更多讲解微视频——20－1 结缔组织病筛查。

3.【答案】C

扫描二维码查看本题考点更多讲解微视频——20－2 类风湿关节炎。

4.【答案】E

5.【答案】C

【解析】弥漫性结缔组织病包括：类风湿关节炎、系统性红斑狼疮、干燥综合征、多发性肌炎/皮肌炎、系统性硬化病、系统性血管炎等。感染相关性风湿病包括风湿热等。

2016 年风湿免疫性疾病真题汇总答案解析路

1.【答案】C

【解析】本题属于死记的题目，基本没有什么难度。弥漫性结缔组织病包括：类风湿关节炎、红斑狼疮、硬皮病、多肌炎、血管炎病等；痛风关节炎属于与代谢和内分泌相关的风湿病；未分化脊柱关节炎属于脊柱关节病；纤维肌痛综合征属于风湿病的一种，特征是弥漫性肌肉疼痛。

2.【答案】A

扫描二维码查看本题考点更多讲解微视频——20－3 骨关节炎治疗。

3.【答案】E

4.【答案】B

【解析】骨关节炎改善病情药物及软骨保护剂包括透明质酸、氨基葡萄糖、硫酸软骨素等。类风湿关节炎的药物治疗主要分为三大类，第一类非甾体抗炎药，具有抗炎、镇痛作用，但不能控制病情；第二类糖皮质激素，具有强大的抗炎作用，可迅速缓解关节肿胀，抑制骨质破坏，主要与改变病情的抗风湿药联合使用；第三类改变病情的抗风湿药，具有延缓疾病进展的作用，首选甲氨蝶呤。

5.【答案】A

扫描二维码查看本题考点更多讲解微视频——20－4 系统性红斑狼疮。

2015 年风湿免疫性疾病真题汇总答案解析

1.【答案】B

【解析】根据患者关节病变累及小关节，因此可以排除骨关节炎（C），银屑病性关节炎（D）主要累及远端指间关节，干燥综合征（E）主要侵犯泪腺、唾液腺等外分泌腺，因此以上均可排除。主要是类风湿关节炎与系统性红斑狼疮之间的鉴别，结合实验室检查，抗 Sm 抗体是 SLE 的标记性抗体，特异性为 99%，另外其他自身抗体可表现为阳性，而抗环瓜氨酸肽（抗 CCP）抗体对 RA 的特异性为 95%，因此本题诊断为 SLE。

2.【答案】A

【解析】类风湿关节炎最常累及部位为腕关节、掌指关节、近端指间关节，其次为跖趾关节以及膝关节、踝关节、肘关节、肩关节；很少累及髋关节。

3.【答案】A

【解析】本患者符合类风湿关节炎的诊断，本题依据为：①关节病变累及的是近端指间关节、腕关节、踝关节，并且均为双侧；②出现晨僵，95% 以上的 RA 患者都出现；③双手 X 线片：骨质疏松，近端指间关节间隙狭窄，可见囊性变，此为类风湿关节炎 X 线的 Ⅰ 期和 Ⅱ 期表现。骨关节炎（A）主要累及膝关节、脊柱等负重关节，活动时加重，多数患者红细胞沉降率正常，X 线表现为关节边缘呈唇样增生或骨疣形成，出现关节间隙狭窄为非对称性的；系统性红斑狼疮（E）与本病有相似之处，但 SLE 为非浸润性，关节外症状表现明显，如蝶形红斑、脱发、皮屑、蛋白尿等，并且抗核抗体、抗双链 DNA 抗体阳性。脊柱关节炎（C）常累及中轴关节，与 HLA－27 有关。

4.【答案】E

5.【答案】C

【解析】抗疟药已经成为 SLE 治疗的基础用药，常用药物为硫酸羟氯喹。治疗类风湿关节炎用于改变病情的抗风湿性药物一般首选甲氨蝶呤，改变病情抗风湿药具有延缓病情进展的作用，同时甲氨蝶呤也作为联合治疗的基本药物。

2014 年风湿免疫性疾病真题汇总答案解析

1.【答案】D

【解析】类风湿关节炎，关节痛往往是其首发症状，最常受累的部位为腕关节、掌指关节、近端指间关节，其次是跖趾关节以及膝、踝、肘、肩等关节；颞下颌关节、髋关节、颈椎也可以受累；多呈对称性、持续性，但时轻时重。风湿性关节炎呈游走性、多发性关节炎，以膝、踝、肘、腕、肩等大关节受累为主，局部可有红、肿、灼热、疼痛和压痛。

2.【答案】C

【解析】患者抗 dsDNA（＋）（抗 dsDNA 是诊断 SLE 的重要抗体，与疾病活动密切相关），且有口腔溃疡、关节痛等多临床表现，可考虑为系统性红斑狼疮；糖皮质激素是治疗 SLE 的主要药物。

3.【答案】C

【解析】患者晨僵，腕关节、指间关节疼痛，考虑为类风湿关节炎；抗环瓜氨酸肽体抗对于 RA 的诊断，尤其是早期 RA 的诊断非常重要，在 RA 诊断中的敏感性为 66%，但特异性约 95% 以上。血沉和 C 反应蛋白增高有助于 RA 诊断和判断疾病活动性。

4.【答案】B

5.【答案】D

【解析】抗 dsDNA 抗体是诊断 SLE 的重要抗体，与疾病活动密切相关；抗 Sm 抗体是 SLE 的标记性抗体，特异性99%，敏感性30%，与疾病活动性无关。抗 SSA 抗体往往与皮肤病变有关；抗磷脂抗体与血小板减少、动静脉血栓、习惯性自发性流产有关；抗 RNP 抗体往往与雷诺现象有关。

2013 年风湿免疫性疾病真题汇总答案解析

1.【答案】C

扫描二维码查看本题考点更多讲解微视频——20－5 弥漫性结缔组织病范畴。

2.【答案】D

【解析】脊柱 X 线片呈“竹节”样改变是强直性脊柱炎典型的 X 线表现。

3.【答案】C

【解析】本例患者典型关节表现为晨僵、对称性的近端指间关节肿痛，血小板增高，抗环瓜氨酸肽抗体（+），因此诊断为类风湿关节炎。风湿性关节炎（A）属变态反应性疾病，是风湿热的主要表现之一，多以急性发热及关节疼痛起病，典型表现是轻度或中度发热，游走性多关节炎，受累关节多为膝、踝、肩、肘、腕等大关节。系统性红斑狼疮（B）是一种多系统损害和多种自身抗体阳性为主要特点的系统性自身免疫性疾病，关节病变较轻，表现为手指、腕、膝、踝关节疼痛，一般为非侵蚀性关节炎，且血抗核抗体、抗 dsDNA 等多种自身抗体阳性。骨关节炎（D）多见于50岁以上人群，受累关节表现为骨性膨大，绝大多数患者血沉正常，RF 阴性；痛风关节炎（E）最常受累关节为第1跖趾关节，其余为趾、踝、膝、腕、指、肘关节，多在午夜或清晨突然发病，关节剧痛，难以忍受，数小时内出现受累关节红、肿、热、痛和功能障碍，多数在数天或2周内自行缓解，同时伴有高尿酸血症，关节液或皮下痛风石抽吸物中可见尿酸盐结晶是确诊本病依据。

4.【答案】E

【解析】血管炎（B）是指血管炎症和坏死而导致多系统损害的一组自身免疫性疾病，抗中性粒细胞胞质抗体（ANCA）与之有关。干燥综合征（C）是一种以侵犯泪腺、唾液腺等外分泌腺体，具有淋巴细胞浸润和特异性自身抗体（抗 SSA/SSB）为特征的弥漫性结缔组织病，临床主要表现为干燥性角膜炎、口腔干燥症等。系统性硬化症（D）特征性表现为局限性或弥漫性皮肤增厚和纤维化。而本例患者虽临床表现表现无明显特异性，但根据 ANA 1:320、抗 dsDNA 抗体阳性，可初步诊断为系统性红斑狼疮。抗 dsDNA 抗体是诊断 SLE 的重要抗体，与疾病活动性密切相关。

5.【答案】B

6.【答案】E

【解析】治疗类风湿关节炎首选的改善病情抗风湿药是甲氨蝶呤；治疗骨关节炎的常用药有透明质酸、氨基葡萄糖、硫酸软骨素、双醋瑞因等。

2012 年风湿免疫性疾病真题汇总答案解析

1.【答案】A

【解析】类风湿关节炎最常受累关节为腕关节、掌指关节、近端指间关节，受累关节会出现晨僵、关节肿痛，晚期出现关节畸形，实验室检查表现为血沉、C 反应蛋白增高，类风湿因子阳性，抗 CCP 抗体阳性，尤其是抗 CCP 抗体是类风湿关节炎的特异性抗体。结合本患者临床表现及实验室检查结果，最可能诊断为类风湿关节炎。强直性脊柱炎（B）多见于青年男性，累及关节表现为非对称性下肢大关节为主，RF 阴性，90%以上患者 HLA－B27 阳性；风湿性关节炎（C）属变态反应性疾病，多以急性发热及关节疼痛起病，典型表现是轻度或中度发热，游走性多关节炎，受累关节多为膝、踝、肩、肘、腕等大关节，病变局部呈现红，肿、灼热、剧痛；银屑病关节炎（D）多有皮肤银屑病史，手指受累表现为远端指间关节最常见，血清 RF、抗 CCP 抗体阴性；骨关节炎（E）多见于50岁以上，受累关节多表现为骨性膨大，血沉多正常，RF 阴性。

2.【答案】C

【解析】急症性白血病临床表现为贫血、出血、感染和浸润等征象，结合血象和骨髓象即可诊断。类风湿关节炎主要临床特征是对称性多关节炎症和骨质破坏为主，最常受累关节为腕关节、掌指关节、近端指间关节，可出现晨僵、关节肿痛，血常规可见贫血、血小板增高，疾病活动期可有血沉和 C 反应蛋白增高。系统性红斑狼疮主要特征为多系统损害和多种自身抗体阳性，临床表现可出现颊部红斑、盘状红斑、光过敏、关节炎、肾脏改变（如蛋白尿或管型尿）、神经改变、血液系统改变（如白细胞减少、血小板减少等）、抗核抗体阳性、抗 dsDNA 抗体阳性、抗 Sm 抗体阳性等。本例患者临床表现多样，白细胞减少、血沉加快、尿蛋白 10g/L，因此最可能诊断为系统性红斑狼疮。甲状腺功能亢进和急性中毒结合患者表现即可排除。

3.【答案】D

【解析】患者四肢大小关节肿痛，贫血（Hb 100g/L），RF（+），经多种抗生素正规治疗无效，初步考虑为类风湿关节炎。风湿性关节炎（A）属变态反应性疾病，多以急性发热及关节疼痛起病，典型表现是轻度或中度发热，游走性多关节炎，受累关节多为膝、踝、肩、肘、腕等大关节。系统性红斑狼疮（B）以多系统损害和多种自身抗体阳性为主要特点，RF 阴性。骨关节炎（C）受累关节表现为骨性膨大，RF 阴性。结核菌感染引起的关节炎（E）多有结核典型临床表现，可排除。

第十九篇 儿科学

2017年儿科学真题汇总答案解析

1.【答案】A

【解析】苯丙酮尿症（PKU）是苯丙氨酸代谢途径中酶缺陷，导致苯丙氨酸及其酮酸蓄积并从尿液中大量排出。本病属于常染色体隐性遗传病。看似很简单的考题，隐性还是显性，够考虑半天的吧！

2.【答案】C

【解析】**肺炎**是麻疹最常见的并发症，是麻疹的主要死因（90%），多见于5岁以下小儿。其他并发症还有喉、气管、支气管炎，心肌炎，麻疹脑炎，营养障碍，结核病恶化。

3.【答案】D

【解析】下列任一情况均应考虑为病理性黄疸：

（1）出生24h内出现黄疸；

（2）黄疸持续过久（足月儿>2周，早产儿>4周）（D错）；

（3）血清胆红素足月儿>221μmol/l（12.9mg/dl），早产儿>257μmol/l（15mg/dl），或每日升高超过85μmol/L（5mg/dl），或每小时>0.85μmol/L（0.5mg/dl）；

（4）**黄疸退而复现或进行性加重**；

（5）血清结合胆红素>34μmol/L（2mg/dl）。

4.【答案】E

【解析】各类肠炎的大便特点总结如下。

（1）真菌性肠炎：稀黄，泡沫较多，带黏液，有时可见豆腐渣样细块（菌落），偶见血便，镜检可见真菌芽生细胞和假菌丝。

（2）金黄色葡萄球菌肠炎：重症腹泻频繁，**大便有腥臭味**，呈黄或暗绿色，水样，黏液较多，少数为血便。**大便镜检有大量脓细胞和成簇的革兰阳性球菌**。

（3）鼠伤寒沙门菌小肠结肠炎：急性水泻起病，可有黏液便、脓血便伴里急后重，大便镜检有红细胞、白细胞。

（4）空肠弯曲菌肠炎：黏液便或脓血便，有腥臭味。**大便镜检有大量白细胞和少量红细胞**。

（5）侵袭性大肠杆菌肠炎：**大便呈黏冻状，带脓血**。

（6）致病性大肠杆菌肠炎：量中等，呈黄绿色或蛋花样稀便伴较多黏液，有发**霉臭味**；镜检有**少量白细胞**。

（7）产毒性大肠杆菌肠炎：临床症状与致病性大肠杆菌肠炎相似。

（8）轮状病毒肠炎：黄色水样或蛋花汤样，**无腥臭味。大便镜检偶有少量白细胞**。

5.【答案】D

【解析】发疹性疾病中，皮疹与发热的关系，总结如下。

幼儿急疹：发热3～5天，**热退后全身出疹**，并一天内出齐，很快消退。

水痘：发热1天后出现皮疹。

猩红热：起病急，发热，起病12～48小时内出疹（发热半天到2天出诊）。

风疹：发热后半天至1天出疹。

麻疹：发热后3～4天出现皮疹。

6.【答案】D

【解析】按染色体核型分析可将21-三体综合征患儿分为三型：

标准型：核型为47，XX（或XY），+21。

易位型：（1）D/G易位核型为：46，XX（或XY），-14，+t（14q21q）。

（2）G/G易位核型为：46，XX（或XY），-21，+t（21q21q）；或46，XX（或XY），-22，+t（21q22q）

嵌合体型：核型为46，XY（或XX）/47，XY（或XX），+21。

7.【答案】A

【解析】小儿风湿热治疗为休息（至少2周）+消除链球菌感染（大剂量青霉素）+阿司匹林（无心脏

炎）或者（**肾上腺皮质激素，心脏炎时应早期使用**）。

8.【答案】D

9.【答案】E

扫描二维码查看本题考点更多讲解微视频——21－1 四大生理性。

10.【答案】C

【解析】化脓性脑膜炎脑脊液**检查是确诊本病的重要依据**。典型病例表现为压力增高，外观混浊似米汤样。白细胞总数显著增多，≥1000×10^6/L，但有20%的病例可能在250×10^6/L以下，分类中性粒细胞为主。糖含量常有明显降低，蛋白显著增高。

口诀：蛋都多，细菌糖氯都下降，病毒糖氯都正常。颐恒老师课堂上的口诀，中在考题随处可见。就此而言，谁再敢说助理考题容易？

11.【答案】E

扫描二维码查看本题考点更多讲解微视频——21－2 肺炎的鉴别。

12.【答案】D

【解析】**缺铁性贫血**血涂片可见红细胞大小不等，以小细胞为多，中央淡染区扩大。平均红细胞容积（MCV）＜80fl，平均红细胞血红蛋白量（MCH）＜26pg，平均红细胞血红蛋白浓度（MCHC）＜0.31。**血清铁蛋白（SF）可较灵敏地反映体内贮铁情况**，＜12μg/L提示缺铁。SI 9.0～10.7μmol/L（50～60μg/dl）有意义。其他选项均不具备这些特点。

13.【答案】C

扫描二维码查看本题考点更多讲解微视频——21－3 Apgar评分。

14.【答案】B

【解析】肾病综合征患者由于长期禁盐、纳差，有时腹泻、呕吐及过多应用利尿剂，是低钠、低钾的常见原因（注意：低钠排首位），患儿出现厌食、乏力、精神萎靡，甚至血压下降、休克、惊厥。本例患儿出现腹胀，乏力，膝腱反射减弱，心音低钝，心电图出现U波，为典型的低钾表现。

15.【答案】C

【解析】胸骨左缘第2肋间闻及3/6级收缩期杂音，提示心脏瓣膜病，P_2亢进，固定分裂提示房间隔缺损。其他选项都不会出现固定分裂第二心音。

16.【答案】A

【解析】新生儿，感染征象（臀部皮肤破溃），黄疸，不吃、不哭、不动，心音低钝，腹胀，肠鸣音减弱等临床表现，提示**新生儿败血症**。新生儿感染性肺炎以发热、口吐泡沫为表现，不会发生黄疸；新生儿溶血病也可以出现黄疸，但以贫血、肝脾肿大、水肿为主；新生儿肝炎和新生儿低血糖明显不符。

17.【答案】D

【解析】1岁小儿，头围等于胸围（46cm）。

18.【答案】B

【解析】小儿枕秃，前囟大，方颅，X线示干骺端临时钙化带呈毛刷样，提示佝偻病。治疗方案为口服法：**每日给维生素D 0.2～0.4万IU**，或1，25－$(OH)_2D_3$（罗钙全）0.5～2μg，连服2～4周后改为预防量，恢复期可用预防量维持。需长期大量服用维生素D时宜用纯维生素D制剂，而不宜用鱼肝油，以防维生素A中毒。当重症佝偻病有并发症或无法口服者，采用突击疗法，即大剂量肌肉注射维生素$D_3$30万IU。本例患儿不适用本方案。

19.【答案】D

【解析】患儿有前驱感染史（2周前有发热、咽痛）＋水肿＋蛋白尿＋血尿（尿沉渣镜检红细胞40～50个/高倍视野），为典型的**急性肾小球肾炎**表现。肾炎型肾病（D）为肾病综合征，没有白蛋白小于30g/L做支撑，故不选；急进性肾炎以无尿为主要表现；急性泌尿感染以膀胱刺激征为主要表现；IgA肾病表现上呼吸道感染后（24～72小时）出现突发性**肉眼血尿，青年男性好发**。

20.【答案】B

【解析】患儿出现枕部颅骨有乒乓球样感，可见枕秃，为缺钙的表现，1天内反复惊厥为**维生素D缺乏性手足搐搦症**典型发作。单纯维生素D缺乏性佝偻病不会出现惊厥症状，主要表现为神经兴奋性增高：易激惹、烦躁、睡眠不安、夜惊、多汗（与季节无关），因烦躁及头部多汗致婴儿常摇头擦枕，**出现枕秃**。常无明显骨骼改变，故不选。蛋白质能量营养不良表现为体重不增或下降，主要见于3岁以下婴幼儿。癫痫发作与喂养无关，故不选。

21.【答案】D

【解析】蛋白质－能量营养不良是因缺乏能量和（或）蛋白质所致的一种营养缺乏症，主要见于3岁以下婴幼儿。**体重不增是最先出现的症状，继之体重下降**，皮下脂肪逐渐减少或消失。

22.【答案】A

【解析】本例患儿发热，咽痛，诊断上呼吸道感染不难。确定为**咽结合膜热**的依据则是眼痛、咽充血明显，双眼结膜滤泡性改变，颈部、耳后淋巴结肿大。流行性感冒表现为全身症状重，如发热、头痛、咽痛、肌肉酸痛等，上呼吸道感染症状不一定出现。结膜炎则只有结膜红肿的局部症状，无全身症状。猩红热除发热外，还会皮肤出现密集的皮疹。扁桃体炎则也只有咽痛、局部红肿等局部症状，无全身症状。

23.【答案】E

【解析】**咽结合膜热**为腺病毒感染。疱疹性咽峡炎为柯萨奇A组病毒感染。行性感冒为流感病毒、副流感病毒所致。猩红热为链球菌感染。扁桃体炎和结膜炎则可由多种病毒细菌感染。

24.【答案】B

【解析】病毒感染采用抗生素治疗无效。当只有病情重、有继发细菌感染，或有并发症者可选用抗生素。

【答案】25. E　26. A

【解析】小儿各系统的发育快慢不同，各有先后。如**神经系统发育是先快后慢，生殖系统发育是先慢后快，体格发育是快慢快，淋巴系统发育在儿童期迅速，青春期达高峰**，以后降至成人的水平。

2016年儿科学真题汇总答案解析

1.【答案】B

【解析】根据患儿的右上腹部包块，结合CT检查右肾占位病变，可诊断为肾母细胞瘤。肾癌，年龄不符合。肾囊肿无低热、消瘦症状，不选。

2.【答案】E

【解析】小儿运动功能发育一般规律是：由上而下，由近及远，由不协调到协调，由粗到精细、准确、灵巧。大运动：2个月抬头，4个月能握持玩具；5个月扶腋可站直，两手各握一玩具；6个月独坐，用手能摇玩具；7个月翻身，独坐很久，将玩具换手；8个月会爬，会拍手及扶栏杆站起；9个月试独站；10～11个月推车走几步，用拇指、食指对指拿东西，可独站片刻；1岁会走，弯腰取东西，会将圆圈套在木棍上；1.5岁后会蹲着玩，爬台阶，有目标扔皮球；2岁会双脚跳，会用勺子吃饭，叠6～7块积木，会翻书。3岁会跑，骑三轮车等。记忆口诀："二抬四翻六会坐，七滚八爬周岁走"。

3.【答案】D

【解析】按染色体核型分析可将21—三体综合征患儿分为三型。（1）标准型 核型为47，XX（或XY），+21。（2）易位型 XY，der（14，21）（q10；q10），+21。①D/G易位：其核型为46，XX（或XY），14，+t（14q21q）。②G/G易位：其核型为46，XX（或XY），21，+t（21q21q）；或一个21号染色体易位到一个22号染色体上，核型为46，XX（或XY），22，+t（21q22q）。（3）嵌合体型：其核型为46，XY（或XX）/47，XY（或XX），+21。

4.【答案】B

【解析】维生素D缺乏性佝偻病初期（早期）多见于6个月以内，特别是3个月之内的婴儿，主要表现为神经兴奋性增高：易激惹、烦躁、睡眠不安、夜惊、多汗（与季节无关），因烦躁及头部多汗致婴儿常摇头擦枕，出现枕秃。此期常无明显骨骼改变，X线片检查多正常，或仅见临时钙化带稍模糊。血生化检查改变轻微：血钙浓度正常或稍低，血磷浓度降低，钙磷乘积稍低（30～40），碱性磷酸酶增高或正常。

5.【答案】A

【解析】出现变形红细胞血尿，提示病变来自肾小球（细胞突破基底膜被挤压所致）。其他选项可出现血尿，但不会出现变形红细胞。

6.【答案】B

【解析】体格发育是小儿发育的一个方面，一般常用的形态指标有：体重、身高、坐高、头围、胸围、上臂围、皮下脂肪等。体重为身体各器官、组织和体液的总重量，是反映儿童体格发育和近期营养状况的灵敏指标。临床给药、输液也常根据体重计算用量。

7.【答案】C

【解析】各种因素引起的缺氧和脑血流减少或暂停而导致胎儿或新生儿的脑损伤称为缺氧缺血性脑病。围生期窒息病史是导致该病最主要的病因。肺表面活性物质缺乏可导致呼吸窘迫综合征，但不是主要原因。

8.【答案】D

【解析】小儿蛋白质营养不良，体重不增是最先出现的症状，继之体重下降，皮下脂肪逐渐减少或消失。病久者身高也低于正常。皮下脂肪逐渐减少或消失，首先为腹部，其次为躯干、臀部、四肢，最后为面颊部。皮下脂肪层厚度是判断营养不良程度的重要指标之一。病久者皮肤干燥、苍白，失去弹性，肌张力减低，肌肉松弛，身高也低于正常。

9.【答案】D

【解析】牙齿可分为乳牙及恒牙两类。乳牙多于生后4～10个月开始萌出，13个月后未萌牙者称为乳牙萌出延迟，大多于3岁前出齐。人一生有乳牙（共20个）和恒牙（共28～32个）两副牙齿。6岁左右萌出第一颗恒牙；6～12岁阶段乳牙逐个被同位恒牙替换。

10.【答案】D

【解析】结核菌素试验（PPD试验）可测定受试者是否感染结核菌。小儿受结核感染4～8周后，做结核菌素试验呈阳性反应。48～72小时检查结果。

11.【答案】C

【解析】对于化脓性脑膜炎在病原菌明确前的抗生素选择，包括诊断初步确立但致病菌尚未明确，或院外不规则治疗者。应选用对肺炎链球菌、脑膜炎球菌和流感嗜血杆菌三种常见致病菌皆有效的抗生素。目前主要选择能快速在患者脑脊液中达到有效灭菌浓度的第三代头孢菌素，包括头孢噻肟200mg/（kg·d），或头孢曲松，疗效不理想时可联合使用万古霉素。对β内酰胺类药物过敏的患儿，可改用氯霉素。

12.【答案】C

扫描二维码查看本题考点更多讲解微视频——21－4 新生儿溶血病。

13.【答案】A

【解析】根据患儿尿有霉臭味、智力较同龄儿落后、皮肤白皙，毛发浅黄的体征，考虑苯丙酮尿症，明确诊断的检查方法是血苯丙氨酸浓度测定。血T_3、T_4测定为甲低确诊方法。染色体核型分析为诊断21－三体综合征的方法。

14.【答案】A

扫描二维码查看本题考点更多讲解微视频——21－5 缺铁性贫血检查。

15.【答案】A

【解析】根据患儿智力与生长发育落后，经常便秘，皮肤粗糙等症状和体征可考虑为先天性甲状腺功能低下，首选检查为血T_3、T_4、TSH检测。

16.【答案】E

【解析】法洛四联症由以下4种畸形组成：①肺动脉狭窄；②室间隔缺损；③主动脉骑跨；④右心室肥大。以上四种畸形中以肺动脉狭窄最重要，是决定患儿病生理改变及临床严重程度的主要因素。

17.【答案】B

【解析】肾炎急性期需卧床休息2～3周，肉眼血尿消失，水肿减轻，血压正常方可下床轻微活动，红细胞沉降率正常方可上学（本例患者已经血沉正常）。3个月内应避免重体力劳动，尿沉渣细胞Addis计数正常方可恢复体育活动。

18.【答案】D

【解析】根据患儿症状，发热后出疹，从面部开始，枕后、耳后淋巴结肿大，可诊断为风疹。幼儿急疹（A）：热退后全身出疹，无色素沉着、无脱屑；猩红热（B）：广泛存在密集而均匀的红色细小丘疹，手足可呈大片状脱皮，少数患儿病后1～5周可发生急性肾小球肾炎或风湿热；手足口病（C）：口腔黏膜、手掌或脚掌出现分散状疱疹，米粒大小，疼痛明显，轻症患者表现不痛、不痒、不结痂、不留瘢痕（“四不特征”）；麻疹（E）：临床上以发热、上呼吸道炎症、麻疹黏膜斑（Koplik斑）及全身斑丘疹、疹退后糠麸样脱屑并留有棕褐色色素沉着为特征。“疹出热盛”，疹间皮肤正常，不伴痒感。疹退后，皮肤留有糠麸状脱屑及棕色色素沉着。

19.【答案】C

扫描二维码查看本题考点更多讲解微视频——21－2 肺炎鉴别。

20.【答案】C

【解析】生理性腹泻：多见于6个月婴儿，外观虚胖，常有湿疹，无其他症状，无感染中毒症状，食欲好，不影响生长发育。

21.【答案】B

【解析】等渗性脱水时血清钠在130～150mmol/L，患儿症状及血钠化验可诊断为中度等渗性脱水。低渗性脱水时血清钠低于130mmol/L；高渗性脱水时血清钠大于150mmol/L。

小儿脱水分度见表。

	轻度	中度	重度
精神状态	基本正常	烦躁或萎靡	昏睡或昏迷
失水占体重百分比	5%以下	5%～10%	10%以上
眼窝及前囟	略凹陷	明显凹陷	深陷
皮肤及黏膜	皮肤弹性稍差	皮肤弹性差	皮肤弹性极差
尿量	略减少	明显减少	少尿或无尿
眼泪	哭时有泪	哭时泪少	哭时无泪
周围循环衰竭	无	不明显	明显

22.【答案】A

【解析】本例患者符合风湿热诊断中的“两主”，另外有4个次要标准。

风湿热的诊断标准见表。

主要表现	次要表现	链球菌感染证据
1. 心肌炎	1. 发热	1. 咽拭子培养阳性
2. 多关节炎	2. 关节痛	2. 快速链球菌抗原试验阳性
3. 舞蹈病	3. 红细胞沉降率增高	3. 抗链球菌抗体滴度升高
4. 环形红斑	4. CRP阳性	
5. 皮下小结	5. P－R间期延长	

23.【答案】A

【解析】急性风湿热患儿需卧床休息至少2周，密切观察有无心脏受损的表现。若有心脏炎，应绝对卧床休息4周，待急性症状完全消失，红细胞沉降率正常后逐渐起床活动。若伴心力衰竭，需卧床休息8周，再经6周方能恢复正常活动。若伴严重心力衰竭，需绝对卧床休息8～12周。本例患儿有心脏损害，但无心衰。

24.【答案】D

【解析】风湿热患者凡发生心力衰竭，均视为风湿热活动伴严重心脏炎，应即刻给予大剂量静脉注射糖皮质激素治疗，如甲泼尼龙10～30mg/kg。应慎用或不用洋地黄制剂。必要时应用吸氧、利尿及低盐饮食。

25.【答案】A

26.【答案】C

【解析】此题有一速记口诀：脊4破5麻8。具体解释见下表。

年龄	接种疫苗
出生	卡介苗/乙肝疫苗
1个月	乙肝疫苗
2个月	脊髓灰质炎三价混合疫苗
3个月	脊髓灰质炎三价混合疫苗、百白破混合制剂
4个月	脊髓灰质炎三价混合疫苗、百白破混合制剂
5个月	百白破混合制剂
6个月	乙肝疫苗
8个月	麻疹疫苗
1.5～2岁	百白破混合制剂复种
4岁	脊髓灰质炎三价混合疫苗复种
6岁	麻疹疫苗复种、百白破混合制剂复种

27.【答案】C

【解析】法洛四联症由以下4种畸形组成：①肺动脉狭窄；②室间隔缺损；③主动脉骑跨；④右心室肥大。X线检查：心影正常或稍大，上纵隔增宽，心尖圆钝上翘，肺动脉段凹陷，构成“靴形”心影，肺门血管影减少，肺野清晰，如侧支循环丰富者两肺呈网状肺纹理。

28.【答案】E

【解析】动脉导管未闭的血流动力学改变，取决于导管的粗细、分流量的大小及主、肺动脉之间的压差。一般情况下主动脉的压力高于肺动脉，故不论在心脏的舒张期或收缩期，血液均自主动脉向肺动脉分流（左向右分流），不出现青紫。此时肺动脉处接受右心室及主动脉分流来的两处血，故肺动脉血流增加，至肺脏、左心房及左心室的血流增加，左心室舒张期负荷过重，其排血量可达正常的2～4倍，因而出现左心房、左心室的扩大，室壁的肥厚。由于主动脉血流入了肺动脉，使周围动脉舒张压下降而致脉压增宽，出现周围血管征。

29.【答案】A

【解析】动脉导管未闭时肺小动脉长期接受大量主动脉分流来的血，造成管壁增厚，肺动脉压力增高，当肺动脉的压力超过主动脉时，产生了右向左分流，临床出现差异性青紫（下半身青紫，左上肢有轻度青紫，右上肢正常）。

2015 年儿科学真题汇总答案解析

1.【答案】D

【解析】维生素 D 缺乏性佝偻病分为初期（早期）、活动期（激期）、恢复期和后遗症期。初期（早期）：**多见于 6 个月以内**，特别是 3 个月之内的婴儿，主要表现为非特异性神经兴奋性增高，如易激惹、烦躁、睡眠不安、夜惊、多汗（与季节无关），因烦躁及头部多汗致婴儿常摇头擦枕，**出现枕秃**。活动期（激期）：**主要表现为骨骼改变和运动机能发育迟缓。骨骼改变往往在生长最快的部位最明显**。恢复期：经适当治疗后患儿临床症状减轻至消失，血清钙磷浓度数天内恢复正常，钙磷乘积亦渐正常，碱性磷酸酶 1～2 个月恢复正常。X 线表现于 2～3 周后即有改善，临时钙化带重新出现，逐渐致密并增宽，骨质密度增浓，逐步恢复正常。**后遗症期：多见于 2 岁以后小儿**，临床症状消失，血生化及骨骼 X 线检查正常，**仅遗留不同程度的骨骼畸形**，轻中度佝偻病治疗后很少留有骨骼改变。

2.【答案】C

【解析】一般类型上感和两种特殊类型上感的鉴别如下。

	病原体	好发季节	病程	主要表现
一般类型	呼吸道合胞病毒	全年	3～4 天	发热，鼻塞，流涕，喷嚏，咽痛，咳嗽等
疱疹性咽峡炎	柯萨奇 A 组病毒	夏季	1 周	咽部 2～4mm 大小疱疹，咽痛，拒食等
咽结合膜热	腺病毒	春夏	1～2 周	发热，咽炎，结合膜炎，颈及耳后淋巴结增大

3.【答案】D

【解析】小儿乳牙多于生后 4～10 个月开始萌出，**如 12 个月后尚未出牙者可视为异常（出牙延迟）**。

4.【答案】D

【解析】婴儿感染性腹泻**避免使用止泻药，如洛哌丁胺**。因其有抑制胃肠动力作用，可增加细菌繁殖和毒素的吸收，对感染性腹泻有时是很危险的。其余四项均为正确的处理方法。

5.【答案】B

【解析】21—三体综合征按染色体核型分析可将患儿分为三型：①**标准型约占患儿总数的 95%，核型为 47，XX（或 XY），+21**。②易位型占 2.5%～5%。D/G 易位：D 组中以 14 号染色体为主，其核型为 46，XX（或 XY），14，+t（14q21q）；G/G 易位：是由于 G 组中两个 21 号染色体发生着丝粒融合，形成等臂染色体，核型为 46，XX（或 XY），21，+t（21q21q）；或一个 21 号染色体易位到一个 22 号染色体上，核型为 46，XX（或 XY），22，+t（21q22q）。③嵌合体型：此型占 2%～4%，其核型为 46，XY（或 XX）/47，XY（或 XX），+21。

6.【答案】A

【解析】幼儿期指 1 周岁至满 3 周岁之前。此期小儿体格发育较前稍减慢（B），智能发育迅速，活动范围渐广，与周围环境接触增多，语音和运动功能发展迅速（A）。但识别危险的能力和自我保护能力不足，发生意外伤害率很高（E）。由于乳牙萌出和断奶后食物种类的转换，故应加强断奶后的营养和喂养指导（C）。又由于自身免疫力较低，而与外界接触日益增多，故仍应重视传染病等预防工作（D）。

7.【答案】B

【解析】我国颁布的《母婴保健法》已将此病列入法定的筛查内容之一。目前国内外大都采用出生后 2～3 天的新生儿干血滴纸片**检测 TSH 浓度作为初筛，结果 >15～20mU/L 时，再采集血标本检测血清 T_4 和 TSH 以确诊**。

8.【答案】D

【解析】先天性心脏病分类见下表。

分类	先心病名称
左向右分流（潜伏青紫型）	室间隔缺损、房间隔缺损、动脉导管未闭
右向左分流（青紫型）	法洛四联症、大动脉错位、单心房、单心室
无分流（无青紫型）	肺动脉狭窄、主动脉缩窄

9.【答案】C

【解析】缺乏叶酸所致原因有：摄入量不足，羊乳叶酸含量低，牛乳制品如奶粉、蒸发乳经加热等处理，所含叶酸遭致破坏，故单纯用这类乳品喂养婴儿而不及时添加辅食，则易发生本症；药物作用，结肠内细菌含有叶酸，可被吸收以供人体之需，长期服广谱抗生素者结肠内部分细菌被清除，因而影响叶酸的供应；长期使用抗叶酸制剂（如甲氨蝶呤）及某些抗癫痫药（如苯妥英钠、扑痫酮、苯巴比妥）可导致叶酸缺乏；代谢障碍如慢性腹泻、脂肪下痢等均可影响叶酸吸收而致缺乏；吸收不良；如慢性腹泻、小肠病变、小肠切除等可致叶酸肠吸收障碍；早产儿、慢性溶血等对叶酸的需要增加。

内因子参与维生素 B_{12} 的吸收，内因子缺乏导致的是维生素 B_{12} 缺乏所致营养性巨幼细胞性贫血。

10.【答案】D

【解析】新生儿寒冷损伤综合征，简称新生儿冷伤，又称新生儿硬肿症，主要由受寒引起，表现为低体温和皮肤硬肿，重症者可并发多器官功能衰竭。**治疗新生儿低体温的关键是复温。**

11.【答案】E

【解析】麻疹多在发热 3~4 天后出现皮疹。体温可突然升高至 40~40.5℃。症状加重，持续 3~4 天，呈“**疹出热盛**”。出疹顺序：耳后→发际→额面→颈部→躯干→四肢（包括手足心）。为充血性斑丘疹，**疹间皮肤正常，不伴痒感**，本患者符合。猩红热起病 12~48 小时内出疹，皮疹最先于颈部、腋下和腹股沟处，通常 24 小时内布满全身。其特点为全身皮肤在弥漫性充血发红的基础上，**广泛存在密集而均匀的红色细小丘疹**，压之暂呈苍白，触之似砂纸感。面部潮红，不见皮疹，口唇周围发白，形成口周苍白圈。皮疹在腋窝、肘窝、腹股沟等皮肤皱褶易受摩擦部位更密集，可有皮下出血点形成紫红色线条，称帕氏（Pastia）线。水痘发热 1 天后出现皮疹，可见到**丘疹、新旧水疱和结痂同时存在，这是水痘皮疹的重要特征**；皮疹分布呈向心性，开始为头皮、面部、躯干和腰部，四肢远端较少，有痒感。幼儿急疹，热退 9~12 小时出现皮疹，皮疹呈红色斑疹或斑丘疹，散布在躯干、颈部及上肢，皮疹间有正常皮肤，一天内出齐，一般在 1~3 天内消失，**无色素沉着、无脱屑**。风疹发热后半天至 1 天出疹。出疹顺序：面部→躯干→四肢，为多形性斑丘疹，疹间皮肤正常。常是面部皮疹消退而下肢皮疹出现，一般历时 3 天，出疹后脱皮极少。典型临床表现还有耳后、枕部及颈后淋巴结肿大伴有触痛，持续 1 个月左右。

12.【答案】D

【解析】房间隔缺损的症状随缺损大小而有区别，轻者可无全身症状，仅在体格检查时发现胸骨左缘第 **2~3 肋间有收缩期杂音**。多数患儿在婴幼儿期无明显体征。以后心脏增大，心前区隆起，心尖搏动弥散，心浊音界扩大。听诊有以下特点：肺动脉第二心音（P_2）增强；第二心音固定分裂；大量的血流通过正常肺动脉瓣时（形成相对狭窄）在左第 **2 肋间近胸骨旁可闻及 2~3 级喷射性收缩期杂音**。本例患者符合房间隔缺损的临床表现。室间隔缺损听诊特点：胸骨左缘第 3~4 肋间听到响亮粗糙的全收缩期杂音，肺动脉瓣第二音稍增强；动脉导管未闭听诊特点胸骨左缘第 **2 肋间闻有粗糙响亮的连续性机器样杂音，占整个收缩期与舒张期，于收缩期末最响**；法洛四联症的临床表现中**青紫最早出现而且是主要表现，其轻重和出现早晚与肺动脉狭窄程度有关**，蹲踞为其特征性表现，听诊胸骨左缘第 2~4 肋间可闻及喷射性 2~3 级收缩期喷射性收缩期杂音。

13.【答案】D

【解析】重度营养不良时自发性低血糖可突然发生，表现为面色灰白、神志不清、脉搏减慢、呼吸暂停、体温不升但无抽搐，若不及时诊治，可致死亡。

14.【答案】A

【解析】肾病综合征患儿容易并发电解质紊乱和低血容量休克，最常见为低钠、低钾及低钙血症。长期禁盐、纳差，有时腹泻、呕吐及过多应用利尿剂，是低钠、低钾的常见原因（注意：低钠排首位），患儿出现厌食、乏力、精神萎靡，甚至血压下降、休克、惊厥。本患儿长期无盐饮食考虑低钠血症。

15.【答案】B

16.【答案】D

【解析】有 50%~60% 足月儿和 80% 以上的早产儿可出现生理性黄疸。生理性和病理性黄疸鉴别如下。

生理性黄疸	病理性黄疸
其特点为：①一般情况良好；②足月儿生后2~3天出现黄疸，4~5天达峰，5~7天内消退，不超过2周；早产儿多于生后3~5天出现，5~7天达高峰，7~9天消退，最长可延迟至3~4周消退；③每日血清胆红素升高<85μmol/L（5mg/dl）或每小时<0.85μmol/L（0.5mg/dl）；但需注意有些胎龄较小的早产儿即使胆红素<170μmol/L（10mg/dl）时也可能发生胆红素脑病。	下列任一情况均应考虑为病理性黄疸：①出生24小时内出现黄疸；②黄疸持续过久（足月儿>2周，早产儿>4周）；③血清胆红素足月儿>205μmol/L（12mg/dl），早产儿>257μmol/L（15mg/dl），或每日升高超过85μmol/L（5mg/dl）或每小时>0.85μmol/L（0.5mg/dl）；④黄疸退而复现；⑤血清结合胆红素>34μmol/L（2mg/dl）

17.【答案】D

【解析】2~7岁健壮儿童，夏秋季节突起高热，伴反复惊厥、脑病和（或）休克者，应考虑中毒性细菌性痢疾。发病初期有高热和神经症状，尚未排便，可用普通凉开水或冷盐水灌肠，取其排泄物的沉淀物作显微镜检，若见有大量脓细胞或红细胞可初步确诊，有时需要多次复查大便常规才能确诊。血常规无特异性；头颅CT、脑脊液对脑膜炎诊断有意义。

18.【答案】E

19.【答案】C

扫描二维码查看本题考点更多讲解微视频——21-2 肺炎的鉴别。

20.【答案】A

【解析】肺炎支原体肺炎首选大环内酯类抗生素，如阿奇霉素、罗红霉素等。

21.【答案】E

22.【答案】A

23.【答案】D

【解析】国家卫生计生委规定的儿童计划免疫程序见下表。

年龄	接种疫苗
出生	卡介苗/乙肝疫苗
1个月	乙肝疫苗
2个月	脊髓灰质炎三价混合疫苗
3个月	脊髓灰质炎三价混合疫苗、百白破混合制剂
4个月	脊髓灰质炎三价混合疫苗、百白破混合制剂
5个月	百白破混合制剂
6个月	乙肝疫苗
8个月	麻疹疫苗
1.5~2岁	百白破混合制剂复种
4岁	脊髓灰质炎三价混合疫苗复种
6岁	麻疹疫苗复种、百白破混合制剂复种

24.【答案】B

【解析】肾小球肾炎多有感染史，形成免疫复合物引起肾小球毛细血管炎症病变。80%~90%的病人血清C3下降，4~8周恢复正常。明显少尿时血尿素氮和肌酐可升高。

25.【答案】C

【解析】小儿肾病综合征是由于多种原因引起肾小球基底膜通透性增加，导致血浆蛋白从尿中丢失（血中蛋白低而尿中出现蛋白，不选A）。分为单纯性和肾炎性肾病两型，前者为选择性蛋白尿（选C），后者为非选择性蛋白尿。微小病变型NS或单纯性NS血清补体水平正常，肾炎性NS患儿补体可下降（不选B）。持续性氮质血症为肾炎性肾综的特点（不选D）。由于钙结合蛋白降低，血清结合钙可以降低；当25（OH）D_3结合蛋白同时丢失时，使游离钙也降低（不选E）。

26.【答案】E

【解析】风湿热的诊断标准见下表。

主要表现	次要表现	链球菌感染证据
①心肌炎	①发热	①咽拭子培养阳性
②多关节炎	②关节痛	②快速链球菌抗原试验阳性
③舞蹈病	③红细胞沉降率增高	③抗链球菌抗体滴度升高
④环形红斑	④CRP阳性	
⑤皮下小结	⑤P-R间期延长	

27.【答案】E

【解析】拒乳，一般反应差，黄疸加重，脐部感染灶，血WBC升高是新生儿败血症的临床常见表现。前囟平排除新生儿化脓性脑膜炎；无溶血症相关检查排除新生儿溶血症；血糖3.5mmol/L排除新生儿低血糖症。

28.【答案】E

【解析】患者曾患扁桃体炎出现关节疼痛，首先考虑风湿热，对明确诊断最有意义的辅助检查是**红细胞沉降率、CRP、ASO**；易错选C（肘、膝关节X线片）及E（类风湿因子）是因为没有得出正确的初步诊断。

有链球菌感染史儿科中考虑三个病：一是急性肾小球肾炎；二是猩红热；三是风湿热。

29.【答案】B

【解析】PPD试验硬结直径多为5~9mm，硬结颜色浅红，质地较软、边缘不整，阳性反应持续时间较短，2~3天即消失。硬结直径不足5mm为（）；5~9mm为（+）；10~20mm为（++）；≥20mm为强阳性（+++）；局部除硬结外，还有水肿、破溃、淋巴管炎及双圈反应等为极强阳性（++++）。

阳性反应：①曾接种过卡介苗，人工免疫所致；②儿童无明显临床症状，表示受过结核感染；③**3岁以下，尤其是1岁以下小儿，阳性反应多表示体内有新的结核病灶，年龄愈小，活动性结核可能性愈大**；④小儿结核菌素试验强阳性反应者，示体内有活动性结核病；⑤在2年以内由阴性转为阳性反应，或反应强度从原来<10mm增至>10mm，且增加的幅度>6mm，表示新近有感染。

该患儿PPD试验阳性结合临床表现考虑最可能的情况为新近结核感染。

2014年儿科学真题汇总答案解析

1.【答案】A

【解析】急性肾小球肾炎的典型临床表现包括：血尿、蛋白尿、水肿、高血压；少数患儿在疾病早期（1~2周内）可出现下列严重症状：①严重循环充血：常发生在起病1周内，可出现呼吸困难、端坐呼吸、颈静脉怒张、频咳、吐粉红色泡沫痰、两肺满布湿啰音、心脏扩大，甚至出现奔马律、肝大而硬、水肿加剧。②高血压脑病：常发生在疾病早期，血压突然上升之后，血压往往在150~160/100~110mmHg以上。年长儿会主诉剧烈头痛、呕吐、复视或一过性失明，严重者突然出现惊厥、昏迷。③急性肾功能不全：常发生于疾病初期，出现尿少、尿闭等症状，引起暂时性氮质血症、电解质紊乱和代谢性酸中毒。

2.【答案】A

【解析】Apgar评分是一种简易的临床评价刚出生婴儿窒息程度的方法。通过对呼吸、心率、皮肤颜色、肌张力、对刺激的反应等五项指标评分，以区别新生婴儿窒息程度。

3.【答案】B

【解析】根据2007年12月卫生部印发《扩大国家免疫规划实施方案》，将甲肝疫苗、流脑疫苗、麻腮风疫苗纳入国家免疫规划，对适龄儿童进行常规接种。

4.【答案】D

5.【答案】D

【解析】生长发育所需为小儿所特有的能量需求，生长发育所需能量与儿童生长的速度成正比。每增加1g体重约需能量5kcal（20.92kJ），婴儿期占总能量的25%~30%。

6.【答案】E

【解析】佝偻病所致骨骼变化见下表。

部位	骨骼改变	出现时间
头颅	颅骨软化（触之乒乓球感）	3~6个月
	方型，鞍型，十字颅	7~8个月
	前囟闭迟	1岁半后仍不闭合
	乳牙萌出延迟	>12个月仍未出牙
胸部	鸡胸/漏斗胸	1岁左右
	串珠肋	6~7个月
	肋膈沟	1岁左右
脊柱	后突或侧弯	6个月后学坐后
四肢	手镯、脚镯征	6个月以后
	“O”或“X”形腿	1岁左右开始行走负重后

7.【答案】D

【解析】母乳营养丰富，易于消化吸收，蛋白质、脂肪和糖的比例适当。①蛋白质总量虽较少，但其中白蛋白多而酪蛋白少，故在胃内形成凝块小，易被消化吸收；②含不饱和脂肪酸的脂肪较多，供给丰富的必需脂肪酸，脂肪颗粒小，又含较多解脂酶，有利于消化吸收；③乳糖量多，可促进肠道乳酸杆菌生长；④含微量元素，如锌、铜、碘较多，铁含量虽与牛乳相同，但其吸收率却高于牛乳5倍，故母乳喂养者贫血发生率低；⑤钙磷比例适宜（2:1），易于吸收，较少发生佝偻病；⑥含较多的消化酶，如淀粉酶、乳脂酶等，有助于消化。

8.【答案】A

【解析】一般麻疹患者隔离至出疹后5天，合并肺炎者延长至10天。接触麻疹易感者检疫观察3周。

9.【答案】B

【解析】头围指经眉弓的上方、枕骨结节绕头一周的长度。出生时头围相对大，平均为33～34cm，第1年前3个月增长等于后9个月的增长（6cm），因此1岁时头围约46cm，到2岁约为48cm，2～15岁头围仅增加6～7cm，头围的测量在2岁以内最有价值。

10.【答案】E

【解析】该患儿眼睑水肿、低蛋白血症（＜20g/L）、蛋白尿、高脂血症（血浆总胆固醇＞5.7mmol/L），符合肾病综合征，应首选糖皮质激素治疗。

11.【答案】A

扫描二维码查看本题考点更多讲解微视频——21－2 肺炎的鉴别。

12.【答案】C

【解析】小儿大运动：2个月抬头，4个月能握持玩具，5个月扶腋可站直，6个月独坐，7个月翻身，8个月坐稳并会爬，9个月独站，1岁会走，2岁会双脚跳，记忆口诀：**“二抬四翻六会坐，七滚八爬周岁走，跳两下。”**

13.【答案】D

【解析】该患儿11个月，生后混合喂养，未添加辅食，皮肤黏膜苍白，考虑贫血，结合实验室检查：Hb 85g/L，RBC 3.5×10^{12}/L，平均红细胞容积68fl，血清铁蛋白降低，进一步证实缺铁，小细胞性贫血，故该患儿为缺铁性贫血。

14.【答案】C

【解析】6个月男婴，咳嗽，发热，T 38.5℃，脉搏加快，双肺喘鸣音为主，可闻及少量细湿啰音，表明肺部存在感染，而该患儿热病容，喘憋、烦躁不安，可见三凹征，考虑该患儿的肺炎类型为呼吸道合胞病毒肺炎。

【解题思路】呼吸道合胞病毒肺炎：由呼吸道合胞病毒（RSV）所致。多见于婴幼儿，尤多见于1岁以内儿童，发病季节随地理区域而异。小婴儿，喘憋明显，鼻翕三凹征明显，双肺满布哮鸣音，X线表现为两肺可见小点片状、斑片状阴影，部分患儿有不同程度的肺气肿表现，外周血白细胞总数大多正常，是呼吸道合胞病毒肺炎特点。

15.【答案】C

【解析】1天女婴，**出生1分钟Apgar评价3分，即围生期存在窒息史**，随即出现神经系统症状：嗜睡，四肢肌张力差，拥抱反射消失，此外还伴有面色微绀，前囟饱满，心音低钝，综合考虑最可能的诊断为新生儿缺氧性脑病。

16.【答案】C

【解析】2岁男孩，偏食，有异食癖，挑食，口腔炎，考虑缺铁，实验室检查可见血红蛋白降低，为小细胞多见，故综合考虑为缺铁性贫血。

17.【答案】A

【解析】3岁女孩，生长发育迟缓伴有智力低下，表情呆板，毛发稀少，皮肤粗糙，塌鼻梁，舌体宽厚，心音略低钝，腹胀，有脐疝，考虑先天性甲状腺功能减低症。本病需要与21－三体综合征相鉴别，如下表所示。

		21－三体综合征	先天性甲状腺功能减低症
特殊面容	头颈	头小而圆，颈短而宽	头大，颈短
	眼	眼距宽，眼裂小，两眼外侧上斜，眼球震颤	眼距宽，眼睑浮肿，面部黏液性水肿
	鼻梁	低平	扁平
	唇舌	硬腭短小，张口伸舌，流涎	唇厚，舌肥大、常伸出口外
智能		落后，随年龄增长日益明显	低下
体能		发育迟缓，身材矮小	发育迟缓，身材矮小
四肢		张力低下，通贯纹，小指内弯，第二指骨常发育不良或缺如	四肢短小，躯干长
皮肤		细嫩	粗糙
特殊检查		染色体47，XX（或XY）+21	TSH明显增高，T_4降低

18.【答案】E

【解析】8个月男婴，面色晦暗，高热，烦躁、双目凝视，表明该患儿存在感染中毒症状，前囟饱满，呕吐表明存在颅内压增高；脑膜刺激征阳性表现：抽搐，颈抵抗，Babinski 征（+），考虑为化脓性脑膜炎，首选脑脊液检查方可明确诊断。

19.【答案】A

20.【答案】C

21.【答案】D

【解析】小儿脱水分度见下表。

	轻度	中度	重度
精神状态	基本正常	烦躁或萎靡	昏睡或昏迷
失水占体重百分比	5%以下	5%～10%	10%以上
眼窝及前囟	略凹陷	明显凹陷	深陷
皮肤及黏膜	皮肤弹性稍差	皮肤弹性差	皮肤弹性极差
尿量	略减少	明显减少	少尿或无尿
眼泪	哭时有泪	哭时泪少	哭时无泪
周围循环衰竭	无	不明显	明显

本题中 10 个月女婴，腹泻、呕吐 5 天，尿量减少，大便 10 余次/日，呈蛋花汤样，符合轮状病毒性肠炎诊断；体重 8 kg，眼窝凹陷，皮肤弹性差，四肢尚暖，参考上表判断为中度脱水，此外该患儿水样便 5 天，10 余次/日，呕吐 2～3 次/日导致脱水，且血钠 125mmol/L（低渗性脱水时血清钠低于 130mmol/L；等渗性脱水时血清钠在 130～150mmol/L；高渗性、脱水时血清钠大于 150mmol/L），故同时为低渗性脱水。

第一天 补液情况参见下表。

第一天补液方案总结

<table>
<tr><th rowspan="2">脱水程度</th><th colspan="2">累计损失量</th><th colspan="2">继续损失量</th><th colspan="2">生理需要量</th><th rowspan="2">总量（ml/kg）</th></tr>
<tr><th>液体量（ml/kg）</th><th>补液成分</th><th>液体量（ml/kg）</th><th>补液成分</th><th>液体量（ml/kg）</th><th>补液成分</th></tr>
<tr><td>轻度</td><td>50</td><td rowspan="3">根据脱水性质，低渗用2/3 张，等渗用1/2 张，高渗用1/3 张</td><td rowspan="3">10～40</td><td rowspan="3">1/3～1/2 张</td><td rowspan="3">60～80</td><td rowspan="3">1/5 张</td><td>90～120</td></tr>
<tr><td>中度</td><td>50～100</td><td>120～150</td></tr>
<tr><td>重度</td><td>100～120</td><td>150～180</td></tr>
<tr><td></td><td colspan="2">8～12 小时内输完［8～10ml/（kg·h）］</td><td colspan="4">12～16 小时内输完［5ml/（kg·h）］</td><td></td></tr>
</table>

【解题思路】这类题目为儿科补液中的经典题目，历年真题都是屡见不鲜。建议考生无论是在判断脱水的性质上还是补液的定性、定量、注意事项上都丝毫不可马虎。

22.【答案】A

23.【答案】D

【解析】新生儿期筛查采用 Guthrie 细菌生长抑制试验可以半定量测定新生儿血液苯丙氨酸浓度。较大婴儿和儿童的初筛：尿三氯化铁试验和 2，4－二硝基苯肼试验。尿蝶呤分析为应用高压液相层析测定尿液中新蝶呤和生物蝶呤的含量，可鉴别三种非典型 PKU。T_3、T_4、TSH 测定为确诊甲低的检测，染色体核型分析为 21－三体综合征的确诊检测。

24.【答案】D

25.【答案】A

26.【答案】B

【解析】几种先天性心脏病比较见下表。

		房间隔缺损	室间隔缺损	动脉导管未闭	法洛四联症
分类		左向右分流			右向左分流
症状		发育落后、乏力、活动后心悸气短、咳嗽，可青紫	同房缺	同房缺	发育落后、乏力、青紫、蹲踞
心脏体征	杂音部位	2、3 肋间	3、4 肋间	2 肋间	2～4 肋间
	杂音性质	收缩期吹风样杂音	粗糙全收缩期杂音	连续机械样杂音	喷射样收缩期杂音
	P_2	亢进，固定分裂	亢进	亢进	减低
	震颤	无	有	无	可有
X线	房室增大	右房右室大	左右室大左房可大	左房左室大	右室大靴型心
	肺动脉段	凸出	凸出	凸出	凹陷
	肺野	充血	充血	充血	清晰
	肺门舞蹈	有	有	有	无

27. 【答案】A

【解析】肾炎性肾病的特点：除具备单纯性肾病的临床表现，如：大量蛋白尿、低白蛋白血症、高脂血症、水肿四大特点，以大量蛋白尿和低白蛋白血症为必要条件外，还具备以下四项之一或多项表现者：①尿红细胞 >10 个/HP（两周内 3 次离心尿检查）；②反复或持续高血压，除外糖皮质激素所致，学龄儿童 >17.3/12.0kPa，学龄前儿童 >16.0/10.7kPa；③氮质血症尿素氮 >10.7mmol/L，排除血容量不足所致；④持续低补体血症。

2013 年儿科学真题汇总答案解析

1. 【答案】A

【解析】佝偻病激期（活动期）除初期症状外，**主要表现为骨骼改变和运动机能发育迟缓。6 月龄以内：颅骨软化；7 月龄至 1 岁：方头，手、足镯；1 岁左右：胸廓畸形、下肢畸形。本题易误选 C（枕秃）。**初期（早期）**多见于 6 个月以内**，特别是 3 个月之内的婴儿，主要表现为神经兴奋性增高：易激惹、烦躁、睡眠不安、夜惊、多汗（与季节无关），因烦躁及头部多汗致婴儿常摇头擦枕，**出现枕秃**。此期常无明显骨骼改变。

2. 【答案】B

【解析】脑膜炎奈瑟菌是导致脑膜炎的病原菌。C、D、E 项是导致小儿肺炎常见的病原菌。

3. 【答案】A

【解析】头围的增长反映颅骨与脑的发育，胎儿期脑发育居全身各系统的领先地位，**出生时头围相对大，平均为 33～34cm**，第 1 年前 3 个月增长等于后 9 个月的增长（约 6cm），因此答案选 A。**1 岁时头围约 46cm，到 2 岁约为 48cm**，2～15 岁头围仅增加 6～7cm，头围的测量在 2 岁以内最有价值。

4. 【答案】C

【解析】新生儿呼吸窘迫综合征（RDS）又称新生儿肺透明膜病，患儿肺内形成透明膜为其主要病变。机制为Ⅱ型肺泡上皮细胞分泌的肺表面活性物质（有 SPA、SPB、SPC 等）分泌不足所致肺不张而导致。表面活性物质具有降低肺表面张力、保持呼气时肺泡张开的作用。肺表面活性物质缺乏时，肺泡表面张力增加，肺泡半径缩小，吸气时必须增加压力，因而造成呼吸困难。本题难度较大。

5. 【答案】E

【解析】法洛四联症由以下 4 种畸形组成：①肺动脉狭窄；②室间隔缺损；③主动脉骑跨；④右心室肥大。以上四种畸形中以肺动脉狭窄最重要，是决定患儿病生理改变及临床严重程度的主要因素。本题选项中无肺动脉狭窄，故选主动脉骑跨。理由是主动脉骑跨时，左心室和右心室血流同时从骑跨的主动脉（右向左分流）进入肺动脉，因而出现青紫。

6. 【答案】C

【解析】房间隔缺损时由于右心室增大，大量的血流通过正常**肺动脉瓣时（形成相对狭窄）在左第 2 肋间近胸骨旁可闻及 2～3 级喷射性收缩期杂音**，呈喷射性，多较柔和，一般不伴有震颤。本题易误选B。血流通过房间隔缺损部位时，虽然属于异常通道，但不会出现杂音，其原因是该通道为类似于“门帘”结构，并非直接的一个穿孔，故不会形成湍流而产生杂音。

7. 【答案】B

【解析】小儿肾脏生理功能包括肾小球滤过功能、肾小管的重吸收和排泄功能、浓缩和稀释功能、酸碱平衡功能、内分泌功能，产生肾素、前列腺素、促红细胞生成素、1，25－$(OH)_2D_3$、激肽释放酶、利钠激素等。抗利尿激素产生为内分泌系统功能。

8. 【答案】C

【解析】Rh溶血病症状较ABO溶血病者严重。**一般在生后24小时内出现黄疸，ABO溶血多在第2～3天出现黄疸**。肝脾大多见于Rh溶血病，是因为髓外造血代偿性增生所致，ABO溶血病肝脾大较少、较轻。**A、D、E选项与溶血无关**。

9. 【答案】C

【解析】新生儿时脊柱仅轻微后凸，3个月抬头时形成颈椎前凸，形成脊柱的**第一个弯曲**；6个月会坐形成胸椎后凸，形成脊柱的**第二个弯曲**；1岁会走，形成腰椎前凸，为脊柱的**第三个弯曲**。

10. 【答案】C

【解析】2～12岁小儿身高计算公式为年龄（岁）×7＋75。

11. 【答案】E

【解析】速记口诀：乙肝016、脊灰345、百白破345，麻疹是8月。

12. 【答案】C

【解析】小儿有可疑不洁饮食史，突发高热、惊厥，血压下降，符合中毒性细菌性痢疾的诊断。热性惊厥、化脓性脑膜炎、病毒性脑炎、流行性脑脊髓膜炎均无血压下降表现，故不选。

13. 【答案】A

【解析】腹部皮下脂肪0.3cm，符合中度营养不良（0.4cm以下）；双眼角膜外侧可见结膜干燥斑为伴维生素A缺乏的表现。维生素C缺乏表现为易出血症状，如牙龈出血。

14. 【答案】B

【解析】先天性巨结肠表现为**胎便排出延迟、顽固性便秘和腹胀**。**多为**生后24～48小时内多无胎便或少量胎便，可于生后2～3天出现低位肠梗阻症状。同时，还可出现呕吐、营养不良、发育迟缓等。本例患儿符合。先天性甲状腺功能减低症虽然也有便秘、迟钝、皮肤中度黄染、心音低钝、腹胀、脐疝等症状，但不会出现胎便延迟的表现；并有典型的面貌特征，故本例不选。

15. 【答案】C

【解析】等渗性脱水时血清钠在130～150mmol/L，根据患儿症状及血钠化验可诊断为中度等渗性脱水。低渗性脱水时血清钠低于130mmol/L；高渗性脱水时血清钠大于150mmol/L。尿量减少，哭时少泪，符合中度脱水。提醒注意：血钠水平成人和小儿有差异，成人等渗性脱水时，血清钠在135～145mmol/L。

16. 【答案】B

【解析】高热4天后出现面部、躯干红色皮疹，疹间皮肤正常，符合麻疹的诊断。风疹为发热后半天至1天出疹。发热、惊厥、脑膜刺激征，符合脑炎的诊断。热性惊厥无脑膜刺激征表现，故答案不选A。

17. 【答案】D

18. 【答案】E

【解析】根据Apgar评分表，Apgar评分是一种简易的临床评价刚出生婴儿窒息程度的方法。通过对呼吸、心率、皮肤颜色、肌张力、对刺激的反应等五项指标评分，以区别新生婴儿窒息程度。五项指标每项2分，共10分，8～10分为正常，4～7分为轻度窒息，0～3分为重度窒息。本例患儿，出生时身体红，四肢青紫，1分；呼吸24次/分，不规则，1分；心率90次/分，1分；四肢能活动，2分；弹足底有皱眉反应，1分，共计6分，符合新生儿轻度窒息。不选A的理由：缺氧缺血性脑病往往是窒息后不久出现的神经系统症状和体征，主要为意识、肌张力及新生儿反射的改变，可伴有前囟隆起，呼吸不规则，心率增快或减慢，瞳孔扩大或缩小，或有惊厥。

19. 【答案】C

【解析】本例患儿2周前有感染史，晨起眼睑水肿，尿少，血压升高，符合急性肾小球肾炎的诊断。本例患儿，肾炎出现明显水肿、少尿合并肝脏肿大（7岁以上小儿应不能触及肝脏，本例患儿肝肋下1.5cm，轻压痛，考虑心力衰竭的诊断）、压痛（＋），符合体循环瘀血（循环充血），目前最主要治疗应纠正水钠潴留，恢复正常血容量，使用利尿剂可迅速达到治疗目的。

BP 140/90mmHg，不符合高血压脑病，故不需要使用降压药物卡托普利。只有经休息、控制水盐摄入、利尿而血压仍高者才应给予降压药。急性肾小球肾炎一般不使用激素和强心药物。

【解题思路】本题对于助理考生而言，难度较大。因为诸多考生认为，本例患儿目前最主要的问题是要控制水肿，那是因为还没有掌握小儿急性心力衰竭的诊断标准。

（1）具备以下4点即考虑诊断心力衰竭。

①呼吸急促：呼吸次数婴儿>60次/分；幼儿>50次/分；儿童>40次/分。

②心动过速：心率婴儿>160次/分；幼儿>140次/分；儿童>120次/分。

③心脏扩大（查体、X线或超声心动图证实）。

④烦躁、哺喂困难、体重增加、尿少、水肿、多汗、青紫、呛咳、阵发性呼吸困难（2项以上）。

（2）具备以上4项加以下1项，或以上2项加以下2项，即可确诊心力衰竭。

①肝脏肿大：婴幼儿肋下≥3cm，儿童≥1cm，进行性肝大或触痛者更有意义。

②肺水肿。

③奔马律。

（3）严重心力衰竭者可出现周围循环衰竭。

20.【答案】C

【解析】面色苍白、Hb 85g/L提示贫血；MCV<90fl，提示缺铁性贫血。

21.【答案】D

【解析】缺铁性贫血，铁代谢指标测定可明确诊断，无须行有创的骨髓检查。巨幼贫最有价值的检查是骨髓检查。

22.【答案】D

【解析】缺铁贫的治疗首选补铁，即补充琥珀酸亚铁。为促进吸收，可补充维生素C。

23.【答案】D

24.【答案】A

2012年儿科学真题汇总答案解析

1.【答案】D

【解析】有50%~60%足月儿和80%以上的早产儿可出现生理性黄疸。生理性和病理性黄疸鉴别如下。

生理性黄疸	病理性黄疸
由于新生儿胆红素代谢特点，有50%~60%足月儿和80%以上的早产儿可出现生理性黄疸，其特点为： （1）一般情况良好；（2）足月儿生后2~3天出现黄疸，4~5天达峰，5~7天内消退，不超过2周；早产儿多于生后3~5天出现，5~7天达高峰，7~9天消退，最长可延迟至3~4周消退； （3）每日血清胆红素升高<85μmol/L（5mg/dl）或每小时<0.85μmol/L（0.5mg/dl）； 但需注意有些胎龄较小的早产儿即使胆红素<170μmol/L（10mg/dl）时也可能发生胆红素脑病。	下列任一情况均应考虑为病理性黄疸： （1）出生24小时内出现黄疸； （2）黄疸持续过久（足月儿>2周，早产儿>4周）； （3）血清胆红素足月儿>205μmol/l（12mg/dl），早产儿>257μmol/l（15mg/dl），或每日升高超过85μmol/l（5mg/dl）或每小时>0.85μmol/L（0.5mg/dl）； （4）黄疸退而复现； （5）血清结合胆红素>34μmol/L（2mg/dl）

2.【答案】B

【解析】本例患儿水肿、血尿、蛋白尿、高血，考虑肾炎或肾综，血浆白蛋白小于30g/L，是诊断肾病综合征的必备条件，故不诊断为急性肾小球肾炎（C）。而区分单纯性肾病和肾炎性肾病，有四个条件：反复高血压、RBC大于10个/HP、C3补体降低、肾功能不全，符合一项即为肾炎性肾病。本例患者符合前两项（高血压和红细胞大于10个/HP），故答案选B。A和E选项明显不符。

3.【答案】C

【解析】中毒性细菌性痢疾起病急骤，突发高热、病情严重，迅速恶化并出现惊厥、昏迷和休克。多见于2~7岁儿童，临床上按主要表现分为三型：①休克型（皮肤内脏微循环障碍）：主要表现为感染性休克，面色苍白，皮肤发花、发绀，四肢发凉，心音低弱，血压下降，心动过速，重者有吐咖啡样物或其他出血现象；②脑型（脑微循环障碍）：即呼吸衰竭型。表现为血压偏高，反复呕吐，剧烈头痛，病理反射亢进，继之呼吸节律不齐、深浅不匀、暂停、双吸气、叹息样呼吸、下颌运动等，瞳孔忽大忽小、两侧大小不等、对光反应迟钝或消失；③肺型（肺微循环障碍）：又称呼吸窘迫综合征，病死率高。本例患儿出现血压下降、四肢发凉等休克征象，属于休克型。热性惊厥无血压降低表现；急性风湿热无血压降低和惊厥表现。结核性脑膜炎无高热表现；流行性脑脊髓膜炎好发于冬春季节，故均不选。

【特别提示】本题如果说："结核性脑膜炎和流行性脑脊髓膜炎有脑膜刺激征表现"是大错特错的逻辑错误。

4.【答案】C

【解析】化脓性脑膜炎最常见的并发症为硬脑膜下积液，其特点是：（1）长期发热，在**治疗中体温不退或热退数日后又复升**；（2）病程中出现进行性前囟饱满，颅缝分离，头围增大；（3）症状好转后又出现惊厥、呕吐、意识障碍。本例患者符合。其他B、D、E项也都是化脑的并发症。脑积水炎症特点为患儿出现烦躁不安，嗜睡，呕吐，惊厥发作，头颅进行性增大，骨缝分离，前囟扩大饱满、头颅破壶音和头皮静脉扩张。脑室管膜炎特点为频繁惊厥，甚至呼吸衰竭。脑性低钠血症说明患者发生抗利尿激素异常，特点为惊厥和意识障碍加重，或直接因低钠血症引起惊厥发作。

5.【答案】D

【解析】根据此症状可诊断患儿是苯丙酮尿症，将三氯化铁滴入尿液，如立即出现绿色反应，则为阳性，表明尿中苯丙氨酸浓度增高。其他选项均与本病诊断无关。

6.【答案】B

【解析】麻疹以发热、上呼吸道炎症、麻疹黏膜斑（Koplik斑）及全身斑丘疹、**疹退后糠麸样脱屑并留有棕褐色色素沉着**为特征。本例发热后出现皮疹，皮疹消退，体温恢复正常，符合麻疹特点。

7.【答案】A

【解析】白蛋白小于30g/L考虑肾病综合征；C_3正常排除B、C，膜性肾病多见于中老年人；IgA肾病有反复的血尿；微小病变蛋白漏出多，血肌酐正常，符合微小病变型。

8.【答案】C

【解析】小儿腹泻出现蛋花汤样，无腥臭味，即可诊断为轮状病毒肠炎，其他选项均不同。假膜性小肠结肠炎患儿出现假膜样大便；真菌性肠炎为泡沫增多，豆腐渣样大便；大肠杆菌性肠炎为蛋花样稀便伴较多黏液，有发**霉臭味**；空肠弯曲菌肠炎为黏液便或脓血便，有腥臭味。

【答案】9. C　10. B

【解析】本题为历年常考知识点。3个月内小儿缺钙表现为凸枕；3～6个月儿童患佝偻病表现为颅骨软化；7～8个月儿童患佝偻病表现为方颅；1岁小儿患佝偻病表现为X形腿和O形腿、鸡胸等骨骼改变。

【答案】11. C　12. B　13. A

【解析】（1）患儿低热伴咳嗽，面色差，营养不良状，考虑原发性肺结核。肺部无啰音排除肺炎，故其他选项均不符合。（2）行胸部X线检查为最基本的检查，也是诊断小儿肺结核的重要方法之一。最好是同时做正、侧位胸片检查，可发现肿大淋巴结或靠近肺门部位的原发性病灶。A选项为针对肺炎的检查。麻疹抗体是针对麻疹的检查。血培养和淋巴结穿刺无必要。（3）无症状或症状不多的原发型肺结核治疗目的：①杀灭病灶中结核菌；②防止血行播散。药物选择以异烟肼（INH）为主配合利福平（RFP）或乙胺丁醇（EMB），一般疗程9～12个月。其他选项均针对肺炎的抗感染和抗病毒治疗。结核患者不能使用激素。

第二十篇 传染病学与性传播疾病

2017 年传染病学与性传播疾病真题汇总答案解析

1. 【答案】E

【解析】淋病奈瑟菌主要引起泌尿生殖系统化脓性感染。

2. 【答案】A

【解析】疟疾传染源是疟疾患者和带疟原虫者；传播媒介为雌性按蚊，经叮咬人体传播；人对疟疾普遍易感。

3. 【答案】E

【解析】**最后冲刺课原题，流脑 = 发热 + 惊厥 + 瘀点瘀斑。**

4. 【答案】A

扫描二维码查看本题考点更多讲解微视频——22 - 1 慢性重型乙型肝炎。

5. 【答案】B

【解析】各类脑炎、脑膜炎的共同特点为发热、惊厥、脑膜刺激征。皮肤出现瘀点、瘀斑为流行性脑脊髓膜炎的特有体征，故答案选 B。

6. 【答案】E

【解析】患者有明显的“三红”症状：**面部及前胸部明显充血，双腋下可见细小的出血点；实验室检查，尿蛋白（+++），最可能的诊断是肾综合征出血热，并且肾综合征出血热患者可有黄疸、肝脾肿大和肝功能异常，故选 E。虽患者有黄疸症状**，但是急性黄疸型肝炎不会出现肾损害和出血征象，因此不选 B。

7. 【答案】B

扫描二维码查看本题考点更多讲解微视频——22 - 4 急性细菌性痢疾。

8. 【答案】C

【解析】此题属于在考题中比较简单的一道题，题目中给出了“镜下有运动活跃的苍白密螺旋体”，其他表现不用看也是梅毒无疑。

生殖道尖锐湿疣主要与低危型人乳头瘤病毒 6、11 感染有关，病灶特征为“菜花”“桑葚”或“鸡冠状”等。

淋病病原体为淋病奈瑟菌，特征表现为**有脓性分泌物**流出。

单纯疱疹病毒Ⅰ型、Ⅱ型均可致人类感染，Ⅱ型主要引起生殖器。

9. 【答案】A

【解析】传染病中考查的可以母婴传播的有：梅毒——苍白密螺旋体；乙肝；肾综合征出血热——汉坦病毒；艾滋病——HIV；沙眼衣原体；巨细胞病毒。孕早期感染巨细胞病毒易导致胎儿先天性感染。沙眼衣原体主要是经产道感染。

2016 年传染病学与性传播疾病真题汇总答案解析

1. 【答案】A

【解析】传染病有流行性：传染病散发系指其发病

率为该地区的一般水平。如其发病率显著高于一般水平，则称为流行；如流行范围超过国界或洲界称为大流行。如多数病例的发病时间高度集中于一个短时间之内，则为暴发流行。不包括短期波动。

2.【答案】B

扫描二维码查看本题考点更多讲解微视频——22－2 肾综合征出血热。

3.【答案】A

【解析】此题2013年考查过，属于重复考点。淋病是世界上，也是我国发病率最高的性传播疾病。尖锐湿疣近年居性病第2位，仅次于淋病。

4.【答案】E

【解析】肝炎的传播途径是考查的重点，乙型肝炎主要通过血液和血制品传播、接触（日常生活密切接触和性接触）传播和母婴传播。在我国，人群中HBsAg阳性的HBV携带者中30%以上是由母婴传播，因此防止母婴传播显得特别重要。

5.【答案】E

【解析】潜伏性感染是某些病原体感染人体后，由于机体的免疫功能不足以清除病原体，而将**其局限化**，但不引起显性感染，病原体长期潜伏于机体内，**一旦人体免疫功能下降，才引起显性感染**，如疟疾等。而且，潜伏性感染一般不排除病原体，此与病原携带状态不同，也可以排除A选项。

6.【答案】D

【解析】患者10年前有HBsAg阳性史，此次肝炎加重出现明显乏力、消化道症状、腹水，黄疸迅速加深，TBil 432μmol/L，大于正常上限的10倍，且有明显的出血倾向，这些都是慢性重型肝炎的表现。而C选项不正确，因为急性黄疸型肝炎虽然也有明显的黄疸和消化道症状，但是还不会出现腹水和出血倾向。凝血酶原活动度32%，排除B选项。

2015年传染病学与性传播疾病真题汇总答案解析

1.【答案】C

【解析】淋病治疗应尽早、彻底，遵循及时、足量、规范用药原则。首选第三代头孢菌素。

2.【答案】D

【解析】肾病综合征潜伏期平均7～21日。典型患者有三大主症（发热、出血和肾脏损害）及五期（发热期→低血压休克期→少尿期→多尿期→恢复期）经过。轻型患者五期经过不明显，且有越期现象；重症患者的发热期、低血压休克期及少尿期三期间常有重叠现象。在多尿期若未能及时补充水和电解质，或因继发感染、出血等，可再次发生休克和急性肾衰竭。但不包括肾衰期。

3.【答案】A

【解析】喹诺酮类药物抗菌谱广，可作为首选药物，其中首选环丙沙星。儿童、孕妇及哺乳期妇女如非必要，不宜使用。

4.【答案】C

【解析】乙型肝炎病毒阳性指标见下表。

HBsAg	HBeAg	抗－HBs	抗－HBe	抗－HBc	结果
+	－	－	－	－	感染，结合临床判断
+	+	－	－	－	急慢性肝炎或无症状携带
+	+	－	－	+	急慢性肝炎或无症状携带
－	－	+	+	+	乙肝恢复
－	－	+	+	－	乙肝恢复
－	－	－	－	+	感染过HBV
－	－	+	－	－	接种过疫苗

大三阳：HBsAg、HBeAg、抗－HBc；

小三阳：HBsAg、抗－HBe、抗－HBc；

抗－HBs阳性：表示恢复或痊愈；

HBeAg阳性：体内HBV复制，如转阴表示病毒停止复制；

抗－HBe阳性：表示机体已获得一定免疫力；

抗－HBc IgM阳性：仍有病毒复制。

5.【答案】D

【解析】患者有艾滋病高发区生活史，腹泻伴消瘦2个月，淋巴结肿大，高度怀疑艾滋病，应做抗－HIV检查。

6.【答案】D

扫描二维码查看本题考点更多讲解微视频——22－9 流行性脑脊髓膜炎。

7.【答案】B

【解析】“1 元钱硬币”大小，即硬下疳，“不洁性交史”表明有传播途径，最可能的是梅毒。淋病是分泌物增多；尖锐湿疣是菜花、鸡冠状等。

8.【答案】D

【解析】“经常进食街边小摊食物”表明传播途径是粪－口传播，则最可能的是甲型或者戊型。患者 14 岁，儿童感染 HEV 后，多表现为隐性感染。推测最可能的是甲型。

9.【答案】A

10.【答案】D

【解析】B、C、E 三项都是保护易感人群。

2014 年传染病学与性传播疾病真题汇总答案解析

1.【答案】B

【解析】传染病感染过程的五种表现包括：（1）潜伏性感染，一般不排出病原体，因此与病原携带状态不同；（2）隐性感染，是最常见的类型；（3）显性感染，又称临床型感染，五种过程中发生率最低；（4）病原携带者，由于携带者持续排出病原体无明显临床症状，而不引起人们注意，成为许多传染病的重要传染源。（5）病原体被清除。

2.【答案】A

【解题思路】肝炎的病原学鉴别诊断，如无病原学检查是比较难的。因为其临床症状是相同的。判断多依据流行病学，如传播途径、人群易感性等，必要时结合以下两点：

（1）起病急，相关表现，如过去无肝炎病史者，应首先考虑为甲型或戊型肝炎的诊断。

甲型肝炎的发病集中于幼儿，而儿童感染 HEV 后，多表现为隐性感染。成人则多表现为显性感染。

（2）而起病较慢，相关表现，排除其他原因引起的肝损害，病程在6个月以内者，临床可拟诊为急性乙型或丙型肝炎。

3.【答案】A

【解析】患者“持续高热”“鞭击样出血点”“尿蛋白（＋＋）”高度提示肾综合征出血热，并有肝脏损害。切不可因为有黄疸表现而诊为肝炎。

【解题思路】在传染病学考查的几种传染病中，最好鉴别的就是肾综合征出血热：发热、中毒症状、充血、出血和肾脏损害；实验室检查包括血液浓缩、异型淋巴细胞出现，尿蛋白大量出现等。

4.【答案】B

【解析】早期梅毒，包括一、二期及早期潜伏梅毒，首选青霉素疗法。若青霉素过敏，应改用红霉素或多西环素。

5.【答案】D

【解析】（1）患者脐周压痛、腹泻、里急后重伴发热，白细胞总数升高，粪便大量白细胞、红细胞，最可能的诊断是急性细菌性痢疾。

（2）急性细菌性痢疾病变主要在直肠和乙状结肠，故有直肠刺激症状——里急后重和左下腹压痛。

（3）志贺菌侵入肠黏膜释放毒素，使肠道发生严重的炎症反应，导致肠黏膜炎症、坏死及溃疡。由黏液、细胞碎屑、中性粒细胞、渗出液和血液形成黏液脓血便。

6.【答案】D

【解析】患者“不洁性交史＋尿道口脓性分泌物”诊断为淋病。治疗应尽早、彻底，遵循及时、足量、规范用药原则，首选第三代头孢菌素。孕妇禁用喹诺酮类及四环素类药物。

7.【答案】A

【解析】间断发热伴寒战、大汗、有蚊虫叮咬史、脾大、贫血，信息组合，最可能推出疟疾。

钩端螺旋体（C）常有疫水接触史，多表现为钩体血症及特殊的器官损害症状。伤寒（D）发热，初期体温呈阶梯样上升，与题干不符。

2013 年传染病学与性传播疾病真题汇总答案解析

1. **【答案】** A

【解析】 淋病是世界上，也是我国发病率最高的性传播疾病。尖锐湿疣近年居性病第二位，仅次于淋病

2. **【答案】** D

【解析】 吡喹酮是目前治疗血吸虫病较为理想的药品，对血吸虫有很强的杀灭作用。预防以灭螺与查治患者、病畜为重点。

3. **【答案】** D

【解析】 患者表现为疟疾，且血涂片找到疟原虫。疟疾的治疗原则是：控制发作药物＋预防复发药物。控制发作的药物有：氯喹、青蒿素、蒿甲醚、奎宁四种，氯喹控制临床发作最常用和最有效的药物。青蒿素：对抗氯喹的恶性疟和各种疟原虫的红细胞内的裂殖体有显著的作用，屠呦呦发现并因此获奖；**预防复发的药物只有一种：伯氨喹**；此外还有预防发作的药物：乙胺嘧啶。本题为防止复发要用伯氨喹 D。

4. **【答案】** C

【解析】 “粉色小乳头状突起”——尖锐湿疣；淋病表现为尿道口滴脓；梅毒——硬下疳；外阴炎也会分泌物增多，但没有粉色小乳头状突起，因此不选 B。

5. **【答案】** B

扫描二维码查看本题考点更多讲解微视频——22－8 艾滋病诊断。

6. **【答案】** E

【解析】 患者表现为“三红”即面部及前胸部明显充血，双腋下可见细小的出血点，又有肾损害，尿蛋白（＋＋＋），最可能的是肾综合征出血热，答案选 E；患者虽有黄疸，但是急性黄疸型肝炎不会出现肾损害和出血征象，因此不选 C；患者有高热、头痛的流行性脑脊髓膜炎表现，流脑也不会出现肾损害，因此排除 A。患者消化道症状明显，易误诊为细菌性痢疾，亦可根据“三红”和肾损害而排除。

7. **【答案】** C

【解析】 患者 10 年前有 HBsAg 阳性史，此次肝炎加重出现明显乏力、消化道症状、腹水、黄疸迅速加深，TBil 432μmol/L，大于正常上限的 10 倍，且有明显的出血倾向，这些都是慢性重型肝炎的表现。而 C 选项不正确，因为急性黄疸型肝炎虽然也有明显的黄疸和消化道症状，但是还不会出现腹水和出血倾向。

8. **【答案】** A

【解析】 “阴道脓性分泌物”＋“革兰阳性双球菌”为淋病奈瑟菌感染，治疗首选头孢，孕妇禁用喹诺酮类及四环素类药物。

2012 年传染病学与性传播疾病真题汇总答案解析

1. **【答案】** B

【解析】 尖锐湿疣病变多发生在外阴性交时易受损部位，如阴唇后联合、大阴唇内侧、阴道前庭、尿道口等部位。

2. **【答案】** B

【解析】 HBsAg 是 HBV 的感染指标之一，可见于各种 HBV 现症感染者，包括潜伏期患者、急慢性乙肝患者、部分肝硬化及肝癌患者和 HBsAg 携带者。抗－HBs 是感染 HBV 后产生的唯一保护性抗体，对 HBV 具有中和作用，一般在 HBsAg 消失后隔一段时间才出现，见于乙肝恢复期、HBV 既往感染者和乙肝疫苗接种后。HBeAg 仅存在于 HBsAg 阳性者血液中，表示病毒复制活跃，且具有较强的传染性。抗－HBe 为血清转换期，即病毒由复制活跃期转为非复制期，它的出现预示着病毒复制减少或终止，传染性减弱。抗－HBc 为感染 HBV 后最早出现的抗体。

3.【答案】C

【解析】镜检有大量脓细胞、少量红细胞可临床诊断，确诊需依靠粪便细菌培养痢疾杆菌阳性。

4.【答案】A

【解析】传染病的基本特征包括：病原体，传染性，流行病学特征和感染后免疫。其中流行病学特征包括：流行性、季节性、地方性和外来性。

5.【答案】A

【解析】尖锐湿疣（E）是粉色或白色小乳头状疣，柔软，有细的指样突起，病灶增大后互相融合，呈鸡冠状、菜花状或桑葚状。

而淋病（A）则是分泌物增多，表现为挤压尿道旁腺有脓性分泌物流出。

如有硬肿、一角钱硬币样肿等则为梅毒（D），即硬下疳，是梅毒的特征。

6.【答案】C

【解析】流行性出血热的临床表现：发热中毒症状、充血、出血和肾脏损害；实验室检查尿蛋白（+++）等。结合病史（农民，1月10日入院）和检查考虑流行性出血热可能性大。患者目前存在低血压休克，因广泛的渗出出血导致有效循环血量不足，所以如果提问治疗原则应注意是以扩容为主。

临床需要鉴别诊断流行性感冒（B项）：感冒多有受凉史或当地流感流行史，呼吸道症状较突出，且全身疾病随热退而明显好转，除咽红外，其他阳性体征少有。

钩端螺旋体病（A）多发于夏秋季节，有疫水接触史，高热、乏力显著，同时伴有腓肠肌压痛和全身淋巴结肿大，异型淋巴细胞少见。

斑疹伤寒（E）多发于卫生条件不良者，以发热伴头痛最为突出，自然热程多长于2周，可有一过性低血压，但无渗出体征。多于发病第5日出皮疹，可有出血疹，伴较多充血疹，皮疹数量较多。肾损轻，仅有一过性蛋白尿，夏秋季节发病应仔细鉴别。

7.【答案】C

【答案】急性黄疸型肝炎患者，15日至24周内出现极度乏力，消化道症状明显，迅速出现Ⅱ度以上（按Ⅳ度划分）肝性脑病，凝血酶原活动度≤40%并排除其他原因，肝浊音界进行性缩小，黄疸急剧加深，或黄疸很浅，甚至尚未出现黄疸，为急性重型肝炎。由此可以看出重型肝炎最主要的诊断依据应选C。

第二十一篇　外科总论与其他

2017 年外科总论与其他真题汇总答案解析

1.【答案】B

【解析】限期手术指手术时间有一定限度，应在尽可能短的时间内做好术前准备，如各种恶性肿瘤根除术。择期手术指可在充分的术前准备后选择合适时机进行手术，如良性肿瘤切除术、腹股沟疝修补术。急症手术指需在最短时间内进行必要的准备，即迅速实施手术和病情十分急迫，如外伤性肠破裂、胸腹腔内大血管破裂等。

2.【答案】A

【解析】外科常见浅部组织与手的化脓性感染，除丹毒是链球菌感染外，其他以**金黄色葡萄球菌**感染多见。

3.【答案】C

4.【答案】D

【解析】通过鼻胃管输入营养液时，可因呃逆误吸而导致吸入性肺炎，这是较严重的并发症。预防措施是病人取 30°半卧位，输营养液后停输 30 分钟。

5.【答案】E

【解析】糖尿病病人对手术耐受力差，术后影响伤口愈合，易发生伤口感染。其并发症和死亡率较普通患者上升 50%。对糖尿病人的术前应仔细检查，如测血糖了解糖尿病程度，并作相应处理。①仅以饮食控制病情者，术前不需特殊准备。②口服降糖药的病人，应继续服用至手术的前一天晚上（A 错）；如果服长效降糖药应在术前 2～3 日停服。**禁食病人需静脉输注葡萄糖加胰岛素维持血糖轻度升高状态（5.6～11.2mmol/L）较为适宜**（C、D 错）。③平时用胰岛素者，术前应以葡萄糖和胰岛素维持正常糖代谢，在手术日晨停用胰岛素（B 错）。④伴有酮症酸中毒的病人，需急症手术者（E 对），应尽可能纠正酸中毒、血容量不足、电解质失衡（特别是低血钾）。对糖尿病病人术中应监测血糖，据血糖结果调整胰岛素用量，防止低血糖发生。

6.【答案】C

【解析】**高钾血症**时特别是血钾超过 7.0mmol/L 时，出现典型心电图改变，T 波高而尖、QT 间期延长，随后为 QRS 增宽、PR 间期延长。低钾血症心电图改变：早期出现 T 波降低、变宽、双相或倒置；随后出现 ST 段降低、QT 间期延长和 U 波。

7.【答案】C

【解析】大小不一的水疱，内含淡黄的澄清液体，创面红润、潮湿，为浅Ⅱ°烧伤，伤及表皮的生发层、真皮乳头层。上皮再生靠残存的表皮生发层和皮肤附件（汗腺、毛囊）的上皮增生，如不感染，1～2 周内愈合，一般不留瘢痕，多数有色素沉着。患处痛觉迟钝为深Ⅱ°烧伤。伤及皮肤的真皮层，如不感染，可融合修复，需时 3～4 周，但常有瘢痕形成。

8.【答案】D

> 扫描二维码查看本题考点更多讲解微视频——23－1 脱水程度与性质鉴别。

9.【答案】D

【解析】背部痈已经感染化脓，不能行一期缝合切口，做“+”或“++”形切口切开引流。

10.【答案】C

【解析】金黄葡萄球菌感染常年不减，是因出现多重耐药性的菌株。菌株倾向于血液播散，可在体内形成转移性脓肿。

11.【答案】A

【解析】幽门梗阻致反复呕吐，酸性胃液丢失，碱相对降低，导致碱中毒。血 K^+ 低于正常值，低钾也可导致碱中毒。**pH 7.5，排除合并酸中毒**。

12.【答案】B

13. **【答案】** C

【解析】 手术拆线时机见下表。

部位	拆线时间
头、面、颈部	4 ~ 5 日
下腹部、会阴部	6 ~ 7 日
胸部、上腹部、背部、臀部	7 ~ 9 日
四肢	10 ~ 12 日
减张缝线	14 日
切口裂开再缝合	12 ~ 14 日

14. **【答案】** D

【解析】 浓缩血小板在普通血袋的保存期为 24 小时，在血小板专用血袋的保存期为 5 天。白细胞属于短命细胞，只能保存 3 ~ 5 天。**红细胞**最长可以保存 35 天。凝血因子保存 1 ~ 3 天。

15. **【答案】** A

【解析】 因疾病、化疗或放疗致血小板减少引起的活动性出血，是输注血小板的适应证。可根据血小板计数结合临床出血症状决定是否输注血小板：血小板计数 $>50\times10^9/L$，一般不需输注；血小板计数 $<10\times10^9/L$，应尽快输注血小板以防止颅内出血；血小板计数介于 $10\times10^9/L\sim50\times10^9/L$ 之间，可考虑输注，根据临床出血情况决定。本例患者 Plt $65\times10^9/L$，故不需要输注。

16. **【答案】** B

17. **【答案】** B

【解析】 本例患者哺乳期出现发热，乳房胀痛、红肿，考虑急性乳腺炎，**主要致病菌是金黄色葡萄菌**，治疗原则是消除感染、排空乳汁。**脓肿形成前**即蜂窝织炎期**以抗生素治疗为主，脓肿形成后**主要治疗措施是及时行脓肿**放射状切开引流**。乳晕边缘弧形切口，深部或乳房后脓肿选择乳房下缘弧形切口及对口引流。脓肿切开后以手指打通各脓腔以保证充分引流，脓腔较大时于最低处做对口引流。**切开扩张的乳腺导管充分引流**的易产生乳瘘，是错误的方法。

18. **【答案】** C

【解析】（1）**M 样症状（毒蕈碱样表现）**：最早出现，主要是副交感神经末梢兴奋所致，类似毒蕈碱作用，表现为平滑肌痉挛和腺体分泌增加。临床表现先有恶心、呕吐、腹痛、多汗，尚有流泪、流涕、流涎、腹泻、尿频、大小便失禁、心跳减慢和瞳孔缩小。支气管痉挛和分泌物增加、咳嗽、气促，严重患者出现肺水肿。

（2）**N 样症状（烟碱样表现）**：由交感神经节和横纹肌运动神经兴奋性增高引起肌纤维、肌束震颤，常从小肌群开始，逐渐发展至全身，乃至全身抽搐，严重者可出现肌无力，甚至因呼吸肌麻痹而死亡；交感神经节兴奋，节后纤维释放儿茶酚胺增多，使血管收缩、血压升高、心律失常，严重者出现血压下降，甚至休克。

19. **【答案】** E

扫描二维码查看本题考点更多讲解微视频——23－2 中暑分型。

20. **【答案】** A

【答案】 乳房月经前明显胀痛，月经后可自行缓解，是乳腺囊性增生病的典型表现。乳腺纤维腺瘤常无明显自觉症状（不痛），肿块增大缓慢、质韧、边界清楚、表面光滑、易活动，肿块为圆形或分叶状，**月经周期对肿块大小影响不大**。急性乳腺炎时乳房局部红、肿、热、痛，伴发热、乏力等全身症状。乳腺癌早期：患侧无痛单发的小肿块，肿块多质硬不光滑，与周围组织界限不清，活动度差，同侧腋窝可触及淋巴结。进展期：肿块逐渐增大，分界不清，活动度小，可致局部皮肤隆起。

2016 年外科总论与其他真题汇总答案解析

1. **【答案】** B

【解析】 新鲜冰冻血浆（FFP）是全血采集后 6 小时内分离并立即置于 20 ~ 30℃保存的血浆。其中的稳定凝血因子、白蛋白和球蛋白的含量与正常人血浆相同，不稳定凝血因子（因子Ⅷ、Ⅴ等）的含量为正常人血浆的 70% 以上。输注新鲜冰冻血浆的适应证包括：①单个或多种凝血因子缺乏的补充；②大量输血伴发的凝血功能障碍；③口服抗凝剂过量引起的出血；④抗凝血酶Ⅲ缺乏；⑤血栓性血小板减少性紫癜；⑥血浆置换时作为置换液。

2.【答案】E

3.【答案】D

【解析】输血小板的禁忌证：①血栓性血小板减少性紫癜：血小板输注可促进血栓形成，使病情恶化。②肝素引起的血小板减少症：该病禁止输注血小板，因为会导致急性动脉血栓形成。

4.【答案】B

扫描二维码查看本题考点更多讲解微视频——23－3 输血适应证。

5.【答案】C

【解析】血钠155mmol/L，口渴，体重减轻，为高渗性脱水的表现。

6.【答案】B

【解析】反复上腹痛，呕吐大量宿食，可考虑幽门梗阻，幽门梗阻易出现代碱伴低钾血症。

7.【答案】E

【解析】面疖特别是鼻、上唇及周围所谓“危险三角区”的疖，病情较重、病情加剧或被挤压时，病原菌可经内眦静脉、眼静脉进入颅内海绵状静脉窦，引起化脓性海绵状静脉窦炎，出现颜面部进行性肿胀，可有寒战、高热、头痛、呕吐、昏迷等症状。唇痈容易引起颅内化脓性海绵状静脉窦炎，危险性更大。

8.【答案】C

扫描二维码查看本题考点更多讲解微视频——23－4 低渗脱水机制。

9.【答案】A

10.【答案】A

【解析】破伤风患者易发生的并发症有窒息、心力衰竭、肺部感染、骨折。昏迷不是并发症。

11.【答案】E

【解析】术前维持血糖轻度升高状态（5.6～11.2mmol/L），对机体的应激有好处，故不需应用胰岛素。

12.【答案】E

【解析】此患者为浅Ⅱ°烫伤，有大小不一的水疱，水疱无破裂，创面无污染，应抽去大水疱的水疱液，消毒包扎，小水疱则无需抽液，可自行吸收。

13.【答案】A

【解析】幽门梗阻最易并发代碱合并低钾血症。

14.【答案】D

【解析】伤口在6～8小时内，无感染，可行清创后一期缝合。而头面因血运丰富可延长缝合时间至24小时。

15.【答案】D

【解析】患者行胃癌根治术，咳嗽后腹部有淡红色液体流出，可考虑咳嗽引起腹压骤升，导致伤口裂开，引起出血。

16.【答案】D

【解析】肠内营养适应证：

（1）胃肠功能正常、但营养物质摄入不足或不能摄入者，如昏迷病人（脑外伤等）、大面积烧伤、复杂大手术后及危重病症（非胃肠道疾病）等。这类病人胃肠道功能基本正常，应尽量采用肠内营养支持。

（2）胃肠道功能不良者：例如消化道瘘、短肠综合征等。消化道瘘者所用的EN制剂以肽类为主，可减轻对消化液分泌的刺激作用。营养液最好能输至瘘口的远端肠道，或采取措施将肠外瘘的瘘口暂时封住。若EN溶液输入后使肠瘘引流大量增加，则得不偿失，应调整措施，或改用肠外营养。急性重症胰腺炎的病程很长，在病情稳定（发病3～4周）后，可经空肠造口管或鼻空肠管输入EN制剂。由于营养液不经过十二指肠，因此不会刺激胰液分泌而使病情加重。EN的应用可避免肠外营养所致的并发症，可防止肠屏障功能损害及细菌移位的发生。

（3）胃肠功能基本正常但伴其他脏器功能不良者，如糖尿病或肝肾衰竭者，原则上，只要胃肠功能基本正常，这类病人仍然属于肠内营养的适应证。肠内营养引起糖尿病人糖代谢紊乱的程度比肠外营养轻，容易控制。

17.【答案】C

【解析】肠外营养（PN）适应证：

（1）凡不能或不宜经口摄食超过5～7天的病人，都是肠外营养（PN）的适应证。

（2）营养不良者的术前应用。

（3）复杂手术后，应用PN有利于病人康复，特别是腹部大手术之后。肠道炎性疾病，如溃疡性结肠炎和Crohn病，应用PN可使肠道休息，有利于病情缓解。

④恶性肿瘤病人在营养支持后会使肿瘤细胞增殖、发展，因此需在营养支持的同时加用化疗药物。化疗期或放疗期应用PN可补充摄食之不足。

⑤消化道瘘、急性重症胰腺炎、短肠综合征、严重感染与脓毒症、大面积烧伤以及肝肾衰竭等。

18.【答案】D

【解析】乳头湿疹样乳腺癌（Paget 病）恶性程度低，进展缓慢，乳头有瘙痒、烧灼感，有脱屑，以后出现乳头和乳晕皮肤粗糙糜烂如湿疹样，进而形成溃疡，上覆黄褐色鳞屑样痂皮，部分患者乳晕下可触诊到肿块。Paget 病以单侧发病为最常见，若出现双侧病变，倾向于考虑为湿疹或接触性皮炎。

19.【答案】B

【解析】根据患者症状及体征，可诊断为急性乳腺炎，现有波动感说明已化脓，最主要的治疗措施是切开引流。

20.【答案】A

扫描二维码查看本题考点更多讲解微视频——23－5 乳腺癌分期与治疗方案选择。

21.【答案】D

扫描二维码查看本题考点更多讲解微视频——23－5 乳腺癌分期与治疗方案选择。

【解析】**本例患者为Ⅲ期乳腺癌，为明确诊断并决定新辅助化疗方法，最佳的检查方法是空心针穿刺活检，组织送病理检查**。核心针穿刺活检和麦默通旋切术，多用于术前和化疗的病理确诊，也可做免疫组织化学检测；细针穿刺细胞学检查，可用于术前定性检查。

22.【答案】D

23.【答案】C

【解析】**题中问的是首要措施，应该是终止 CO 吸入，迅速撤离现场，将患者转移到空气新鲜的地方。其余选项均为撤离现场后的处理**。注意首要措施与关键措施是不同的含义。

2015 年外科总论与其他真题汇总答案解析

1.【答案】B

【解析】不同部位同时发生几处疖或一段时间内反复发生疖，称为疖病。疖病与病人的抗感染能力较低（如有糖尿病）或皮肤不洁、擦伤相关。其他选项抗感染能力尽管也有不同程度降低，但不如糖尿病显著。

2.【答案】A

【解析】血液经过 γ 射线照射后，其中**的淋巴细胞被灭活，而其他血液成分仍保留活性**。辐照血液用于预防输血相关移植物抗宿主病（TA－GVHD）。凡是具有淋巴细胞活性的血液成分，如红细胞、血小板和粒细胞，均需要辐照。淋巴细胞已经丧失活性的血液成分，如冰冻红细胞、FFP 与冷沉淀，不必辐照。

3.【答案】B

【解析】红细胞悬液或添加剂红细胞，适应证有血容量正常的慢性贫血需要输血者，外伤、手术、内出血等急性失血需要输血者和小儿、老人及妊娠期并发贫血需要输血者。洗涤红细胞适应证为输入全血或血浆后发生**过敏反应（如荨麻疹、过敏性休克等）；高钾血症及肝肾功能障碍、自身免疫性溶血性贫血和阵发性睡眠性血红蛋白尿症患者。去除白细胞的红细胞主要适应证为：①多次妊娠或反复输血已产生白细胞抗体，引起发热反应的患者；②需长期反复输血的患者，如再障、重型地中海贫血；③准备做器官移植患者**。辐照红细胞用于预防输血相关移植物抗宿主病（TA－GVHD）。浓缩红细胞临床已经极少应用。

4.【答案】D

【解析】本题超纲。手术区皮肤消毒范围为以切口为中心 15 cm 的区域。助理考题已成为常态。

5.【答案】D

【解析】鼻、上唇及周围所谓**“危险三角区”的疖和痈**，病情较重、病情加剧或被挤压时，病原菌可经内眦静脉、眼静脉进入颅内海绵状静脉窦，引起化**脓性海绵状静脉窦炎**，出现颜面部进行性肿胀，可有寒战、高热、头痛、呕吐、昏迷等症状。

6.【答案】C

【解析】去除白细胞的红细胞主要**适应证为：①多次妊娠或反复输血已产生白细胞抗体引起发热反应的患者；②需长期反复输血的患者，如再障、重型地中海贫血**。辐照红细胞用于预防输血相关移植物抗宿主病（TA—GVHD）。浓缩红细胞临床已经极少应用。适应证有血容量正常的慢性贫血需要输血者，外伤、手术、内出血等急性失血需要输血者和小儿、老人及妊娠期并发贫血需要输血者。**冰冻红细胞主要应用于稀有血型患者、自身输血患者、从事辐射工作人员、战备贮存等。**

7.【答案】D

【解析】肠外营养时发生感染症状后，先做输液袋内液体的细菌培养及血培养，丢弃输液袋及输液管，更换新的输液。观察 8 小时，若发热仍不退，则需**拔除中心静脉导管，并做导管头培养**。一般拔管后不必用药，发热可自退。若 24 小时后发热仍不退，则应选用抗生素。

8.【答案】D

【解析】浅Ⅱ°烧伤伤及表皮的生发层、真皮乳头层。局部红肿明显，大小不一的水疱形成，内含淡黄色澄清液体，水疱皮如剥脱，创面红润、潮湿，疼痛明显。如不感染，1～2 周内愈合，一般不留瘢痕，多数有色素沉着，常有增生性瘢痕，为深Ⅱ°烧伤（A）。伤及真皮层及皮下组织为Ⅲ°烧伤（C）。3～4 周恢复和创面痛觉较迟钝为深Ⅱ°烧伤（B、E）。

9.【答案】C

【解析】如需达到能量正平衡和脂肪储存，必需摄入大于 REE130% 的非蛋白质热量。本例患者为全胃切除术后发生胃肠吻合口破裂（瘘）：多发生在术后 5～7 天，本例患者无严重腹膜炎表现，治疗以“肠外营养”为主，即补充能量。故需要计算肠外营所需养热量。正常人 25kcal/kg（55×25 = 1375kcal），但是全胃手术后，机体处于高代谢状态，机体静息能量消耗（REE）增加 20%～30% 不等（创伤感染时增加 20%～30%，大面积烧伤增加 50%～100%），故本例患者至少要以 30kcal/kg 来补充，需要补充的能量至少为 1650kcal。同时，瘘的治疗主要是蛋白质的补充，除正常 1～1.2g/kg，还要额外再补充 1g/kg 蛋白质。根据蛋白质的热量计算：1g = 4kcal，需要额外补充的热量大约为 55kg×4 = 220kcal 热量。

根据以上计算结果，该例患者需要补充的能量至少为 1650 + 220 = 1870kcal，比正常情况下的 1375kcal 高出 36%。故本题答案选 140%。

【解题思路】本题难度过大。每年都有个别助理考题难度远超执业，建议考生不要深究。

10.【答案】D

【解析】丹毒好发于下肢和面部。起病急，表现为片状皮肤红疹、微隆起、色鲜红、中间稍淡、边界清楚，可有畏寒、发热、头痛、全身不适等。局部烧灼样疼痛，可起水疱，附近淋巴结肿大、有触痛。病情加重时全身性脓毒症加重。此外，下肢丹毒反复发作导致淋巴水肿，局部皮肤粗厚，可发展成“象皮肿”。致病菌为乙型溶血性链球菌。其他选项与丹毒无关。

11.【答案】A

扫描二维码查看本题考点更多讲解微视频——23－6 引流物选择。

12.【答案】B

【解析】患者外伤后出现乏力、畏光、咀嚼无力、下肢痛。大汗，苦笑面容，张口困难，角弓反张，阵发性四肢痉挛，为破伤风的典型症状。**控制和解除痉挛是最重要的处理措施**，尤其是要警惕喉头痉挛和呼吸抑制发生（危及生命）。应用抗毒素中和破伤风毒素目的是中和游离的毒素，应用大剂量青霉素、纠正水电解质失衡均属于常规处理。

13.【答案】A

【解析】在生理盐水中加入氯化钾及氯化钙，则为林格液。是由英国生理学家“林格”所发明，所以称林格液，实际上就是通称的复方氯化钠注射液。它比生理盐水成分完全，可代替生理盐水用。本例患者血钠 125mmol/L，为中度低渗脱水，治疗轻度和中度缺钠时，常用生理盐水或糖盐水补充。高渗盐水用于重度低渗脱水。

14.【答案】A

【解析】本例患者剧烈运动后血钠超过 150mmol/L，显然为高渗性脱水。高钠血症也可以是脱水后血液浓缩导致浓缩导致，但也可能是由于肾排钠减少引起钠过多所致，包括原发性醛固酮增多症，不同原因的皮质醇增多症，摄入钠过多，输入含钠药物过多，脑外伤、脑血管意外、垂体肿瘤等脑部病变所致的钠潴留。高钠血症和高渗性脱水是有一定差别的，高渗性脱水是一种低血容量高钠血症。

15.【答案】A

16.【答案】C

【解析】手术拆线时间见下表。

部位	拆线时间
头、面、颈部	4～5 日
下腹部、会阴部	6～7 日
胸部、上腹部、背部、臀部	7～9 日
四肢	10～12 日
减张缝线	14 日
切口裂开再缝合	12～14 日

17.【答案】B

扫描二维码查看本题考点更多讲解微视频——23－7 低钾低氯碱中毒。

18.【答案】D

【解析】本例明显的临床表现为乳腺多发肿块，并且与月经周期有明显的关系，即月经前明显胀痛，月经后自行缓解，此为乳腺囊性增生病典型的临床表现。根据备选答案主要是与乳腺纤维瘤及乳腺癌相鉴别。乳腺纤维瘤主要表现为局部的肿块，有弹性，表面光滑易活动，与皮肤或胸壁无粘连，月经周期对肿块无明显影响。乳腺癌肿块多为无痛单发小肿块，且表现为恶性肿瘤的特征，如肿块发展较快，边缘不清，与周围组织粘连，活动度差，早期可触及到同侧腋窝淋巴结肿大等。

19.【答案】E

20.【答案】D

21.【答案】C

【解析】本患者哺乳期间出现了发热，体温升高，脉搏加快，并且外上象限出现波动的肿块，因此可以诊断为急性乳腺炎并发脓肿形成。脓肿形成后其治疗主要是脓肿切开引流。本病重在预防，应该避免乳汁淤积，养成定时哺乳的习惯，每次哺乳应将一侧乳汁吸空，避免淤积；防止乳头损伤，如有损伤或皲裂及时治疗；保持清洁，哺乳后应清洗乳头；同时注意婴儿口腔卫生。

22.【答案】D

【解析】中毒的治疗原则为：立即终止毒物接触；紧急复苏，对症治疗；清除体内尚未吸收的毒物；应用解毒药；预防并发症。因此诊治过程中需了解中毒史，留取毒物标本并且送检；对毒物有确切接触史的患者，应根据症状体征出现时间与毒物中毒表现规律的符合性，迅速进行重点体格检查，并且紧急处理。

2014 年外科总论与其他真题汇总答案解析

1.【答案】C

【解析】乳腺癌激素受体（ER、PR）检测阳性是内分泌治疗的一个重要依据。一般激素受体阳性应首选内分泌治疗，受体阴性者优先应用化疗。该患者乳腺癌术后雌激素受体和孕激素受体检测均阴性，应优先应用化疗。

2.【答案】A

【解析】患者在浴室中，有一氧化碳接触史，结合一氧化碳中毒的特征性症状，皮肤、黏膜、口唇呈樱桃红色是，可初步诊断为一氧化碳中毒。

3.【答案】B

4.【答案】E

【解析】本例患者哺乳期出现乳房的红、肿、热、痛，可考虑为急性乳腺炎。该病的主要致病菌是金黄色葡萄球菌，其次是链球菌；康复后措施关键在于避免乳汁淤积，防止乳头损伤，并保持清洁。哺乳后清洗乳头，乳头有破损或皲裂要及时治疗，注意婴儿口腔卫生。

5.【答案】D

【解析】本例患者右乳头脱屑、结痂，去痂后有鲜红色糜烂面，可考虑为乳头湿疹样癌（Paget 病），其刮片细胞学检查可见 Paget 细胞。

6.【答案】C

【解析】输血小板的禁忌证包括：①血栓性血小板减少性紫癜：血小板输注可促进血栓形成，使病情恶化。②肝素引起的血小板减少症：该病禁止输注血小板，因为会导致急性动脉血栓形成。

7.【答案】A

【解析】本例患者为右小腿贯穿性枪伤，故正确的处理是早期清创（伤后 6～8 小时），**因初期清创时，挫伤区和震荡区参差交错，不易判断**，故只能在开放伤口引流 3～5 天后，再根据伤部情况进行延期缝合。

【解题思路】掌握火器伤的初期处理原则：（1）全面了解伤情，分清轻重缓急。在全面掌握伤情的情况下，优先处理呼吸、循环不稳定，出血不止和已上止血带的伤员，并积极抗休克，为尽早手术创造条件。（2）早期清创：应争取在伤后 6～8 小时内实施清创术。战时火器伤常因不能及时得到处理而发生感染，一般不再做彻底清创，可切开深筋膜减压，以保持引流通畅。（3）充分显露伤道：有利于探查深部组织和远离伤道组织的损伤情况，避免漏诊、误诊。（4）严禁初期缝合：初期清创时，挫伤区和震荡区参差交错，不易判断。因此，只能在开放伤口引流 3～5 天后，再根据伤部情况进行延期缝合。（5）防治感染：早期彻底清创是防治感染的最好方法。同时，还应尽早给予抗生素和破伤风抗毒素。（6）保守治疗：小而浅的伤口或表浅多发的低速小弹片伤可不必手术，只需清洗、消毒，然后包扎即可。(7) 注意隐匿损伤：钢珠弹、橘子弹、蜘蛛弹爆炸时，可产生大量高速小弹片，伤者的伤口可达数百个之多，因伤口小，出血少，容易漏诊。

8. 【答案】A

【解析】本题易误选 C（上下纵形延长切口）。胫前软组织少，不可以引流，但延长切口是可以的。锄头的铁锈易导致厌氧菌感染，故需要彻底清创。胫骨周围的皮肤下存在空腔，砸伤后里面的损伤面积比较宽，纵形切口就是为了探查里面的情况。受伤 2 小时，并未形成化脓性感染，处理是先清创，再缝合，无须引流。胫前皮肤、肌肉比较薄，血管少，可延长切口，行减张缝合，有利于伤口愈合，故排除 C。3cm 铁锈伤可以用拉钩或者注射器行伤口的清创。

【解题思路】本题考点在于清创，而不是伤口愈合的问题。更不是导致骨筋膜室综合征原因的问题。

9. 【答案】A

【解析】冰冻血浆（FP）为新鲜冰冻血浆（FFP）4℃下融解时除去冷沉淀成分冻存的上清血浆制品。新鲜冰冻血浆（FFP）是全血采集后 6 小时内分离并立即置于 -20 ~ -30℃保存的血浆。其中的稳定凝血因子、白蛋白和球蛋白的含量与正常人血浆相同，不稳定凝血因子（因子Ⅷ、Ⅴ等）的含量为正常人血浆的 70% 以上。FP 中除Ⅷ因子（FⅧ）和Ⅴ因子（FⅤ）及部分纤维蛋白原的含量较 FFP 低，其他全部凝血因子和各种血浆蛋白成分含量则与 FFP 相同。**由 FP 所含成分来看，临床输注冰冻血浆的目的是补充凝血因子。**

10. 【答案】D

【解析】该患者一般状况良好，心肺无异常，Hb 130g/L（>110 g/L），凝血功能正常，肝、肾功能正常，故考虑首选自体输血。自身输血有 3 种方法：预存式自体输血（术前）、稀释式自体输血及回收式自体输血。**输注异体红细胞和新鲜冰冻血液属于异体输血，不作为首选。**

11. 【答案】E

【解析】痈是感染常在皮肤较厚的部位（项背部），由毛囊底部开始，沿皮下组织蔓延，再沿深筋膜向外周扩展，侵入毛囊群形成的。面部和下肢好发丹毒。

12. 【答案】C

【解析】外科患者鼻饲肠内营养时，为预防吸入性肺炎采取的措施是病人取 30°半卧位，输营养液后停输 30 分钟，若回抽液量 >150ml，则考虑有胃潴留存在，应暂停鼻胃管灌注，可改用鼻空肠管输入。与输入速度及溶液浓度、渗透压有关的并发症为腹胀、腹泻。

13. 【答案】E

【解析】肠道手术切口感染的病原菌可能为肠道细菌，发生伤口感染均应针对性选择相应抗菌药治疗。累及筋膜和肌肉的严重感染，需要急诊切开清创、积极抗休克、抗感染治疗。故腹部术后切口化脓性感染，应在伤口红肿处拆除缝线，充分引流脓液。清创后立即缝合等于再造一个感染源，导致伤口无法愈合。

14. 【答案】C

【解析】腰麻后排尿反射受到抑制导致急性尿潴留，最常用的处理方法是无菌条件下导尿。耻骨上膀胱造瘘和耻骨上膀胱穿刺为有创操作，用于尿道损伤时出现尿潴留的处理。针灸和热敷不能迅速解决尿潴留。

15. 【答案】D

【解析】该患者上腹部创伤高位肠瘘，导致碱性物质丢失过多，血 pH 值低于 7.35，HCO_3^- 低于 22mmol/L，符合代谢性酸中毒的诊断。

16. 【答案】C

【解析】参见下表，烧伤的中国新九分法。

部位		占成人体表%		占儿童体表%
头颈	发部	3	9	9 +（12 - 年龄）
	颈部	3		
	面部	3		
双上肢	双上臂	7	9 × 2	9 × 2
	双前臂	6		
	双手	5		
躯干	躯干前	13	9 × 3	9 × 3
	躯干后	13		
	会阴	1		
双下肢	双臀	5	9 × 5 + 1	9 × 5 + 1 -（12 - 年龄）
	双大腿	21		
	双小腿	13		
	双足	7		

注：成年女性的臀部和双足各占 6%；儿童头大，下肢小，可按另法计算。

结合此表格可计算出该患者的烧伤面积，双大腿 + 双小腿 + 双足 = 21% + 13% + 6%（女）= 40%。

17. 【答案】A

【解析】根据患者发热，右小腿片状红斑，腹股沟淋巴结肿大、疼痛，诊断为丹毒，故最可能的致病菌为乙型溶血性链球菌。

18. 【答案】A

19. 【答案】E

【解析】(1) 在没有消化道及其他额外的体液丢失（如消化道瘘或大面积烧伤等）的情况下，机体蛋白质分解后基本是以尿素形式从尿中排出。因此，氮平衡试验是反映机体蛋白质营养状况的。（2）在肾功能正常时，肌酐/身高指数是测定肌蛋白消耗量的一项生化指标。肌酐是肌酸的代谢产物（肌酸绝大部分存在于肌肉组织中，每百克肌肉含肌酸400~500mg），其排出量与肌肉总量、体表面积和体重密切相关，不受输液与体液潴留的影响，比氮平衡、血浆白蛋白等指标灵敏。在蛋白质营养不良、消耗性疾病和肌肉消瘦时，肌酐生成量减少，尿中排出量亦随之降低。正常情况下健康成人24小时肌酐排出量约为23 mg/kg体重（男）和18 mg/kg体重（女）。（3）三头肌皮皱厚度是测定体脂贮备的指标，上臂周径测定可反映全身肌及脂肪的状况。

2013年外科总论与其他真题汇总答案解析

1.【答案】C

【解析】口底、颌下蜂窝织炎，口腔起病者，可迅速波及咽喉，局部肿胀阻碍通气，病情危急。高热，呼吸急迫、吞咽困难、不能正常进食；表皮轻度红热，颌下肿胀明显，口底可见肿胀。起源于面部者，局部红肿热痛，全身反应较重；常向下方蔓延累及颈阔肌内结缔组织，可妨碍吞咽和通气。本例显然符合起病于口腔。

急性淋巴管炎多见于四肢，在表皮下可见红色线条。急性腮腺炎和急性颌下腺炎不伴急性感染症状，局部也无明显疼痛。

2.【答案】C

【解析】烧伤部位为大腿，面积少于10%，属于轻度烧伤。数个大水疱，创面湿润，痛觉明显，属于浅Ⅱ°烧伤。故治疗措施主要为创面处理，包括剃净创面周围毛发，清洁健康皮肤，创面可用1:1000苯扎溴铵或1:2000氯己定清洗、移除异物，浅Ⅱ°烧伤水疱完整者水疱皮应予保留，水疱大者，可用消毒空针抽去水疱液。如果用包扎疗法，内层用油质纱布，外层用吸水敷料均匀包扎。深度烧伤的水疱皮应予清除（D错）。头面、颈与会阴部烧伤不适合包扎处，则予暴露（E错）。A、B项处理方式显然是错误的。

3.【答案】E

【解析】本例属于感染切口，应在伤口红肿处拆除缝线，清创后引流脓液，同时行细菌培养。如果不拆除缝线，则不能通畅引流（C和D错）。感染伤口必须先引流，如果马上缝合将使脓液聚集（A和B错）。

【解题思路】本题为临床实践题，只要在外科实践过的考生，难度不大。需要提醒注意的是，切口完全裂开时，应立即用无菌敷料覆盖切口，在良好的麻醉条件下重新缝合，同时加用减张缝合，再缝合后可有肠麻痹，故术后放置胃肠减压管。切口部分裂开的处理，按具体情况而定。

4.【答案】D

【解析】血清钠130mmol/L，诊断为低渗脱水。需要补充的钠盐量计算公式：

需补充的钠盐量（mmol）=［血钠正常值（mmol/L）－血钠测得值（mmol/L）］×体重（kg）×0.60（女性为0.50），血钠正常值为142mmol/L。

第一步，计算测得值与正常值差值：142－130＝12 mmol/L；

第二步，根据性别计算钠盐量：12×60×0.50＝360mmol；

第三步，转换为单位（把摩尔转换为克，17mmol＝1g）：360÷17≈21g；

第四步，计算入院当天的量（等于总量的一半＋生理需要量4.5g）：21g/2＋4.5g＝15g。

【考点提示】本题来自8版《外科学》教材第一章原版案例。

5.【答案】C

扫描二维码查看本题考点更多讲解微视频——23－7低钾低氯碱中毒。

6.【答案】B

【解析】**悬浮红细胞**：又称红细胞悬液或添加剂红细胞，是**目前最常用的血液成分**。适应证有血容量正常的慢性贫血需要输血者，外伤、手术、内出血等急性失血需要输血者，以及小儿、老人及妊娠期并发贫血需要输血者。本例符合输血指征。**洗涤红细胞**适应证为输入全血或血浆后发生**过敏反应（如荨麻疹、过敏性休克等），高钾血症及肝肾功能障碍、自身免疫性溶血性贫血和阵发性睡眠性血红蛋白尿症**患者。辐照血液成分主要适应证为TA－GVHD高危患者，如：①免疫功能低下的受血者；②欲输注的血液来自亲属，或是HLA配型的血小板。浓缩红细胞临床已经极少应用。冰冻红细胞主要用于稀有血型、自身输血、从事辐射工作人员和战时储备等。

7.【答案】D

【解析】脓毒性休克患者，出现代谢性酸中毒、I型呼吸衰竭，如果快速补充碳酸氢钠，可加重酸中毒，加重组织缺氧，机制为碳酸氢钠输入人体后，分解为钠和碳酸氢根离子，而碳酸氢根离子和体内氢离子结合，生成碳酸（H_2CO_3），从而致酸中毒更进一步加重。

8.【答案】B

【解析】全血或悬浮红细胞经过离心后，将上层血浆或添加剂及白膜层去除，再以无菌等渗溶液洗涤3、4次，加入适量无菌等渗溶液或红细胞保存液混匀制成的血液制品称为**洗涤红细胞**，其特点是血浆蛋白含量很少。

9.【答案】D

【解析】血液经过γ射线照射后，其中的**淋巴细胞被灭活，而其他血液成分仍保留活性**。凡是具有淋巴细胞活性的血液成分，如红细胞、血小板和粒细胞，均需要辐照。淋巴细胞已经丧失活性的血液成分，如冰冻红细胞、FFP与冷沉淀，不必辐照。

10.【答案】B

【解析】（1）**中性粒细胞：常见于急性炎症和化脓性炎症**，主要由**金黄色葡萄球菌**引起，如疖、痈。

（2）单核细胞和巨噬细胞：常见于急性炎症后期、慢性炎症、某些非化脓性炎症、病毒感染等。

（3）**嗜酸粒细胞**：常见于慢性炎症、**寄生虫感染**、变态反应性炎症等。

（4）**淋巴细胞和浆细胞**：常见于慢性炎症和病毒感染等。

（5）嗜碱粒细胞：常见于变态反应性炎症等。

11.【答案】E

【解析】低钾血症临床表现多为负性症状：骨骼肌、平滑肌无力（恶心、呕吐和肠麻痹），心肌传导阻滞和节律异常，ECG中T波低平、ST压低、出现U波以及反常性酸性尿，不包括腱反射亢进。

12.【答案】B

【解析】通过鼻胃管输入营养液时，可因呃逆误吸而导致吸入性肺炎。这是较严重的并发症。预防措施是病人取30°半卧位，输营养液后停输30分钟，若回抽液量>150ml，则考虑有胃潴留存在，应暂停鼻胃管灌注，可改用鼻空肠管输入。

13.【答案】E

【解析】急性蜂窝织炎指疏松结缔组织的急性感染，可发生在皮下、筋膜下、肌肉间隙或是深部蜂窝组织。致病菌多为溶血性链球菌、金黄葡萄球菌以及大肠杆菌或其他型链球菌等。产气性皮下蜂窝织炎：**致病菌以厌氧菌**为主，如肠球菌、兼性大肠杆菌、变形杆菌、拟杆菌或产气荚膜梭菌。

14.【答案】A

【解析】痈指邻近的多个毛囊及其周围组织的急性化脓性感染，也可由多个疖融合而成。疖是指单个毛囊及其周围组织的急性细菌性化脓性感染。不同部位同时发生几处疖或一段时间内反复发生疖，称为疖病。蜂窝织炎指疏松结缔组织的急性感染，可发生在皮下、筋膜下、肌肉间隙或是深部蜂窝组织。丹毒是皮肤淋巴管网的急性感染。

15.【答案】A

【解析】手术伤口感染治疗应在伤口红肿处拆除缝线，使脓液引流，同时行细菌培养。发生伤口感染均应针对性选择相应抗菌药治疗。累及筋膜和肌肉的严重感染，需要急诊切开清创、积极抗休克、抗感染治疗。A项（敞开切口清创后立即再缝合）会导致感染。

16.【答案】B

【解析】鼻饲肠内营养时最易发生的并发症是误吸，原因：通过鼻胃管输入营养液时，可因呃逆误吸而导致吸入性肺炎。这也是较严重的并发症。

17.【答案】E

【解析】肠外营养时最易发生的是感染性并发症主要是导管性脓毒症。其发病与置管技术、导管使用及导管护理有密切关系。临床表现为突发的寒战、高热，重者可致感染性休克。本题易误选D，其原因是急性胆管炎临床并不鲜见。而全身感染尽管容易发生，但炎症防控和管理制度严格，并不经常发生。

18.【答案】C

【解析】患者冬季采用炉灶取暖，有一氧化碳接触史，结合一氧化碳中毒的特征性症状，皮肤、黏膜、口唇呈樱桃红色，是一氧化碳中毒的典型表现。其他选型均不符合。

19.【答案】B

【解析】患者双瞳孔缩小如针尖，皮肤潮湿，双下肺可闻及湿啰音，为急性有机磷中毒的典型表现。

20.【答案】C

【解析】4cm×3cm质硬肿块，为T_2期（肿块小于5cm、大于2cm）；左腋窝扪及肿大孤立的质硬淋巴结，活动，为N_1期（N_1为活动淋巴结、N_2为淋巴结融合），未见转移，为M_0期。

21.【答案】D

【解析】切开扩张的乳腺导管充分引流，可导致乳瘘。其他为正确处理方式。

22.【答案】B

【解析】急性乳腺炎的致病菌主要是金黄色葡萄球菌。

23.【答案】E

【解析】CO 中毒主要引起组织缺氧。CO 中毒时，体内吻合支少且代谢旺盛的器官如脑和心脏最易受到损害。脑组织损害的机制：①在无氧情况下 ATP 迅速消耗，钠泵运转失常，水钠潴留造成脑细胞水肿；②缺氧时，脑内酸性代谢产物增加，使血管通透性增强而产生脑细胞间质水肿；③脑血循环障碍可引发脑血栓形成、脑皮质和基底节局灶性缺血、坏死以及广泛性脱髓鞘病变，甚至少数患者发生迟发性脑病。

24.【答案】D

【解析】乳头湿疹样乳腺癌（Paget 病）以单侧发病为最常见，**乳头有瘙痒、烧灼感，有脱屑，以后出现乳头和乳晕皮肤粗糙糜烂如湿疹样**，进而形成溃疡，上覆黄褐色鳞屑样痂皮，部分患者乳晕下可触诊到肿块。其他乳腺癌选项的乳房表面皮肤没有湿疹样改变。故均不选。

2012 年外科总论与其他真题汇总答案解析

1.【答案】D

【解析】由于有效血容量下降，导致氧供给不足和需求增加，这事是休克的本质。有效循环血容量锐减及组织灌注不足，细胞代谢紊乱以及产生炎症介质是各类休克共同的病理生理基础。微循环变化最为明显。血压下降、心排出量下降、中心静脉压下降是休克的结果。

2.【答案】D

【解析】Ⅰ°烧伤仅伤及表皮浅层，生发层健在；表面红斑状、干燥、烧灼感，3 ~ 7 天脱屑痊愈，短期内有色素沉着。

浅Ⅱ°烧伤伤及表皮的生发层、真皮乳头层。局部红肿明显，大小不一的水疱形成，内含淡黄色澄清液体，水疱皮如剥脱，创面红润、潮湿，疼痛明显。如不感染，1 ~ 2 周内愈合，一般不留瘢痕，多数有色素沉着。

深Ⅱ°烧伤伤及皮肤的真皮层，如不感染，可融合修复，需时 3 ~ 4 周。但常有瘢痕形成。

Ⅲ°烧伤是皮肤全层烧伤甚至达到皮下、肌肉或骨骼，必须靠植皮而愈合。愈合时间 >4 周。

3.【答案】B

【解析】车轮碾压属于挤压伤，超过 5 小时，由于肌肉组织破坏，细胞破裂，细胞内大量钾离子进入血液循环，导致高钾血症。

4.【答案】E

【解析】粘连性肠梗阻行粘连松解手术后 5 天，一直无肛门排气，病人腹胀，提示肠蠕动能力降低，符合术后低钾血症。其发生机制为手术后肠液丢失，导致代谢性碱中毒，而代碱往往伴随低钾。粘连性肠梗阻手术后刚 5 天，还不会形成粘连（A 错）。呼吸性碱中毒表现为呼吸慢、弱（D 错）。腹腔出血并感染应表现为白细胞增高、体温升高（B 错）。肠穿孔并腹膜炎表现为腹膜刺激征（C 错）。

5.【答案】C

6.【答案】E

【解析】代谢性酸中毒时 pH 降低（<7.35），是临床最常见的酸碱失调，由体内 HCO_3^- 减少引起，BE（碱剩余）和 $PaCO_2$ 均有一定程度降低。

代谢性碱中毒时 pH 增高（>7.45），由于体内 H^+ 丢失或 HCO_3^- 增多引起，BE（碱剩余）和 $PaCO_2$ 均有一定程度增高。

7.【答案】C

8.【答案】E

【解析】Ⅰ类切口指清洁切口，缝合的无菌切口，如甲状腺大部切除术、腹腔镜疝修补术。

Ⅱ类切口指可能污染切口，手术时可能带有污染的缝合切口，如胃大部切除术等。6 小时内的伤口经过清创术缝合、新缝合的切口再度切开者，也属此类。胃后壁穿孔手术属于可能污染切口。

Ⅲ类切口指污染切口，邻近感染区或组织直接暴露于污染或感染物的切口，如阑尾穿孔的阑尾切除术、肠梗阻坏死的手术等。本题 A、B、D 选项均属于Ⅲ类切口。

9.【答案】A

【解析】过时淘汰题。早年考题被淘汰内容的典范。

10.【答案】B

【解析】计算方法：体重（60kg）× 面积（40%）×1.5 + 2000 = 5600ml。

11.【答案】B

【解析】破伤风是由破伤风杆菌引起的一种特异性感染。典型症状为肌肉紧张致强直性收缩伴阵发性痉挛，**开始是咀嚼肌**（临床常见因为**吃饭、喝汤张口困难而就诊**），随后依次为面肌、颈、背、腹、四肢肌，最后为膈肌。

12.【答案】C

【解析】呕吐胃内容物月余，提示排出了大量胃酸，相对体内酸降低，提示碱中毒。pH 值 7.5，可印证这一诊断。血钾 3.0mmol/L，低于 3.5mmol/L 正常值。

13.【答案】C

【解析】急性失血治疗方案为根据循环失血量评估红细胞输血需求：

①血容量减少 15%（成人为 750ml）以下的，无需输血，除非患者原有贫血、严重的心脏或呼吸系统疾病，无力代偿。

②血容量减少 15%～30%（成人为 800～1500ml）的，需要输注晶体液或人造胶体液，如患者原有贫血、心肺储备功能低下或继续出血需要输注红细胞。

③血容量减少 30%～40%（成人为 1500～2000ml）的，应输注晶体液和胶体液，快速扩容，可输注红细胞及全血。

④血容量减少 40% 以上（成人 >2000ml）的，应输注晶体液和人造胶体液，快速扩容，需要输注红细胞，必要时输注其他血液成分。

14.【答案】D

15.【答案】A

16.【答案】D

17.【答案】D

【解析】脾破裂后大量出血，失血量约 1600ml，符合重度休克。对于脾破裂的休克患者，治疗原则是抢救生命第一，保脾第二。故扩容抗休克的同时行脾切除手术。

18.【答案】B

【解析】急性乳腺炎的病因：（1）**乳汁淤积**；（2）细菌入侵，乳头破损或皲裂利于细菌侵入。故应养成定时哺乳习惯，避免**乳汁淤积**。注意婴儿口腔卫生和防止乳头皮肤损伤，避免细菌入侵。抗生素预防感染不仅无效，而且对哺乳不利。

19.【答案】A

【解析】本题犯错的考生众多，多数人选择答案时对考题提问要求还不知所云：术式选择中最不适合的，到底是什么意思？其实本题考核的是一个乳腺癌手术适应证的问题。本例患者系统性红斑狼疮治疗 1 年，尽管免疫功能下降，但症状已经明显好转，可行手术治疗。本例患者 2cm×1cm 密度增高影，边界不清，有毛刺改变，内有簇状细小钙化灶，考虑乳腺癌 $T_1N_0M_0$，为Ⅰ期乳腺癌。手术方式选择乳腺癌改良根治术最为恰当（D、E）。保留乳房的乳腺癌切除术（B），手术目的为完整地切除肿块，适于Ⅰ、Ⅱ期患者且乳房有一定体积者，术后能保持外观效果者，切除范围为肿块周围 1～2cm 的组织及胸大肌筋膜，本例也合适。乳腺癌根治术切除整个乳房、胸大肌、胸小肌及腋窝淋巴结及锁骨下淋巴结，对本例而言，尽管手术伤口明显大于 B、D、E 项，但也属于适应证范畴。相对 A 选项，全乳房切除术 + 前哨淋巴结检查，切除整个乳腺包括腋尾部及胸大肌筋膜，适于原位癌、微小癌及年老体弱者（本例不符合这一条件）。前哨淋巴结活检术及腋淋巴结清扫术适用于临床腋淋巴结阳性的乳腺癌患者，常规行腋淋巴结清扫术，故不是本例患者的手术适应证。

第二十二篇　实践综合概述

2017 年实践综合概述真题汇总
（注：本部分真题融入各系统，没有单独摘出来）

2016 年实践综合概述真题汇总
（注：本部分真题融入各系统，没有单独摘出来）

2015 年实践综合概述真题汇总答案解析

1.【答案】E

【解析】答案似乎有争议。但肝细胞性黄疸患者血清总胆红素升高，以直接胆红素升高为主。直接胆红素可能会高于间接胆红素。但尿中胆红素阳性是确定无疑的，故答案选 E。

2.【答案】E

扫描二维码查看本题考点更多讲解微视频——24-1 语音震颤与语音共振的产生机制、临床意义

3.【答案】E

【解析】①吸气性呼吸困难主要是由于呼吸肌极度用力，胸腔负压增加所致。常见于喉部、气管、大支气管的狭窄与阻塞，如急性喉炎、喉头水肿、喉癌、喉与气管异物、气管肿瘤、气管外压性狭窄等。②呼气性呼吸困难：主要是由于肺泡弹性减弱和（或）小支气管的痉挛或炎症导致狭窄。体检可见呼气相延长和哮鸣音。常见于慢性支气管炎（喘息型）、COPD、支气管哮喘、弥漫性泛细支气管炎等。③混合性呼吸困难：主要是由于肺或胸膜腔病变使肺呼吸面积减少导致换气功能障碍所致。常见于肺实变（如重症肺炎、重症肺结核、肺不张、ARDS 等）、肺血管病变（如大面积肺栓塞、特发性肺动脉高压）、肺间质病变（弥漫性肺间质疾病、尘肺）以及胸膜病变（大量胸腔积液、气胸、广泛性胸膜增厚等）。

4.【答案】A

5.【答案】E

【解析】本题易误选 B 或 D。患者咳嗽咳痰 30 年可能是 COPD，双下肢水肿、尿少，考虑肺心病伴右心衰，X 线表现为肺动脉高压，肺动脉段凸出，中央动脉扩张，右心增大征、圆锥部显著突出（心缘上翘或圆隆）或高度≥7mm。**劳力性呼吸困难为左心衰的表现**。双心室增大，心浊音界向两侧扩大，且左界向下扩大，称普大型心，常见于扩张型心肌病、克山病、重症心肌炎、全心衰竭。靴形心表现为左心室肥大。烧瓶心为双侧心室增大圆隆，下大上小类似烧瓶，这是心包积液的特征性表现。

6.【答案】B

7.【答案】D

【解析】管型尿知识点总结如下。

①透明管型见于剧烈运动后、发热时一过性增多，肾病时增加，正常人偶见。②上皮细胞管型见于肾小管损伤。③红细胞管型见于急性、急进性肾小球肾炎。④白细胞管型见于肾盂肾炎或间质性肾炎。⑤颗粒管型见于各种肾炎、肾病。⑥脂肪管型见于肾病综合征。⑦蜡样管型见于慢性肾炎晚期、肾淀粉样变，慢性肾衰竭。

8.【答案】A

【解析】语颤减弱或消失：见于病变部位传导性减弱的情况，如肺泡含气过多（慢性阻塞性肺疾病）；支气管阻塞（阻塞性肺不张）；大量胸腔积液或积气；胸膜高度增厚粘连；胸壁水肿或皮下气肿。语颤增强见于病变部位传导性增强的情况，如肺炎球菌肺炎实变期、大片肺梗死；空洞性肺结核、肺脓肿。本例患者听诊呈鼓音，语颤减弱，为气胸的典型表现。

9.【答案】C

10.【答案】E

【解析】本题为血液系统试题，易与甲亢停药指征混淆。

2013年实践综合概述真题汇总答案解析

1.【答案】A

【解析】胸部异常叩诊音，肺气肿呈过清音，气胸呈鼓音，比较容易除外。难点是：肺炎、胸膜粘连、胸腔积液的病变部位的叩诊，均可呈浊音到实音。但是符合题干“最常见”要求，应选以这3种发病率最高的肺炎为宜。

2.【答案】C

【解析】心脏杂音的疾病判断，需要掌握心脏的瓣膜解剖以及血流动力学，其实就是郭老师的“神龟图”逻辑推导。二尖瓣病变杂音的听诊部位在心尖，故除外A、B、D选项；在心脏的收缩期二尖瓣是关闭的，所以其关闭不全的杂音出现在“收缩期”，故选C。

2012年实践综合概述真题汇总答案解析

1.【答案】D

【解析】心前区震颤，是指用手触诊时感觉到的一种细小振动，此振动与猫在安逸时产生的呼吸震颤相似，故又称猫喘。震颤是器质性心血管病的特征之一，常见于某些产生高速分流的先天性心脏病，如室间隔缺损、动脉导管未闭以及心脏瓣膜狭窄（如二尖瓣狭窄、主动脉瓣狭窄、肺动脉瓣狭窄等），系血流经狭窄的瓣膜口或关闭不全或异常通道流至较宽广的部位时产生漩涡，使瓣膜、心壁或血管壁产生振动传至胸膜所致。所以不同瓣膜狭窄的最佳触诊部位，与该瓣膜的解剖位置对血流动力学的影响相关。主动脉瓣狭窄时，其产生的收缩期震颤触诊最佳处是主动脉瓣第1听诊区——胸骨右缘第2肋间。其他疾病的震颤触诊区详见下表。

心前区震颤的常见疾病

常见病变	震颤触诊部位	震颤出现时相
二尖瓣狭窄	心尖区	舒张期
主动脉瓣狭窄	胸骨右缘第2肋间	收缩期
肺动脉瓣狭窄	胸骨左缘第2肋间	收缩期
动脉导管未闭	胸骨左缘第2肋间	连续性
室间隔缺损	胸骨左缘第3、4肋间	收缩期
重度二尖瓣关闭不全	心尖区	收缩期

2.【答案】D

【解析】通常情况下，只能听到第一、第二心音，第三心音可在部分青少年中闻及；但第四心音，一般听不到，一旦听到即为病理性心音。（1）第一心音：主要是由二尖瓣和三尖瓣关闭产生的声音；与心尖搏动同时出现且在心尖部最响，音调低钝，强度较响，持续较长（约0.1秒）。（2）第二心音：主要是血流在主动脉与肺动脉内突然减速和半月瓣突然关闭引起瓣膜震动所致；不与心尖搏动同步，在心底部最响，音调较高而脆，强度弱于S_1，历时较短（约0.08秒）。（3）第三心音：出现在心室舒张早期、快速充盈期之末，由于心室快速充盈的血流自心房冲击心室壁，是心室壁、腱索和乳头肌突然紧张、震动所致；音调轻而低，持续时间短（约0.04秒），局限于心尖部或其内上方，仰卧位、呼气时较清楚。（4）第四心音：出现在心室舒张末期，收缩期前；由于心房收缩使房室瓣及其相关结构（瓣膜、瓣环、腱索、乳头肌）突然紧张、震动所致；心尖部及其内侧较明显，低调、沉浊而弱，属于病理性。

3.【答案】B

【解析】奔马律是出现在第二心音后的附加心音，与原有的第一、第二心音组合而成的韵律酷似马奔跑时马蹄触地发出的声音。根据出现时间的不同分为舒张早期奔马律、舒张晚期奔马律和重叠性奔马律。

(1) 舒张早期奔马律：最常见；由于舒张期心室负荷过重，心肌张力降低，心室壁顺应性减退，当血液自心房快速注入心室时，可使过度充盈的心室壁产生振动，形成额外心音，故也称为室性奔马律；反映左心室功能低下，舒张期容量负荷过重，心肌功能严重障碍，所以是心肌严重受损的重要体征之一。经治疗后，随心功能的好转，奔马律可消失。其听诊特点：①音调较低；②强度较弱；③额外心音出现在舒张早期，即第二心音后；④奔马律多起源于左心室，听诊最清晰的部位在心尖部，而右心室奔马律在胸骨下端左缘最清楚；⑤左心室奔马律呼气末明显，吸气时减弱，右心室奔马律则吸气时明显，呼气时减弱。

(2) 舒张晚期奔马律：发生较晚，出现在收缩期开始之前，即第一心音前0.1秒，故也称为收缩期前奔马律。其产生机制是舒张末期左心室压力增高和顺应性降低，左心房为克服增大的心室充盈阻力而加强收缩所致，因而也称为房性奔马律，是由病理 S_4 与 S_1、S_2 组成；舒张晚期奔马律的出现反映心室收缩期后负荷过重，室壁顺应性降低，多见于后负荷过重引起心室肥厚的心脏病，如高血压性心脏病、肥厚型心肌病、主动脉瓣狭窄、肺动脉瓣狭窄等。其听诊特点：①音调较低；②强度弱；③额外心音距第二心音较远，距第一心音近；④心尖部稍内侧听诊最清楚。该奔马律易与第一心音分裂相混淆。第一心音分裂的两个成分声音性质大致相同，而收缩期前奔马律的额外心音性质较钝，并在心跳加速时较易听到。

(3) 重叠性奔马律：其实就是舒张早期和舒张晚期奔马律同时存在，常见于心肌病、左心或右心衰竭伴心动过速患者；听诊呈“ke－len－da－la”4个音响，如同火车头行驶中机轮发出的声响，称为四音律，又称“火车头”奔马律；当心率加快（>120次/分）时，舒张早期和舒张晚期奔马律的额外心音重叠在一起，称为重叠性奔马律（三音律）；当心率减慢时，又恢复成四音律。

4.【答案】E

【解析】心尖搏动位置的改变可受多种生理性和病理性因素的影响。当有心脏本身因素（如心脏增大）或心脏以外的因素（如纵隔、横膈位置改变）等病理性因素存在时，心尖搏动的位置、强度与范围会发生不同的改变。从心脏本身因素来说：(1) 左心室增大时，心尖搏动向左下移位，如主动脉关闭不全、严重贫血等；(2) 右心室增大时，心尖搏动向左侧移位，如二尖瓣狭窄等；(3) 左右心室均增大时，心尖搏动向左下移位，并伴心浊音界向两侧扩大，如扩张性心肌病；(4) 心包积液时，由于心脏与前胸壁距离增加使心尖搏动减弱，而不会出现移位；(5) 左右心房增大，由于解剖因素，一般不引起心尖搏动的移位。